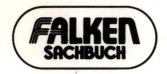

Falken-Handbuch

Heilkräuter

Modernes Lexikon der Pflanzen und Anwendungen

von Gerhard Leibold

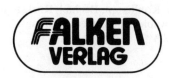

Die Ratschläge in diesem Buch sind von Autor und Verlag sorgfältig erwogen und geprüft, dennoch kann eine Garantie nicht übernommen werden. Eine Haftung des Autors bzw. des Verlages und seiner Beauftragten für Personen-, Sach- und Vermögensschäden ist ausgeschlossen.

CIP-Kurztitelaufnahme der Deutschen Bibliothek

Leibold, Gerhard:
Heilkräuter: modernes Lexikon d. Pflanzen u. Anwendungen / Gerhard Leibold – Niedernhausen/Ts.: Falken-Verlag, 1980 (Falken-Handbuch).
ISBN 3-8068-4076-8

ISBN 3 8068 4076 8

© 1980 by Falken-Verlag GmbH, 6272 Niedernhausen/Ts.
Zeichnungen: Ingrid Gabriel
Fotos: Schrempp, Dr. Blaich, Jantzen, Kohlhaupt, Bechtel, Ruckstuhl, Raitelhuber, Stehling, Hase, Pott, Wolfstetter, Schwäble, Photo-Center Braunschweig
Printed in Spain by Graficromo, S. A. – Córdoba

8172635445362

Inhalt

Vorwort 7

Richtige Lagerung und Zubereitung 11

    Lagerung 11
    Lagerdauer 11
    Sammeln von Kräutern 11
    Anbau im Garten 12
    Zubereitung 12
    Wickelzusätze 14
    Badezusätze 15
    Breiumschlag 15

Lexikon der wichtigsten Heilkräuter 17

    Heilpflanzen-Porträts mit Farbabbildung von Ackerwinde bis Zwiebel · Lateinische Bezeichnung · Standort · Wachstum und Blüte · Zu sammelnde Teile und ihre Konservierung · Zubereitungsarten · Heilwirkungen

Lexikon der Anwendungsmöglichkeiten bei Krankheiten 257

    Symptome und Beschwerden von Abmagerung bis Zwölffingerdarmgeschwür · Behandlungsmethoden mit Heilpflanzen in speziellen Zubereitungen

Register 377

Vorwort

Im Zuge des triumphalen Aufschwungs von Naturwissenschaft und Technik, der Mitte des letzten Jahrhunderts begann, gerieten in vielen Lebensbereichen Werte ins Wanken, die bis dahin als unverrückbar galten. Auch in der Medizin vollzog sich unter dem Einfluß der Fortschritte in der Chemie, durch den Nachweis von Bakterien und Viren als Krankheitsursachen und durch die immer umfassenderen Kenntnisse von den biochemischen Abläufen im menschlichen Organismus ein tiefgreifender Wandel. Ihm verdanken wir die großen Erfolge im Kampf gegen die verheerenden Seuchen, die in früheren Zeiten ganze Landstriche entvölkerten – aber auch die schrecklichen Folgen von Contergan und anderen chemischen Arzneimitteln.
Über dem Fortschritt vergaß man rasch viele der seit Jahrhunderten oder gar Jahrtausenden bewährten Heilverfahren. Auch das Verhältnis Arzt – Patient hat sich grundlegend geändert. Wo findet man heute noch den Hausarzt alter Schule, der über Generationen hinweg Leben und Schicksal einer Familie miterlebte und schon allein daraus, ohne umfangreiche Labordiagnostik und apparativen Aufwand, erstaunlich zuverlässige Diagnosen stellen konnte? An seine Stelle tritt immer mehr der Facharzt mit hervorragendem, aber begrenztem Spezialwissen. Für ihn als Naturwissenschaftler ist der Körper ein chemisch-technischer Apparat, die Krankheit ein Defekt, der »repariert« werden muß.
Bei solch einseitiger Betrachtungsweise kommt der Mensch als Ganzheit zwangsläufig zu kurz. Körper, Seele und Geist bilden aber eine untrennbare Einheit und werden gemeinsam von der Krankheit in Mitleidenschaft gezogen. Deshalb genügt es nicht, nur den Körper zu reparieren. Heute gilt das mehr denn je, da immer mehr Krankheiten als Folgen falscher Lebensgewohnheiten entlarvt werden. Solche Fehler kann man unmöglich durch Tabletten oder chirurgische Eingriffe beseitigen, sondern nur durch die Ganzheitstherapie. Eine Medizin, die das versäumt, verwehrt dem leidenden Menschen die Chance, aus der Krise seiner Krankheit Nutzen zu ziehen, indem er seine Lebensführung ändert.
Zum Teil erklärt sich daraus auch, weshalb immer weniger Menschen bereit sind, kleine Unpäßlichkeiten, Verstimmungen oder vorübergehende Schmerzen zunächst einmal zu ertragen. Sie greifen zum Schmerz-, Beruhigungs- oder Schlafmittel, weil sie in der Gesundheitsstörung keinen Sinn mehr erkennen, weil niemand ihnen zeigt, wie sie aus solchen Warnzeichen im Alltag praktische Konsequenzen ziehen können.
In den letzten zehn Jahren wurde die Misere, in die uns die einseitig naturwissenschaftlich orientierte Medizin manövriert hat, so offenkundig, daß heute viele ernstzunehmende, international anerkannte Fachleute vor einer »Demontage der Gesundheit« durch die moderne Medizin warnen. Der streit-

bare Medizin-Rebell Julius Hackethal steht keineswegs allein, auch wenn er mit seiner oft persönlich verletzenden, nicht immer sachlichen, aggressiven Kritik seinen Gegnern viele Angriffsflächen bietet und dem Anliegen, für das er kämpft, schadet.

Trotz großzügiger finanzieller Unterstützung und fieberhafter Forschungsarbeit in aller Welt zeichnet sich noch immer keine Lösung des Krebsproblems ab.

Trotz ständig neuer Erkenntnisse, die einander oft widersprechen, steigt die Zahl der Herzinfarkte noch immer Jahr um Jahr.

Obwohl die umstrittenen Tierversuche angeblich Schutz vor gefährlichen Nebenwirkungen chemischer Arzneimittel bieten, leidet heute schon jeder dritte Patient unter den Folgen der Medikation, muß jeder fünfte wegen Arzneimittelschäden die Klinik aufsuchen, ist jeder 30. Todesfall im Krankenhaus auf ärztliche Einwirkung zurückzuführen, vor allem auf die verordneten Medikamente. Damit werden nur die drängendsten Probleme angesprochen, aus denen die Schulmedizin offenbar keinen Ausweg findet.

Deshalb macht sich heute immer stärker der Trend zurück zur so lange mißachteten Naturheilkunde bemerkbar. Ihm entspricht in anderen Lebensbereichen die Abkehr von der Ideologie des ungehemmten Wachstums, die Suche nach alternativen Lebensformen. Am auffälligsten macht sie sich in den Protesten gegen Atomkraftwerke bemerkbar. Gerade in der psychosomatisch orientierten Praxis erlebt man heute aber auch immer mehr, daß der Mensch unter den Rollen leidet, die unsere Industriegesellschaft ihm zuweist, daß er den Segnungen unserer Zivilisation mehr und mehr mißtraut. Unzufriedenheit und Unbehagen breiten sich in allen sozialen Schichten aus, obwohl es den meisten unter uns besser als je zuvor geht. Die Folgen sind Alkoholismus, Drogensucht, Aggressivität, Verhaltensstörungen, Neurosen, Vereinsamung und eine steigende Selbstmordrate schon bei Kindern.

Selbst in der Weltgesundheitsorganisation (WHO) beginnt man umzudenken. Während bis dato blitzende Hospitäler und instrumentengläubige Ärzte den Entwicklungsländern verschrieben wurden, kehrt man heute zu den Weisheiten der Naturmedizin zurück und versucht traditionelle Heilmethoden.

Allein kann die Medizin an der gegenwärtigen Krise wenig ändern. Sie kann und muß aber ein Zeichen setzen, einen neuen Anfang wagen, denn wie kaum ein anderer Berufsstand werden Ärzte und Heilpraktiker tagtäglich mit den Folgen dieser Krise konfrontiert. Die vage Hoffnung auf eine politische Lösung enthebt uns nicht der Verpflichtung, hier und jetzt im Rahmen des Möglichen zu helfen.

Dazu gehört auch der vermehrte Einsatz unschädlicher Naturheilmittel als Alternative zur Schulmedizin, die an ihre Grenzen gestoßen ist. Die Heilkräuter nehmen dabei eine Vorrangstellung ein. Es gilt, den Erfahrungsschatz früherer Generationen zu sichten, vom Aberglauben zu befreien und nach neuen Anwendungsgebieten zu forschen.

Mindestens ebenso wichtig erscheint es aber, den Patienten zur Mitarbeit zu aktivieren, ihn vom

Wert der natürlichen Heilmittel für die vorbeugende Gesundheitspflege und Behandlung von Erkrankungen zu überzeugen. Erst wenn dies durch sachliche, allgemeinverständliche Information gelingt, wird er seinem Therapeuten auch dann folgen, wenn dieser nicht die bequeme Tablette, sondern eine langsamer, auf lange Sicht aber zuverlässiger wirkende Kräuterzubereitung oder die physikalische Therapie durch Bäder, Güsse und Wickel verordnet. Und nur so wird er verstehen, warum der Arzt im Sinne der Ganzheitsmedizin auf Änderung eingefahrener, aber gesundheitsschädigender Gewohnheiten drängt.

In diesem Sinn soll dieses Buch ein Beitrag zur Medizin der Zukunft sein, die frei von Vorurteilen eine Synthese von Schulmedizin und Naturheilkunde wagen muß.

Richtige Lagerung und Zubereitung

Lagerung

Viele Kräuter enthalten als Wirkstoffe flüchtige ätherische Öle und Aromastoffe. Bei unsachgemäßer Lagerung entweichen sie rasch, die Pflanze wird wirkungslos. Natürlich gibt es auch einige Heilpflanzen mit sehr beständigen Inhaltsstoffen, in der Regel hängt die Wirksamkeit aber entscheidend von der sachgerechten Lagerung ab.

Deshalb bewahrt man die Drogen stets in luftdicht verschlossenen Behältern kühl, trocken und dunkel auf, fertig gekaufte am besten in der Originalpackung. Ungeeignet sind Küche und Bad wegen der hohen Luftfeuchtigkeit und dem Geruch der Speisen, aber auch Keller, die von der Zentralheizungsanlage zu stark aufgeheizt werden.

Lagerdauer

Die Höchstdauer der Lagerung ist sehr unterschiedlich. Manche Kräuter können frisch überhaupt nicht verwendet werden. Das gilt zum Beispiel für die abführende Faulbaumrinde, die erst nach einem Jahr Lagerung in den Handel kommen darf. Andere Pflanzen wirken frisch am besten. Wenn man sie nicht selbst sammelt oder im Garten anbaut, verwendet man solche Drogen in Form stabilisierter (haltbarer) Frischpreßsäfte aus dem Fachhandel.

Noch im Versuchsstadium ist das Einfrieren frischer Pflanzen in der Tiefkühltruhe. Wenn das Verfahren sich bewährt, stehen uns vielleicht bald alle Kräuter, portionsweise in Eiswürfel eingefroren, immer frisch zur Verfügung.

Als Faustregel für die Lagerdauer gelten sechs bis höchstens zwölf Monate, im Zweifelsfall erkundigt man sich beim Fachmann. Es empfiehlt sich, gleich nach dem Kauf auf jede Packung das »Verfallsdatum« zu schreiben und danach regelmäßig die nicht mehr verwendbaren Drogen aus der Hausapotheke auszusondern.

Sammeln von Kräutern

Im allgemeinen empfiehlt es sich, Heilpflanzen nur im Fachhandel (Apotheke, Drogerie, Reformhaus) zu kaufen. Man erhält dort mit Sicherheit einwandfreie Drogen in gleichbleibend guter Qualität. Sammeln von Heilkräutern oder Anbau geeigneter Arten im eigenen Garten kann zwar zu einem Hobby werden, das uns der Natur wieder etwas näher bringt, es erfordert aber viel

Zeit, Sorgfalt und ein überdurchschnittliches Wissen von den Kräutern. Manche Giftpflanzen ähneln einer ungiftigen Heilpflanze so sehr, daß nur der erfahrene Fachmann sie sicher unterscheiden kann.

Die sichere Bestimmung der einzelnen Pflanzen genügt noch nicht, um Kräuter selbst zu sammeln. Man muß die Bestimmungen des Naturschutzgesetzes über geschützte Pflanzen kennen, muß wissen, welche Pflanzenteile vom Deutschen Arzneibuch empfohlen werden und wann und wo die einzelnen Kräuter am besten gesammelt werden.

Dieses Detailwissen kann ein Buch kaum vermitteln, es erfordert die praktische Anleitung durch den Fachmann. Wer auf das Sammeln nicht verzichten will, wende sich deshalb am besten an einen erfahrenen Kräutersammler oder erkundige sich bei den Volkshochschulen, ob dort Kurse in Theorie und Praxis durchgeführt werden.

Anbau im Garten

Im eigenen Garten wird man vor allem Gemüse- und Gewürzpflanzen zu kultivieren versuchen, zum Beispiel Rhabarber, Zwiebeln, Petersilie oder Schnittlauch. Jedes gute Gartenbuch gibt Auskunft darüber, welche Ansprüche solche Pflanzen stellen, wie sie angebaut, gepflegt und gedüngt werden.

Zubereitung

Die schon genannte Mistel ist ein gutes Beispiel dafür, wie wichtig die richtige Zubereitung und Anwendung für den Erfolg der Behandlung sein kann. Als Tee eingenommen hilft sie nur begrenzt, erst die Injektion durch den Fachmann ermöglicht es, all ihre Wirkungen voll zu nutzen. Beachten Sie deshalb bitte genau die Vorschriften zur Zubereitung, die Sie im Kräuterlexikon zu jeder Pflanze finden.

Tee
Volkstümlichste und einfachste Form der Zubereitung ist der Tee. Er wird auf drei verschiedene Arten hergestellt.

Kaltauszug: Dazu übergießt man die zerkleinerten Pflanzenteile mit der angegebenen Menge kaltem Wasser und läßt sie in zugedecktem Gefäß 6–12 Stunden stehen. Zwischendurch rührt man die Mischung mehrmals gut um. Zum Schluß wird abgeseiht und kalt getrunken.

Der Rückstand im Sieb soll nicht ausgepreßt werden, sonst können unerwünschte Inhaltsstoffe in das Getränk kommen.

Kaltauszüge eignen sich zur Zubereitung der Drogen, deren Wirkstoffe beim Erhitzen zerstört werden.

Abkochung: Auch bei dieser Zubereitungsart setzt man die zerkleinerte Droge mit kaltem Wasser an, erhitzt dann aber langsam bis zum Kochen. Der Sud soll nur kurz aufwallen, nicht längere Zeit kochen. Nach dem Abseihen trinkt man die Abkochung warm.

Abkochung bevorzugt man meist bei Wurzeldrogen.

Aufguß: Dazu werden die Pflanzenteile mit

kochendem Wasser überbrüht und ziehen im bedeckten Gefäß etwa 10 Minuten. Dann seiht man ab und trinkt den Tee schluckweise so heiß wie möglich.

Zubereitung als Aufguß ist dann notwendig, wenn die Inhaltsstoffe einer Droge erst durch Kochen erschlossen werden müssen, wie es zum Beispiel bei der Kamille der Fall ist.

Tee bereitet man nie in einem Metallgefäß zu, sondern in Glas-, Porzellan- oder Steinguttassen.

Saft

Saft aus frischen, zerschnittenen Pflanzenteilen erhält man am besten mit einer Fruchtsaftpresse, wie sie im Haushalt auch für andere Zwecke verwendet wird. Ist keine Presse zur Hand, kann man auch die zerkleinerten Pflanzenteile in einem Porzellan- oder Steingutgefäß zu Brei zerstoßen, den man in ein grobes Leintuch gibt und kräftig auspreßt.

Solche Säfte werden nur portionsweise frisch hergestellt, sie können nicht längere Zeit aufbewahrt werden. Wem die Zubereitung der einzelnen Portionen zu umständlich ist, weicht auf die haltbaren fertigen Frischpreßsäfte aus, die der Fachhandel anbietet.

Sirup

Zum Sirup verwendet man wäßrige oder alkoholische Kräuterzubereitungen und dickt sie mit einer etwa 70prozentigen Zucker- oder Honiglösung ein.

Zur Sirupherstellung geeignet sind zum Beispiel Eibisch, Isländisch Moos, Pfefferminze, Wacholderbeeren und Zwiebeln. Wegen des angenehmen Geschmacks nehmen vor allem Kinder Sirup gerne ein.

Andere Zubereitungen

Es gibt noch eine Reihe anderer Zubereitungsformen, die aber nicht so einfach hergestellt werden können. Deshalb empfiehlt es sich, sie als fertige Spezialitäten im Fachhandel zu kaufen. Dazu gehören:

Tinktur, ein konzentrierter, haltbarer alkoholischer Drogenauszug, der erst nach längerer Lagerung gebrauchsfertig ist. Der Apotheker kann allerdings jede gewünschte Tinktur mit der Zentrifuge in wenigen Minuten herstellen.

Extrakt, ein Auszug aus frischen oder getrockneten Pflanzenteilen oder Säften unter Zusatz von Wasser, Weingeist, Äther, Säuren oder Laugen, der eingedickt verwendet wird.

Öl, ein Pflanzenauszug, ähnlich wie die Tinktur erst nach einiger Zeit gebrauchsfertig. Anstelle von Alkohol werden die Drogen dabei in Pflanzenölen angesetzt.

Wein wird am häufigsten bei Verdauungsbeschwerden verwendet, zum Beispiel der bekannte Wermutwein. Er besteht immer aus gutem Südwein, in dem die Droge einige Tage lang angesetzt wird. Im Fachhandel erhält man für die verschiedenen Zwecke zahlreiche gute Kräuterweine.

Pulver entsteht, indem getrocknete Pflanzenteile im Mörser sehr fein zerstoßen werden. Auch eine der Zubereitungsformen, die man dem Fachmann überlassen sollte.

Pflaster bestehen aus einer Grundmasse,

zum Beispiel Wachs oder Fett, in die der Fachmann die Wirkstoffe einarbeitet. Dann wird die Masse auf Stoff aufgetragen und angelegt. Bekannt ist das ABC-Pflaster, ein Zugpflaster aus Arnika, Belladonna und Capsicum, das bei Rheuma empfohlen wird.
Salben sind streichfähige Zubereitungen aus einer Grundmasse, in die wie beim Pflaster die Wirkstoffe eingearbeitet wurden.

Wickelzusätze

Die Wirkung von Wickeln und Auflagen wird manchmal noch durch Kräuter im Wickelwasser verstärkt. Zum kalten Wickel bereitet man den Zusatz als Kaltauszug zu oder läßt Abkochung bzw. Aufguß vorher abkühlen. Zum heißen Wickel eignen sich Abkochungen und Aufgüsse.

Droge	Dosis je Vollbad	Anwendung bei
Baldrian	Aufguß mit 100 g Wurzeln auf 1 l Wasser oder 250 ml Tinktur	Nervosität, Gereiztheit, Schlafstörungen
Eichenrinde	Abkochung mit 1 kg Rinde auf 2 l Wasser	Hautleiden, Neigung zu übermäßigem Hand- und Fußschweiß
Fichtennadeln	Abkochung mit 1 kg Nadeln und Zapfen oder 2–3 Eßlöffel Öl	Nervosität, Schlafstörungen, Rheuma, Nervenschmerzen
Haferstroh	Abkochung mit 1 Büschel Stroh ($1/2$ Stunde kochen)	Hautleiden, Rheuma, Gicht
Kamille	Aufguß mit 100 g Blütenköpfchen	Hautleiden
Lavendel	Abkochung mit 100 g Blüten auf 1 l Wasser oder Extrakt nach Anweisung	Nervosität, Nervenschwäche, zur Beruhigung
Melisse	Aufguß mit 100 g Droge auf 1 l Wasser oder Extrakt nach Anweisung	Nervöse Beschwerden aller Art, Schlaflosigkeit
Rosmarin (nie am Abend anwenden!)	Aufguß mit 50 g Droge auf $1/2$ l Wasser	Nervöse Herzbeschwerden, Blutunterdruck, Verstauchung Rheuma
Wacholder (verboten bei Nierenleiden!)	Abkochung mit 100 g Beeren auf 1 l Wasser	Rheuma, Ischias, Hautleiden, zur Stoffwechselanregung
Zinnkraut	Aufguß mit 150 g Droge auf 5 l Wasser	Hautleiden, Gicht, Rheuma

In dieses Wickelwasser taucht man ein einfaches oder zwei- bis sechsfach zusammengelegtes Leintuch. Es wird so ausgewrungen, daß es nicht mehr tropft, und dann auf den Körper gelegt.

Wickel führt man ganz um den Körper oder Körperteil herum, Auflagen werden auf die zu behandelnde Körperzone gelegt. Darüber kommt in beiden Fällen ein trockenes Leintuch, das oben und unten eine Handbreit größer als das Wickeltuch ist, und das noch etwas größere äußere Wolltuch.

Badezusätze

Warme Bäder werden fast immer mit Kräuter- oder chemischen Zusätzen gegeben. Die Zusätze verstärken den Hautreiz des Badewassers, die Reaktion tritt schneller ein. Beim Baden werden die Wirkstoffe durch die Haut gut aufgenommen, außerdem atmet der Badende sie zum Teil noch ein. Meist gibt man die Heilpflanzen als Abkochung oder Aufguß zubereitet ins Badewasser.

Die Tabelle auf Seite 11 nennt die wichtigsten Badezusätze mit ihren Anwendungsgebieten.

Breiumschlag

Zum Breiumschlag verwendet man meist Kartoffeln, Bockshornkleesamen oder Leinsamen. Sack oder Packung legt man fest und möglichst faltenfrei auf den Körper, darüber kommt wie beim Wickel ein trockenes Leintuch und das äußere Wolltuch.

Kartoffelbreisack: In der Schale gekochte ganze Kartoffeln werden in ein Leinensäckchen gefüllt und so zerquetscht, daß keine größeren Teile mehr spürbar sind. Dann legt man diesen Sack wie das feuchte Wickeltuch auf den Körper.

Bockshornkleeumschlag: Einige Löffel Bockshornkleesamen (zerstoßen) werden unter dauerndem Rühren gekocht, bis ein zäher Brei entsteht. Diesen Brei streicht man fingerdick auf ein Leintuch, schlägt es oben zusammen und legt es mit der aus nur einer Lage gebildeten Unterseite auf.

Leinsamenumschlag: Leinsamen können auf zweierlei Art angewendet werden. Nach dem ersten Rezept kocht man Leinsamen in einem Sack ab und legt diesen wie den Kartoffelbreisack an. Die andere Vorschrift besagt, daß zerstoßener Leinsamen wie Bockshornkleesamen zu einem Brei verkocht, auf ein Leintuch gestrichen und so aufgelegt wird.

Wir haben jetzt mehrmals von *Drogen* gesprochen. Gewöhnlich verbindet man mit dem Begriff »Droge« Rausch- und Suchtmittel, wie Haschisch, Opium oder LSD. Aber nur bei der Übersetzung aus dem Englischen bedeutet Droge soviel wie Betäubungsmittel. Im deutschen Sprachgebrauch versteht man darunter rohe oder teilweise zubereitete (zerschnitten, zerquetscht) pflanzliche, tierische oder mineralische Rohstoffe, wie sie in Medizin und Technik verwendet werden. Wenn in diesem Buch der Begriff Droge benutzt wird, steht er also entweder für die rohe Heilpflanze oder für ihre wirksamen Teile, zum Beispiel Blätter, Blüten oder Pulver.

Lexikon der wichtigsten Heilkräuter

Ackerwinde – Zaunwinde
(Convolvulus arvensis/sepium)

Windegewächse sind auf der ganzen Erde verbreitet. Sie erreichen zum Teil imponierende Längen, zum Beispiel die tropischen Lianen, deren Sproßlänge 30-300 m betragen kann. Mit 1 bzw. 3 m Länge nehmen sich Acker- und Zaunwinden bescheiden dagegen aus.

Typisch für alle Windegewächse ist, daß sie sich in Spiralen an eine Unterlage klammern, die Ackerwinde zum Beispiel an Getreidehalme, die Zaunwinde getreu ihrem Namen an Zäune, aber auch an Bäume und Sträucher. Außerdem tragen sie alle schöne große Trichterblüten.

Als Unkraut gedeiht die Ackerwinde auf Feldern, an Wegen und Hecken. Die Zaunwinde bevorzugt schattigeren, feuchten Untergrund, also vor allem Uferböschungen. Die beiden Arten unterscheiden sich durch Farbe und Größe ihrer Blüten und die Gestalt ihrer Blätter. Während die Ackerwinde von Juni bis in den Oktober hinein rötlichweiß blüht, erscheinen bei der Zaunwinde rein weiße, größere Blüten erst ab Juli. Die Blätter der Ackerwinde sind gestielt und länglich, die der Zaunwinde mehr herzförmig und vorne zugespitzt.

In der Heilkunde verwendet man das während der Blütezeit gesammelte Kraut und die am Ende der Blüte gesammelten Wurzeln. Sie enthalten als Hauptwirkstoff ein Glykosid, das abführend, harntreibend und galleanregend wirkt. Außerdem fördert die Pflanze die Schweißbildung.

Man nützt diese Wirkungen seit alters zur Behandlung von Stuhlverstopfung, Magen-Darm-Katarrhen und gegen Erkältungen

Ackerwinde

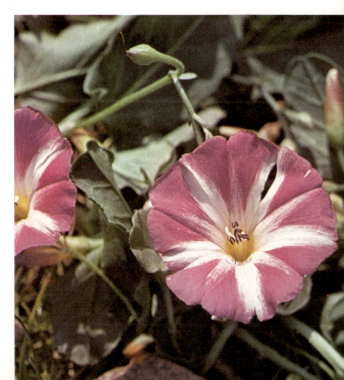

und Grippe mit Fieber. Auch Verdauungsbeschwerden durch mangelhafte Produktion von Galle werden günstig beeinflußt.
Die Zubereitung erfolgt als Aufguß mit 1 Eßlöffel Droge auf 1 Tasse kochendes Wasser. Im Fachhandel erhält man in fertiger Zubereitung Pulver aus den Wurzeln oder Preßsaft, der nach der beiliegenden Gebrauchsanweisung eingenommen wird.
Beide Drogen sollen nicht zu häufig gebraucht werden, weil sie sonst bei empfindlicher Darmschleimhaut zu leichten Reizerscheinungen führen können.

Adonisröschen

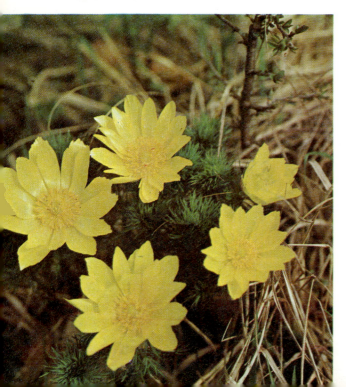

Adonisröschen
(Adonis vernalis)

Das *Teufelsauge,* wie diese Heilpflanze im Volksmund genannt wird, gehört zur artenreichen Familie der Hahnenfußgewächse. Ihren Namen verdankt sie dem göttlichen schönen Jüngling Adonis, der als Geliebter der Liebesgöttin Aphrodite in die griechische Mythologie einging.
Es wächst bevorzugt auf kalkreichem Boden an sonnigen Hügeln und in lichten Nadelwäldern. Seine Blätter sind leicht gefiedert, die großen, leuchtendgelben Blütensterne sitzen auf so kurzen Stengeln, daß sie fast am Boden liegen.
Während der Blütezeit von April bis Juni wird das Kraut gesammelt. Es enthält die fingerhutähnlich wirkenden Glykoside Adonitoxin und Cymarin. Sie sind wenig haltbar und werden bei oraler (durch den Mund) Einnahme vom Magensaft weitgehend zerstört. Erst durch sachgerechte Verarbeitung zur Arzneimittelspezialität entsteht aus dem Adonisröschen ein Medikament, das bei leichter Herzschwäche angezeigt sein kann. Die Herzwirkung der Fingerhut-Glykoside kann Adonis natürlich nicht erreichen. Außerdem wirkt die Pflanze beruhigend und harntreibend. Fertige Tinkturen, Pillen und Pulver sollen nur nach ärztlicher Verordnung eingenommen werden, als Tee ist Adonis kaum wirksam.

Akelei
(Aquilegia vulgaris)

Die Giftpflanze gehört zur Familie der Hahnenfußgewächse. Mit etwa 70 Arten ist sie in ganz Europa heimisch, wo sie meist in Gärten wächst. Garten- und Wildpflanze unterscheiden sich in der Farbe der großen, hängenden Blüten, die bei der Gartenakelei blaßblau oder gelblichrot, bei der Wildpflanze dunkelbau bis violett sind. Die langstieligen, immer zu dritt in gleicher Höhe um den Stengel angeordneten Blätter sind an ihrer Unterseite flaumig und grünblau, oben dagegen mattgrün.

Die Akelei steht unter Naturschutz. Deshalb darf das bittere scharfe Kraut nur mit einer Ausnahmegenehmigung für Heilzwecke gesammelt werden. Es enthält Öle, Schleimstoffe und Vorstufen der giftigen Blausäure.

Akelei wird nur nach ärztlicher Verordnung eingenommen. Gewöhnlich gibt man den Saft, in der Apotheke zubereitet, innerlich bei Koliken, Wassersucht, Leberleiden und Gelbsucht, äußerlich gegen Fisteln und hartnäckige Hautleiden. Die Homöopathen empfehlen Akelei in starker Verdünnung bei Hysterie.

Alant
(Inula helenium)

Aus Zentralasien kam das *Helenenkraut,* wie der Korbblütler volkstümlich genannt wird, schon im Mittelalter nach Europa. Heute wird die Gewürz- und Heilpflanze in Deutschland, Holland, Ungarn und Nordamerika angebaut, auf feuchten Wiesen wächst sie vielerorts auch verwildert.

Der aufrechte, oben verzweigte, bis 1,50 m hohe Stengel trägt eiförmige, gesägte Blätter. Im Juli und August erscheinen die gelben Blütenkörbe, die denen der Arnika ähneln.

Der heilkräftige, starke Wurzelstock enthält ätherische Öle, Bitterstoffe, Pektin und das stärkeähnliche Inulin. Er wird im März und April gesammelt.

Echter Alant

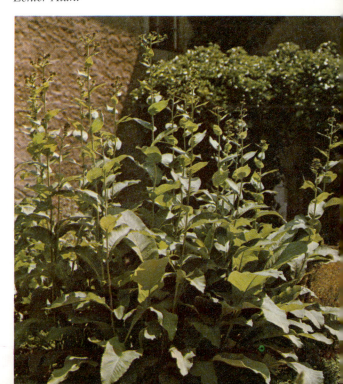

Als Hausmittel ist Alant ungeeignet, man verwendet die fertige Spezialität aus der Apotheke nur nach ärztlicher Verordnung. Die Bitterstoffe regen Appetit, Verdauung und die körpereigenen Abwehrkräfte an. Antiseptische Stoffe und die harntreibende Wirkung der Droge erklären die guten Behandlungserfolge bei Entzündungen der Harnröhre und Blase, äußerlich nützt man die antiseptische Wirkung bei Hautkrankheiten. Bei chronischem Husten, Keuchhusten und Bronchialasthma löst Alant die Hustenkrämpfe und fördert das Abhusten von Schleim. Auch ein Versuch bei Wurmleiden kann empfohlen werden.

Andorn

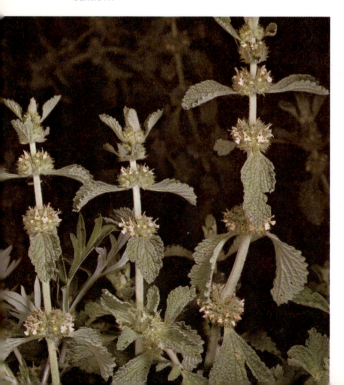

Andorn
(Marrubium vulgare)

Die *Mariennessel* ist auf Ödland, Schuttplätzen, an Wegen und Zäunen auf kargem Sandboden verbreitet. Ihr angenehm süßlicher Duft täuscht, die Droge schmeckt bitter. Der bis 60 cm hohe, unten verzweigte Stengel trägt filzige, runzlige, ovale Blätter. Von Juli bis September schmückt sich das Kraut mit Büscheln kleiner weißer Blüten.
Während der Blütezeit sammelt man Kraut und Samen.
Die Volksheilkunde empfiehlt das Kraut seit alters bei Husten, Keuchhusten, Bronchialkatarrh und Verschleimung der Atemwege. Nach einem alten Rezept mischt man dazu 1 l Saft mit Honig, bis ein dicker Sirup entsteht. Statt dessen kann man auch 125 g Droge mit 1 l Wasser als Aufguß zubereiten, 500 g Zucker zufügen und zu einem Sirup einkochen. Der Sirup wird mehrmals täglich eßlöffelweise eingenommen.
Gegen Leber- und Gallenblasenbeschwerden mit und ohne Gelbsucht ist eine Teemischung aus je 1 Teelöffel Andorn und Löwenzahn auf 1 Tasse kochendes Wasser angezeigt. Davon trinkt man täglich bis zu 3 Tassen.
Bei hartnäckigen Hautleiden hilft die häufige Waschung mit dem Aufgruß aus 125 g Droge auf 1 l Wasser. Zerquetschte Blätter dürfen nur mit ärztlicher Erlaubnis aufgelegt werden, gegen Geschwüre streicht man Andorn-Honig-Sirup auf.

Anemone
(Anemone nemorosa)

In vielen Gedichten wird die Blütenpracht der *Buschwindröschen* beschrieben. Als Frühlingsblume erfreut es uns schon im März mit seinen weißen oder lila Blüten. Sie bedecken oft weite Flächen in lichten Laubwäldern. Im nächsten Monat ist die Blütenpracht verschwunden, zurück bleibt ein unscheinbares, 15-25 cm hohes Pflänzchen.

Neben dem Buschwindröschen kennen wir noch Stauden, wie die Garten-, Kronen- oder japanische Anemone, deren schöne Blüten sie zur Zierde jedes Gartens werden lassen.

Der erfreuliche Anblick dieser Blüten darf nicht darüber hinwegtäuschen, daß sie giftig sind.

Das trifft für die meisten Pflanzen aus der Familie der Hahnenfußgewächse zu. Wie die Butterblume, wirkt auch die Anemone, äußerlich angewendet, stark hautreizend. Dabei können auf der Haut Blasen entstehen. Diese Reaktion ist zwar unter Umständen heilungsfördernd, so zum Beispiel beim Rheuma. Die Entscheidung, ob die Anemone im Einzelfall angewendet werden darf, ist aber ausschließlich Sache des Fachmanns. Wer selbst versucht, Beschwerden an den Gelenken durch Anemonenauflagen zu kurieren, der läuft Gefahr, schwere Entzündungen der Haut zu provozieren.

Auch innerlich darf das Buschwindröschen nur nach Verordnung des Fachmanns angewendet werden. Allerdings sind zum internen Gebrauch nur ungiftige homöopathische Zubereitungen erlaubt.

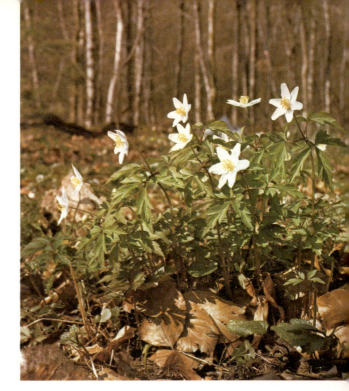

Anemone

Als Droge eignet sich das Kraut. Der Laie soll keine Anemonen für Heilzwecke selbst sammeln, sondern stets – wenn überhaupt – die vom Fachmann hergestellten Zubereitungen nach Verordnung anwenden. Alte überlieferte Hausrezepte empfehlen Anemonen gegen verschiedene Hautkrankheiten. Von der Selbstbehandlung muß dringend abgeraten werden, unsachgemäß gebraucht drohen schwere Hautentzündungen. Nur der Fachmann darf das Buschwindröschen im Einzelfall gegen derartige Leiden einsetzen.

Angelika
(Archangelica officinalis)

Ein Erzengel oder der Heilige Geist selbst, so berichtet die Legende, verlieh der *Engelwurz* einst Macht über böse Geister und Dämonen. Dieser Glaube blieb über die Jahrhunderte bis heute in volkstümlichen Namen wie Dreieinigkeits-, Erzengel-, Geist- und Heiliggeistwurzel erhalten. Im Mittelalter galt die Wurzel als Schutz vor dem Schwarzen Tod, nicht ganz zu Unrecht, wie die vielfältigen Wirkungen auf den Allgemeinzustand beweisen. Heute, da die Pest fast besiegt ist, wird die Angelika vor allem bei Verdauungsstörungen, Katarrhen und Verschleimung der Atemwege sowie Schwächezuständen angewendet.

Im ersten Jahr ihres Wachstums sprießt aus der kräftigen, meerrettichähnlichen Wurzel nur das stengellose Kraut mit fast meterlangen gefiederten Blättern. Im Jahr darauf erscheinen aus knolligen Blattscheiden die gefiederten, gezähnten, grünlichweißen Blätter. Die Pflanze erreicht jetzt eine Höhe bis zu 2,50 m. Im Sommer verzweigt sich der armdicke, saftige Stengel und bringt im Juli und August große, gelblichgrüne oder grünlichweiße Doldenblüten hervor. Die Angelika riecht angenehm würzig.

Die offizinelle Wurzel wird im Frühjahr oder Herbst gesammelt. Sie enthält Angelikasäure, ätherische Öle, Bitter- und Gerbstoffe, Pektin, Harz und Wachs. Blätter, Stengel und Früchte werden zuweilen als Gewürz verwendet, aus den Samen stellt man Kräuterliköre (Benediktiner) und Zahnpasta her.

Die Pflanze wird oft mit dem giftigen Schierling verwechselt!

Bei bestimmten Herzkrankheiten erzielt der Arzt mit Angelika gute Erfolge. Überdosierung führt allerdings zu Herzbeschwerden, die rasche ärztliche Hilfe notwendig machen. Allergiker meiden die Angelika, da sie sonst vorübergehend überempfindlich auf Sonnenlicht reagieren könnten (Hautausschlag). Läßt sich die Einnahme von Angelika trotz bekannter Allergie nicht vermeiden, geht man während der Behandlung so selten wie möglich ins Freie.

Innerlich verwendet man eine Abkochung aus 1 Teelöffel Wurzel auf 1 Tasse Wasser, die vor Gebrauch 5 bis 10 Minuten ziehen muß. Zum Kaltauszug setzt man die gleiche Menge 10 Stunden lang an. Diese Zubereitungen werden mit 2 Tassen täglich gegen Entzündungen und Verschleimungen der Atemwege, Blähungen, Appetitlosigkeit, Stuhlverstopfung, Hämorrhoiden und Gelbsucht eingenommen. Bei Magensäuremangel mischt man Angelika mit Enzian. In Zeiten erhöhter Infektionsgefahr schützt dieser Tee auch vor Grippe und Erkältung, weil die körpereigene Abwehr angeregt wird. Äußerlich kann man Angelikatee zum Gurgeln bei Mund-, Rachen- und Mandelentzündungen verwenden. Das fertige Öl aus der Apotheke reibt man bei Rheuma, Gicht und Nervenschmerzen ein. Bei Schwächezuständen wird Waschung mit der Abkochung empfohlen, der man etwas Essig zufügt. Schließlich kann man Kräuterkissen mit Angelika auf rheumatisch oder gichtig veränderte Gelenke legen.

Anis
(Pimpinella anisum)

Die von alters her bekannte Heilpflanze aus der Familie der Doldenblütler ist mancherorts unter den volkstümlichen Namen *Brotsamen, Runder Fenchel* oder *Süßer Kümmel* bekannt. Sie stammt aus dem Mittelmeerraum, wo sie an trockenen, sonnigen Standorten auch heute noch wild wächst. Zu Heilzwecken und als Gewürz wird Anis vor allem in Italien, Spanien und Rußland angebaut.

Aus einer dünnen, langen, weißen Wurzel sprießt ein runder, gerillter Stengel etwa 50 cm empor. Er trägt unten kaum gefiederte Blätter, nach oben zu werden sie schmaler, tief eingeschnitten und ähneln denen der Petersilie. Im Mai und Juni erscheinen die angenehm duftenden weißen Doldenblüten.

Nach der Blütezeit bis September sammelt man die braunen, eiförmigen, süßen Samen. Aus ihnen gewinnt man das ätherische Anisöl, das in Überdosis nach kurzer Erregung zum Tiefschlaf mit Muskellähmung führt.

Als Gewürz schätzt man Anis besonders in Backwaren, die dann besser vertragen werden. Es paßt aber auch zu manchen Salaten, Gemüsen und Soßen.

Eine Abkochung mit 1 Teelöffel Samen auf 1 Tasse Wasser gibt man bei Verdauungsbeschwerden, Blähungen, Koliken und Krämpfen im Leib oder Appetitlosigkeit. Blähungen und Koliken werden durch Abkochung in Milch noch besser gelindert. Neben andern Kräutern enthalten viele fertige Hustenteemischungen auch Anis. Will man Erkältung, Entzündung und Verschleimung der Atemwege oder Husten allein durch Anis behandeln, verwendet man dazu am besten fertige Tropfen oder Öl aus der Apotheke nach Gebrauchsanweisung. Zur allgemeinen Stärkung haben sich täglich 10 Tropfen Öl in Wein oder Saft bewährt. Von Abkochungen trinkt man nicht mehr als 3 Tassen täglich.

Äußerlich wirkt Anisöl gegen Läuse und Krätzmilben.

Anis

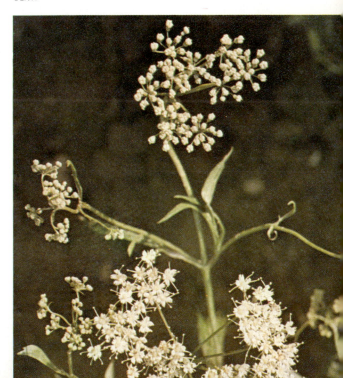

Apfel
(Pyrus malus)

Der Apfel gehört zur Familie der Rosenblütler und kam vermutlich aus Asien zu uns. Heute wird er fast überall auf der Erde angebaut. Wohl jeder kennt den stämmigen Baum mit seiner weitverzweigten Krone, der in Gärten und an Landstraßen steht. Als Frühlingsbote blüht er im April und Mai mit weißen, an der Unterseite rosa angehauchten Blüten, die zu kleinen Dolden angeordnet sind. Auf kurzen Stielen sitzen seine rundlichen, vorn spitzen, gesägten Blätter.

Je nach Art werden die Früchte von Juli bis Anfang November geerntet. Bei gutem Sättigungswert sind sie kalorienarm und enthalten leicht verdaulichen Fruchtzucker, Fruchtsäuren, Basen, Gerbsäure, Aromastoffe, Vitamine und reichlich Pektin, das im Haushalt als Gelierhilfe bei der Marmeladenzubereitung verwendet wird und im Darm Bakterien und Giftstoffe bindet.

Leider nehmen die Händler wenig Rücksicht auf den gesundheitlichen Wert der einzelnen Apfelsorten. Die Güteklassen werden vor allem durch äußere Kriterien, wie Aussehen, Größe, Transport- und Lagerfähigkeit sowie Absatzchancen, bestimmt, das Angebot beschränkt sich zunehmend auf wenige gut verkäufliche Arten. Dabei bleiben so wertvolle Sorten wie der Berlepsch- oder Ontario-Apfel auf der Strecke. Aber schon ein mittelgroßer Apfel dieser Sorten enthält den durchschnittlichen Tagesbedarf an Vitamin C, während erst sechs der beliebten Golden-Delicious-Äpfel diesen Vitaminbedarf decken. Ausgesprochen vitaminarm sind: Oldenburger (3,1 mg/100 g), Gravensteiner 7,8 mg/100 g), Golden Delicous (8,0 mg/ 100 g) und Jonathan (8,8 mg/100 g). Reichlich Vitamin C enthalten dagegen beispielsweise: Croncels (26,4 mg/100 g), Berlepsch (23,5 mg/100 g), Ontario (20,6 mg/100 g), Goldparmäne (18,1 mg/100 g) und auch noch der Boskop (16,4 mg/100 g).

Abgesehen vom Wert in der Ernährung, ist der Apfel aber auch eine echte Heilpflanze. Bekannt und seit alters bewährt ist die Apfelkur gegen Durchfall und Magen-Darm-Katarrh. Dazu ißt man 1 kg Äpfel, in 5 Portionen jeweils frisch auf einer Glasreibe gerieben, über den Tag verteilt. Wenn der Durchfall steht, beendet man die Kur zwei Tage später. Sogar bei so schweren Darminfektionen wie Paratyphus und Ruhr ist diese Kur, natürlich nur mit ärztlicher Erlaubnis und durch andere Therapiemaßnahmen unterstützt, schon nach 1–2 Tagen erfolgreich. Im Gegensatz dazu wirken gekochte oder gebratene Äpfel abführend bei Stuhlverstopfung.

Ärztlicher Verordnung vorbehalten bleibt auch die drei Wochen dauernde Apfel-Reis-Diät gegen Bluthochdruck und Nierenleiden. Dabei ißt man täglich 300 g gekochten Reis, 1 kg gekochte Äpfel und 100 g Zucker, in mehreren Portionen über den Tag verteilt. Diese Kost schwemmt reichlich Kochsalz aus dem Körper, senkt den Blutdruck und entlastet Herz und Nieren. Keine Bedenken bestehen dagegen, regelmäßig – etwa einmal wöchentlich oder zweimal im Monat – Apfel-Reis-Tage einzuschalten. Sie wirken wie die Drei-Wochen-Kur, aber milder und sind auch bei Übergewicht zu empfehlen.

Tee aus Apfelblüten wird als Aufguß mit 5 g auf 1 Tasse Wasser zubereitet und bei Schnupfen, Husten und Fieber mit täglich 2–3 Tassen getrunken. Apfelschalentee aus frischen oder getrockneten Schalen stellt man als Aufguß oder Abkochung mit 10 g Schalen auf 1 Tasse Wasser her. Täglich 2–3 Tassen sind angezeigt zur Ausscheidung von Harnsäure (Gicht) und bei Fieber und Entzündungen.

Bei Nieren-, Blasenleiden und Gicht bewähren sich Apfelmost und Apfelwein; 2 Glas Apfelsaft täglich unterstützen die Behandlung von Erkältungen, Heiserkeit, Husten und Bronchialkatarrh.

Da Äpfel reichlich Säure enthalten, kann zu häufiger Genuß zum krankheitsfördernden Säureüberschuß im Körper führen. Deshalb ißt man täglich nicht mehr als 2 mittelgroße Äpfel, wenn nicht gerade eine der beschriebenen Kuren durchgeführt wird.

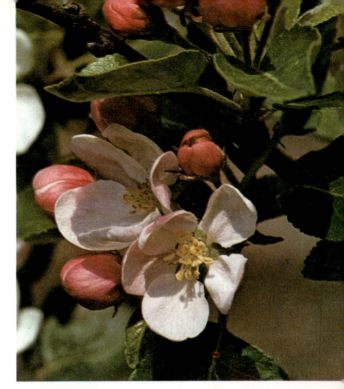

△ *Apfelbaum*   ▽ *Äpfel*

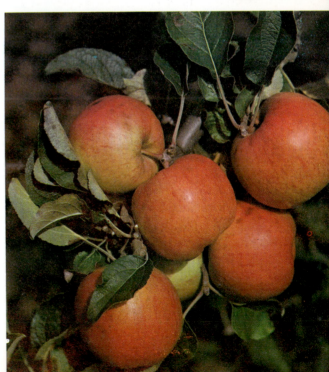

Arnika
(Arnica montana)

Bergwohlverleih, Donnerblume, Engelblume oder *Wolfsblume* sind einige der volkstümlichen Namen, unter denen dieses wertvolle Heilkraut seit langem in der Volksheilkunde bekannt ist. Die unter Naturschutz stehende Pflanze ist in ganz Europa verbreitet. Sie wächst bevorzugt auf feuchten, torfigen Wiesen, in Wäldern und auf Almen bis in 2000 m Höhe.

Arnika

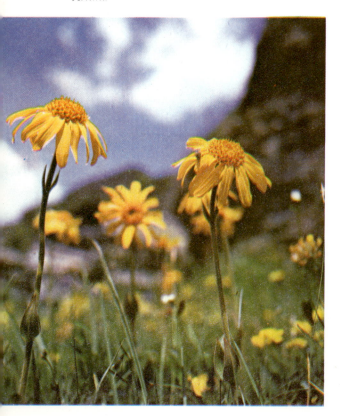

Als giftige Pflanze muß die Arnika vorsichtig dosiert werden, sonst drohen Schwindel, Benommenheit, Herzjagen, unregelmäßiger Puls, Atemnot, in schweren Fällen sogar Herz- und Atemstillstand. Zur ersten Hilfe bei Vergiftungen lagert man den Patienten ruhig und stützt seinen Kreislauf mit Kaffee, wenn er bei vollem Bewußtsein ist. Sofortige ärztliche Gegenmaßnahmen sind notwendig. Auch äußerlich angewendet führt Überdosierung zu unangenehmen Nebenwirkungen, vor allem zu Hautenzündungen.
Zu meiden ist die Droge bei nervöser Erschöpfung und überempfindlichem Magen, da die Magenschleimhaut gereizt werden kann.
Aus einer bodennahen Blattrosette mit wenigen fünf- bis siebenadrigen Blattpaaren, die denen beim Wegerich ähneln, erhebt sich der 30–60 cm hohe Stengel. Von Juni bis August erscheinen die würzig duftenden, orangegelben, großen Blütenkörbe. Bei manchen Pflanzen sprießen etwa in halber Höhe des Stengels aus den Achseln eines Blattpaares noch zwei kleine Stiele mit Blüten empor.
Während der Blütezeit sammelt man den Wurzelstock, das Kraut und die Blüten. Wenn man streng nach dem Deutschen Arzneibuch verfährt, darf man das Kraut nicht zu Heilzwecken verwenden, in der Volksheilkunde hält man sich allerdings nicht immer streng an solche Vorschriften.
Alle Pflanzenteile enthalten reichlich Gerbstoff. In Kraut und Wurzeln findet man ein hautreizendes ätherisches Öl, das stärkeähnliche Inulin, den Bitterstoff Arnicin, Wachs

und Gummi. In den Blüten werden vitaminähnliche Flavone, das vitaminartige, kreislaufwirksame Cholin, die Gerbsäure Tannin, Inulin, karotinartige Farbstoffe (Vitamin-A-Vorstufen), herzwirksame Substanzen, entzündungshemmendes ätherisches Öl (Azulen) und Kieselsäure mit abwehrsteigernder, schleimlösender und auswurffördernder Wirkung nachgewiesen.

Zur Selbstbehandlung kann Arnika nur äußerlich empfohlen werden. Gute Erfolge erzielt man bei Bluterguß, Quetschung, Verstauchung, Rheuma, Gicht und Gelenkentzündungen. Die Umgebung von Wunden und Hautabschürfungen kann vorsichtig mit der Tinktur gereinigt werden. Arnikatinktur vom Fachhändler wird zur äußeren Anwendung mit 2–6 Teilen Wasser verdünnt. In der Apotheke erhält man auch das ABC-Pflaster aus Arnika, Belladonna und Capsicum, dessen hautreizende Wirkung zur Rheumabehandlung genutzt wird.

Innerlich soll Arnika nur nach ärztlicher Verordnung gebraucht werden, Überdosierung führt zu Vergiftungserscheinungen. Es löst Krämpfe der Herzkranzgefäße (Angina pectoris) und regt den Kreislauf an, die äußerliche Anwendung wird unterstützt. Vom Aufguß mit $1/2$ Teelöffel Droge auf 1 Tasse Wasser trinkt man täglich bis zu 2 Tassen, von der Tinktur verwendet man als Tagesdosis 20 Tropfen auf $1/4$ l Wasser und nimmt alle 2 Stunden einen Schluck dieser Mischung, wenn der Arzt nichts anderes verordnet hat.

Der Aufguß ist auch zum Gurgeln bei Rachen- und Mandelentzündungen geeignet.

Aronstab
(Arum maculatum)

Der Volksmund nennt diese giftige Pflanze zu Recht *Zehrwurz*. Ihre Wurzelknollen enthalten sehr viel Stärke und haben sich ausgezeichnet bei zehrenden Krankheiten zur unterstützenden Behandlung bewährt. Voraussetzung für die unschädliche Anwendung ist, daß die Droge lange genug gekocht wird, um die Giftstoffe vollständig zu zerstören.

Von der Pflanze ist nur der von März bis April gesammelte Wurzelstock für Heilzwecke geeignet. Abgesehen von der stärkenden Wirkung schätzt man die Droge seit alters her noch bei Verschleimung der Atemwege, Bronchialkatarrhen, Bronchitis, Magenschleimhautentzündung und Darmkatarrh. Auch den Aronstab benutzt man nur in Form fertiger Zubereitungen nach Verordnung.

Die Pflanze gedeiht bevorzugt auf feuchtem Grund in lichten Laubwäldern und Gebüschen. Von Mai bis Juni erscheint ihr Blütenkolben, den ein großes Blatt umhüllt. An diesem keulenartigen Kolben fällt der bauchige Kessel auf, der eine regelrechte Insektenfalle bildet. Die Tierchen, angelockt durch die Wärme, die diesem Kessel entsteigt, krabbeln in den Blütenbauch. Jetzt gibt es für sie kein Zurück mehr, denn feine Härchen zwingen das Insekt, so lange in der Blüte zu bleiben, bis sie befruchtet ist. Erst danach welken diese Haare, das Tier, das seine Funktion erfüllt hat, kann entfliehen. Die Blätter sind spieß- oder pfeilförmig und sitzen auf langen Stielen. Oft sehen sie etwas düster aus, weil sie schwärzlich gefleckt sind. Im Geschmack ähneln sie dem Sauerampfer. Deshalb kommt es zuweilen bei Kindern zu Vergiftungen, wenn sie ahnungslos die angenehm säuerlichen Blätter kauen. Zur Soforthilfe bei einer solchen Vergiftung reizt man zum Erbrechen, um möglichst viel Giftstoffe vor der Aufnahme aus dem Körper zu bekommen, gibt reichlich schwarzen Kaffee und Tierkohle, die einen Teil des Gifts vor der Resorption aufsaugt und bindet. Der Arzt muß sofort gerufen werden.

Aronstab

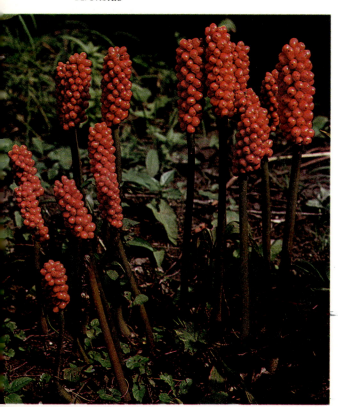

Artischocke
(Cynara scolymus)

Schon im Altertum bereitete man im Mittelmeerraum die noch nicht entfalteten, zapfenähnlichen Blütenköpfe der Artischocke als Gemüse und Salat zu. In Spanien, Italien und Südfrankreich gilt sie inzwischen als eine Art Volksnahrungsmittel. Bei uns verwendet man den fleischigen Boden und die unteren Fruchtblätter des Blütenkorbs bisher nur zu Vorspeisen.

Das distelähnliche Gewächs aus der Familie der Korbblütler stammt aus dem Orient, in Nordafrika ist eine als Kardone bezeichnete verwandte Art heimisch, von der auch die Blattrippen verwendet werden. In unseren Breiten wächst die Artischocke in manchen Gärten als Zierpflanze, den rauheren Winter übersteht sie meist nicht schadlos.

Über einem ausdauernden Wurzelstock bildet sich zunächst eine bodennahe Blattrosette. Dann sprießen lange, gefiederte Blätter mit dornigen Spitzen empor. Ein dicker, kurzer Blütenstiel trägt den großen, rötlichblauen Blütenkorb. Im Süden blühen Artischocken schon im Frühjahr, bei uns erst im Hochsommer.

Obwohl die Artischocke, die »Königin der Gemüse«, bei uns nur als Delikatesse bekannt ist, hat sie auch als Heilpflanze unbestreitbare Bedeutung. Sie enthält den Aromastoff Cynarin, das Enzym Cynarase, das in Südeuropa als eine Art Labferment zur Käseherstellung dient, Vitamin-A-Vorstufen, Gerb- und Schleimstoffe. Die Medizin verwendet Blüten, Blätter und Wurzeln, die kurz vor dem Erblühen gesammelt werden.

Im Süden gelten Artischocken als potenzsteigerndes Mittel, eine bisher noch nicht exakt nachgewiesene Wirkung, die aber auch nicht bestritten werden kann. Hauptanwendungsgebiete der Droge sind Leber- und Gallenblasenleiden, vor allem die Bildung des Gallensaftes wird angeregt. Aus der Steigerung der Leberfunktionen erklärt sich die entgiftende Wirkung von Artischocken. Von Vorteil ist dabei, daß die Giftstoffe durch gleichzeitige Anregung der Harnausscheidung auch rasch ausgeschieden werden. Noch nicht geklärt werden konnte, wie die Schutzwirkung der Artischocke gegen Arteriosklerose entsteht.

Für Heilzwecke stehen im Fachhandel gute fertige Zubereitungen zur Verfügung, Rezepte zur Zubereitung als Gemüse findet man in jedem Kochbuch.

Augentrost
(Euphrasia officinalis)

Der Name Augentrost, volkstümlich auch *Augendienst* oder *Augenkraut,* deutet schon an, bei welchen Erkrankungen die Droge bevorzugt angewendet wurde: Entzündungen an Augen und Lidern. Diese Anwendung hat heute an Bedeutung verloren, zumindest bei eitrigen Entzündungen wird

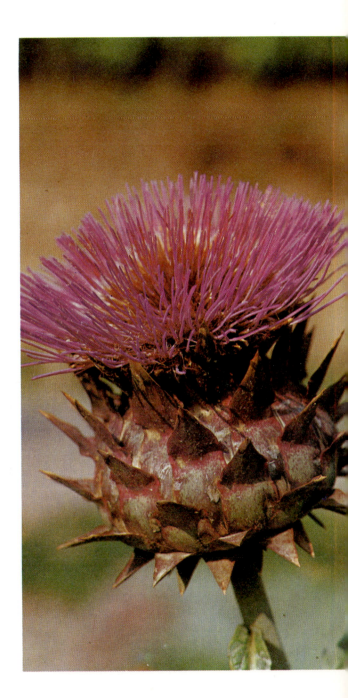

Artischocke

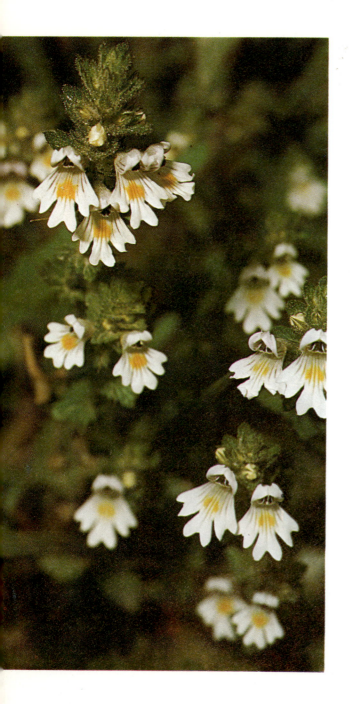

man andere Heilmittel einsetzen. Selbstbehandlung am Auge ist allenfalls bei einem vorübergehenden harmlosen Bindehautkatarrh erlaubt, wie er zum Beispiel durch Staub oder Rauch entstehen kann. In allen andern Fällen, also auch beim Gerstenkorn am Lidrand, kann nur der Arzt über die zweckmäßige Behandlung entscheiden. Selbstbehandlungsversuche, die eine sachgerechte Therapie verzögern, führen im schlimmsten Fall zum Verlust des Augenlichts.

Bei überanstrengten Augen kann einem Versuch mit Augentrosttee zugestimmt werden, der Arzt muß erst dann aufgesucht werden, wenn die Beschwerden nicht durch Ruhe und Kompressen bald nachlassen. Am Auge verwendet man die Abkochung mit 1 Teelöffel Droge auf $1/2$ l Wasser immer kalt. Der Absud muß durch ein feines Sieb abgeseiht werden. Dann wäscht man damit die Augen aus oder legt in den Tee getauchte Kompressen kalt auf die Augen.

Zum Augenbad benötigt man eine Schüssel, in die das Gesicht getaucht werden kann. Je nach ihrer Größe bereitet man die entsprechende Menge Tee zu, je Liter Wasser 2 Teelöffel Droge. Der Sud wird abgeseiht und nach Abkühlung in die Schüssel umgefüllt. Dann taucht man das Gesicht so lange wie möglich ein und öffnet mehrmals unter Wasser die Augen. Vier- bis fünfmal kommt

Augentrost

man zwischendurch kurz zum Atemholen hoch. Diese Behandlung wird nicht öfter als dreimal wöchentlich durchgeführt. Warme Bäder oder Kompressen sind am Auge nur nach ärztlicher Anweisung erlaubt.
Darüber hinaus wird der Augentrosttee auch als Gurgelwasser bei Rachenkatarrhen, zur Nasenspülung gegen Schnupfen und zur Mundspülung bei Zahnfleischbluten empfohlen. Dazu verwendet man den Aufguß mit 1 Teelöffel Droge auf 1 Tasse Wasser oder eine Abkochung mit 2 Teelöffeln auf $1/4$ l Wasser mehrmals täglich.
Innerlich gibt man Tee gegen Magen-Darm-Katarrhe, Verdauungsschwäche, Gelbsucht (Arzt fragen!) und Husten. Erlaubt ist nur 1 Tasse täglich, höhere Dosen könnten giftig wirken.
Für Kinder ist Augentrost in jeder Form verboten!
Der Augentrost gehört zur Familie der Rachenblütler und ist mit verschiedenen Arten in Mittel- und Süddeutschland, Italien, Rußland und auf dem Balkan heimisch. Die bis 20 cm hohe Pflanze bevorzugt trockene, sonnige Wiesen, Abhänge und lichte Wälder. Ihre rundlichen, gesägten Blätter sitzen ohne Stiel direkt auf den Stengeln. Von Juni bis September erscheinen die sehr großen, weißen bis bläulichen Blüten mit gelbem Rachen. Das Kraut, während der Blütezeit gesammelt, enthält ätherisches Öl, das Glykosid Aucubin, Bitter- und Gerbstoffe, Harz, Wachs und Mineralsalze.

Baldrian
(Valeriana officinalis)

Für Katzen ist Baldrian etwa das gleiche wie manche Rauschdrogen für den Menschen, sie geraten in eine Art Ekstase und Verzückung, die sie durch lautes Miauen kundtun. Beim Menschen bewirkt Baldrian genau das Gegenteil: Er beruhigt und dämpft Gereiztheit, fördert den Schlaf und lindert nervöse Störungen vor allem an Herz und Verdauungssystem. Diese Wirkung des *Katzenkrauts,* wie der Baldrian volkstümlich

Baldrian

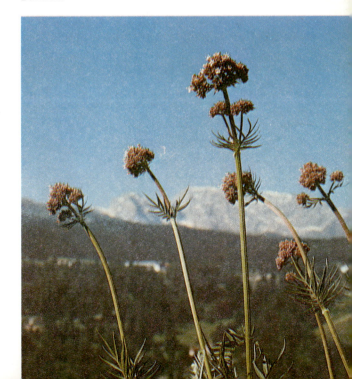

heißt, ist seit langem bekannt. Die moderne Arzneipflanzenforschung hat sie nach zahlreichen Versuchen an Tieren und Menschen bestätigt. Den Pharmakologen gelang es dabei auch, diesen beruhigenden Effekt wenigstens zum Teil aufzuklären. Hauptwirkstoffe der Droge sind Isovalerieansäure und ihre Ester (salzähnliche chemische Verbindungen), die teils direkt auf die Großhirnrinde wirken, zum Teil das vegetative Nervensystem beeinflussen.

Baldrian ist in Europa und Afrika heimisch, zu Heilzwecken wird er in Bayern, Sachsen, Thüringen, im Rheintal, vor allem aber in Rußland angebaut. In den österreichischen Ostalpen sammelt man eine verwandte Art, den echten *Speik* (Valeriana celtica), der vor allem als Badezusatz verwendet wird.

Baldrian wächst bevorzugt an Gräben, Bächen, in feuchten Wäldern und auf felsigen Hängen bis hinauf ins Gebirge. Der 70–150 cm hohe Stengel der Staude trägt fliederförmige Blätter. Von Juni bis August erscheinen am Ende der Stengel die weißrötlichen, doldenähnlichen Blütenbüschel. Für die Heilkunde ist nur die braune, scharfe, bittere Wurzel von Bedeutung, die den typischen Baldriangeruch ausströmt. Außer Isovaleriansäure enthält sie noch Enzyme, Harze, Schleim- und Gerbstoffe, Zucker, Ameisen- und Essigsäure.

Empfohlen wird der Baldrian bei allgemeiner Nervosität, nervöser Erschöpfung, Überanstrengung, Gereiztheit, Erregungszuständen, nervösen Herzanfällen und Schlafstörungen. Nicht erlaubt ist die Selbstbehandlung mit Baldrian bei Epilepsie, was aber nicht ausschließt, daß der Arzt die Droge dagegen verordnet. Schließlich hilft Baldrian bei Verkrampfungen und Koliken der Verdauungsorgane, treibt Blähungen ab, löst Unterleibskrämpfe und lindert Migräneanfälle, Spannungskopfschmerzen und Nervenschmerzen. Der Darmeinlauf mit Baldriantee wird mit ärztlicher Erlaubnis gegen Durchfall und nervöse Darmstörungen verabreicht.

Äußerlich wendet man Baldrian wie Augentrost zu Waschungen, Bädern oder Kompressen bei harmlosen Bindehautkatarrhen oder überanstrengten Augen an.

Baldriantee wird als Aufguß mit 1 Teelöffel Droge auf 1 Tasse siedendes Wasser zubereitet, davon nimmt man morgens 1, abends 2 Tassen. Wirksamer ist der Kaltauszug aus 2 Teelöffeln Droge auf $1/4$ l Wasser, der 12–24 Stunden angesetzt und mit morgens und abends je 1 Tasse verabreicht wird. Am sichersten wirkt die fertige Tinktur, die im Gegensatz zu den meisten anderen Tinkturen unverdünnt mit zweimal 2 Teelöffeln täglich eingenommen wird. Für Kinder gilt jeweils etwa die Hälfte der angegebenen Dosis. Pulver ist nur schwach wirksam, Erfolge erzielt man erst, wenn man täglich etwa dreimal 2 g in etwas Wasser verabreicht.

Vor allem bei den nervösen Beschwerden hängt die befriedigende Wirkung der Droge entscheidend davon ab, daß man den Baldrian kurmäßig längere Zeit einnimmt, mindestens 2–3 Monate. Der Fachhandel bietet dazu auch Kurpackungen mit empfehlenswerten Kapseln an, die man nach Gebrauchsanweisung gibt.

Falsch wäre es, eine rasche Wirkung erzwingen zu wollen, indem man die angegebene Dosis überschreitet. Durch Kopfschmerzen, Übelkeit und Verdauungsstörungen macht sich dann nämlich sehr bald eine zwar nicht lebensbedrohliche, aber doch unangenehme Vergiftung bemerkbar.

Die Wurzel wird während der Blütezeit von Mai bis Juli gesammelt. Bevorzugte Standorte sind Wiesen und Almen im Gebirge. Geeignete Zubereitungsform ist der Aufguß. Man stellt ihn aus 1 Teelöffel Droge auf 1 Tasse Wasser her und trinkt täglich 2 Tassen.

Bärendill

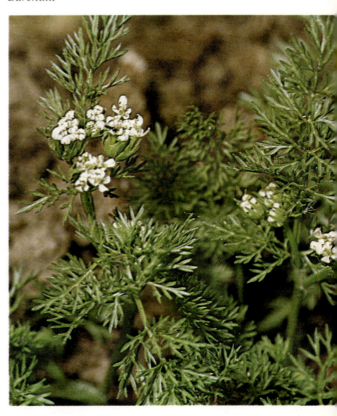

Bärendill
(Meum athamanticum)

Die *Bärwurz*, wie der Volksmund diese Heilpflanze auch nennt, ähnelt in ihrer Wirkung dem bekannteren Dill. Wie dieser, gehört auch der Bärendill zur Familie der Doldenblütler.
Für medizinische Zwecke interessiert vom Bärendill nur seine Wurzel. Sie enthält als Hauptwirkstoff ein ätherisches Öl. Es hat sich als wirksam bei manchen Magenbeschwerden und Verdauungsstörungen, Ausfluß (Arzt fragen) und Menstruationsbeschwerden erwiesen. Ferner sagt man der Droge nach, daß sie nervöse Herzbeschwerden und Hautleiden günstig beeinflußt. All diese Heilanzeigen sind nur aus der Überlieferung der Volksmedizin bekannt, denn in der offiziellen Arzneipflanzenforschung führt das Kraut bisher noch immer ein Schattendasein.

Bärentraube
(Arctostaphylos uva ursi)

Das immergrüne Heidekrautgewächs ist in der Volksheilkunde auch als *Moosbeere, Sandbeere* und *Wolfstraube* bekannt. Es gedeiht bevorzugt auf kargen Sand- und Heideböden, in Nadelwäldern und im Torfmoos. Seine kriechenden, 30–100 cm langen Stengel tragen eiförmige, ledrige Blätter, die leicht brechen. Ihre Oberseite ist dunkelgrün, unten sind sie heller. Zu Heilzwecken werden die Blätter von Mai bis August gesammelt. Von April bis Juni schmücken weiße bis rötliche Blütentrauben den niedrigen Strauch. Daraus entstehen im Frühjahr die mehligen, erbensgroßen, purpurroten Steinfrüchte.

Bärentraube

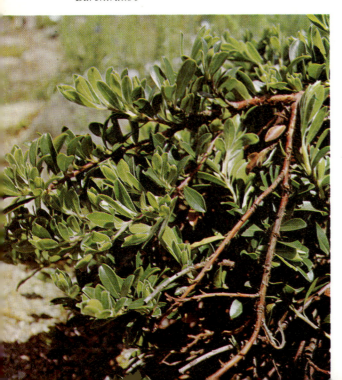

Bärentraubenblätter enthalten als Hauptwirkstoffe die erst im alkalischen Harn wirksamen Desinfektionsmittel Arbutin und Methylarbutin, außerdem ätherische Öle, Gerb- und Bitterstoffe. In Überdosis erzeugt der Tee Brechreiz, bei manchen Patienten können Magenbeschwerden auftreten.
Altbekannt ist die Droge zur Behandlung von Harnblasen- und Nierenentzündungen, Nierensteinen und Bettnässen. Nach Einnahme des Tees kommt es zur harmlosen Verfärbung des Urins. Entzündungen der Harnorgane müssen immer unter ärztlicher Verlaufskontrolle ausgeheilt werden, sonst gehen sie oft ins chronische Stadium über, vor allem dann, wenn die Behandlung zu früh abgebrochen wird. Der Fachmann wird im Einzelfall die Behandlung mit Bärentraubentee durch andere Arzneimittel unterstützen.
Wegen ihres Gehalts an Gerbstoffen ist die Droge auch bei Durchfällen geeignet.
Zur Abkochung setzt man $1/2$ Eßlöffel Blätter auf 1 Tasse Wasser 6 Stunden kalt an und kocht dann kurz auf. Bekömmlicher ist der Kaltauszug, vor allem für Magenkranke. Dazu setzt man die gleiche Menge Droge zehn Stunden kalt an. Zwei Tassen Tee sind täglich erlaubt.

Bärlapp
(Lycopodium clavatum)

Das Bärlappgewächs ist in ganz Europa heimisch. Die Pflanze steht unter Naturschutz, darf also nicht ohne behördliche Genehmigung gesammelt werden. Da sie zudem noch giftig ist, verwendet man nur die fertigen Zubereitungen nach Verordnung.
In der Droge wurden Fette, Öle, Harze, Säuren, Bitterstoffe und das Gift Lycopodin nachgewiesen. Dieses Gift wirkt in stärkerer Dosierung wie das berüchtigte Pfeilgift Curare der südamerikanischen Indios. Durch Lähmung der Muskulatur erschlaffen die Muskeln immer stärker, sobald die Lähmungen auf die Atemmuskulatur übergreifen, droht der Tod durch Stillstand der Atmung.
Der Fachmann sammelt im August und September das Kraut oder die Sporen.
Das unscheinbare Gewächs kriecht mit 30-80 cm langen Sprossen am Boden entlang. Sie tragen schuppenartige kleine Blättchen, die in einem langen weißen Haar enden. Aus den Sprossen erheben sich kurze, senkrecht stehende Zweige, aus denen lange dünne Stiele sprießen. Diese Stiele tragen ährenähnlich angeordnete, grünlichgelbe Sporenstände, denn wie die Farnkräuter vermehren sich auch die Bärlappgewächse ungeschlechtlich (ohne Befruchtung) durch solche einzelligen Fortpflanzungskörper. Deshalb blüht das Kraut auch nicht.

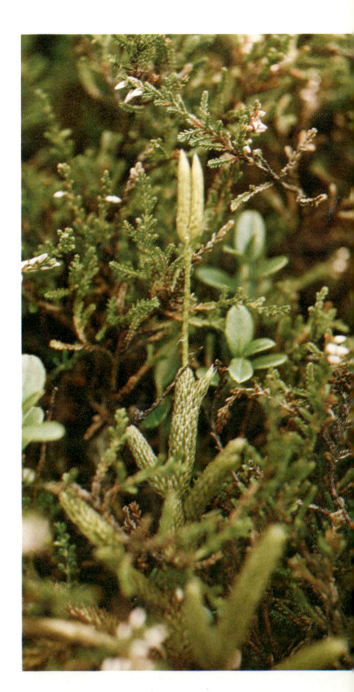

Bärlapp

Zubereitungen aus Bärlapp werden innerlich und äußerlich gebraucht, aber nur nach ärztlicher Verordnung. Jede Selbstbehandlung ist untersagt. Seit langem bekannt ist die abführende und harntreibende Wirkung der Droge. Man nutzt sie zur Behandlung von Blasenkatarrhen. Auch Gicht-, Leber- und Gallenblasenleiden werden zum Teil günstig beeinflußt.
Äußerlich wird ein Pulver aus den Sporen gelegentlich bei wunden, geröteten Stellen der Haut aufgetragen.
Wenn der Therapeut nichts anderes verordnet hat, bereitet man die Droge als Aufguß oder Abkochung mit 1 Teelöffel auf 1 Tasse Wasser zu. Die Tagesdosis beträgt 2 Tassen. Pulver wird nach Gebrauchsanweisung aufgepudert.

Basilikum

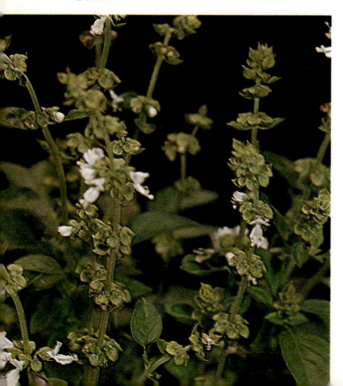

Basilikum
(Ocimum basilicum)

Schon im alten Ägypten und im antiken Griechenland war diese Heil- und Würzpflanze bekannt. Ihre Heimat ist Indien, heute wird sie vor allem in Gegenden mit mildem Mittelmeerklima kultiviert, gedeiht als Gartenpflanze aber auch in Asien, Afrika und Nordamerika. In Südeuropa zieht man die Pflänzchen oft in Blumentöpfen vor dem Küchenfenster auf, um immer frisches Gewürz zur Hand zu haben.
Aus einer holzig-harten, fasrigen Wurzel erhebt sich der weichbehaarte, bis 40 cm hohe Stengel. Er verzweigt sich in mehrere zarte, weißliche Stiele, die kleine, längliche, spitze, fleischige Blättchen tragen. Im Sommer erscheinen an den Spitzen dieser Triebe die traubenförmig angeordneten, gelblichweißen, seltener rötlichweißen Blüten. Von Juli bis September wird das Kraut vor dem völligen Erblühen geerntet.
Bei uns ist der *Deutsche Pfeffer,* auch *Pfefferkraut* oder *Suppenbasil* genannt, vor allem als Gewürz zu Suppen, Salaten, Fleisch- und Fischspeisen bekannt. Es fördert die Verdauung, treibt Blähungen ab, beugt Magenkrämpfen vor, desinfiziert ähnlich wie Knoblauch den Darm, ohne die Darmflora zu schädigen, und regt den Appetit an. Gegen Stuhlverstopfung gibt man Basilikumwein, zu gleichen Teilen mit Pflanzenöl gemischt. Wegen der harntreibenden Wirkung der Droge ist ihre Anwendung auch zur Unterstützung ärztlicher Behandlung bei Nieren- und Blasenleiden zu empfehlen.

Im Mittelalter sagten auch die Mediziner dem *Hirnkraut,* wie Basilikum gelegentlich noch heute bezeichnet wird, Steigerung des Denkvermögens und Wirkung bei Epilepsie und Geisteskrankheiten nach. Heute wird man Fallsucht und Psychosen natürlich nicht mehr durch Basilikum zu behandeln versuchen, die Anwendung bei Angstzuständen, Schlafstörungen und zur allgemeinen Beruhigung dagegen kann immer noch empfohlen werden.

Gegen Schrunden und wunde, gerötete Stellen der Haut reibt man Basilikumöl ein. Bei Katarrhen der Nase und Nebenhöhlen helfen gehackte Basilikumblätter, die man in die Nasenöffnungen steckt.

Die Wirkungen der Droge erklären sich aus ihren Inhaltsstoffen: ätherische Öle, Gerbstoffe und Saponine.

Vom Aufguß trinkt man täglich 2 Tassen nach dem Essen, zubereitet aus 1 Teelöffel Droge pro Tasse. Öl und Wein kauft man fertig im Fachhandel und verwendet nach Gebrauchsanweisung. Bei Beschwerden im Bereich der Verdauungsorgane ist der regelmäßige Gebrauch als Gewürz die einfachste Verabreichungsform.

Beifuß
(Artemisia vulgaris)

Der 50–170 cm hohe Busch aus der Familie der Korbblütler ist volkstümlich als *Wilder Wermut* und *Sonnwendkraut* bekannt. Als

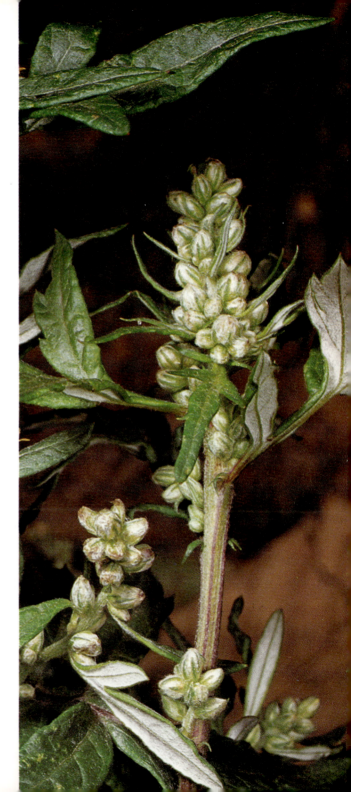

Beifuß

beliebte Gewürzpflanze wird er häufig im Garten angebaut, verwildert wächst das Kraut auf öden Flächen, an Ufern, Hecken und Zäunen. Am oft rötlichen Stengel sitzen die oben grünen, unten weißfilzigen Blätter. An den Spitzen der Stiele erscheinen im Juli und August aromatisch duftende, gelbliche oder rötlichbraune, filzige Korbblüten, die traubenförmig angeordnet sind.

Als Gewürz verwendet man die Blütenknospen zu fetten Schweine-, Gänse- und Entenbraten, Fischgerichten, Suppen, Salaten und Eintopf. Zu Heilzwecken wird das blühende Kraut, im September und Oktober die Wurzel gesammelt.

Beifuß enthält ätherische Öle, Bitter- und Gerbstoffe. Er fördert die Verdauung, regt die Bildung von Gallensaft zur besseren Fettverdauung an, lindert Durchfall, Erbrechen und chronische Magenschleimhautentzündungen. Außerdem hat er sich bei Nervenschmerzen, Rheuma und Schwächezuständen bewährt.

Bei Verdauungsbeschwerden benutzt man am einfachsten die Knospen als Gewürz. Zum Aufguß läßt man 1 Teelöffel Droge auf 1 Tasse Wasser 10 Minuten ziehen, zur Abkochung setzt man die doppelte Menge auf 1 Tasse Wasser an. Damit hat man gleich die Tagesdosis Tee, die man über den Tag verteilt schluckweise einnimmt. Pulver aus der Apotheke wird mit 1 Teelöffel auf 1 Tasse Wasser als Tagesdosis verabreicht. Die Dosis darf nicht überschritten werden, sonst drohen unangenehme Nebenwirkungen.

Manche Kräuterbücher empfehlen den Beifuß noch gegen Epilepsie und Menstruationsbeschwerden. Diese Anwendungsgebiete sind umstritten. Wenn man auf einen Versuch nicht verzichten will, frage man vorher den Arzt.

Beinwell
(Symphytum officinalis)

Die auch als *Wallwurz* bekannte Heilpflanze stammt aus der Familie der Borretschgewächse. Auf feuchten Böden an Teichen, Flüssen und Böschungen ist sie in fast ganz Europa heimisch. Aus der kräftigen, schwarzbraunen Wurzel strebt ein rauhhaariger Stengel 50–100 cm empor. Er trägt gleichfalls behaarte, lanzettförmige Blätter. Aus den Achseln der oberen Blätter sprießen von Mai bis September die Stiele der in Trauben überhängenden, glockenförmigen Blüten. Sie sind rötlich oder violett, seltener weiß oder gelblich.

Volkstümliche Namen wie *Beinheil* oder *Beinbruchwurzel* erklären sich aus der Anwendung der Wallwurz bei Knochenbrüchen. Die moderne Medizin bestätigt, daß Beinwellauflagen die Kallusbildung (Vernarbung) bei Knochenfrakturen anregen. Auch andere krankhafte Prozesse an Knochen und in der Nähe von Knochen und Gelenken werden gut durch Beinwell beeinflußt. Dazu gehören Rheuma, Quetschungen, Entzündungen der Sehnenscheiden, aber auch Krampfadern, Venenentzündungen und das als »offenes Bein« bekannte Geschwür am Unterschenkel im Gefolge von Krampfadern.

Bei offenen Wunden und Geschwüren und Entzündungen der Blutgefäße soll Beinwell nur in Form fertiger Salben angewendet werden. In andern Fällen ist auch eine Packung angezeigt. Dazu kocht man eine entsprechende Menge zerkleinerter Wurzel in einem Leinensäckchen auf und legt dieses lauwarm an. Solche Packungen haben sich zum Beispiel bei Gelenkrheuma und Sehnenscheidenentzündungen, aber auch als Brustauflagen gegen Bronchitis und Rippenfellentzündung bewährt. Zum Gurgeln verwendet man den Tee gegen Rachenentzündungen, bei Nasenbluten schnupft man ihn auf.

Innerlich wird Beinwell seltener angewendet, vor allem bei Magen-Darm-Katarrhen und -Blutungen (Arzt fragen!), Durchfall und Bronchialkatarrhen. Die Abkochung aus 2 Teelöffeln Wurzel auf 1 Tasse Wasser muß vor der Anwendung 15 Minuten ziehen. Davon trinkt man täglich 2–3 Tassen.

Beinwellwurzeln werden von März bis Mai gesammelt, Kraut und Blüten wendet die Volksheilkunde gelegentlich an, im Deutschen Arzneibuch sind sie nicht aufgeführt. Wirkstoffe der Wurzeln sind ätherische Öle, Gerb- und Schleimstoffe, Kieselsäure, das Harnsäureabbauprodukt Allantoin, die Aminosäure Asparagin, Stärke und Zucker. Blüten und Kraut enthalten Alkaloide, darunter eines, das unser zentrales Nervensystem lähmt.

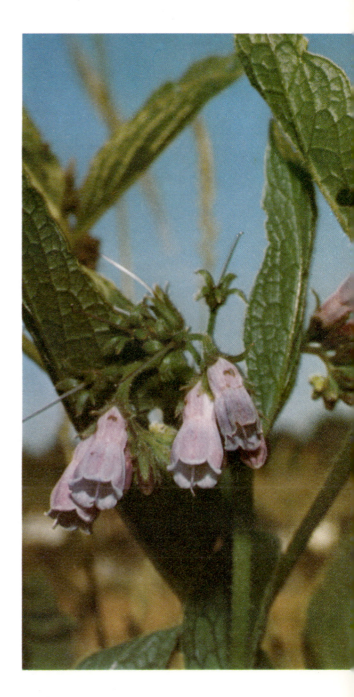

Beinwell

Benediktenkraut
(Carduus/Cnicus benedictus)

Vor etwa sechs Jahrhunderten kam das unscheinbare, distelähnliche Kraut aus seiner Heimat am Mittelmeer zu uns. An Uferböschungen und auf feuchten Wiesen gedeiht es wild ebenso gut wie angebaut im Garten. An behaartem, kantigem, 30–60 cm hohem Stengel trägt die Pflanze längliche, gezähnte, stachelige Blätter, zwischen denen die filzigen, gelblichen Blütenkörbchen fast verschwinden.

Das Kraut wird Anfang Juni gesammelt, kurz bevor sich die Blütenknospen öffnen. Auch die Zweigspitzen werden in der Medizin verwendet.

Die Droge enthält reichlich Bitterglykoside mit galletreibender Wirkung, die Gerbstoffe wirken adstringierend (zusammenziehend) auf Haut und Schleimhäute. Deshalb verwendet man den Tee hauptsächlich gegen Appetitlosigkeit, Verdauungsstörungen, Magensäuremangel, Blähungen, Krämpfe im Leib, Leber- und Gallenblasenleiden. Bei Säureüberschuß im Magen darf die Droge nicht angewendet werden. Gute Erfolge erzielt man auch bei Entzündungen der Atemwege.

Im Volksmund ist das Kraut unter anderem als *Bitter-* oder *Magendistel* bekannt.

Unter den anderen Wirkstoffen sind noch die ätherischen Öle, Schleimstoffe und Mineralsalze hervorzuheben.

Benediktenkraut

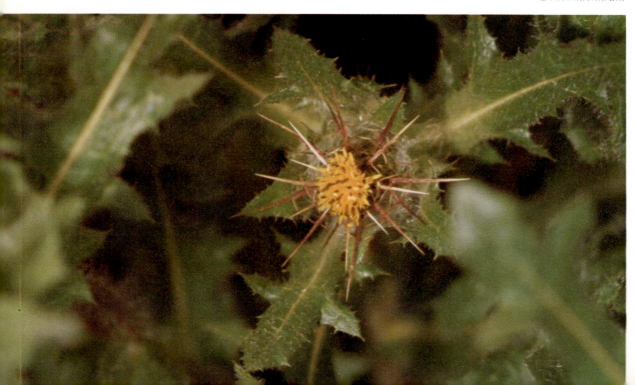

Benediktenkraut soll grundsätzlich nur mit ärztlicher Erlaubnis verabreicht werden. Bei Überdosierung kommt es zum Brechreiz. Am besten verwendet man fertige Extrakte und Tinkturen aus der Apotheke genau nach Gebrauchsanweisung. Zum Aufguß überbrüht man 3–5 g Droge mit $^1/_4$ l kochendem Wasser und trinkt täglich nicht mehr als 2 Tassen davon.

Lange Zeit war es auch üblich, Frostbeulen und Geschwüre mit Benediktenkraut zu behandeln. Von dieser äußerlichen Anwendung macht man heute kaum noch Gebrauch.

Benediktenwurzel
(Geum urbanum)

Die Wurzel dieser Heilpflanze riecht sehr angenehm nach Gewürznelken. Deshalb kennt der Volksmund sie auch unter dem Namen *Nelkenwurz*.

Die Erfahrungsmedizin schätzt das Heilkraut ebenso wie die Homöopathie. Man sagt ihm viele Heilanzeigen nach, die allerdings im Lichte der wissenschaftlich exakten Arzneipflanzenforschung nicht immer bestehen können. Die Ansicht, daß Leberleiden durch die Benediktenwurzel günstig beeinflußt werden, ist zum Beispiel durch nichts zu belegen. Möglicherweise geht sie zurück auf eine Verwechslung mit dem Benediktenkraut, das mit der Nelkenwurz

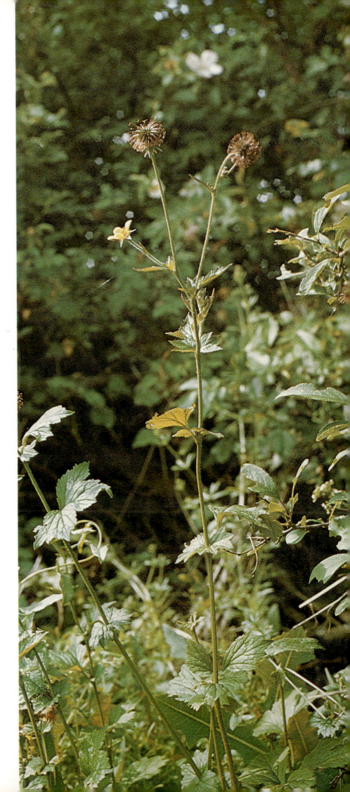

Benediktenwurzel

nicht verwandt ist. Auch gegen Hämorrhoiden stehen uns zahlreiche Heilpflanzen mit sicherer Wirkung zur Verfügung, so daß ein Versuch mit der Benediktenwurzel nicht angezeigt ist. Mit Sicherheit beeinflußt die Droge aber Magenbeschwerden, stärkt die Nerven und hilft gegen Erschöpfungszustände mit Leistungsschwäche.

Die beste und sicherste Wirkung erzielt man mit alkoholischen Zubereitungen, also Tinkturen oder Weinen. Beim Trocknen verliert die Droge viel an Wirkstoffen. Deshalb gibt man entweder dreimal 10–15 Tropfen Tinktur oder dreimal 1 Likörglas Wein pro Tag. Wer auf den Tee aus der getrockneten Wurzel nicht verzichten will, bereitet ihn als Aufguß mit 1 Teelöffel auf 1 Tasse Wasser zu und trinkt täglich 2 Tassen.

Bei nervösen Störungen empfiehlt sich die Kombination von Benediktenwurzel mit einem der »klassischen Beruhigungsmittel«, also Baldrian, Hopfen oder Melisse. Diese Regel gilt auch für nervöse Magenbeschwerden.

Die Benediktenwurzel gehört zur Familie der Rosengewächse. Sie wird zum Teil angebaut, die Wildpflanze gedeiht an schattigen Stellen nahe bei Zäunen, Hecken, Büschen und an alten Gemäuern. Der Stengel erreicht zwischen 30 und 80 cm Höhe. Er trägt gekerbte, gefiederte, längliche Blätter. Von Juni bis Oktober erscheinen die leuchtendgelben Blütenrosen. Aus ihnen gehen Früchte hervor, die denen der Klette ähneln. Zu Heilzwecken ist nur die Wurzel geeignet, die zeitig im Frühjahr gesammelt wird. Es empfiehlt sich, Wurzeldroge fertig vom Fachhandel zu beziehen. Aus den Blättern kann zwar ein recht wohlschmeckender, vitaminreicher Salat zubereitet werden, der allerdings kaum eine heilende Wirkung hat.

Berberitze
(Berberis vulgaris)

Wegen seines Geschmacks ist dieser bis 2,50 m hohe Strauch in der Volksmedizin als *Essig-* oder *Sauerdorn* bekannt. Er wächst in Europa und Übersee an Wegen, Zäunen, in Hecken und Gebüschen, gelegentlich auch als Zierpflanze in Gärten. Seine gezähnten, lanzettförmigen Blätter sind zu Büscheln angeordnet und tragen an den Unterseiten spitze Dornen. Im Mai und Juni erscheinen die goldgelben Blütentrauben an den Enden der Zweige.

In der Heilkunde verwendet man die im Frühjahr und Herbst gesammelten Wurzeln oder die Wurzelrinde und die scharlachroten, essigsauren Beeren, die im September geerntet werden.

Ohne ärztliche Erlaubnis soll Berberitze nur vorübergehend als Tee mit 2 Tassen täglich eingenommen werden. An Wirkstoffen enthält die Droge das kreislaufwirksame Alkaloid Berberin, Gerb- und Bitterstoffe, entzündungshemmmende und fiebersenkende Substanzen, schließlich reichlich Vitamin C. Äußerlich verwendet man die Abkochung aus 2 Teelöffeln Droge auf 1 Tasse Wasser

zur Spülung bei Zahnfleisch- und Mundschleimhautentzündungen. Durch die Gerbstoffe werden die Schleimhäute widerstandsfähiger, entzündliche Erscheinungen klingen ab.
Innerlich nützt man die Gerb- und Bitterstoffe zur Behandlung von Leber- und Gallenblasenleiden, Magenbeschwerden und Appetitlosigkeit. Abkochungen der Wurzelrinde wirken harntreibend bei Nieren- und Blasenleiden (Arzt fragen!). Der Beerentee mit 2 Teelöffeln auf 1 Tasse Wasser, als Abkochung zubereitet, senkt Fieber und beseitigt Stuhlverstopfung. Zusammen mit dem hohen Vitamin-C-Gehalt nutzt man die fiebersenkende Wirkung der Droge auch zur Behandlung von Erkältung und Grippe.

Berberitze

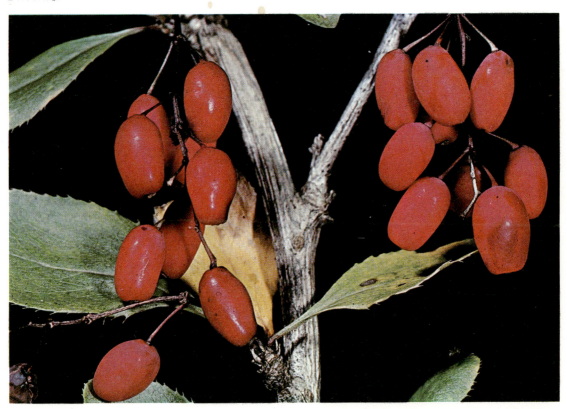

Bete, rote
(Beta vulgaris)

In der Erfahrungsmedizin gelten rote Bete (oder *rote Rübe*) schon seit Jahrhunderten als Krebsheilmittel, nicht zu Unrecht, wie die Arzneipflanzenforschung inzwischen zweifelsfrei nachwies. Hauptwirkstoff ist der als Betanin bezeichnete rote Farbstoff der Wurzel. Im Gegensatz zu gesunden Zellen, die ihre Energie aus der Atmung beziehen, erhalten Krebszellen ihre Energie aus einem abnormen Zuckergärungsstoffwechsel. Ursache dieser Zellatmungsstörung ist eine Schädigung der Enzymprozesse in der Zelle. Rote Bete kann die ausgefallenen Atmungsfermente in den Tumorzellen zum Teil ersetzen. Der dabei freigesetzte Sauerstoff normalisiert Zellatmung und -stoffwechsel der Krebszellen wieder.

Damit nicht genug, auch der für entartete Zellen typische Vitamin-B- und Eisenmangel wird durch den Gehalt an Vitaminen und Spurenelementen gebessert. Zugleich lindert der rote Farbstoff durch chemische Umwandlungsprozesse den für Tumorzellen charakteristischen Mangel an Cholin, einem Lezithinbestandteil. Schon vor etwa 40 Jahren ergaben exakte wissenschaftliche Untersuchungen, daß Krebs möglicherweise mit der Spaltung der Lezithin-Eiweiß-Bindung in der Zellwand beginnt.

Für die Krebsbehandlung ist auch von Bedeutung, daß rote Bete deutlich die Verträglichkeit zellwachstumshemmender Medikamente verbessert und Schäden vorbeugt, wie sie durch Bestrahlungen auftreten können. In erster Linie sollen rote Bete zur Krebsvorbeugung in Form von Salaten und fertigen Säften regelmäßig genossen werden. Bei Krebserkrankungen gibt man die Heilpflanze täglich und unterstützt ihre Wirkung durch Zufuhr hoher Dosen Vitamin C und rechtsdrehender Milchsäure, wie sie in Sauermilchprodukten und Sauerkraut reichlich enthalten ist. Dadurch wird die pathologische linksdrehende Milchsäure im Organismus des Krebskranken neutralisiert. Selbstverständlich will und kann eine solche Behandlung nicht den Arzt ersetzen, nach wie vor sind Stahl und Strahl, also Operation und Nachsorge durch Bestrahlungen, die Grundpfeiler jeder Krebstherapie. Gegen diese unterstützende Behandlung wird aber kein Arzt Einwände erheben. Bei regelmäßi-

Bete, rote

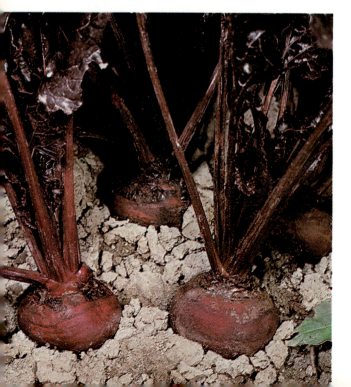

gem Gebrauch roter Bete bessert sich das Allgemeinbefinden deutlich, die bösartigen Geschwülste können sich verkleinern.
Ein Hinweis ist noch notwendig: Verwenden Sie nur rote Bete, die weder künstlich gedüngt noch mit Konservierungsstoffen behandelt wurde, also entweder das im eigenen Garten biologisch angebaute Gemüse oder die fertige Zubereitung aus dem Reformhaus.
Obwohl die Krebsbehandlung natürlich im Vordergrund der Anwendungsmöglichkeiten steht, sollten wir darüber nicht die zahlreichen anderen Heilanzeigen der roten Bete vergessen. Der pikante, vitamin-C-reiche Salat wird zur Vorbeugung von Erkältungen und Grippe empfohlen. Der hohe Mineralsalzgehalt beseitigt den heute so verbreiteten Mangel an Mineralstoffen und Spurenelementen. Eisen ist einer dieser Mineralstoffe in roten Rüben, der die Blutbildung anregt. Außerdem wirken Salate und Säfte blutreinigend, harntreibend, regen die Verdauungs- und Leberfunktionen an. Vom hohen Vitamin-B-Gehalt darf man eine gewisse Hilfe bei Nervenschwäche erwarten. Vor allem im Winter sollte rote Bete auf keinem Tisch fehlen.
Es gibt verschiedene Sorten dieses Wurzelgemüses. Manche Arten wachsen mehr kugelförmig, andere rettichähnlich mit Längen bis zu 30 cm. Nach den Eisheiligen werden rote Rüben von Mitte Mai bis Juni gesät, drei bis vier Monate später können sie geerntet werden. Im Spätherbst eingelagert, bleiben sie an kühlem, dunklem Ort bis zum Frühjahr frisch.

Betonie
(Stachys officinalis)

Als *Heilziest* oder *Teeblatt* ist die Betonie in der Volksheilkunde schon lange bekannt. Man schätzte ihre Wirkung vor allem beim Bronchialasthma und bei Entzündungen der Magenschleimhaut.
Tatsächlich ist die Droge, als Abkochung zubereitet und mit Honig oder Kandiszucker gesüßt, ein wirksames Mittel gegen Verschleimung der Atemwege und zur unterstützenden Behandlung von Bronchialasthma. Der Gerbstoffgehalt des Krauts erklärt die günstige Wirkung bei Magen-Darm-Katarrhen mit und ohne Durchfall.
Äußerlich angewendet, soll der Saft Schmerzen der Glieder und Gelenke sowie Ohrenschmerzen lindern. Diese überlieferten Heilanzeigen sind aber noch zu wenig erforscht, als daß hier ein Versuch angeraten werden dürfte. Außerdem gehören Gelenkschmerzen und Ohrenschmerzen immer in die Behandlung des Fachmanns, dem weit wirksamere, sicherere Heilmittel als die Betonie zur Verfügung stehen.
Betonien finden wir zum Teil als Zierpflanzen in Gärten, sie gedeihen aber auch wild auf Wiesen, Hängen und in lichten Wäldern. Sie bevorzugen sonnige, nicht zu feuchte Standorte.
Die Wildpflanze blüht purpurrot, weiße Blüten schmücken die zum Anbau als Zierpflanze gezüchteten Arten. Die Blütezeit liegt im Hochsommer. Bei beiden Arten sind die Blüten quirlförmig angeordnet und duften angenehm.

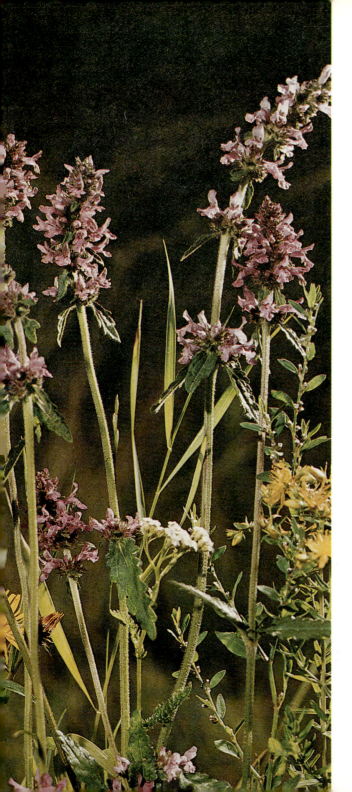

Zu Heilzwecken sammelt man nur Blüten und Blätter der Wildpflanze, vom Gebrauch der Wurzeldroge kam man weitgehend ab. Als Zubereitungsform ist der Aufguß ebenso wie die Abkochung geeignet. Die Drogenmenge pro Tasse beträgt in jedem Fall 2 Teelöffel, die Tagesdosis zwei Tassen. Gegen Erkrankungen der Atemwege süßt man mit Honig oder Kandiszucker, bei Magen-Darm-Beschwerden gibt man den Tee ungesüßt.

Aus ihrer fasrigen Wurzel strebt der Stengel 30–60 cm empor. In Bodennähe trägt er an langen Stielen sehr breite Blätter, nach oben zu werden sie kleiner. Sie sind herzförmig, gezackt und fühlen sich rauh an. Der Geruch der Blätter erinnert an die Melisse.

Bibernelle
(Pimpinella magna/saxi fraga)

Wir kennen zwei Arten der Bibernelle, die *Große Pimpinella,* die bis zu 1 m Höhe erreicht, und ihre kleinere, 40–60 cm hohe Schwester, die volkstümlich als *Pfefferwurz* bezeichnete *Steinbrech-Bibernelle*. Sie gehören zur Familie der Doldenblütler und sind auf Wiesen, Hängen und an Wegrändern in Mitteleuropa heimisch. Davon unterscheiden müssen wir den als Garten-Bibernelle bekannten Wiesenknopf aus der Familie der Rosengewächse, der später noch vorgestellt werden wird.

Beide Arten tragen an einem kahlen Stengel

Betonie   **46**

wenige rundliche, gezähnte Blätter. Von Juni bis Oktober schmückt sich das Kraut mit weißen Blütenschirmen. Vor und nach der Blütezeit wird die scharfe, rettichähnliche Wurzel zu Heilzwecken gesammelt. Sie enthält Gerb- und Bitterstoffe, den Konservierungsstoff Benzoesäure, Saponine, Stärke und Zucker.

Beide Arten wurden lange Zeit als harntreibendes Mittel gegen Nieren- und Blasenleiden gepriesen. Heute ist diese Anwendung umstritten, man weicht deshalb in solchen Fällen besser auf sicher wirksame andere Drogen aus. Die unbestrittene blutreinigende Wirkung dagegen empfiehlt Bibernelle als Bestandteil der Frühjahrskur. Pfarrer Kneipp verordnete sie gerne bei Gicht und Rheuma. Geschätzt wird ihre Wirkung bei allen Erkältungskrankheiten mit Fieber, Husten, Heiserkeit und Verschleimung. Vermischt mit Salbei- oder Kammillentee (zu gleichen Teilen) kann sie auch gegen Mandel- und Rachenentzündungen als Gurgelwasser benutzt werden. Schließlich regt die Droge Appetit und Verdauung an, lindert Sodbrennen, stoppt Durchfälle und regt bei stillenden Müttern die Milchbildung an (Arzt fragen). Äußerlich nutzt man die Pflanze zu Waschungen und Auflagen gegen Wunden und Geschwüre.

Bevorzugt wird ein Kaltauszug aus 2 Teelöffeln Wurzel auf 1 Tasse Wasser (12 Stunden ziehen lassen) verabreicht. Zur Abkochung gibt man 2 Eßlöffel Droge auf 1 Tasse Wasser. Als Tagesdosis sind 2 Tassen Tee erlaubt, die man löffelweise über den Tag verteilt einnimmt. Tinkturen aus der Apotheke wendet man nach Gebrauchsanweisung an, gewöhnlich zweimal 10 Tropfen unverdünnt auf Zucker, gegen Verdauungsbeschwerden nach jeder Mahlzeit 5 Tropfen mit 1 Teelöffel Wasser. Gegen Reizhusten hat sich die Mischung aus 100 ml Tinktur mit 1 ml Anisöl bewährt, die man mit viermal 25 Tropfen täglich einnimmt. Als Gurgelwasser verwendet man entweder den Kaltauszug oder 10 Tropfen Tinktur auf 1 Tasse Wasser viermal täglich. Tee kann mit Honig gesüßt werden.

Bibernelle

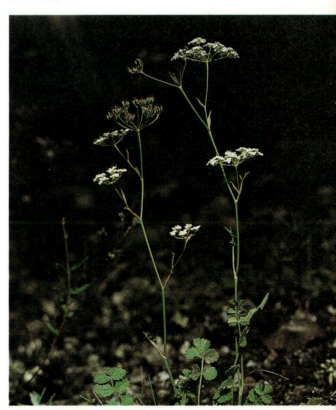

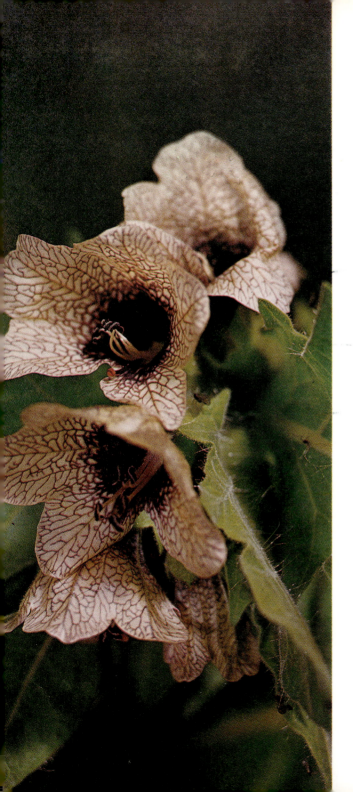

Bilsenkraut

(Hyoscyamus niger)

Diese stark giftige Heilpflanze ist wegen ihrer Giftwirkung in der Volksmedizin auch als *Schlaf-* und *Tollkraut* bekannt. Zur Selbstbehandlung eignet das Bilsenkraut sich nicht. Die in Blättern, Wurzeln und Samen enthaltenen Alkaloide Atropin, Hyoscyamin und Scopolamin führen bei unsachgemäßem Gebrauch zu Kopfschmerz, Schwindel, Krämpfen, Erregtheit, schlimmstenfalls zum Tode durch Atemlähmung. Deshalb werden die fertigen Zubereitungen aus der Apotheke nur auf ärztliche Verordnung angewendet. Beim Verdacht auf Vergiftung ist unverzüglich der Arzt zu rufen, bis zu seinem Eintreffen gibt man dem Patienten starken Kaffee oder schwarzen Tee, der die Giftwirkung verzögert. Bei Atemstillstand ist die künstliche Beatmung so lange durchzuführen, bis der Vergiftete sachgemäß behandelt wird.

Heilanzeigen der Droge sind Krampfzustände, wie sie im Unterleib, an den Verdauungsorganen oder an den Atemwegen auftreten, beispielsweise Bronchialasthma und Krampfhusten. Auch als Asthma-Zigaretten werden die Blätter des Krauts zubereitet. Die Volksheilkunde empfiehlt das Öl zur Einreibung bei Rheuma äußerlich, auch dies eine Anwendung, die nur mit ärztlicher Erlaubnis durchgeführt werden darf.

Wie die ähnlich wirkende Tollkirsche, gehört auch das Bilsenkraut zur Familie der Nachtschattengewächse. Es ist auf der gesamten nördlichen Halbkugel der Erde heimisch und wächst bevorzugt auf Schuttplätzen und Ödland, seltener an Hecken und Wegrändern.

Das Kraut erreicht eine Höhe von 30–60 cm. Der haarige, klebrige Stengel trägt mattgrüne, buchtige Blätter, im Juni und Juli gelbe Blüten mit dunkelrotem Schlund und violetten Adern. Weil die ganze Pflanze etwas schmutzig und düster wirkt, nennt man sie volkstümlich auch *Zigeunerkraut*.

Birke
(Betula)

In Europa und Asien ist dieser bis 30 m hohe Baum mit mehreren Arten auf trockenen, moorigen oder torfigen Böden heimisch. Er kommt einzeln oder in Gruppen in Laub- und Mischwäldern, Heidelandschaften, Parks und Gärten vor. Schon von weitem erkennt man den dünnen Stamm an seiner weißen Rinde. Zeitig im Frühjahr erscheinen die fast dreieckigen, gesägten Blätter und die überhängenden, braunen Kätzchenblüten. Frucht der Birke ist ein Zapfen mit geflügeltem Samen.

In der Heilkunde bevorzugt man die *Maibirke* (Betula pendula). Birkensaft gewinnt man Anfang bis Mitte März, wenn die Lebenssäfte im Baum emporsteigen, er aber noch nicht ausschlägt. Knospen werden im März und April, Blätter im April und Mai gesammelt, die Rinde kann man sich das ganze Jahr über holen. Es bestehen keine Einwände dagegen, Blätter und Knospen selbst zu sammeln, der Baum kann ja kaum mit anderen verwechselt werden. Birkenrinde und -saft dagegen sollte man nur beim Fachmann kaufen, da das unsachgemäße Ritzen oder Abschälen dem Baum schadet.

Birkenrinde enthält Säuren und eine kampferähnliche Substanz, Knospen einen galletreibenden Wirkstoff, in Saft und Blättern werden Gerb- und Mineralstoffe, Saponine und ätherische Öle nachgewiesen.

Birkensaft wird seit alters her innerlich zur

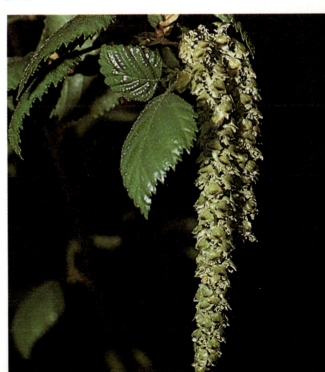

Birke

Blutreinigungskur im Frühjahr empfohlen. Birkenwasser gilt als Haarwuchs- und Haarpflegemittel. Ein Tee aus harntreibenden Blättern eignet sich gut zur Behandlung von Nieren- und Blasenleiden, Rheuma, Gicht und Wassersucht. Blätter haben allerdings nur frisch eine befriedigende Wirkung, getrocknet sind sie wertlos. Junge Knospen bereitet man als Tee zu, um den Gallenfluß zu fördern. Schließlich kann man die Abkochung äußerlich auch bei Hautleiden, insbesondere Grind und Milchschorf, und gegen die Krätzmilbe verwenden.

Zum Blätter- oder Knospentee bereitet man mit 1 Eßlöffel Droge auf 1 Tasse Wasser einen Aufguß zu, der noch zwei Stunden ziehen soll. Rinde wird als Abkochung mit 1 Eßlöffel auf 1 Tasse Wasser verwendet. Auch dieser Rindentee soll zwei Stunden ziehen.

Tee aus Blättern und Rinden trinkt man morgens nüchtern kalt und am Nachmittag. Bei Nierensteinen muß er mindestens 1 Monat lang verabreicht werden, wenn der Arzt keine Einwände erhebt. Knospentee wird mittags und abends zu den Hauptmahlzeiten eingenommen. Birkensaft verwendet man als fertige Zubereitung nach Gebrauchsanweisung, meist mit 3 Löffeln täglich.

Bitterklee
(Menyanthes trifoliata)

Der Volksmund kennt dieses irreführend als »Klee« bezeichnete Kraut, das in Wirklichkeit zur Familie der Enziangewächse gehört, als *Gallkraut, Magenklee* oder *Fieberklee*. Damit kennen wir gleich drei seiner Anwendungsgebiete, nämlich Leber- und Gallenblasenkrankheiten, Magenbeschwerden mit Appetitlosigkeit und Verdauungsschwäche, schließlich fieberhafte Infektionskrankheiten, vor allem Erkältung und grippale Infekte. Pfarrer Kneipp schätzte die Droge, die das Bitterglykosid Menyanthin enthält, zur Stärkung der Verdauungs- und Ausscheidungsorgane. Gerbstoffe unterstützen die günstige Wirkung auf den Verdauungstrakt. Daneben enthält die Blattdroge noch Saponine, Öle, Phosphorsäure und das vitaminartige Cholin, das zusammen mit Phosphorsäure Lezithin bildet. Günstige Wirkungen sagt man ihr auch bei Nieren- und Harnblasenleiden nach, äußerlich behandelt man mit zerquetschten Blättern oder in den Tee getauchten Tüchern alte, schlecht heilende Geschwüre. Auf offene Wunden darf die Droge nicht gebracht werden.

Der Bitterklee ist Bestandteil vieler magenstärkender und verdauungsanregender Weine, die man likörglasweise vor den Mahlzeiten einnimmt. Tinkturen aus dem Fachhandel gibt man tropfenweise nach Gebrauchsanweisung. Tee wird als Kaltauszug mit 2 Teelöffeln Droge auf $1/4$ l Wasser, 10 Stunden angesetzt, oder als Aufguß mit 1 Eßlöffel Blätter auf $1/4$ l Wasser zubereitet und muß jeweils 15 Minuten ziehen. Vor jeder Mahlzeit trinkt man 1 Tasse.

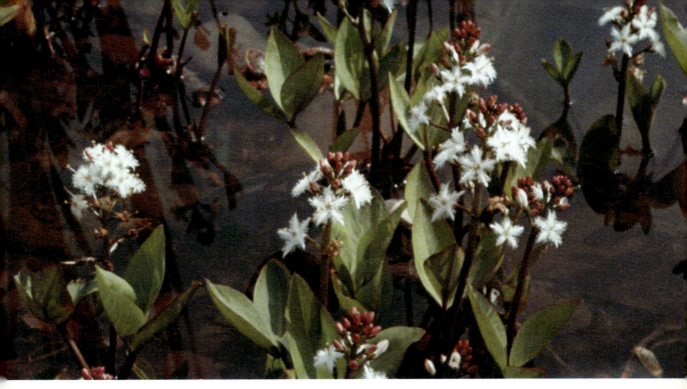

Bitterklee

Bittersüß
(Solanum dulcamara)

Als Hauptwirkstoffe enthält dieses giftige Nachtschattengewächs Solanin, Gerb- und Bitterstoffe, Zucker und mehrere Alkaloide. Der Strauch bevorzugt feuchte, schattige Standorte an Seen und Bächen in der Nähe von Hecken und Gebüschen, an denen die 2–3 m langen Ranken oft emporklettern. Die kantigen, dünnen Zweige tragen spießförmige Blätter. Von Mai bis August erscheinen kleine tiefblaue bis violette Blüten und eiförmige, braun- oder korallenrote, giftige Beeren. Zeitig im Frühjahr, seltener im Spätherbst, sammelt der Fachmann die Stengel. Die Volksheilkunde kennt den 50–150 cm hohen Strauch auch als *Rote Hundsbeere* oder *Mäuseholz*.

Bittersüß wird in fertiger Zubereitung nur nach ärztlicher Verordnung eingenommen, zum Teil in homöopathischer Verdünnung. Seit alters verwendet man die Droge gegen Hautleiden, Rheuma, Keuchhusten und Asthma, in jüngerer Zeit auch beim Harnblasenkatarrh und Sommerdurchfall.

Auch wenn die Vergiftung nur selten lebensbedrohlich wird, muß beim Verdacht sofort der Arzt gerufen werden.

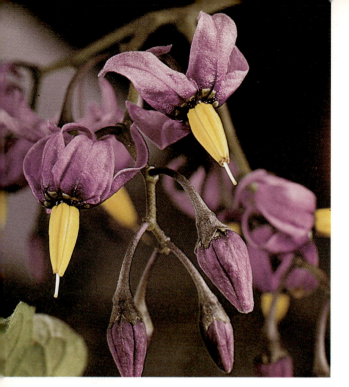
△ Bittersüß

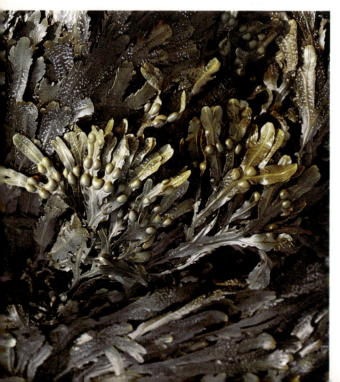
▽ Blasentang

Blasentang
(Fucus vesiculosus)

Diese jodhaltige Braunalge, in der Nord- und Ostsee heimisch, eignet sich vor allem zur Behandlung von Schilddrüsenleiden (Kropf, Basedow'sche Krankheit), aber auch bei Arteriosklerose und Fettsucht erzielt man gute Erfolge. Natürlich bleibt die Behandlung von Kropf und anderen Schilddrüsenkrankheiten Sache des Arztes.

Zur Entfettungskur, wegen der Risiken stets unter ärztlicher Kontrolle durchgeführt, gibt man zur Unterstützung der Diät eine Teemischung aus je 4 Teilen Blasentang und Erdrauch, je 3 Teilen Faulbaumrinde und Kreuzdornbeeren und je 2 Teilen Fenchel und Anis. Man bereitet diesen Tee als Aufguß mit 2 Teelöffeln der Mischung auf 1 Tasse Wasser zu und trinkt täglich 2–3 Tassen.

Bei Arterienverkalkung wendet man eine Teemischung aus je 2 Teilen Blasentang, Weißdorn und Zinnkraut und 3 Teilen Mistel an, mit 1 Teelöffel auf 1 Tasse Wasser als Abkochung zubereitet, davon täglich 3 Tassen.

Der Blasentang wird während des ganzen Jahres gesammelt. Manche Sammler tauchen nach der Alge, die sich mit Haftscheiben am felsigen Meeresgrund anklammert, andere warten, bis Stürme die Algen losreißen und an den Strand schwemmen. Den Namen Blasentang verdankt die Unterwasserpflanze den Luftblasen, die sich in ihren braungrünen, gegabelten, knorpeligen Ästen befinden.

Blutweiderich
(Lythrum salicaria)

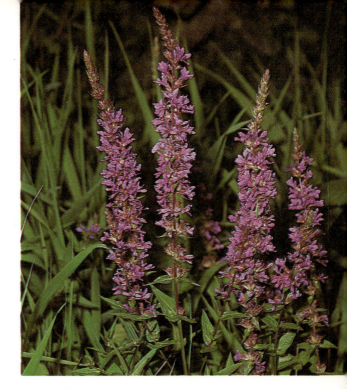
Blutweiderich

In unseren Breiten finden wir besonders häufig den roten oder Blutweiderich. Sein Name erklärt sich aus der langen, purpurroten Blütenähre, die das Kraut von Juli bis in den September hinein schmückt. Wenn der Volksmund ihn auch als *Blutkraut* bezeichnet, dann wegen seiner blutstillenden Wirkung, die in der Erfahrungsmedizin schon seit langem bekannt ist.

Sein Namensvetter, der gelbblühende Gilbweiderich, gehört zur Familie der Primelgewächse und spielt in der Heilkunde keine Rolle.

Der *rote Weiderich* wächst an feuchten Standorten, vor allem an Ufern, Böschungen und auf sumpfigen Wiesen. Er erreicht bis über 1 m Höhe. Sein kräftiger, kantiger Stengel trägt lanzettförmige, unten zu Quirlen angeordnete Blätter. Nach oben zu stehen je zwei Blätter einander immer gegenüber.

Als Droge verwendet die Pflanzenheilkunde die ganze blühende Pflanze ohne Wurzel. Sie wird als Aufguß mit 20 g Droge auf $^1/_4$ l Wasser zubereitet. Damit hat man gleich die Tagesdosis. Man trinkt den Tee schluckweise über den Tag verteilt, am besten aus einer Thermoskanne, die ihn lange Zeit warm hält. Der Fachhandel bietet Weiderichextrakte an, die nur tropfenweise nach Verordnung eingenommen werden sollten.

An Wirkstoffen werden in der Droge Schleim- und Gerbstoffe, Glykoside, ätherische Öle und Farbstoffe nachgewiesen. Sie erklären die blutstillende Wirkung der Pflanze bei Blutungen im Magen-Darm-Kanal. Ferner beeinflußt der ungesüßt zu trinkende Tee entzündliche Erscheinungen und Infektionen des Magens und Darms mit und ohne Durchfall. Beim Sommerdurchfall und bei Säuglingen, die häufig unter Durchfällen leiden, hat sich (nur mit Erlaubnis des Therapeuten!) ein Versuch mit Extrakten oft ausgezeichnet bewährt.

Bockshornklee
(Trigonella foenumgraecum)

Man sagt dem artenreichen, am Mittelmeer heimischen Hülsenfrüchtler nach, daß er auf Stiere eine brunststeigernde Wirkung hat. Der Volksmund nennt ihn deshalb auch *Kuhhornklee* oder, nach seiner Heimat, *Griechisches Heu*. Er empfiehlt ihn unter anderem als Aphrodisiakum (potenzsteigerndes Reizmittel), zur Stärkung bei Lungen-Tb und Rachitis sowie gegen Bronchitis, Verschleimung der Atemwege und Verdauungsbeschwerden. Äußerlich gebraucht man zerstoßenen Samen seit alters zu Auflagen bei Geschwüren und Fingerentzündungen.

Der Tee wird als Abkochung mit 2 Teelöffeln Samen auf $^1/_4$ l Wasser zubereitet, vor dem Aufkochen soll er 6 Stunden lang kalt ziehen. Täglich sind 3 Tassen erlaubt. Zu Auflagen verwendet man Brei aus zerstoßenen Samen, der auf Seite 12 als Breiumschlag ausführlich behandelt wurde.

Die Pflanze enthält ein widerlich riechendes ätherisches Öl, das den Laiensammler oft abschreckt. Am besten verwendet man fertige Mischungen aus der Apotheke, die aus gewerbsmäßigem Anbau stammen. Die 25–50 cm hohen, ziemlich kahlen Stengel des Bockshornklees tragen keilförmige, abgerundete Blätter. Von Juni bis August erscheinen weiße bis gelbliche Blüten, nach der Blütezeit im August und September sammelt man den offizinellen Samen.

Bockshornklee

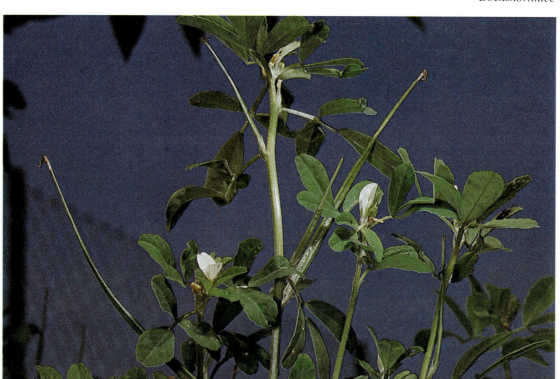

Bohne
(Phaseolus vulgaris)

Die nahezu 70 verschiedenen Bohnenarten, die es auf der Erde gibt, werden bevorzugt als Gemüse verwendet. Bei uns am bekanntesten sind die 40–60 cm hohen Buschbohnen und die Stangenbohnen mit Ranken bis zu 4 m Länge. Seit Jahrhunderten wird dieser aus Südamerika stammende Schmetterlingsblütler auch in europäischen Gärten angebaut. Die Stengel und Ranken tragen eiförmige Blätter, von Juni bis August erscheinen die schmettterlingsförmigen, fünfblättrigen Blüten, die weiß, gelblich oder rötlich, manchmal auch violett gefärbt sind. Die Hülsenfrüchte erntet man meist im September.

In der Heilkunde werden nur die Schalen ohne Samen verwendet. Weithin unbekannt ist, daß ganze Bohnen das Gift Phasin enthalten, eine blausäureähnliche Substanz, die erst beim Kochen zerstört wird. Innerlich verwendet man die Droge daher nur gekocht.

Schon der große Naturheilarzt Paracelsus verordnete seinen Patienten die harntreibenden, harnsäureausscheidenden und blutzuckersenkenden Bohnenschalen. Sie enthalten Kieselsäure, Aminosäuren, Kalzium und Vitamin C.

Zur Abkochung setzt man 1 Teelöffel der Droge 10 Stunden lang mit 1 Tasse kaltem Wasser an, ehe man sie kurz aufkocht. Über den Tag verteilt trinkt man davon bis zu $^1/_2$ l bei Nieren- und Blasenleiden, Rheuma, Gicht, Wassersucht durch Herzkrankheiten

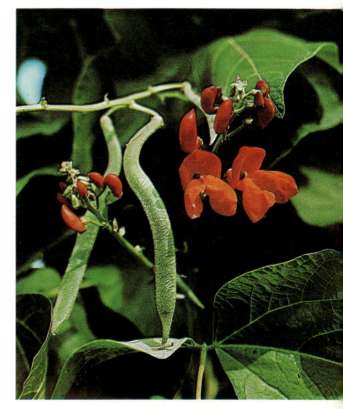

Bohne

oder aus anderer Ursache, mit ärztlicher Einwilligung auch bei Zuckerkrankheit.

Die Volksheilkunde empfiehlt auch Kochwasser der Samen oder gemahlenen Samen bei Hautleiden, Juckreiz und Gürtelrose (nur mit ärztlicher Einwilligung). Vom Kochwasser trinkt man täglich 3 Tassen, Samenmehl wird äußerlich wie Puder verwendet. Die Wirkung der Samen ist umstritten.

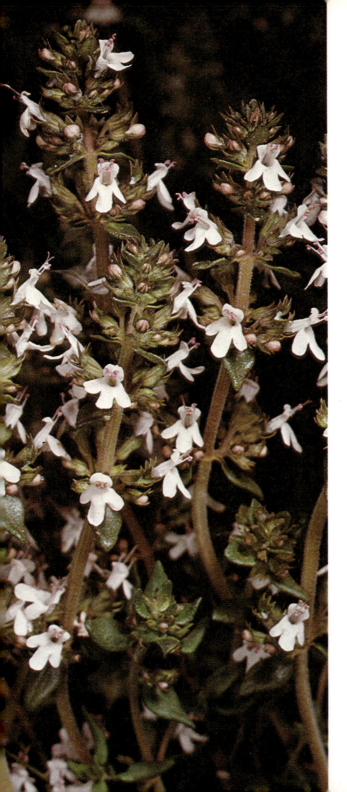

Bohnenkraut
(Satureja hortensis)

Das *Pfeffer-* oder *Wurstkraut,* wie der Volksmund den Lippenblütler nennt, kam aus dem Mittelmeerraum zu uns und wird heute in vielen Gärten angebaut. Es braucht viel Sonne und Wärme, wild gedeiht es bevorzugt auf kalkreichen, felsigen Hängen. Der haarige, holzige Stengel erreicht 20–30 cm Höhe. Seine zähen, langen Blätter sind dunkelgrün, behaart und gegenständig angeordnet, das heißt, daß immer 2 einander gegenüberstehen. Ab Juli bis in den Oktober blüht das Kraut weißlich, gelb, rosa oder lila. Das blühende Kraut wird im August und September geerntet.

Als beliebtes Gewürz zu Hülsenfrüchten verhindert die Droge unangenehme Blähungen. Wegen ihres Gehalts an Gerbstoffen und bakterienfeindlichem ätherischem Öl wird sie gegen Darmkatarrhe, Durchfälle, aber auch bei Magenverstimmung und Krämpfen empfohlen. Als Badezusatz lindert sie allgemeine Erschöpfungs- und Schwächezustände. Schon in der Antike wußte man um die potenzsteigernde Wirkung der Droge, im Mittelalter fehlte das Kraut in keinem Liebestrank, den die Kräuterhexen zusammenstellten. Weniger bekannt ist die Anwendung bei Husten, Verschleimung, Asthma und als Gurgelwasser bei Mandelentzündungen. Alkoholische Zubereitungen sollen, wenn man sie hinter die Ohren auftupft, rasch Ohrenschmerzen lindern; man wird

Bohnenkraut

aber trotz Schmerzlinderung nicht auf eine ärztliche Untersuchung verzichten. Im Schrank aufbewahrt, vertreibt das Bohnenkraut Motten und anderes Ungeziefer.
Man wendet die Droge entweder als fertige Zubereitung aus der Apotheke nach Gebrauchsanweisung, als Gewürz oder in Form eines Aufgusses mit 1 Teelöffel Kraut auf 1 Tasse Wasser (15 Minuten ziehen lassen) an. Vom Tee sind täglich bis zu 4 Tassen erlaubt. Aufguß wird mit 3 Handvoll Kraut auf 2 l Wasser als Badezusatz verwendet.

Borretsch
(Borago officinalis)

Hippokrates, der vor über zwei Jahrtausenden die Lehre von der Zusammensetzung der Körpersäfte und ihren Beziehungen zum Temperament begründete, empfahl das als *Gurkenkraut* bekannte Rauhhaargewächs gegen Melancholie und Traurigkeit, also Zustände depressiver Verstimmung. Mit Johanniskraut erzielt man in diesen Fällen aber bessere Erfolge. Unbestreitbar dagegen ist die beruhigende Wirkung des Krauts bei Nervosität, vor allem bei nervösen Herzbeschwerden, und bei Blutwallungen in den Wechseljahren.
Die Droge enthält Schleim- und Gerbstoffe, Kieselsäure, Saponine und ätherisches Öl. Hauptanwendungsgebiete sind Katarrhe der Atemwege, des Darms und der Harnleiter, wobei auch das Fieber gesenkt wird, Leberschwäche und Anregung der Harnausscheidung bei Rheuma und Hautleiden. Zu-

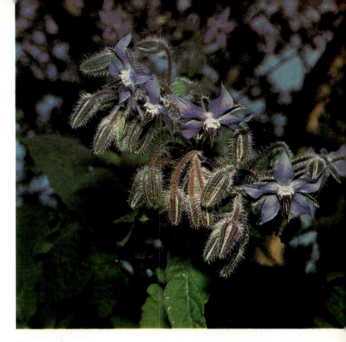

Borretsch

gleich wirkt der Borretsch blutreinigend.
Am einfachsten gibt man kleingehackte Blätter und Blüten als Salat, zur Blutreinigung mit Kresse und Löwenzahn zu gleichen Teilen gemischt. Die Blätter können auch wie Spinat zubereitet werden. Tee bereitet man als Aufguß mit 1 Teelöffel Droge auf 1 Tasse Wasser zu.
Borretsch stammt aus dem Mittelmeerraum und bevorzugt feuchte Böden, bei uns wird er meist im Garten kultiviert. Aus einer weißen, sehr saftigen, süßen und schleimigen Wurzel strebt der 50–70 cm hohe, hohle, pelzige, dicke Stengel empor. Die Pflanze riecht nach Gurken. Ihre breiten, langen Blätter sind mit stacheligen Haaren besetzt. Himmelblaue, manchmal auch weiße Blütensterne schmücken das Kraut von Juni bis August.

Brechwurz
(Asarum europaeum)

Die Brech- oder *Haselwurz* ist eine unscheinbare, kaum mehr als 10–15 cm hohe Pflanze. Sie versteckt sich gern unter Gebüschen und in schattigen Laubwäldern, bevorzugt in Buchenhainen. In der Heilkunde spielt sie heute kaum noch eine Rolle. Die schädlichen Nebenwirkungen für die Schleimhäute des Verdauungskanals können zu stark werden und stehen dann in keinem tragbaren Verhältnis mehr zur Wirkung.
Der Volksmund nennt die Giftpflanze auch *Teufelsklaue*. Ein altes Kräuterbuch erklärt diesen Namen, wenn es berichtet, daß der Vergiftete das Gefühl hat, als »wühle der Teufel mit seinen Klauen in seinen Gedärmen«.

Brechwurz

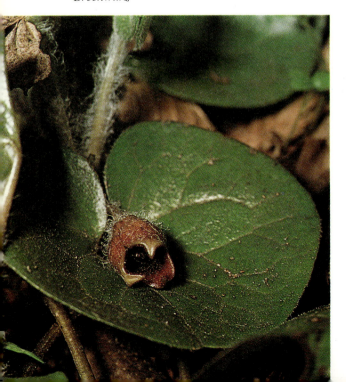

Die Brechwurz gehört zur Familie der Osterluzeigewächse. Ihre breiten Blätter sind nierenförmig und fühlen sich ledern an. Sie riechen angenehm nach Kampfer, was ihr wohl auch den volkstümlichen Namen *Weihrauchkraut* einbrachte. Unansehnliche braungrüne, innen schmutzigrötliche Blüten zieren das Gewächs im April und Mai.
Die Medizin gebraucht nur den kriechenden Wurzelstock, der im August und September gesammelt wird. Er enthält Gerbstoffe und das brechreizerregende Asarin. Deshalb schätzte man die Droge früher sehr als Brechmittel, um auf den Magen abzuleiten oder Giftstoffe vor der Aufnahme (Resorption) auszuscheiden. Dazu stehen uns heute zahlreiche andere, unschädlichere Mittel zur Verfügung. Der Fachmann kann die Droge allerdings in Ausnahmefällen auch heute noch versuchsweise gegen Kopfschmerzen und Migräne verordnen. Selbstversuche gegen solche Gesundheitsstörungen mit der Haselwurz sind nicht erlaubt.
Zum Aufguß oder zur Abkochung gibt man auf 1 Tasse Wasser $1/2 - 1$ g Droge. Besser geeignet ist das Pulver aus dem Fachhandel, das man nach Verordnung einnimmt.

Brennessel
(Urtica dioica/Urtica urens)

Dieses verbreitete Unkraut ist auf der ganzen Erde heimisch, kein Boden ist ihm zu schlecht. Bei uns wachsen zwei Sorten, die große Brennessel (Urtica dioica), die bis zu 1,50 m hoch wird und graugrüne Blätter

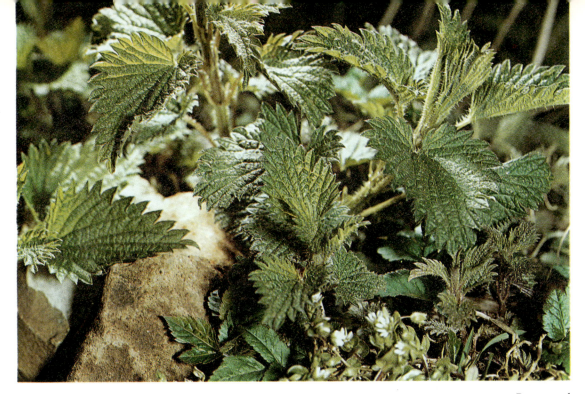

Brennessel

trägt, und ihre kleinere Schwester, die Urtica urens, deren grüne, gesägte Blätter schärfer brennen. Die Kleine Brennessel wächst meist in der Nähe von Häusern, wird aber selten zu Heilzwecken verwendet. Beide Sorten blühen vom Frühjahr bis in den Herbst hinein mit kleinen, vierblättrigen, hellgrünen Blüten, die traubenförmig herabhängen. Trotz der Größe dieses Krauts ist die Wurzel sehr klein, faserig und hart.

Auf den Blättern sitzen unzählige feine Härchen, an deren unterem Ende eine Blase das bekannte Nesselgift enthält. Bei Berührung brechen die Haare ab, und das Gift gelangt auf die Haut, wo es brennende und juckende Quaddeln hervorruft. Außerdem enthalten die Nesselgewächse das Gewebshormon Histamin, unter dessen Einfluß sich die Blutgefäße erweitern und für Flüssigkeiten durchlässig werden, Kieselsäure, Gerbstoffe, Lezithin, Vitamine und Mineralstoffe.

Auch wenn man die Brennesseln als Unkraut fürchtet und ausrotten möchte, gehören sie doch seit langem zu den bevorzugten, weil wirksamsten Heilpflanzen der Erfahrungsmedizin. Es mag dem verweichlichten modernen Menschen barbarisch vorkommen, wenn er hört, daß in manchen Gegenden noch heute Rheumatiker mit Brennesseln regelrecht ausgepeitscht werden, der Erfolg solcher Roßkuren ist aber meist durchschlagend. Wer sich dazu entschließen kann,

sollte die Behandlung allerdings nie länger als 2–3 Tage täglich ein- bis zweimal durchführen. Die behandelten Körperzonen werden dabei kräftig durchblutet, gleichzeitig nimmt die Haut entgiftende Wirkstoffe auf, die von innen her antirheumatisch wirken.
Man muß nicht gleich so drastisch vorgehen, um die Heilwirkung der Brennessel zu nützen. »Zivilisiertere« Verabreichungsformen sind Salat, Saft und Tee. Sie helfen nicht nur gegen Rheuma, sondern auch bei Verschleimung der Atemwege, Hämorrhoiden, Hautkrankheiten und sind zur blutreinigenden Frühjahrskur und als Haarwasser geeignet.
Salat aus jungen Blättern (ältere reizen die Magenschleimhaut) wird im Frühjahr 4–6 Wochen lang täglich zur Hauptmahlzeit oder am Abend gegessen. Man kann mit Löwenzahn mischen oder abwechseln.
Saft aus Brennesseln, den man am besten fertig kauft, nimmt man zu gleichen Teilen mit Wasser vermischt ein, dreimal täglich je 1 Eßlöffel. Zur Frühjahrskur wird auch eine 9-Tages-Kur empfohlen, wobei man je 3 Tage lang Brennessel-, Löwenzahn- und Selleriesaft einnimmt, morgens 2 Eßlöffel, mittags und abends je 1 Eßlöffel, verdünnt mit der 6fachen Menge Wasser, am besten $1/2$ Stunde vor den Mahlzeiten.
Zum Aufguß überbrüht man 3 Teelöffel Kraut mit 1 Tasse kochendem Wasser und läßt es vor Anwendung 10 Minuten ziehen. Wer das Haarwasser selbst herstellen will, kocht dazu 100 g Blätter in einer Mischung aus $1/2$ l Wasser und $1/2$ l Essig ab. Dieser Sud wird abgeseiht und dreimal täglich in den Haarboden einmassiert.

Da die verbreitete Brennessel mit keinem anderen Kraut verwechselt werden kann, bestehen keine Bedenken, auch selbstgesammelte Blätter zu verwenden. Man achte nur darauf, junge Blätter der Großen Brennessel zu ernten. Beste Sammelzeit sind die Monate Mai bis September.

Brombeere
(Rubus fruticosus)

In ganz Europa ist die Brombeere an Waldrändern, Hecken, Feldern und auf Lichtungen mit verschiedenen Arten heimisch. Nach der Größe unterscheidet man den 1–2 m hohen Strauch und die auf Wiesen und Feldern vorkommende, am Boden kriechende Ackerbrombeere. Die langen Ranken sind bei allen Arten mit Stacheln gespickt. Fruchtbare Ranken tragen dreigliedrige, gesägte Blätter, die unfruchtbaren fünfgliedrige. Während die fruchtbaren Zweige schon im ersten Jahr von Juni bis Juli mit weißen oder rosa Blüten prangen, überstehen die unfruchtbaren den Winter und blühen erst im zweiten Jahr. Die Brombeere gehört zur Familie der Rosengewächse. Wenn wir ihre dunkelblauen bis schwarzglänzenden Früchte genauer betrachten, dann erkennen wir, daß sie aus einem kugelförmigen Fruchtboden bestehen, über dem viele kleine Fruchtkugeln zur großen Frucht angeordnet sind.
Die Heilkunde verwendet Beeren und junge Blätter, gesammelt nach der Blütezeit im

August und September. Die Droge enthält Gerbstoff, Zitronensäure und andere Fruchtsäuren, Flavone, Mineralsalze und Vitamin C. Der Gerbstoffgehalt empfiehlt sie bei Magen-Darm-Katarrhen und Durchfall oder zur Mundspülung bei Zahnfleischbluten. Auch gegen Husten und Verschleimung der Atemwege sind Brombeeren angezeigt. Dank des hohen Vitamin-C-Gehalts und der fiebersenkenden Wirkung wird Brombeersaft bei Erkältungen erfolgreich angewendet, schließlich wirken die Blätter noch blutreinigend und blutzuckersenkend.

Saft aus Beeren kann selbst im Entsafter hergestellt werden. Man trinkt ihn nach Belieben. Zum Tee überbrüht man 1 Teelöffel Blätter mit 1 Tasse kochendem Wasser und trinkt 2 Tassen täglich. Gegen Zahnfleischbluten hat sich die Abkochung mit 3 Teelöffeln Blattdroge auf 1 Tasse Wasser als Mundspülung bewährt.

Bruchkraut
(Herniaria glabra)

Der Name Bruchkraut erklärt sich aus dem früher üblichen Gebrauch dieser Droge gegen Bruchleiden, eine Anwendung, auf die man heute verzichtet. Statt dessen hat der volkstümliche Name *Harnkraut* auch heute noch seine Berechtigung, weil die Wirkstoffe harntreibend, desinfizierend und krampflösend wirken. In erster Linie nutzt man diesen

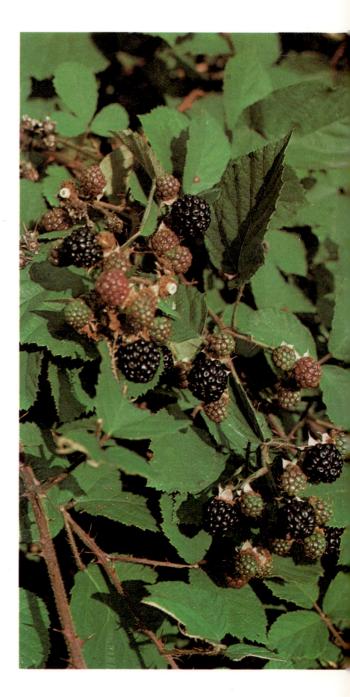

Brombeere

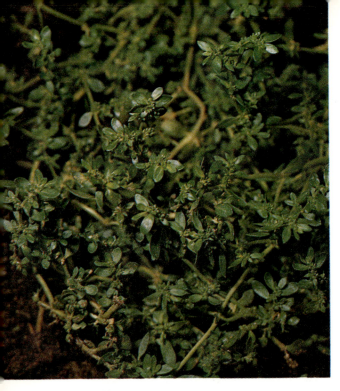

Bruchkraut

oder die haltbare fertige Zubereitung aus der Apotheke bevorzugen. Zum Aufguß überbrüht man 1 Teelöffel Kraut mit 1 Tasse siedendem Wasser und läßt einige Minuten ziehen, zum Kaltauszug setzt man die gleiche Menge 10–12 Stunden an. Mischungen aus Harnkraut und Bärentraubenblättern zu gleichen Teilen werden stets als Kaltauszug zubereitet. Täglich sind 2–3 Tassen erlaubt.

therapeutischen Effekt bei Nierengrieß, Blasenkatarrh und Verkrampfungen der Harnwege. Gegen Blasenentzündungen, deren Verlauf der Arzt überwachen muß, hat sich eine Mischung aus Harnkraut und Bärentraubenblättern bewährt.
Das Nelkengewächs gedeiht auf feuchten und sandigen Böden in sonniger Lage, bevorzugt an Ufern, Hängen und Wegrändern. Es erreicht bis 30 cm Höhe. Seine Blätter sind auffallend klein, grünlichgelbe Blüten schmücken von Juni bis Oktober die Pflanze. Während dieser Zeit sammelt man das Kraut.
Die Wirkung der getrockneten Droge ist unsicher. Dehsalb wird man frisches Kraut

Brunnenkresse
(*Nasturtium officinale*)

Feuchtigkeit schätzt diese Pflanze so sehr, daß sie nicht nur an Ufern, in Gräben und auf nassen Wiesen gedeiht, sondern auch unterhalb des Wasserspiegels auf dem Grund klarer Bäche, wo sie oft einen dichten

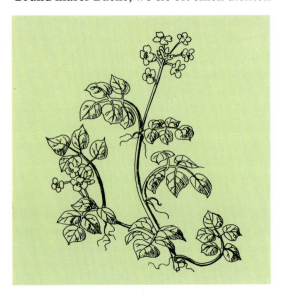

62

Unterwasserrasen bildet. Ihre Stengel wachsen zunächst ein Stück waagrecht, dann richten sie sich 15–25 cm auf. Die dunkelgrünen, gefiederten Blätter sind herz- und eiförmig und glatt. Von Mai bis September blüht das Kraut mit kleinen weißen, zu Trauben angeordneten Kreuzblüten, danach erscheinen die Schoten mit gelblichem Samen. Der Kreuzblütler ist in Asien und bei uns in Europa zu Hause, zum Teil wird er in Gärten kultiviert.

Die jungen Triebe, während der Blütezeit gesammelt, enthalten Jod, Vitamin C, Senföl, schwefelhaltige ätherische Öle und Bitterstoffe. Bewährt hat sich der Gebrauch der Droge als Salat zur blutreinigenden Frühjahrskur. Er wird 4–6 Wochen lang gegessen, am besten im Wechsel mit Löwenzahn und Brennesseln.

Durch ihren Jodgehalt regt die Pflanze den Stoffwechsel an, die Bitterstoffe fördern den Gallefluß, und auch die Harnausscheidung wird verstärkt. Daraus leiten sich die anderen Heilanzeigen ab, nämlich Stoffwechsel- und Verdauungsstörungen, Nierenleiden, Wassersucht, Rheuma, Hautkrankheiten.

Den Aufguß bereitet man mit 2 Teelöffeln Kraut auf $^1/_4$ l Wasser zu und trinkt täglich 2–3 Tassen, Frischpreßsaft wird teelöffelweise dreimal täglich in etwas Wasser eingenommen.

Schwangere dürfen Brunnenkresse nicht verwenden!

Butterblume
(Ranunculus)

Im Mittelalter rieben die Bettler sich häufig mit dem ätzenden Saft der auch als *Hahnenfuß* bekannten Butterblume ein. Die dabei entstehenden häßlichen Hautausschläge sollten das Mitleid der Vorübergehenden erregen. In einigen Ländern ist der Pflanzensaft noch heute als Rattengift im Gebrauch. Mancher Wanderer, der sich am Rande eines Gebüschs oder auf einer Wiese zur Rast ausstreckte, ohne auf den Boden zu achten, hat diese Wirkung schon am eigenen Leib schmerzhaft erfahren.

Diese Einleitung macht schon deutlich, daß die Butterblume nur mit ärztlicher Erlaubnis in fertiger Zubereitung angewendet werden darf. Nur der geübte Sammler soll das frische Kraut von Mai bis Juli sammeln, denn nur er kann die verschiedengiftigen Arten mit Sicherheit unterscheiden. Deutlichstes Unterscheidungsmerkmal ist die Wurzel. Die giftigste der drei Arten ist der Knollige Hahnenfuß, dessen runde, knollenförmige Wurzel unten in viele dünne Fäden ausläuft. Trotz seines Namens weniger giftig ist der Scharfe Hahnenfuß, zu erkennen an der faserigen, geraden Wurzel. Schließlich kennen wir noch den wenig giftigen Kriechenden Hahnenfuß mit kriechenden Wurzelausläufern.

Der dünne, 15–30 cm, beim Knolligen Hahnenfuß bis 50 cm lange Stengel trägt gezackte, sich überlappende, tiefgrüne Blätter. Von Mai bis August blüht die Pflanze mit hellgelben, glänzenden Blüten.

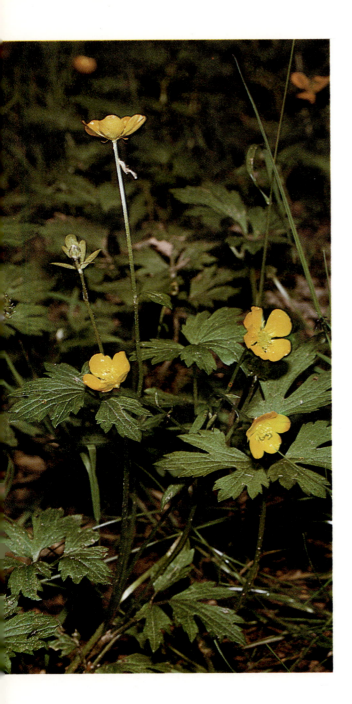

Die auch als *Dotter-* oder *Schmalzblume* bekannte Pflanze wirkt harn- und schweißtreibend. Die Volksmedizin empfiehlt sie bei Rheuma, zu gleichen Teilen mit Birkenblättern, Holunder und Zinnkraut gemischt. Auch gegen Herz- und Blutkrankheiten wird die Butterblume empfohlen, allerdings bleiben alle diese Anwendungen ärztlicher Verordnung vorbehalten. Der Arzt wird das vom Fachmann zubereitete Kraut im Einzelfall auch einmal bei Menstruationsbeschwerden oder Bronchialkatarrh einsetzen.
Für den Laien gilt der Grundsatz: Hände weg von dieser Giftpflanze!

Christdorn
(Ilex aquifolium)

Der Christdorn, auch als *Stechpalme* oder *Walddistel* bekannt, erreicht im südlichen Europa mit 12–15 m Höhe die ansehnliche Größe eines Baumes. In unseren Breiten wird er dagegen nur 3–4 m hoch und bleibt strauchartig. Stechpalmen werden bis zu 120 Jahre alt. In Deutschland sind sie vor allem im Schwarzwald und Harz verbreitet.
Die südamerikanische Stechpalme liefert den als Mate bekannten Paraguaytee (Yerba), der sich durch seinen geringen Koffeingehalt auszeichnet.

Butterblume

Äste und Zweige des Christdorns sind mit einer glänzenden grünen Rinde überzogen. Sie tragen längliche bis eirunde, immergrüne, derbe, dornig gezähnte Blätter, die an die der Distel erinnern. Im Mai und Juni erscheinen die weißen Blüten. Aus ihnen gehen später rote, erbsengroße Beerenfrüchte hervor.

Der Christdorn wird zum Teil angebaut, die Wildpflanze wächst bevorzugt in gebirgigen Waldgegenden.

Unsachgemäß angewendet führt die Droge zu mehr oder minder schweren, immer aber unangenehmen Vergiftungserscheinungen. Deshalb wird man sie nur anwenden, wenn der Therapeut zuvor zugestimmt hat. Man sagt dem Kraut Wirkung bei Gicht, Rheuma, Blasenkatarrhen und Bronchitis nach. Zum Teil haben sich diese Heilanzeigen in wissenschaftlichen Beobachtungen bestätigt, zum Teil ist der Erfolg noch unsicher. Deshalb soll zur Selbstbehandlung in solchen Fällen besser auf eine andere, sicher wirksamere Droge zurückgegriffen werden.

Je nach Verordnung des Fachmanns wird man die während der Blütezeit gesammelten jungen Blätter in Form von Abkochungen, Extrakten oder Tinkturen verwenden. Zur Abkochung setzt man 1 Eßlöffel Droge auf 1 Tasse Wasser an, die Tageshöchstmenge beträgt 2 Tassen und wird schluckweise über den Tag verteilt eingenommen. Extrakte und Tinkturen kauft man fertig im Fachhandel und gebraucht genau nach Anweisung.

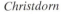

Christdorn

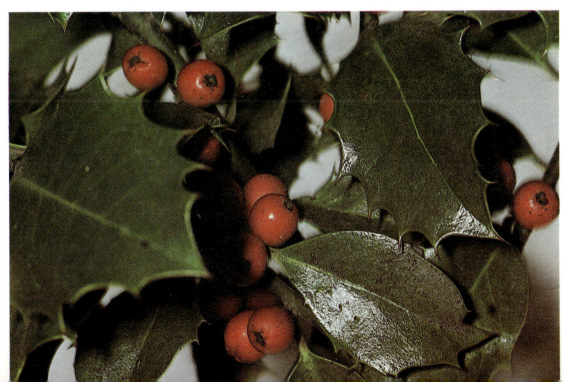

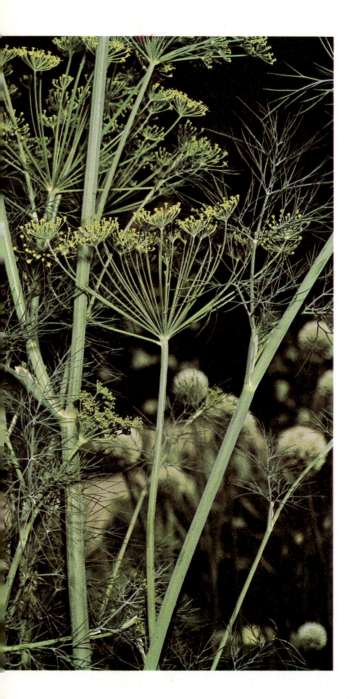

Dill
(Anethum graveolens)

Mönche brachten dieses Doldengewächs einst aus dem biblischen Land in europäische Klostergärten, heute wird es in Europa und Nordamerika ebenso wie in Vorderasien angebaut. Aus einer spindeligen Wurzel sprießen die Stengel 50–120 cm empor. An ihren Enden tragen sie von Mai bis September gelbe Blütendolden. Die Blätter sind schmal und gefiedert. Als Gewürz und zu Heilzwecken verwendet man die reifen Früchte, die von Juni bis September geerntet werden.

Dillfrüchte enthalten ätherisches und fettes Öl und Mineralsalze. Als Gewürz eignen sie sich zu Fischspeisen, Salaten und Soßen. In der Heilkunde werden sie ähnlich wie Kümmel zur Appetitanregung, Lösung von Krämpfen der Verdauungsorgane, bei Blähungen und Magensaftmangel verordnet. Überlieferte Rezepte sagen ihnen auch Anregung der Menstruation und – bei stillenden Müttern – der Milchbildung nach. Dill ist Bestandteil vieler Kräuterliköre.

Am einfachsten ist der Gebrauch als Gewürz. Tee wird mit 1 Teelöffel Droge auf 1 Tasse Wasser als Abkochung zubereitet und soll vor dem Trinken 15 Minuten ziehen. Täglich sind 3 Tassen ungesüßter Tee erlaubt.

Dost
(Origanum vulgare)

In der Volksheilkunde kennt man den *Wilden Majoran* schon lange als krampflösende, harn- und schweißtreibende Droge, in der Küche wird er als Gewürz vor allem zu Braten, Suppen, Salaten und zur Pizza verwendet. Die Wirkung erklärt sich aus den ätherischen Ölen, Gerb- und Bitterstoffen im blühenden Kraut, das von Juli bis Oktober gesammelt wird.

Bei Verdauungsbeschwerden, Magen-Darm-Leiden und Appetitlosigkeit gibt man den Dost einfach als Gewürz nach Geschmack.

Gegen Husten und Entzündungen der Atemwege wird der Aufguß mit 1–2 Teelöffeln Kraut auf 1 Tasse siedendes Wasser empfohlen, davon täglich 3 Tassen. Auch zu Waschungen bei juckenden Hautausschlägen ist der Aufguß geeignet. Inhalationen oder Dostsalben haben sich bei chronischem Schnupfen ausgezeichnet bewährt, das gilt auch für den Majoran selbst (s. dort). Mit ärztlicher Erlaubnis kann man Dostaufguß aus 100 g Droge auf 1 l Wasser bei Unterleibsbeschwerden der Frau dem Badewasser zusetzen. Frischpreßsaft und Tinktur aus der Apotheke gebraucht man nach Anweisung.

Der Dost ist in Europa heimisch und wird meist angebaut. Sein kantiger, behaarter, oben bräunlichroter Stengel wird 30–50 cm hoch. Die spitzen, eiförmigen Blätter sind

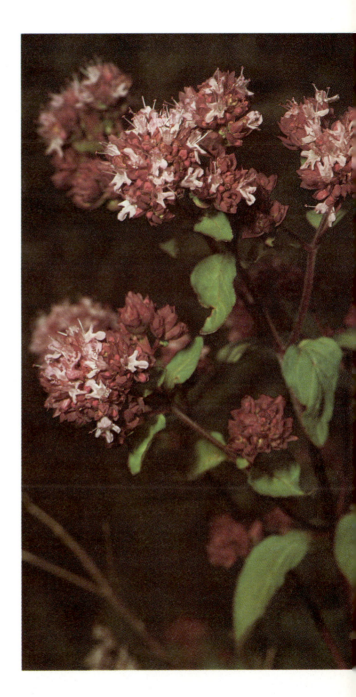

jeweils zu zweien am Stengel angeordnet. Weiße oder purpurrote Doldenrispen schmücken das würzig riechende, bittere Kraut von Juli bis Oktober.

Eberesche
(Sorbus aucuparia)

An Waldrändern, Wegen, in Parkanlagen und Gärten ist das als *Vogelbeerbaum* bekannte Rosengewächs bei uns heimisch. Es wird bis zu 15 m hoch. Die gefiederten, schmalen Blätter sind gezähnt und an der Unterseite flaumig behaart. Im Mai und Juni blüht der Baum mit weißen, stark riechenden, traubenförmig angeordneten Blütendolden. Die Beeren werden kirschkerngroß und sind leuchtend rot. Sie enthalten

Eberesche

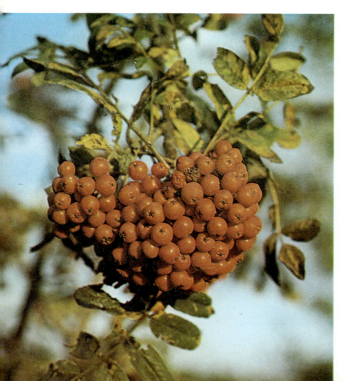

Spuren giftiger Blausäure, die erst beim Kochen zerstört wird, Fruchtsäuren, Gerbstoffe, ätherische Öle, Pektin, Vitamin-A-Vorstufen, Vitamin C und den für Diabetiker geeigneten Zucker Sorbose. Gesammelt werden sie vom September bis in den November hinein.

Die Droge wird als Brei, Saft und Kaltauszug zubereitet. Zum Brei nimmt man auf 500 g Beeren 250 g Zucker und kocht in haushaltsüblicher Weise ein Mus, das mit 4–5 Teelöffeln täglich gegen Durchfall angewendet wird. Kaltauszug wird mit 1 Teelöffel Beeren auf $1/4$ l Wasser zubereitet und soll 10 Stunden ziehen. Die Tagesdosis beträgt 1–2 Tassen. Der Tee wirkt harntreibend und abführend bei Rheuma, Stuhlverstopfung und Hämorrhoiden. Ebenso wie der Saft aus dem Fachhandel soll er nur mit ärztlicher Erlaubnis gebraucht werden. Überdosierung erzeugt durch Schleimhautreizungen Brechdurchfall.

Eberraute
(Artemisia abrotanum)

Am lateinischen Namen erkennt man, daß die Eberraute zur Familie der Beifußgewächse gehört. Sie kann auch ähnlich wie der Wermut (Artemisia absinthium) zur Behandlung von Krankheiten eingesetzt werden.

Der Halbstrauch kam aus Asien zu uns und wird heute in Gärten kultiviert. Seine gefiederten, schmalen Blätter duften angenehm nach Zitronen, was ihm den volkstümlichen Beinamen *Zitronenkraut* einbrachte.

Die Pflanze wird durchschnittlich 1 m hoch. Im September und Oktober blüht sie mit gelben Blütenköpfchen. Das ist die richtige Zeit, um das Kraut zu sammeln. Es enthält ätherische Öle, Gerb- und Bitterstoffe.

Im Vordergrund der Heilanzeigen steht wie beim Wermut die appetitanregende, verdauungsfördernde Wirkung. Darüber hinaus hilft die Eberraute auch bei Katarrhen von Magen und Darm mit und ohne Durchfall. Bei fiebrigen Infektionskrankheiten kann die Droge das Fieber senken. Allerdings soll diese Anwendung nur ausnahmsweise nach Rücksprache mit dem Arzt erfolgen, weil das Fieber gewöhnlich als wichtige Abwehrreaktion zu verstehen ist und nicht unnötig unterdrückt werden darf.

Für den Hausgebrauch verwendet man den Aufguß aus 10–20 g Droge auf 1 Tasse Wasser. Als Tagesdosis wird diese 1 Tasse Tee in kleinen Schlucken über den Tag verteilt eingenommen. Jede Überdosierung schadet, wie auch beim Wermut noch ausführlich besprochen werden wird. Tinkturen und Extrakte aus dem Fachhandel wendet man nur mit ärztlicher Einwilligung genau nach Gebrauchsanweisung an.

Äußerlich angewendet ist die Wirkung noch nicht genau erforscht, deshalb wird man darauf besser verzichten.

Edelkastanie
(Castanea vesca)

Die Edelkastanie gehört zur Familie der Buchengewächse und ist mit der Roßkastanie nicht verwandt. Ihre Heimat lag in Anatolien und im Kaukasus. Heute ist sie vor allem am Mittelmeer weit verbreitet. In unseren Breiten, vor allem in Süddeutschland, kommt die Eßkastanie als Alleebaum vor, ihre Früchte reifen bei uns aber nicht, weil das Klima zu kühl ist. In Österreich bildet die Edelkastanie zum Teil ganze Wälder.

Der stattliche Baum erreicht durchschnittlich 25–30 m Höhe, bis zu 6 m Stammdurchmesser und ein Alter von 700–1000 Jahre. Die wohl älteste bekannte Edelkastanie mit einem Stammumfang von 20 m, die auf 2 000 Jahre geschätzt wird, steht am Ätna auf Sizilien.

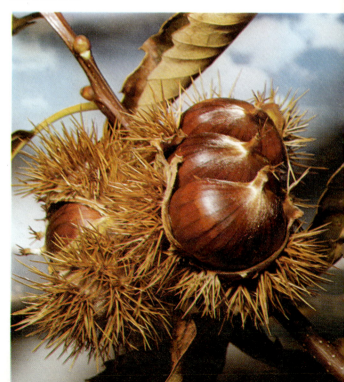

Edelkastanie

Bei uns gelten die als Maronen bekannten Früchte der Eßkastanie nur als Genußmittel oder Beilage, zum Beispiel zum Rotkraut. In den südlichen Ländern sind sie in der täglichen Ernährung fast so wichtig, wie bei uns die Kartoffeln. Sie enthalten Eiweiß, Zucker und Gerbstoffe.

Zu Heilzwecken verwendet man allerdings meist die länglichen, gezähnten Blätter. Wegen ihres Gerbstoffgehalts werden sie zu Teemischungen und Extrakten gegen Bronchitis, Keuchhusten und Verschleimung der Atemwege genutzt.

Der Baum blüht mit weißlichgrünen oder gelblichen Kätzchen.

Efeu
(Hedera helix)

Leonardo da Vinci, das Universalgenie des Mittelalters, berichtet in einer seiner zahlreichen Schriften, daß Wildschweine ihre Krankheiten mit Efeu kurieren. Die meisten anderen Tiere, ausgenommen manche Vögel, Hammel und Ziege, meiden dagegen diese giftige Pflanze. In der Volksheilkunde des Mittelalters wurde die Kletterpflanze gegen Pest, Rachitis, Ischias, Husten, Verschleimung der Atemwege, Nebenhöhlenvereiterung und als Nervenstärkungsmittel empfohlen. Mancher Zecher beugte schon im Altertum dem Rausch und seinen Folgen durch Efeublätter vor.

Die moderne Arzneipflanzenforschung fand im Efeu Fette, stickstoffhaltige Verbindungen, Kalziumoxalat, in alten Trieben Jod, außerdem Vitamin-A-Vorstufen und verschiedene Giftstoffe. Der Wirkstoffgehalt ist im Winter, Frühling und Herbst höher als im Sommer, deshalb werden die Blätter vom Fachmann nur in jenen Zeiten gesammelt.

Efeu soll nie ohne Erlaubnis des Arztes oder Heilpraktikers angewendet werden. Gebrauch der Beeren ist wegen der drohenden, manchmal tödlichen Wirkung strikt untersagt. Heilanzeigen der Blattdroge sind vor allem Erkrankungen der Atemwege und des Rippenfells. Äußerlich kann man einen Versuch bei Hühneraugen wagen, für Frauen interessant ist die Anwendung von in Efeutee getauchten Kompressen gegen die Orangenhaut (Cellulite).

Wenn nicht anders verordnet, bereitet man den Blättertee aus 1 Teelöffel Droge auf $^1/_4$ l Wasser als Kaltauszug zu, der 8–10 Stunden ziehen muß. Davon trinkt man bis zu 2 Tassen täglich, Hühneraugen und cellulitische Hautpartien werden viermal täglich mit Efeukompressen behandelt.

Der immergrüne Efeustrauch ist eine bekannte Pflanze, die alte Gemäuer, Felsen, Schluchten oder Baumstämme bevorzugt. Sie wird durchschnittlich 300–400 Jahre alt. Den ältesten bisher bekannten Efeustrauch finden wir in Gignac bei Montpellier in Frankreich. Er wird auf 440 Jahre geschätzt, sein Stammumfang mißt 1,80 m.

Unterschieden werden zwei Efeuarten, der kriechende und der kletternde. Kriechender Efeu schlängelt sich mit seinen starken Zweigen über den Boden dahin. Die schwärzlichen Stengel tragen rundliche, gezackte

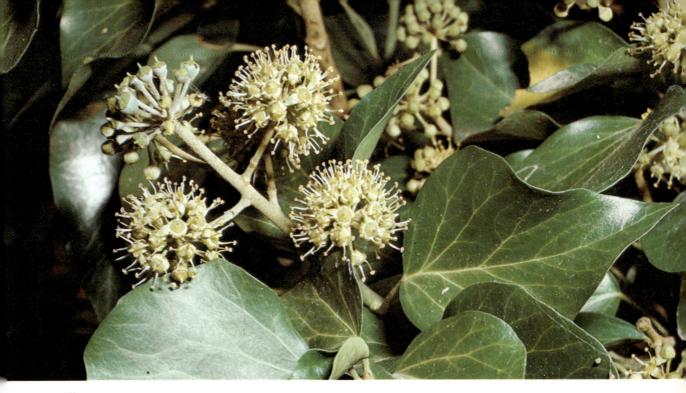

Efeu

Blätter. Schon im April erscheinen an der Blattunterseite die violetten, seltener roten Blüten. Der kletternde Efeu trägt an hellgrauen Ranken dunkelgrüne, dicke, harte Blätter, die scharf riechen. Die grünen Blüten kommen im Hochsommer zum Vorschein, im nächsten Frühjahr werden sie von anfangs grünen, dann blauschwarzen, giftigen Beeren abgelöst. Als Kletterpflanze trägt Efeu an den Zweigen dicht an dicht viele steife Borsten, mit denen sie sich an ihrer Unterlage festklammert. Die Pflanze liebt schattige Plätze.

Gegen Lungenkrankheiten wird eine Mischung aus Huflattich und Efeu zu gleichen Teilen empfohlen.

Ehrenpreis
(Veronica officinalis)

Pfarrer Kneipp schätzte das in der Volksheilkunde als Allheilmittel seit langem bekannte Allerweltsheilkraut sehr. Er empfahl einen Mischtee aus Tausendgüldenkraut und *Veronikakraut* bei Magen-, Darm- und Leberleiden. Andere Heilanzeigen sind Katarrhe der Atemwege und Harnblase, die blutreinigende Wirkung erklärt Erfolge bei Gicht und Rheuma. Als Gurgelwasser verwendet man die gerbstoffhaltige Droge gegen Mund- und Rachenentzündungen, bei Hautkrankheiten hat sich der Saft besser bewährt.

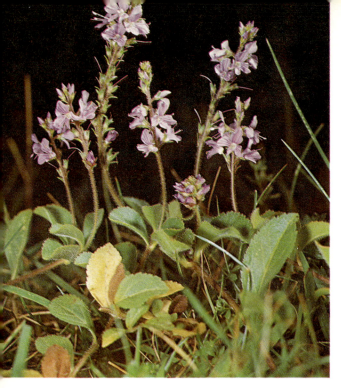

Ehrenpreis

Das Kraut enthält ätherische Öle, Saponine gegen Verschleimung und Entzündung der Bronchien, galletreibende Bitterstoffe und Gerbsäuren, welche die Widerstandskraft der Schleimhäute stärken und Entzündungen lindern.

Auf trockenen Wiesen, an Waldrändern und im lichten Nadelwald ist die *Bachbunge* in ganz Europa verbreitet. Man kennt sie noch unter vielen andern volkstümlichen Namen, zum Beispiel als *Frauenlist, Männertreu* und *Wundheilkraut*. Ihr haariger Stengel kriecht am Boden entlang und trägt an kurzen Stielen gleichfalls behaarte, gesägt, elliptische Blätter, die immer zu zweien einander gegenüber am Stengel angeordnet sind. Aus den Blattwinkeln kommen von Mai bis August die weißen, bläulichen oder rötlichen, zu Trauben angeordneten Rachenblüten hervor.

Während der Blütezeit sammelt man das Kraut. Es wird als Aufguß mit 2 Teelöffeln auf 1 Tasse Wasser zubereitet, den Saft kauft man fertig. Vom Tee trinkt man 2–3 Tassen schluckweise während des Tages, Saft nimmt man mit dreimal 2 Teelöffeln in etwas Milch ein. Alte Rezepte schreiben bei Gicht 50–60 g Saft täglich vor. Ehe man so viel einnimmt, muß man den Fachmann fragen.

Eibe
(Taxus baccata)

Die Eibe gehört zur Familie der Nadelhölzer. Ihre Nadeln unterscheiden sich kaum von denen der Weißtanne, nur die weißen Streifen auf der Unterseite fehlen. Auch die bräunlichrote Rinde läßt eine Verwechslung mit der Weißtanne kaum zu.

Eiben beginnen ihren Lebenslauf als Sträucher und wachsen erst allmählich zu 12–17 m hohen, bis zu 4 m dicken Bäumen heran. Sie können sehr alt werden, wie das Beispiel der ältesten auf der Erde bekannten Eibe zeigt: Sie steht in Braburn in der englischen Grafschaft Kent und wird auf 3 000 Jahre geschätzt, ihr Stammumfang beträgt 18 m.

Früher war die Eibe in Deutschland weit verbreitet, heute wird sie nur noch selten in

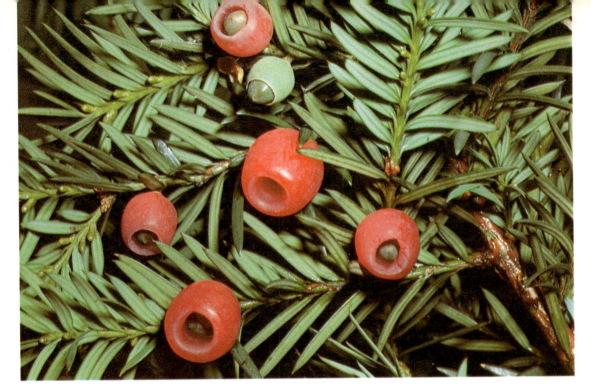

Eibe

Anlagen kultiviert, die Wildpflanze ist fast völlig ausgerottet. Dazu trug der Gebrauch als begehrtes »deutsches Ebenholz« für Möbel viel bei.

Die Pflanze ist in allen Teilen, ausgenommen die Früchte ohne Samen, sehr giftig. Die Vergifteten sterben nicht selten an einer Lähmung des Herzmuskels oder der Atemmuskulatur. Deshalb bleibt die Verwendung der Eibe zu Heilzwecken ausschließlich dem Fachmann vorbehalten. In der Regel wird er stark verdünnte homöopathische Zubereitungen verordnen. Sie haben sich bei Leberleiden, Herzkrankheiten, Rheuma, Gicht und Erkrankungen der Harnblase zum Teil gut bewährt.

Der Zierbaum trägt im März und April an der Unterseite der Zweige kleine Sträußchen gelber männlicher Blüten. Die weiblichen Blüten sind von den männlichen getrennt, sitzen aber auf dem gleichen Baum. Sie bilden hellgrüne Knospen, aus denen später die orangegelben bis roten, erbsengroßen Scheinbeeren hervorgehen.

Eibisch
(Althaea officinalis)

Zu Recht gelten Blüten, Blätter und vor allem die schleimreichen Wurzeln dieses Malvengewächses bis heute als wertvollste Drogen gegen alle Erkrankungen im Bereich des

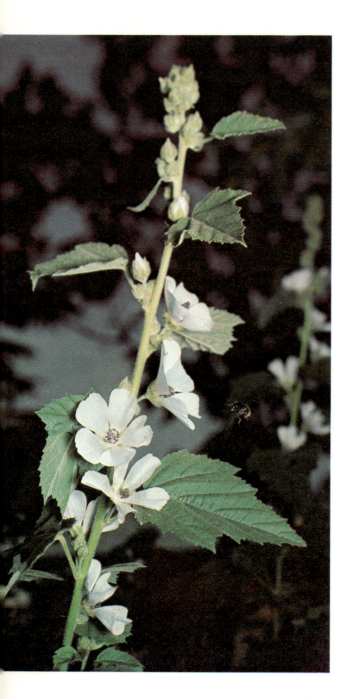

Atmungssystems. Die Hauptwirkung schreibt man den Schleimstoffen zu, außerdem enthält Eibisch noch ätherische Öle, Gerbstoffe, Säuren, Pektin, Enzyme, Aminosäuren, Lezithin, Phosphor, Zucker, Stärke und ein fettes Öl.
Die in Europa verbreitete Heilpflanze liebt feuchte Standorte, vor allem Fluß- und Seeufer oder salzige Meeresstrände, aber auch genügend nasse Wiesen. Wegen ihrer Bedeutung als Heilmittel wird sie zum Teil gewerbsmäßig angebaut.
Aus einer fleischig-kräftigen Wurzel strebt der robuste filzige Stengel bis zu 2 m empor. Seine dicken Äste tragen herzförmige, gekerbte, graugrünfilzige Blätter. Von Juni bis August schmückt sich die stattliche Pflanze mit weißen oder zartrosa Blüten, die man zum Tee verwenden kann. Die Blattdroge wird vor der Blütezeit, die wirksamere Wurzel im März oder Oktober gesammelt.
Der Volksmund kennt Eibisch auch als *Heil-* oder *Schleimwurzel* und als *Samtpappel*.
Hauptanwendungsgebiete der Droge sind Husten, Heiserkeit, Keuchhusten, Bronchialkatarrh, Bronchitis, Verschleimung der Atemwege, Mund- und Rachenentzündungen. Dagegen empfiehlt das Deutsche Arzneibuch den Kaltauszug aus 1 Eßlöffel Wurzel auf $1/4$ l Wasser, den man 4 Stunden lang ziehen läßt. Zum Gurgeln stellt man aus 2 Eßlöffeln Blätter und Blüten auf $1/4$ l Wasser eine Abkochung her, die 15 Minuten ziehen soll. Eibischsirup, den Kinder gerne einneh-

Eibisch

men, wird wie folgt hergestellt: 10 Teile Wurzel und 5 Teile 96%igen Alkohol mit 250 Teilen destilliertem Wasser 3 Stunden ansetzen, mehrmals umrühren, abseihen und mit 300 Teilen Honig oder Kandiszucker mischen.

Ungesüßter Eibischtee kann auch bei Magen-Darm-Entzündungen und Katarrhen der Harnwege und Blase verabreicht werden.

Gegen Atemwegsleiden nimmt man stündlich 2 Teelöffel mit Honig gesüßten Tee oder Sirup ein, bei Katarrhen der Verdauungs- und Harnorgane trinkt man 3 Tassen ungesüßt. Gurgelwasser soll vier- bis sechsmal täglich angewendet werden.

Den Tee gegen Erkrankungen der Atemwege kann man mit Huflattich, Lakritze, Fenchel, Spitzwegerich oder Anis mischen, um die Wirkung noch zu verstärken.

Eiche
(Quercus)

Wer kennt ihn nicht, diesen mächtigen Baum aus der Familie der Buchengewächse, um den sich zahllose Legenden und Sagen ranken? In Eichenhainen huldigten die Germanen Donar, dem Gott des Donners. Der Weg für das Christentum in Deutschland wurde erst frei, als der heilige Bonifatius, der »Apostel Deutschlands«, im 8. Jahrhundert die friesische Donareiche vor den Augen der entsetzten Heiden fällen konnte, ohne daß Donar den Frevler mit einem Blitz strafte.

Noch heute rät der Volksmund bei Gewittern: Eichen mußt du weichen, Buchen sollst du suchen! Ein Aberglaube, der schon manchem vom Gewitter überraschten Wanderer zum Verhängnis wurde.

Ein Kranz von Eichenlaub war bei den alten Griechen eines der Attribute ihres Göttervaters Zeus. Bis heute gilt das Laub der Eiche als Symbol des Siegers und der Macht, das zeigt auch der stilisierte Eichenkranz auf vielen Münzen.

Eichen stehen gerne für sich allein, um sich frei entfalten zu können. Das kräftige Wurzelwerk braucht ebenso wie die mächtige Krone viel Platz. Mit Höhen bis zu 50 m, einem Stammdurchmesser bis zu 5,50 m und einem Alter von 1 200 und mehr Jahren ist

Eiche

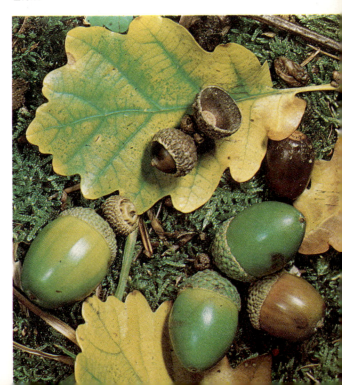

die Eiche unter den in Europa und Kleinasien heimischen Bäumen ein »König«. Eine der vermutlich ältesten Eichen der Erde mit einem Stammumfang von über 13 m steht in Newland, Großbritannien.

Bei uns ist die Eiche mit zwei Arten verbreitet: Sommereiche (Quercus robur) mit fast stiellosen Blättern und langstieligen Eicheln und Wintereiche (Quercus pedunculata/sessiliflora) mit langgestielten Blättern und stiellosen Eicheln. Die Blätter sind buchtig gelappt. Im April und Mai blüht der Baum mit gelben Kätzchen. Als Droge sammelt man im April die Rinde, im Oktober die Eicheln. Sie enthalten Gerbsäure, Gallussäure, Zitronensäure, Querzin, Querzit, Öl, Stärke und Zucker. Durch Zusammenziehung der Schleimhäute erzielt man vor allem bei Durchfall, Magen-Darm-Katarrh und Magengeschwüren gute Erfolge.

Als Gurgelwasser verwendet man den Tee bei Mundschleimhaut- und Zahnfleischentzündungen. Bäder und Waschungen mit Eichenrinde haben sich bei Frostbeulen, Fußschweiß, Geschwüren und Ekzemen bewährt. Eicheln, als Kaffee zubereitet, helfen bei Blutarmut, Knochenbrüchigkeit und Bettnässen. Gegen Bluthusten, Magen-Darm-Blutungen, Pilz- und Nikotinvergiftungen gibt man bis zum Eintreffen des Arztes Rindentee.

Abkochung wird mit 2 Teelöffeln Rinde auf $1/4$ l Wasser zubereitet, bei Durchfällen kocht man 1 Teelöffel auf 1 Glas Rotwein ab. Täglich sind 2 Tassen über den Tag verteilt erlaubt. Eichelkaffee aus 1 Eßlöffel zerkleinerter Eicheln auf 1 Tasse Wasser wird als Aufguß hergestellt und muß vor dem Abseihen $1/2$ Stunde ziehen. Gewöhnlich trinkt man 2–3 Tassen dieses Kaffees, Bettnässer erhalten nachmittags gegen 16 Uhr 1 Tasse, danach keine Flüssigkeiten mehr. Äußerlich verwendet man die Abkochung aus 1 kg Rinde auf 2 l Wasser auch als Badezusatz.

Einbeere
(Paris quadrifolia)

Die giftige Einbeere ist in schattigen Laubwäldern und Gebüschen verbreitet. Bei idealen Lebensbedingungen bedeckt die kleine, 10-30 cm hohe Pflanze weite Flächen. Ihre vier großen Blätter stehen quirlförmig um den kahlen Stengel. Im Mai und Juni erscheint an seiner Spitze eine einzige Blüte. Aus ihr geht später die eine stahlblaue Beere hervor, der die Pflanze ihren merkwürdigen Namen verdankt. Sie ähnelt der Heidelbeere und wird deshalb zuweilen von Kindern gegessen.

In manchen Gegenden kennt man die Giftpflanze aus der Familie der Liliengewächse auch als *Wolfsbeere*.

Es versteht sich von selbst, daß die Einbeere nicht gesammelt und niemals ohne ärztliche Verordnung angewendet werden darf. Heilanzeigen sind Schmerzzustände verschiedener Art, insbesondere Kopfschmerzen und Migräne. Für den Hausgebrauch stehen uns zur Behandlung dieser Erkrankungen aber genügend ungefährlichere Drogen zur Verfügung. Auch der Fachmann wird in der Regel auf die Einbeere verzichten.

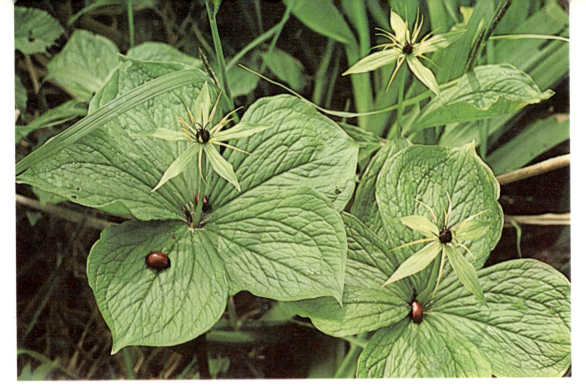

Einbeere

Alte Hausrezepte geben an, daß das zerquetschte Kraut der Einbeere, äußerlich zu Auflagen verwendet, Geschwüre und Wunden heilt. Dies ist ein lebensgefährlicher Irrtum, vor dem nicht nachdrücklich genug gewarnt werden kann! Die Giftstoffe können durch den Hautdefekt in die Blutbahn gelangen und auf diese Weise sogar zum Tode führen.
Als Giftstoffe wurden in der Pflanze zwei Glykoside nachgewiesen. Sie erzeugen Kopfschmerz, Schwindel, Erbrechen, Durchfall mit heftigen Darmkoliken und starken Harndrang. Bei Vergiftungen muß unverzüglich der Arzt gerufen werden.

Eisenhut
(Aconitum napellus)

Die giftigen Alkaloide Akonitin und Napellin im Eisenhut gehören zu den stärksten Giften, die wir kennen.
Das verbietet von vornherein alle Selbstbehandlungsversuche mit dem volkstümlich als *Sturmhut* bekannten Hahnenfußgewächs. Der Arzt wird fertige Zubereitungen aus der rübenartigen Wurzel im Einzelfall zur Schmerzlinderung bei Migräneanfällen, Nervenschmerzen und Rheuma einsetzen. Homöopathen verwenden starke Verdünnungen aus blühendem Kraut gegen Erkältungen, Lungen-, Rippenfell-, Herzbeutel-

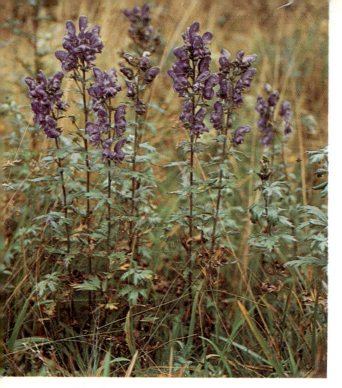
Eisenhut

und Herzinnenhautentzündungen. Es versteht sich von selbst, daß auch die homöopathische Behandlung dem Fachmann vorbehalten bleibt.

In ländlichen Gegenden bereitet man aus dem Eisenhut Rattengift und ein Mittel gegen Ungeziefer. Der Eisenhut ist in Europa, Nordamerika und Asien auf feuchten Wiesen und Ufern, an Gebüschen und in Wäldern bis in 2500 m Höhe verbreitet, zum Teil wird er gewerbsmäßig angebaut. Sein aufrechter, bis 1,50 m hoher Stengel trägt dunkelgrüne, handförmige, nach vorn schmaler werdende Blätter. Von Juni bis September erscheinen blauviolette, traubenförmig angeordnete Blüten. Das oberste der fünf Blütenblätter umschließt wie das Verdeck einer Kutsche einen helmähnlichen Hohlraum. Daraus erklärt sich der volkstümliche Name *Venuskutsche*.

Eisenkraut
(Verbena officinalis)

Im antiken Rom spielte das heilige Kraut in den Kulthandlungen eine ebenso wichtige Rolle wie als Allheilmittel in der Medizin. Es schützte vor Dämonen und stellte den Kontakt zu guten Geistern und den Seelen Verstorbener her. Die keltischen Priester (Druiden) weissagten daraus die Zukunft. Darauf deutet heute noch der volkstümliche Name *Druidenkraut* hin. Im Mittelalter hängte man das Kraut zum Schutz vor Hexen und Krankheiten unter die Haustüre, der Reisende nahm die Wurzel mit, um vor Gefahren geschützt zu sein.

Eisenkraut wächst in ganz Europa auf Dorfangern, an Mauern, Wegen, Zäunen und Hecken. Aus einer faserigen, kleinfingerdicken Wurzel erhebt sich der kantige, teils behaarte, rötliche Stengel 30–80 cm. Die dunkelgrünen, behaarten Blätter sind oval, gezackt und faltig. Sie stehen einander immer zu zweien gegenüber. Am Ende der Stengel erscheinen von Juli bis September blasse rötliche, bläuliche oder weiße Blütenähren. Blühendes Kraut wird zu Beginn der Blütezeit gesammelt. Es enthält Gerb-, Schleim- und Bitterstoffe, Alkaloide, Glykoside und ätherisches Öl.

Die moderne Arzneipflanzenforschung konnte zwar nicht beweisen, daß Eisenkraut

Kinder aufgeweckt, artig und klug macht, wie manche Kräuterbücher angeben, eine Reihe anderer Heilanzeigen aber hat sie bestätigt. Im Vordergrund stehen Verdauungsstörungen, Leberleiden und Gelbsucht. Außerdem wird das Kraut bei Husten, Bronchialkatarrh, Keuchhusten, Verschleimung, Nierensteinen, Blutarmut, Rheuma, Wassersucht, Menstruationsstörungen und Beschwerden der Wechseljahre empfohlen.

Wenn sie auch kein Allheilmittel ist, so hat die Droge doch eine erstaunliche Anwendungsbreite. Stillende Mütter können, wenn der Arzt nichts dagegen hat, durch Eisenkraut auch die Milchbildung anregen. Äußerlich dienen Bäder, Waschungen und Kompressen zur Behandlung von Geschwüren, Flechten, Warzen, Augenentzündungen, als Gurgelwasser verwendet man den Tee bei Halsentzündungen, Zahnfäule (Karies) und Mundgeruch.

Die Zubereitung ist denkbar einfach: 1 Eßlöffel Kraut auf $^1/_4$ l Wasser wird 10 Stunden kalt angesetzt, täglich sind 2 Tassen erlaubt. Äußere Anwendungen führt man fünf- bis sechsmal täglich durch.

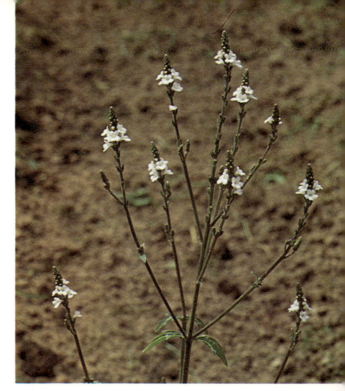

Eisenkraut

Enzian
(Gentiana lutea)

Die *Bergfieberwurzel* oder *Bitterwurz,* wie der Volksmund den gelben Enzian auch nennt, ist in den süd- und mitteleuropäischen Gebirgen bis in 2500 m Höhe heimisch. Bei uns in Deutschland findet man ihn noch im Voralpenland und im Schwarzwald auf Wiesen und Almen. Er steht unter Naturschutz.

Während der ersten 6 Jahre sieht man vom Enzian nur eine bescheidene Blattrosette, unter der Erde dagegen bildet sich eine kräftige, bis 1 m lange und 6 kg schwere Wurzel aus. Im 7. Jahr endlich erscheint der starke Stengel, der 1–1,50 m hoch wird. Die unteren seiner bläulichgrünen, elliptischen Blätter sitzen an kurzen Stielen, nach oben zu werden sie kleiner und sind direkt am Stengel angewachsen. Im Juli und August krönt ein Kreis aus 5–6 goldgelben Blüten den Stengel, in den Blattachseln des oberen Stengelabschnitts erscheinen Blütenquirle

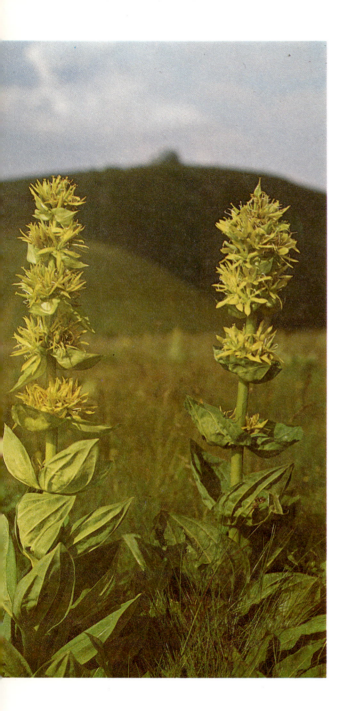

aus 3–10 Blüten, die von den Blättern schützend umgeben werden.

Die Heilkunde verwendet die Wurzel, die von April bis Oktober gesammelt wird. Bei längerer Lagerung färbt sie sich durch Fermentierungsprozesse rotbraun. Die Droge enthält als Hauptwirkstoffe die bitteren Glykoside Gentisin und Gentiopikrin, den Zucker Gentianose, Mineralstoffe und Öle. Wurzeln und Enzianliköre gibt man hauptsächlich bei Magen-Darm-Beschwerden, Appetitlosigkeit, Leber- und Gallenblasenleiden, Übelkeit, Blutarmut und allgemeiner Schwäche. Verboten ist der Gebrauch bei schweren Magenkrankheiten (Arzt fragen), Neigung zu Kopfschmerzen und nervöser Reizbarkeit. In manchen Gegenden heilt man durch Enzianumschläge auch eitrige, schlecht heilende Wunden, eine umstrittene Anwendung, auf die man besser verzichtet.

Als geschützte Pflanze kann der Enzian nur mit Genehmigung der zuständigen Behörden gesammelt werden. Deshalb kommt nur die Verwendung fertiger Zubereitungen aus dem Fachhandel in Frage. Wer keinen Likör trinken will, weicht auf Tinkturen, Pulver oder Tee aus.

Kaltauszüge aus 1 Teelöffel Wurzel auf $1/4$ l Wasser müssen 3 Stunden ziehen, Aufgußtee mit 2 g Droge auf 1 Tasse Wasser soll 4 Minuten kochen. Diesen Tee nimmt man schluckweise während des Tages ein, normalerweise 1–2 Tassen. Pulver kann als Tee

Enzian

zubereitet werden (1 g je Tasse), einfacher geht es, wenn man das Pulver messerspitzenweise zu sich nimmt.

Erdbeere
(Fragaria vesca)

Erdbeeren enthalten reichlich Vitamin C, Mineralsalze, wie Eisen Kalzium und wichtige Spurenelemente, die in unserer heute üblichen kalorienreichen Mangelkost so oft fehlen. Zum Ausgleich kann die wohlschmeckende Beere roh, als Saft oder in anderer Zubereitung nicht oft genug empfohlen werden. Daneben ist die *Walderdbeere* aber auch eine echte Heilpflanze, von der die Beeren und das Kraut verwendet werden.
Blättertee aus 1 Teelöffel Droge auf 1 Tasse Wasser, als Aufguß zubereitet, wirkt blutreinigend und harntreibend und eignet sich somit vor allem bei Gicht, Rheuma, Nieren- und Blasenleiden, wegen des Gerb- und Schleimstoffgehalts aber auch bei Durchfällen. Man trinkt täglich 2–3 Tassen.
Die Beeren selbst werden bei Nieren-, Blasenleiden und Kreislaufstörungen zur unterstützenden Behandlung empfohlen und sollen überdies die Nerven stärken. Zur Blutreinigungskur ißt man täglich 500 g Erdbeeren roh, mindestens 4 Wochen lang. Äußerlich verwendet man Erdbeeren mit Honig als Gesichtspackung bei unreiner Haut.

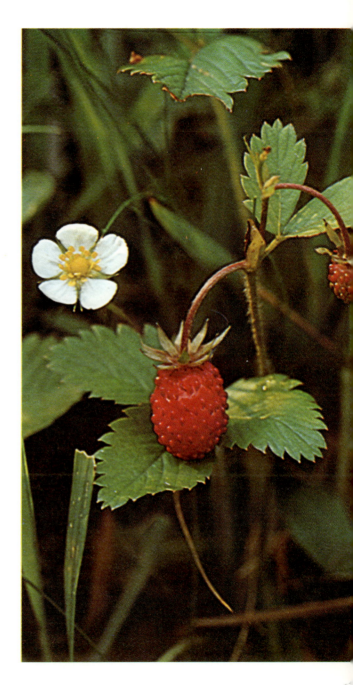

Erdbeere

Es bereitet nur wenig Mühe, die kleine Walderdbeere auf sonnigen Lichtungen und Hängen aufzuspüren. Die Gartenerdbeere, Abart einer amerikanischen Sorte, trägt zwar mehr Früchte, ist aber weniger wirksam. Wenn die kleine Staude aus der Familie der Rosengewächse sich von Mai bis Juli mit kleinen weißen Blüten schmückt, ist die Zeit gekommen, um das Kraut zu sammeln, später erntet man die reifen Beeren.

Erdrauch
(Fumaria officinalis)

Die *Ackerraute* ist eine Unkrautpflanze, die sich mit kargem Boden begnügt, zum Mißvergnügen des Gärtners aber auch im Garten häufig vorkommt. Sie ist in ganz Europa auf Ödland, Schuttplätzen, Feldern und Wiesen verbreitet. Ein dünner, kahler Stengel erhebt sich bis 25 cm über den Boden. Zum Teil verästelt er sich sofort, wenn er aus der spindelförmigen Wurzel sprießt, bei manchen Pflanzen verzweigt er sich erst weiter oben. Er trägt grau- oder bläulichgrüne, gefiederte Blätter. Die rosa bis dunkelroten Blütentrauben erscheinen von Mai bis September. Das blühende Kraut wird gesammelt.

Die Volksheilkunde nutzt das *Grindkraut* seit alters zu Waschungen bei Kopfgrind und Krätze. Die Waschung erfolgt mehrmals täglich mit dem Kaltauszug. Bitter- und Schleimstoffe sowie das giftige Alkaloid Fumarin lassen eine Verwendung der Droge aber auch innerlich bei Leber- und Gallenblasenleiden mit und ohne Gelbsucht, Stuhlverstopfung und Hämorrhoiden zu. Die blutreinigende Wirkung unterstützt die Behandlung von Hautausschlägen.

Erdrauch wird meist als Kaltauszug mit 1 Teelöffel Droge auf $1/4$ l Wasser 10 Stunden lang kalt angesetzt. Zum Aufguß überbrüht man die gleiche Menge mit 1 Tasse kochendem Wasser. Gewöhnlich trinkt man täglich 2 Tassen schluckweise, zur Blutreinigung 1 Tasse morgens nüchtern, am besten im Wechsel mit anderen Blutreinigungstees.

Wegen der Giftwirkung des Fumarins nimmt man Erdrauch nie länger als 14 Tage ununterbrochen ein.

Erdrauch

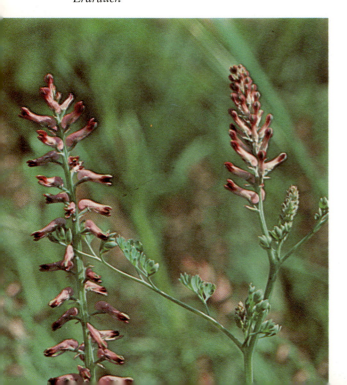

Esche
(Fraxinus excelsior)

Der stattliche Baum aus der Familie der Ölbaumgewächse erreicht zwischen 30 und 40 m Höhe, 1,5–2 m Stammdurchmesser und ein Alter von 300 und mehr Jahren. Er ist überall in Europa heimisch, bevorzugt an Böschungen, Fluß- und Seeufern. Zum Teil wird er in Anlagen und an Straßenrändern kultiviert.

Neben der gemeinen Esche mit großen, gefiederten Blättern und glatter, bräunlichgrauer Rinde, kennen wir noch eine Reihe anderer Arten, zum Beispiel die *Hängeesche* mit nach unten gebogenen Zweigen, die *einblättrige Esche* mit nicht gefiederten Blättern, die *Goldesche*, deren junge Zweige gelblich sind, die südeuropäische *Mannaesche* und die in USA heimischen *Weiß-, Blau- und Schwarzeschen*.

Eschen blühen im April und Mai mit weißlichgelben Büscheln. Daraus gehen die gelbbräunlichen, zu Trauben angeordneten Früchte hervor.

Nach der Blütezeit sammelt man die zu Heilzwecken geeigneten Blätter und die Rinde. Im Volksmund ist der Baum zum Teil noch als *Wundbaum* bekannt. Die Erklärung dafür finden wir in alten Kräuterbüchern, die frische Rinde als Auflage gegen Wunden empfehlen. Diese Anwendung kann heute nicht mehr angeraten werden. Andere volkstümliche Namen sind *Asche* und *Zitterpappel*.

In der Droge werden Stärke, Zucker, Säuren, Gerbstoffe und ätherische Öle als Wirkstoffe nachgewiesen. Man gebraucht sie als Aufguß oder Abkochung gegen Gicht und Rheuma, um die Ausscheidung von Schlacken mit dem Harn anzuregen. Eschenrinde soll gegen Würmer im Darm helfen und senkt das Fieber.

Die Blätter bereitet man am besten als Aufguß mit 1 Teelöffel auf 1 Tasse Wasser zu, Rinde als Abkochung mit 1 Eßlöffel auf 1 Tasse Wasser.

Im Fachhandel erhält man ein Abführmittel, das aus dem getrockneten Saft der Mannaesche hergestellt wird.

Esche

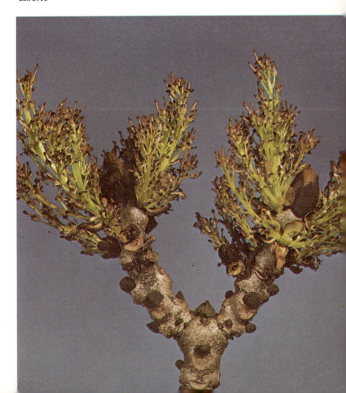

Eukalyptus
(Eucalyptus globulus)

Mit Höhen bis zu 155 m bei einem Stammdurchmesser von etwa 6 m ist dieses Myrtengewächs der größte Baum unserer Erde. In seiner australischen Heimat pflanzt man den mächtigen *Fieberbaum* meist im sumpfigen Gelände an. Sein Wasserverbrauch ist so gewaltig, daß er ganze Sümpfe trockenlegt. Inzwischen werden Eukalyptusbäume auch in Afrika, am Schwarzen Meer, am Mittelmeer, in Südfrankreich und in Süd- und Mittelamerika angebaut.

Seine schmalen, langen Blätter enthalten ätherisches Öl, Gerb- und Bitterstoffe. Das Öl ist Bestandteil vieler Hustenbonbons und Mundwässer. Durch seinen Mentholgehalt wirkt es kühlend, desinfizierend, schleimhautabschwellend, juckreiz- und schmerzlindernd. Deshalb hat es sich gut gegen Husten, Bronchitits, Bronchialasthma, Schnupfen, Nervenschmerzen und Entzündungen der Mund- und Rachenschleimhäute bewährt. Auch zum Inhalieren wird das Öl gerne verwendet. Statt dessen kann man auch einen Aufguß aus Eukalyptusblättern einnehmen.

Die pharmazeutische Industrie stellt aus den Blättern Räucherstäbchen her, die dem Asthmatiker und Bronchitiskranken spürbar Erleichterung verschaffen. Man gebraucht die fertigen Spezialitäten aus der Apotheke nach Anweisung.

Eukalyptus

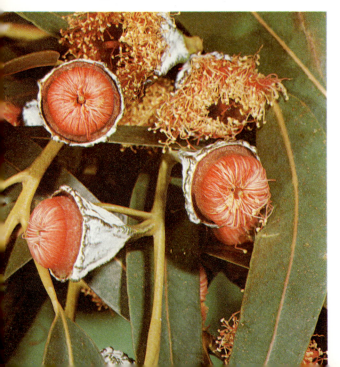

Faulbaum
(Rhamnus frangula)

Die Chinesen, seit Jahrtausenden begeisterte, meisterhafte Pyrotechniker (Feuerwerker), kannten das Schießpulver aus Salpeter, Schwefel und Holzkohle schon über hundert Jahre, ehe der Mönch Berthold der Schwarze um 1380 auch uns Europäer mit dieser zweifelhaften Erfindung bekanntmachte. Beide verwendeten Holzkohle, hergestellt aus dem zerbrechlichen Holz des Faulbaumstrauchs.

Inzwischen wich das Schießpulver wirkungsvolleren chemischen Substanzen, Holzkohlen gebrauchen wir allenfalls noch zum Grillen. Deshalb wird der Faulbaum heute ausschließlich in der Heilkunde zu friedlichen Zwecken verwendet.

Ein volles Jahr muß die Rinde nach den Vorschriften des Deutschen Arzneibuchs lagern, ehe sie als Abführmittel in den Handel gebracht werden darf. Frische Rinde, während der Blütezeit gesammelt, erzeugt Brechreiz, die mild abführenden Anthrachinonderivate entstehen erst während der Lagerung. Deshalb wird man Faulbaumrinde immer vom Fachmann beziehen.

Zwar gilt die Droge als unschädliches Abführmittel, trotzdem soll sie nie längere Zeit ohne ärztliche Erlaubnis eingenommen werden. Schwangere dürfen den Tee nur mit ärztlicher Zustimmung und strikt nach Verordnung einnehmen, weil Vergiftungen sich nicht nur durch blutige Durchfälle und Nierenentzündungen bemerkbar machen, sondern sogar zur Fehlgeburt führen können. Außer bei Verstopfung wird die Droge noch gegen Hämorrhoiden, Leber- und Gallenblasenleiden empfohlen.

Die Tageshöchstmenge liegt mit 15 g recht hoch, deshalb sind Vergiftungen zum Glück selten. Man verwendet meist den Kaltauszug aus 1 Teelöffel Droge auf 1 Tasse Wasser, morgens angesetzt und 12 Stunden später getrunken. Bei Bedarf nimmt man am nächsten Morgen eine weitere Tasse ein. Zur Abkochung läßt man 5–15 g Rinde über Nacht in ¼ l kaltem Wasser ziehen und kocht morgens 5 Minuten auf. Damit hat man die zulässige Tagesdosis, die schluckweise im Laufe des Tages getrunken wird.

Nicht selten ist Stuhlverstopfung Folge übermäßiger Darmbewegungen, die den Kot zu stark eindicken. In solchen Fällen erzielt man mit Mischungen aus beruhigen-

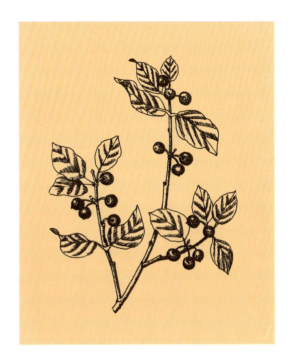

den, krampflösenden und abführenden Drogen, wie Faulbaumrinde mit Fenchel, Kamille und Pfefferminze zu gleichen Teilen, eine bessere Wirkung. Mehr dazu unter dem Stichwort »Stuhlverstopfung«.

Der Faulbaum, ein 3–5 m hoher Strauch aus der Familie der Kreuzdorngewächse, ist in Gebüschen und Laubbäumen in Europa und Westasien heimisch. Er wird 100–150 Jahre alt. Seine glattrandigen Blätter sind eiförmig und vorn zugespitzt. Im Mai und Juni sprießen aus ihren Achseln die grünlichweißen, fliederähnlichen Blüten. Aus ihnen gehen später zunächst rote, dann schwarzglänzende, erbsengroße Steinfrüchte hervor. Frische Rinde riecht leicht faulig.

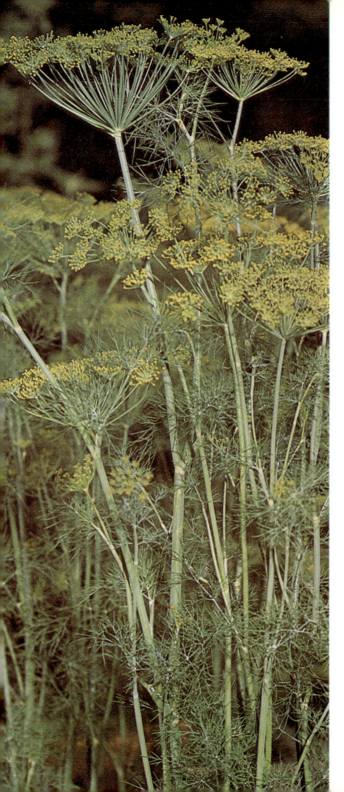

Fenchel
(Foeniculum vulgare)

Schon in der Antike wußte man den Fenchel als Gemüse, Gewürz und Heilpflanze zu schätzen. Leider kommt er bei uns als Gemüse viel zu selten auf den Tisch, in seiner Heimat am Mittelmeer ist Fenchelgemüse dagegen sehr beliebt.

Das Doldengewächs liebt sonnige Hänge, Weinberge und Wiesen mit trockenem, steinigem Boden, zum Teil wird es auch in unserem rauheren Klima in Gärten kultiviert. Aus seiner langen, geraden Wurzel entwickeln sich im ersten Jahr nur schmale, gefiederte Blätter in Bodennähe. Ihre Blattscheiden schwellen bis zur Größe eines Hühnereis, oft sogar bis zu Faustgröße an. Diese harte weißliche Knolle wird als Gemüse verwendet. Erst im zweiten Jahr strebt der Stengel 1–2 m empor. Seine Blattstiele sind grünlichweiß und verschachtelt, die fadendünnen Blätter bräunlichgrün. Von Juli bis August trägt der Stengel hellgelbe, angenehm duftende Blütendolden.

Nach der Blütezeit sammelt man die würzigen, reifen Früchte. Junge Blattstiele werden im Frühjahr geerntet. Roh oder wie Stangensellerie gedünstet verzehrt, schmecken sie sehr angenehm. Auch gemähte, ausgedroschene ganze Pflanzen (Fenchelstroh) sind zu Heilzwecken geeignet.

An Wirkstoffen enthält die Pflanze ätherisches Öl mit anisähnlichem Aroma, Kieselsäure, Mineralsalze, Alkaloide, Zucker und Stärke. In erster Linie ist der Fenchel bei

Fenchel

Beschwerden der Verdauungsorgane angezeigt, insbesondere bei Blähungen, Verkrampfungen und Appetitlosigkeit. Gleichzeitig wirkt er harntreibend, was man in der Rheumatherapie nutzt, und treibt Würmer aus. Mit ärztlicher Erlaubnis ist ein Versuch bei Menstruationsstörungen angezeigt, stillende Mütter können die Milchbildung durch Fencheltee anregen. Günstig beeinflußt werden Erkältungen und Grippe mit Verschleimung und Entzündung der Atemwege. Bekannt ist auch die beruhigende Wirkung auf Kleinkinder. Fenchel ist häufiger Bestandteil von Kräuterlikören und Magen-, Darm- oder Hustenarzneimitteln.

Äußerlich gebraucht man den Tee wie Augentrost zu Augenbädern, Fenchelstroh eignet sich zu Waschungen, Umschlägen und Spülungen bei Quetschungen, Schwellungen und Zahnfleischschwund (Parodontose).

Übliche Zubereitungsform ist der Aufguß mit 1 Eßlöffel Droge auf ¼ l heißes Wasser, den man 5 Minuten ziehen läßt und mit 3 Tassen täglich verabreicht. Kinder erhalten täglich 3 Tassen Milch, in denen je 1 Teelöffel Fenchel 6–8 Minuten gekocht wird. Man süßt mit Honig.

Zum Augenbad überbrüht man ½ Eßlöffel Droge mit ¼ l Wasser und verwendet den Aufguß gut abgeseiht lauwarm. Fenchelstroh wird als Aufguß mit 250 g auf 1 l Wasser zubereitet und viermal täglich äußerlich angewendet. In der Apotheke kauft man Fenchelwasser und Pulver, das nach Gebrauchsanweisung eingenommen wird.

Empfehlenswert sind folgende Mischungen:

blähungswidriger Tee aus Anis, Fenchel und Kümmel zu gleichen Teilen, als Aufguß mit 1 Teelöffel pro Tasse zubereitet.

Tee gegen Leber- und Gallenblasenbeschwerden aus Fenchel und Schafgarbe zu gleichen Teilen, zubereitet wie der blähungswidrige Tee.

Bei Magenbeschwerden Fenchel- und Rhabarberpulver aus der Apotheke zu gleichen Teilen gemischt.

Fettkraut
(Pinguicula vulgaris)

Das Fettkraut wird seit alters zur Herstellung von Wunden und Geschwüren empfohlen. Es scheint allerdings, daß die Volksheilkunde sich mit diesen Heilanzeigen irrt, denn die moderne Arzneipflanzenforschung konnte keine Wirkung nachweisen. Lediglich zur Behandlung von Husten, Entzündungen der Atemwege und Lungenleiden kann die Droge unterstützend eingenommen werden. Dazu ist in jedem Fall die Einwilligung des Therapeuten erforderlich.

Man verwendet stets die vom Fachmann gesammelte und zubereitete Droge, sei es nun als fertige Teemischung zum Aufguß, als Saft oder als Extrakt. Die Gebrauchsanweisung muß genau befolgt werden.

Das gemeine Fettkraut, im Volksmund auch als *Butterkraut* und *Schmerzwurz* bekannt, gehört zu den fleischfressenden Pflanzen. Seine länglichen Blätter bilden in Bodennähe eine Rosette. Aus ihr erhebt sich der nur 12–15 cm hohe Stiel. Im Mai und Juni

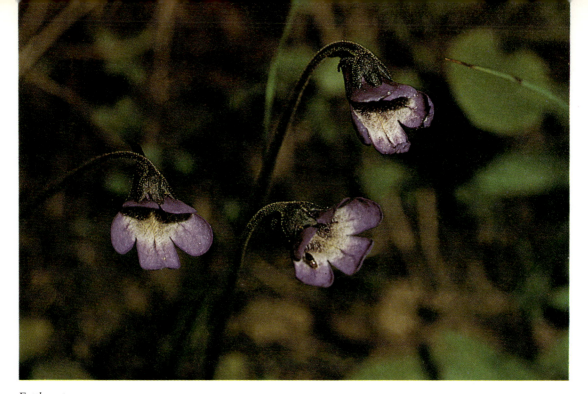

Fettkraut

trägt er eine blauviolette, gespornte Blüte. Wenn ein Insekt sich auf den fleischigen, grünlichgelben Blättern niederläßt, sondern die zahlreichen Drüsen auf der Blattoberfläche ein klebriges Sekret ab. Das Tierchen bleibt hängen, die Blattränder rollen sich zusammen, und in dieser Falle wird das Opfer bis auf den Chitinpanzer verdaut.
Das Fettkraut gedeiht im Gebirge ebenso wie in Mooren und auf sumpfigen Wiesen. Zu Heilzwecken wird das blühende Kraut gesammelt.

Fichte
(Picea excelsa)

Der volkstümlich als *Rottanne* bekannte Baum aus der Familie der Nadelhölzer wird 600–1000 Jahre alt und bei einem Stammdurchmesser bis 2 m bis zu 60 m hoch. Mit seinem kegelförmigen Wuchs gleicht er der Tanne, unterscheidet sich aber von ihr durch seine vierkantigen (Tanne flachen) Nadeln und die im Wipfel hängenden (bei Tannen aufrecht stehenden) Zapfen. Bis in 2000 m

Höhe finden wir die Fichte auf der nördlichen Halbkugel der Erde.

Fichten blühen im Mai. Die Medizin verwendet die im April und während der Blütezeit gesammelten Nadeln, Zapfen und jungen Triebe. Sie enthalten die ätherischen Öle Bromylacetat, Limonen und Pinen mit hautreizender, durchblutungsfördernder, krampflösender und schweiß- und harntreibender Wirkung, außerdem Harz, aus dem man Terpentinöl herstellt.

Der Fachmann bereitet aus der Droge Salben, Inhalationslösungen und Badezusatz zu. Für den Hausgebrauch eignet sich aber auch der Tee aus Fichtennadeln.

Heilanzeigen sind Katarrhe der Atemwege, Husten, Keuchhusten, Bronchialasthma, Rheumatismus und Nervosität. Terpentinöl eignet sich zur Behandlung von Bronchitis (Inhalation), Rheuma und Blähungen. Falsch angewendet führt es zu Erbrechen und Blutharnen durch Schädigung der Nieren. Deshalb darf es nur nach ärztlicher Verordnung angewendet werden.

Salben, Öle und Lösungen zum Inhalieren kauft man fertig in der Apotheke und verwendet sie nach Anweisung. Zum Tee setzt man 10 g Nadeln mit 1 Tasse Wasser 10–12 Stunden an, kocht dann kurz auf, läßt 10 Minuten ziehen und trinkt täglich 2 Tassen mit Honig gesüßt. Nach 7 Tagen soll eine Pause von 1 Woche eingelegt werden. Wer keinen fertigen Badezusatz verwenden möchte, kocht 1 kg Nadeln und Zapfen ab und fügt den abgeseihten Absud dem Vollbad zu.

Aus Fichtenholz stellt der Fachmann Holz-

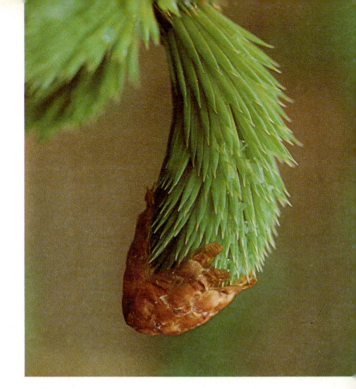

Fichte

kohle (Carbo vegetabilis) her. Sie wirkt desinfizierend und saugt Giftstoffe auf und wird deshalb gegen Magen-Darm-Katarrhe, manche Vergiftungen (Arzt fragen), Wunden und Geschwüre gebraucht.

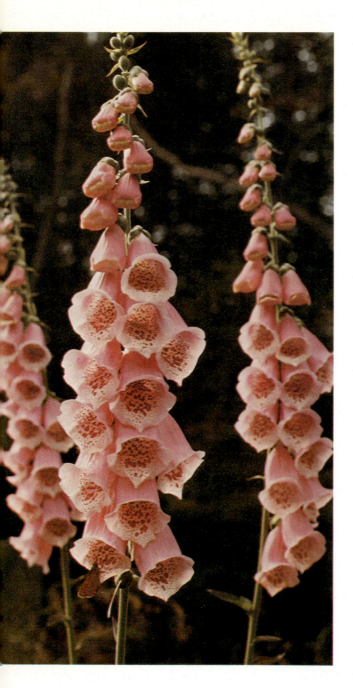

Fingerhut
(Digitalis)

Fertige Digitalisspezialitäten, vom Fachmann nach den Vorschriften des Arzneibuchs aus Blattdroge zubereitet, sind seit gut 200 Jahren unentbehrlich bei der Behandlung vieler Herzkrankheiten. Die Volksmedizin kennt die herzstärkende und harntreibende Heilpflanze schon wesentlich länger. Sie enthält die herzwirksamen Glykoside Digoxin, Digitoxin, Digilamid und Lanatosid.

Die Giftpflanze gehört zur Familie der Rachenblütler. In Mitteleuropa und Westasien ist sie mit mehreren Arten an sonnigen Plätzen verbreitet. Die Medizin verwendet vor allem den Roten (Digitalis purpurea) und den Wolligen Fingerhut (Digitalis lanata). Im Garten wird eine weniger giftige Art als Zierpflanze angebaut.

Im ersten Jahr ihres Wachstums sieht man nur eine bodennahe Blattrosette, erst im Jahr darauf kommt der haarige, 60–120 cm hohe Stengel zum Vorschein. Die lanzettförmigen Blätter sind runzelig und unten graufilzig. Fingerhutähnliche Blüten, als Traube angeordnet, schmücken das Kraut von Juni bis in den September.

Nur der Fachmann darf Fingerhut zubereiten und verordnen. Unsachgemäßer Gebrauch durch Laien führt zur Vergiftung mit Erbrechen und Sehstörungen, die vor allem bei Kindern oft tödlich endet. In solchen

Fingerhut

Fällen reizt man zum Erbrechen, gibt Abführmittel und starken Schwarztee, bis der Arzt die notwendigen Gegenmaßnahmen einleiten kann.

Frauenmantel

(Alchemilla vulgaris)

Bei den Alchemisten des Mittelalters stand das Kraut in hohem Ansehen, hofften sie doch, mit Hilfe der von den Blättern ausgeschiedenen Wassertropfen den »Stein der Weisen« zu finden. Auch in der Volksheilkunde spielt es als *Milchkraut* und *Marienmantel* schon lange eine wichtige Rolle.
Der Name deutet es schon an, Frauenmantel wirkt vor allem auf die weiblichen Genitalien. Allerdings bleibt die Anwendung bei Ausfluß, Menstruationsstörungen und zur Wundheilung nach der Geburt fachärztlicher Verordnung vorbehalten. Wegen seiner Saponine, Gerb- und Bitterstoffe mit harntreibender und schleimhautschützender Wirkung ist die Droge auch bei Magen-Darm-Krankheiten, Durchfall und Rheuma angezeigt, manche Kräuterbücher nennen noch die Zuckerkrankheit als Anwendungsgebiet. Äußerlich legt man Umschläge, in Frauenmanteltee getränkt, bei schlecht heilenden Wunden und Geschwüren auf.
Das Heilkraut ist auf Wiesen, an Ufern, Wegen und Waldrändern in Mitteleuropa heimisch. In Wurzelnähe sind seine nierenförmigen Blattschalen sieben- bis neunlappig, die großen Nebenblätter sind gesägt und eingeschnitten. Der Stengel wird etwa 30–50 cm hoch. Von Mai bis August trägt das Rosengewächs auf kurzen Stielen kleine, grünliche, innen gelbliche Blüten, zu Traubendolden angeordnet. Sie duften angenehm nach Honig.
Die Medizin verwendet das während der Blütezeit gesammelte Kraut. Es wird als Aufguß mit 3–4 Teelöffeln Droge auf $1/4$ l Wasser zubereitet und soll 10 Minuten ziehen. Damit hat man gleich die erlaubte Tagesdosis. Äußerlich wendet man den Aufguß mit der doppelten Menge Droge auf $1/4$ l Wasser an.

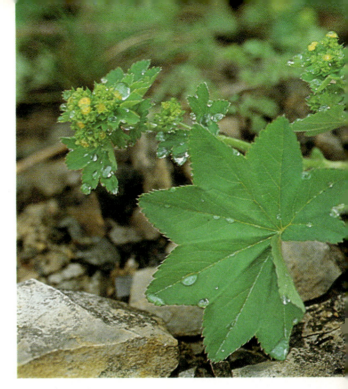

Frauenmantel

Gänseblümchen
(Bellis perennis)

In ganz Europa blüht das *Tausendschönchen* von Anfang März bis Oktober, bei mildem Wetter sogar noch im November und schon um Neujahr. Seine kleinen weißen Blütenkörbchen schmücken Wiesen, Dorfplätze und Wegränder. Weiße oder zartrosa Blütenblättchen umstehen die goldgelben Blütenscheiben, die dem Lauf der Sonne folgen und sich am Abend wieder schließen.

Pfarrer Kneip schätzte diesen kleinen, bescheidenen Frühlingsboten sehr als Heilmittel bei Katarrhen und Verschleimung der Atemwege. Auch Stoffwechselkrankheiten und Leberleiden werden durch den Blütentee günstig beeinflußt, nicht zu vergessen die blutreinigende Wirkung im Frühjahr. Äußerlich lohnt sich ein Versuch bei verschiedenen entzündlichen Hauterkrankungen.

Die Droge, von März bis September gesammelt, enthält Gerb- und Bitterstoffe, Saponine, Säuren, Schleim, ätherische Öle und Zucker. Aufguß wird mit 3 Teelöffeln Blüten auf 1 Tasse Wasser zubereitet, diese Tagesdosis nimmt man schluckweise im Laufe des Tages ein. Vom Saft, den man selbst aus Blüten portionsweise frisch auspressen kann, nimmt man 3 Teelöffel am Tage ein. Als Blutreinigungskur eignet sich auch Salat mit kleingehacktem Kraut und Blüten, am besten Mischungen aus Löwenzahn, Brennesseln und Gänseblümchen, je nach Geschmack mit Quark und Soßen angerichtet.

Gänseblümchen

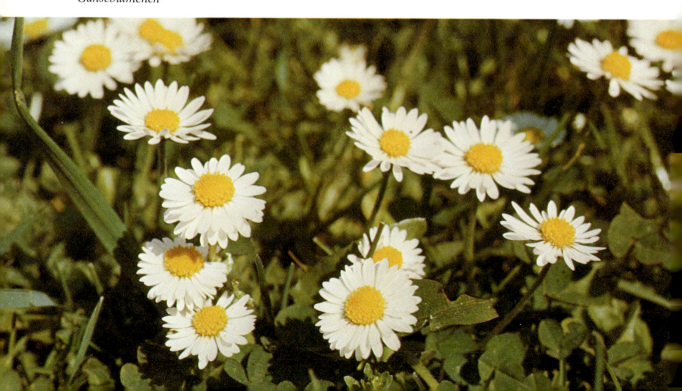

Gänsefingerkraut
(Potentilla anserina)

Das *Fünffingerkraut,* im Volksmund auch einfach als *Anserine* bezeichnet, gedeiht als Unkraut überall in Europa auf feuchtem Grund an Böschungen, Gräben, auf Feldern und Wiesen, wo es oft ganze Rasen bildet. Jeder der kahlen, 15–25 cm hohen Stengel trägt von Mai bis August eine große, gelbe Blüte. Die Blattbüschel sind gefiedert und an den Unterseiten weißlich behaart. Durch Ausläufer vermehrt sich die Pflanze ähnlich wie unsere Erdbeere.

Während der Blütezeit sammelt man Kraut und Wurzeln. Die Drogen enthalten viel Gerbsäure, Schleim, Zucker, krampflösende und herzwirksame Substanzen, deren Zusammensetzung zum Teil noch nicht genau bekannt ist. Im Gurgelwasser nützt der Gerbstoffgehalt bei Mund- und Rachenentzündungen, Umschläge eignen sich zur Behandlung entzündlicher Hautkrankheiten. Innerlich angewendet spielt vor allem die krampflösende Wirkung bei Blähungen, Koliken, Unterleibskrämpfen, Menstruationsbeschwerden und Bronchialasthma eine wichtige Rolle. Bei Magen-Darm-Katarrhen dagegen wirkt vor allem die Gerbsäure lindernd, die auch Durchfälle zum Stehen bringt. Umstritten und weniger empfehlenswert ist der Gebrauch bei Nierenleiden und Zuckerkrankheit.

Die Anwendung erfolgt als Aufguß mit 2 Teelöffeln Droge auf 1 Tasse kochendes Wasser, davon täglich 2–3 Tassen, Umschläge mehrmals wechseln.

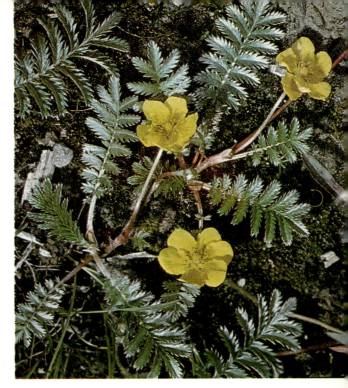

Gänsefingerkraut

Gauchheil
(Anagallis arvensis)

Der seltsame Name dieser Heilpflanze erklärt sich aus dem heute nicht mehr gebräuchlichen Wort Gauch für den Narren, den Geisteskranken. Alte Kräuterbücher sagen dem Primelgewächs nach, daß es derartige seelische und geistige Krankheiten heilen könnte. Heute wissen wir, daß dies Aberglauben war.

Tatsächlich kann man den Ackergauchheil mit Erfolg äußerlich gegen Wunden, Geschwüre und verschiedene Hautleiden, innerlich bei Nieren-, Blasen-, Gallenblasenleiden, Erkrankungen der Leber mit und

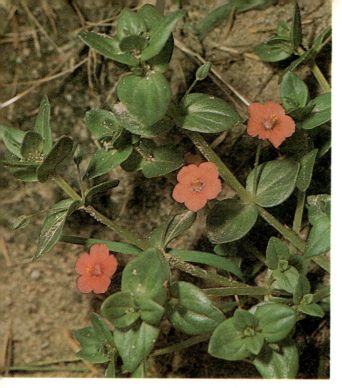

Gauchheil

den Oktober hinein rote oder blaue Blüten, die sich nur bei Sonnenschein öffnen.

Äußerlich gebraucht man am besten den Saft aus dem Fachhandel, erzielt aber auch mit Kompressen, die in den Tee getaucht wurden, zufriedenstellende Erfolge. Innerlich gibt man täglich 3 Tassen Tee, als Aufguß mit je einer kleinen Prise der getrockneten Droge pro Tasse zubereitet.

Die Heilkunde verwendet die ganze Pflanze, die während der Blütezeit gesammelt wird.

Ärztliche Zustimmung ist erforderlich, ehe die Droge zur unterstützenden Behandlung bei Nierenentzündungen, Leber- und Gallenblasenleiden verabreicht werden darf.

Gichtkraut
(Aegopodium podagraria)

Zu Unrecht geriet das auch als *Giersch* und *Zipperleinskraut* bekannte Unkraut heute in Vergessenheit. Auflagen aus frischen zerquetschten Blättern lindern nämlich die sehr schmerzhaften gichtigen Veränderungen am Großzehengelenk, Tee beeinflußt innerlich die Ursachen, ohne daß man Vergiftungsgefahren und Nebenwirkungen wie bei der Herbstzeitlosen in Kauf nehmen muß. Nur die Homöopathen schätzen das Kraut nach wie vor. In manchen Gegenden bereitet man die möhrenähnlich schmeckenden jungen Blätter als Gemüse zu.

Die heftigen Gichtschmerzen im Großzehengelenk treten meist aus voller Gesundheit nachts auf. Der Mediziner bezeichnet sie als »Podagra«, ein Fachausdruck, dem wir auch im lateinischen Namen der Pflanze wie-

ohne Gelbsucht und Keuchhusten verwenden. Ungewiß ist, ob der Tee auch gegen Warzen und überanstrengte Augen hilft. Der Versuch soll hier nicht ausdrücklich empfohlen werden, kann aber mit Sicherheit nicht schaden.

Der Volksmund kennt den roten oder Ackergauchheil auch als *Sperlingskraut* und *Mäusedarm.*.

Das Gewächs ist auf Äckern, Feldern, in Gärten und auf Brachland heimisch. Seine Stengel werden nur etwa 15 cm lang. Sie tragen stiellose runde Blättchen, von denen sich immer zwei gegenüberstehen. Aus den Achseln der Blätter sprießen von Juni bis in derbegegnen. Auflagen aus zerquetschten Blättern oder in Tee getauchten Kompressen lindern den quälenden Schmerz meist so gut, daß man den Arzt nicht mitten in der Nacht bemühen muß. Allerdings ist Podagra stets ein Warnzeichen, die Linderung der Schmerzen darf den Betroffenen also nicht vom baldigen Besuch des Fachmanns abhalten. Innerlich wird die Droge auch bei Rheuma und Ischias mit gutem Erfolg angewendet. Man trinkt dazu täglich 1 Tasse Tee, als Aufguß mit 2 Teelöffeln junger Blätter zubereitet. Die Blätter werden vor der Blütezeit gesammelt. Homöopathen verwenden auch blühendes Kraut.

Die 70–100 cm hohe Pflanze trägt an hohlem, geradem Stengel unten und in der Mitte dreizählige Blätter, dazwischen auch ungeteilte mit gesägtem Rand. Von Juni bis August erscheinen die großen weißen Blütendolden. Der Wurzelstock des Unkrauts ist sehr ausdauernd und bringt manchen Bauern, der ihn vergebens auf seinen Feldern ausrotten will, fast zur Verzweiflung. Auch schattige Wälder und Büsche sind bevorzugte Standorte der Heilpflanze.

Giftlattich
(Lactuca virosa)

Die giftige Pflanze enthält Alkaloide, Bitterstoffe, Säuren, Kampfer und ätherische Öle als Wirkstoffe. Lange Zeit wurde sie zusammen mit anderen Kräutern zur Anästhesie bei Operationen geschätzt. Heute stehen uns dazu andere chemische Mittel zur Verfügung, die genauer dosiert werden können.

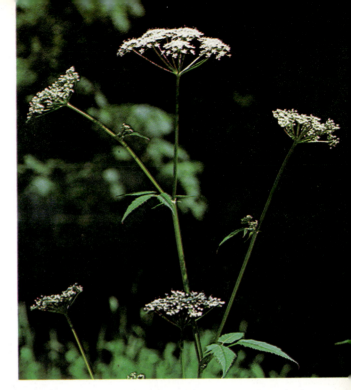

Gichtkraut

Auf diese präzise »Steuerung« der Narkose kommt es ganz entscheidend an.

Auch wenn der Giftlattich heute in der Chirurgie an Bedeutung fast ganz verloren hat, ist er in der Allgemeinmedizin noch immer wertvoll. Seine krampflösende Wirkung hilft, suchterzeugende chemische Mittel einzusparen, wie sie sonst zum Beispiel gegen Koliken eingesetzt werden müßten. Besonders gut hat sich der Giftlattich bei Krämpfen der Harnwege und des Darms bewährt. Ferner wirkt er beruhigend und dämpft akute Zustände von Erregtheit, schließlich kann er den quälenden Hustenreiz lindern. Auch wenn der Giftlattich kein Schmerzmittel im eigentlichen Sinne ist, wirkt er doch durch die allgemeine Beruhigung und Lösung von Verkrampfungen, wie sie bei Schmerzen auftreten, sehr wohltuend.

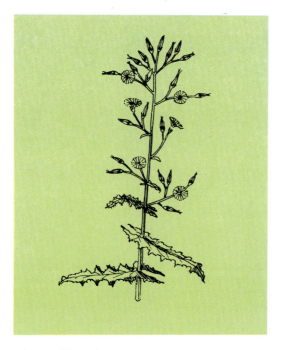

Die Heilkunde gebraucht das blühende Kraut. Daraus kann ein Milchsaft gewonnen werden, den die pharmazeutische Industrie zu Arzneimittelspezialitäten verarbeitet. Die Droge wird natürlich stets mit ärztlicher Erlaubnis in fertiger Zubereitung angewendet, Selbstbehandlung ist strikt untersagt.

Der Giftlattich ist in Europa, Asien und Nordafrika an Böschungen, Feldern, Wiesen und auf Ödland heimisch. Er gehört zur Familie der Korbblütler.

Die Volksheilkunde kennt die Pflanze auch als *Saudistel* und *Saulattich*.

Aus seiner starken Pfahlwurzel sprießt im ersten Jahr des Wachstums nur eine Rosette löwenzahnähnlicher Blätter. Im Jahr darauf strebt der Stengel bis in 1 m Höhe empor. Er trägt bläuliche Blätter, deren Rippen an der Unterseite mit Stacheln besetzt sind.

Von Mai bis August erscheinen an den Spitzen der Stengel die gelben, zu Rispen angeordneten Blütenkörbe. Wie beim Löwenzahn sind die Samen gefiedert und werden im Herbst vom Wind in alle Himmelsrichtungen verbreitet.

Ginseng
(Panax ginseng)

Einst war diese »Wurzel des Lebens« kostbarer als Gold und nur die kaiserliche Familie Chinas und hohe Würdenträger durften sie verwenden. Unerbittlich wurde der Frevler, der jen-san, die »Menschenpflanze«, aus dem Lande zu schmuggeln versuchte, mit dem Tode bestraft. Heute bieten selbst Versandhäuser und Supermärkte die Droge feil, aber kaum eines der vermeintlich günstigen Angebote hält, was der Name verspricht.

Zwar muß die echte Wurzel heute nicht mehr in Gold aufgewogen werden, aber noch immer hat sie ihren stolzen Preis. Das hängt mit der begrenzten Anbaufläche und der mühsamen Kultivierung zusammen. Erst nach 6–7 Jahren ist die Wurzel ausgewachsen. Sie laugt den Boden so stark aus, daß er 15–20 Jahre lang nicht mehr bewirtschaftet werden kann. Strohdächer schützen die Beete vor praller Sonne und zu starkem Regen. Als Düngemittel eignen sich nur Gras und verrottete Blätter, künstlicher Dünger tötet auch ältere Wurzeln unweigerlich.

In der Urheimat Korea gibt es heute nur etwa 10 Ginsengplantagen mit rund 1 300 ha Anbaufläche. Wenn man dies alles berücksichtigt, dann erscheint der relativ hohe Preis echter Ginsengwurzeln durchaus gerechtfertigt. Beim Kauf achte man stets darauf, daß man original koreanische, 6- bis 7jährige Wurzeln erhält. Am besten kauft man nur Ginseng mit dem Gütesiegel des koreanischen Staates.

Zwei Arten von Wurzeln sind im Handel:
Weißer Ginseng, eine gelblichweiße, mehlige Wurzel, an der Sonne oder im Ofen getrocknet, damit sich die äußere Korkschicht löst.
Roter Ginseng, der »König der Ginsengwurzeln«, erkennbar an der glasigen Beschaffenheit und rötlichbraunen Farbe, die bei der Behandlung mit Dampf oder heißem Wasser entsteht.

Dem venezianischen Weltreisenden Marco Polo verdanken wir die erste Kunde von diesem asiatischen Allheilmittel. Drei Jahrhunderte später, um 1620, brachten holländische Kauffahrer der Ostindien-Kompanie die ersten Wurzeln nach Europa. Exakte Forschungsarbeiten gibt es aber erst seit etwa 15 Jahren.

Ginseng wirkt am auffälligsten auf das zentrale und vegetative Nervensystem. Die Tätigkeit der Großhirnrinde wird gesteigert, die Funktionen des unserem Willen nicht unterliegenden Vegetativums werden har-

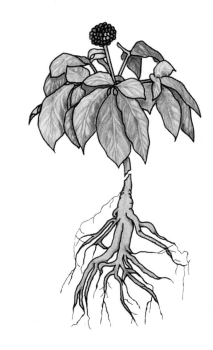

monisch aufeinander abgestimmt. Das beeinflußt Erschöpfung, Leistungsschwäche, Konzentrations- und Gedächtnisstörungen ebenso günstig wie die Streßfolgen und Zivilisationsschäden an Herz, Kreislauf und Verdauungsorganen. Schlafstörungen werden beseitigt, Nervosität und funktionelle Störungen an Herz und Verdauungsorganen gelindert, der zu hohe oder zu niedrige Blutdruck nähert sich wieder der Norm. Gleichzeitig werden Appetit, Verdauung und Leberfunktionen verbessert, erhöhte Blutfett- (Arterienverkalkung), Blutzucker- (Zuckerkrankheit) und Harnsäurewerte (Gicht) normalisiert, die Hormonproduktion steigert sich ebenso wie die Körperabwehr, Entzündungen und Wunden heilen schneller aus. Inzwischen untersuchen die Pharmakologen sogar, ob Ginseng nicht auch bei Nerven- und Geisteskrankheiten (Psychosen) wirksam ist. Erste Erfolge erzielte man schon bei Depressionen, Neurosen, leichter Sucht und Krankheiten des Zentralnervensystems.

Ginsengwurzeln enthalten auffallend viel Mineralsalze und Spurenelemente, ätherisches Öl, Glykoside, Saponine, Gerb- und Bitterstoffe, die zum Teil vitamin- und hormonähnlich wirken. Die vielseitigen therapeutischen Effekte erklären sich erst aus dem harmonischen Zusammenwirken der verschiedenen Inhaltsstoffe.

Zwar erhöht sich die geistig-körperliche Leistungsfähigkeit meist schon nach einmaliger Gabe von 1 g Wurzel deutlich für mehrere Tage, Dauererfolge darf man aber erst nach kurmäßiger Anwendung erwarten. Am besten folgt man alten asiatischen Rezepten und nimmt mindestens 1 Monat lang täglich 0,5–1 g Wurzel oder Extrakt ein. Die Dosis kann unbedenklich erhöht werden, die Kur darf auch wesentlich länger dauern. Mancher koreanische Bauer trinkt von Jugend an täglich 1 Tasse Ginsengtee.

Europäische Wissenschaftler sind inzwischen zu der Ansicht gelangt, daß Ginseng nach der Akupunktur der zweite wesentliche Beitrag asiatischer Heilkunde zur modernen westlichen Medizin ist. Es liegt in der Hand des Verbrauchers, nicht auf marktschreierische Reklame hereinzufallen, die Ginseng skrupellos zur Modedroge machen will. Wenn wir auf Qualität achten, wird das berechtigte Vertrauen in diese erstaunliche Droge nicht enttäuscht werden.

Ginster
(Genista)

Bis ins 18. Jahrhundert hinein, als der britische Arzt Dr. Withering den Fingerhut in die Therapie einführte, war Ginster die meistgebrauchte Droge zur Behandlung von Herzkrankheiten. Wir kennen mehrere verwandte Arten mit ähnlicher Wirkung, nämlich den für Heilzwecke am häufigsten gebrauchten *Besenginster* (Sarothamnus scoparius oder Spartium scoparium), den *Deutschen Ginster* (Genista germanica) und den *Färbeginster* (Genista tinctoria). Sie gehören zur großen Familie der Schmetterlingsblütler und sind in Mitteleuropa an und in Wäldern, auf Wiesen und sandigen Böden heimisch.

Der Besenginster wird 1–2 m hoch, Färbeginster und Deutscher Ginster erreichen 50–70 cm Höhe. Ihre großen, goldgelben Blüten sind an den Spitzen der kahlen Ruten büschelartig angeordnet. Die Blütezeit dauert von Mai bis August. Früher benutzte man vor allem die biegsamen Gerten des Besenginsters, um Körbe zu flechten, Besen herzustellen und Reben anzubinden. Aus Färbeginster stellte man gelbe Farbe her. Bei allen Arten sind die Blätter lanzettförmig schmal. Der Samen der Heilpflanze wächst in Schoten heran und ähnelt Linsen.

Während der Blütezeit sammelt man Kraut, Blüten, junge Triebe, im Spätsommer den Samen.

Die Droge enthält Alkaloide mit harntreibender, verdauungsfördernder, stoffwechselanregender und Herz-Kreislauf-regulierender Wirkung. Überdosen führen zu Störungen am Herzen, Erbrechen und Durchfall. Die Anwendung gegen Rheuma, Gicht, Wassersucht, Blasenkatarrh, Verdauungsbeschwerden, insbesondere aber bei Herzschwäche, Herzrhythmusstörungen (Extrasystolen) und niedrigem Blutdruck, bleibt stets ärztlicher Verordnung vorbehalten.

Die Volksheilkunde empfiehlt die Droge noch bei Leber- und Milzschwellung, eine unsichere Anwendung, auf die man besser verzichten wird.

Tee wird als Aufguß mit 2 Teelöffeln auf 1 Tasse Wasser zubereitet und muß 10 Minuten ziehen. Wenn nicht anders verordnet, trinkt man täglich 1 Tasse schluckweise.

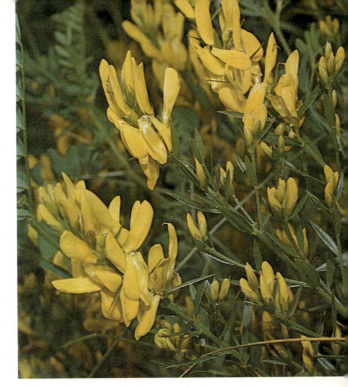

Ginster

Gnadenkraut
(Gratiola officinalis)

In der Erfahrungsmedizin schätzte man diese Heilpflanze lange Zeit sehr. Darauf weisen auch die vielen volkstümlichen Namen hin, zum Beispiel *Allerheiligen-* oder *Gottesgnadenkraut, Gallkraut, Gichtkraut* und *Nieswurz.* Heute ist die Pflanze – nicht zuletzt wegen ihrer möglichen Nebenwirkungen bei falscher Dosierung – weitgehend in Vergessenheit geraten. Nur in der Homöopathie greift man immer noch auf die stark verdünnten Zubereitungen zurück.

Heilanzeigen sind in erster Linie Gicht, Leber- und Gallenblasenleiden, Verdauungsbeschwerden, Entzündungen des Magen-Darm-Trakts, Nieren- und Blasenleiden. Selbstbehandlung ist in jedem Fall untersagt, auch homöopathische Verdünnungen bleiben ärztlicher Verordnung vorbehalten. Wenn der Therapeut zugestimmt hat, verwendet man die vom Fachmann zubereiteten fertigen Spezialitäten genau nach Gebrauchsanweisung.

Die ganze Pflanze enthält giftige Glykoside, die bei falscher Dosierung die Schleimhäute von Magen und Darm ebenso wie die Nieren

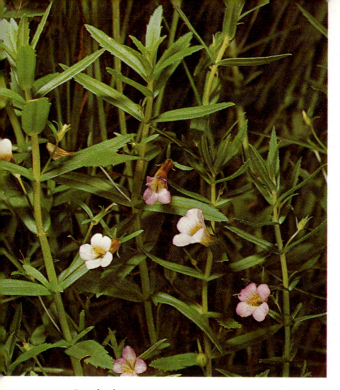

Gnadenkraut

sehr stark reizen. Dies kann sogar dazu führen, daß die Patienten unter blutigen Durchfällen und Blutharnen leiden. Ferner werden Herz und Atmungsorgane in ihren lebenswichtigen Funktionen bedrohlich gestört. Häufig stellen sich Krampfanfälle, Zustände abnormer Erregtheit und Verwirrtheit mit Gedankenflucht ein. Beim Verdacht auf falsche Dosierung ist unverzüglich ärztliche Hilfe erforderlich, um mögliche bleibende Schäden zu verhindern.

Das Kraut gehört zur Familie der Rachenblütler. Es bevorzugt feuchte Standorte an Seen und Flüssen oder nasse Wiesen. Im Juni und Juli blüht es mit großen weißen Rachenblüten, die von rötlichen Adern durchzogen sind und sehr hübsch aussehen. Der Fachmann sammelt das Kraut vor der Blütezeit im Mai.

Goldregen
(*Cytusus laburnum*)

Der Goldregen stammt aus Südeuropa, heute wird er als Zierstrauch auch bei uns angebaut. Die Wildpflanze bevorzugt Standorte in gebirgigen Gegenden.
Diese sehr giftige Pflanze erreicht bis zu 7 m Höhe. Ihre langgestielten, gefiederten Blätter sind unten grünlichgrau, auf der oberen Seite dunkelgrün. Die Blattstiele sind weich behaart. Während der Blütezeit von Mai bis Juni schmücken lange Traubenketten goldgelber Blüten den Strauch, denen er seinen Namen verdankt. Die Volksheilkunde kennt ihn wegen der kleeähnlichen Blätter aber auch als *Kleebaum*.
Aus den Blüten gehen später die graubraunen Samenhülsen mit dem grünlichen Samen hervor. Diese Samen enthalten ebenso wie die übrigen Pflanzenteile ein Alkaloid, das wie Strychnin wirkt. Strychnin ist auch dem Laien als Schädlingsbekämpfungsmittel bekannt, insbesondere als Ratten- und Mäusegift.
Unsachgemäß angewendet führen Zubereitungen aus Goldregen zu Krämpfen, Schmerzzuständen, Erbrechen, Durchfall und Ohnmacht, in schweren Fällen droht der Tod durch Lähmung der Atemmuskulatur. Kinder sind besonders stark gefährdet. Deshalb sollten alle Eltern darauf achten, ob

in der Nähe von Spielplätzen Goldregensträucher stehen, und ihre Kinder rechtzeitig über die Gefahren dieser schönen, aber gefährlichen Pflanze informieren. Wenn es erst einmal zur Vergiftung gekommen ist, hilft meist nur noch die sofortige klinische Intensivbehandlung.

In der Heilkunde spielt der Goldregen heute kaum noch eine Rolle. Früher schätzte man die verschiedenen Zubereitungsformen bei Stuhlverstopfung, als Brechmittel und zur Raucherentwöhnung als Tabakersatz. Für die verschiedenen Heilanzeigen stehen uns heute aber genügend andere, ungefährlichere Kräuter zur Verfügung, so daß auch die Fachleute fast immer auf die Droge verzichten.

Goldrute
(Solidago virga aurea)

Die *Goldrute*, auch als *Wundkraut* und *Unsegenkraut* bezeichnet, wird seit dem Mittelalter in der Volksheilkunde gebraucht. Als Droge verwendet man den oberen Teil der blühenden Pflanze, der vor allem harntreibende Substanzen enthält. Für den Hausgebrauch eignet sich der Aufguß vor allem zur Blutreinigungskur, bei Hautausschlägen und als Gurgelwasser gegen Entzündungen des Rachens. Der Therapeut wird Goldrute im Einzelfall bei Nierenentzündungen, Blasenkatarrh, kleinen Nierensteinen (Grieß), Harnverhaltung, zur Wundheilung und Schmerzlinderung verordnen.

Zum Aufguß überbrüht man 1–2 Teelöffel Droge mit 1 Tasse Wasser, zur Abkochung

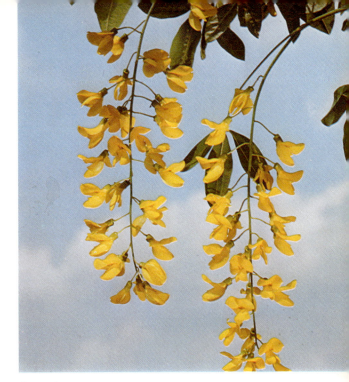

△ *Goldregen*

▽ *Goldrute*

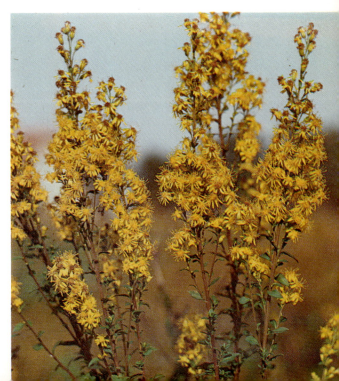

zum Gurgeln und für Umschläge kocht man die gleiche Menge kurz auf und läßt einige Minuten ziehen. Im Fachhandel gibt es auch Tinkturen, die tropfenweise nach Anweisung verabreicht werden. Vom Tee trinkt man täglich 2 Tassen.
Homöopathen wenden starke Verdünnungen aus frischen Blüten bei Nieren- und Blasenentzündungen an.
Das auch bei uns an Wegen, auf Wiesen, Waldlichtungen und in Wäldern verbreitete Gewächs wird bis zu 1 m hoch. Seine breiten Blätter sind lanzettförmig. Von Juli bis September trägt die Goldrute goldgelbe Korbblüten, zu einer Ähre angeordnet.

Gundermann

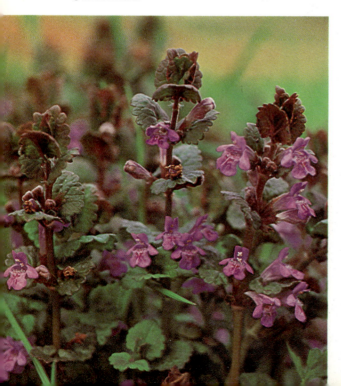

Gundermann
(Glechoma hederacea)

Schon zeitig im März steht diese Zauberpflanze der alten Germanen in voller Blüte, im Juni ist die Blütenpracht aber wieder vorüber. Die bläulichlila Lippenblüten sprießen büschelweise aus den Achseln der immer zu zweit am Stengel angeordneten Blätter. Diese Blätter sind rundlich-nierenförmig und am Rand gekerbt. Das unscheinbare graugrüne Kraut kriecht am Boden entlang und erreicht kaum 30 cm Höhe.
Blühendes Kraut enthält Bitter- und Gerbstoffe, Mineralsalze, ätherisches Öl und Cholin. Seine Giftstoffe sollen gelegentlich sogar Pferde töten, die Droge ist also mit Vorsicht zu gebrauchen.
Seit alters wird die Gundelrebe bei Milz-, Leberschwellung und Augenleiden empfohlen. Heute gebraucht man die Abkochung oder fertige Salben nicht mehr bei Augenerkrankungen, sondern bei Geschwüren, schlecht heilenden Wunden, zur Schmerzlinderung bei Gichtanfällen, Ischias, Nerven- und Zahnschmerzen und als Gurgelwasser gegen Rachenentzündungen.
Innerlich gilt die Droge nach wie vor als Heilmittel bei Leber- und Milzkrankheiten, wird aber auch bei Verdauungsschwäche, Stoffwechselkrankheiten, Bronchitis und Asthma verabreicht. Mit ärztlicher Erlaubnis kann auch ein Versuch bei Nieren- und Gallenblasenleiden angezeigt sein.
Salben und Tinkturen aus der Apotheke werden nach Gebrauchsanweisung angewendet. Zur Abkochung, die man meist äu-

ßerlich gebraucht, gibt man 5–10 g Droge auf $1/2$ l Wasser. Aufguß wird mit 1 Teelöffel Kraut auf 1 Tasse Wasser hergestellt, man trinkt täglich 2 Tassen warm. Gelegentlich wird die Gundelrebe als Badezusatz gegen Gicht verordnet Dazu kocht man einige Handvoll Kraut in der entsprechenden Menge Wasser ab und fügt den abgeseihten Absud dem Badewasser zu.

Gurke
(Cucumis sativus)

Gurken stammen aus Ostindien, wurden aber schon im antiken Rom und Griechenland angebaut. Bei uns in Deutschland kultiviert man das Kürbisgewächs seit dem frühen Mittelalter in Gärten.

Gurken lieben schwere, gut gedüngte Böden. Bewährt hat sich reichliche Düngung mit verrottetem Mist oder Komposterde. Während des Wachstums überbraust man mehrmals am Tage mit von der Sonne erwärmtem Wasser. In unserem rauheren, auch im Sommer nicht beständig warmen Klima überbaut man die Kulturen am besten mit einem Folientunnel, dann erlebt man meist ein tropisch-üppiges Wachstum. Häufige Temperaturschwankungen dagegen lassen ungeschützte Kulturen bald eingehen.

Die Gurkenernte dauert von Anfang Juli bis August. In der Heilkunde verwendet man nur rohe Gurken und Gurkensaft, eingelegte Gurken sind medizinisch wertlos. Salatgurken sollen mit etwa 500 g Gewicht geerntet

Gurke

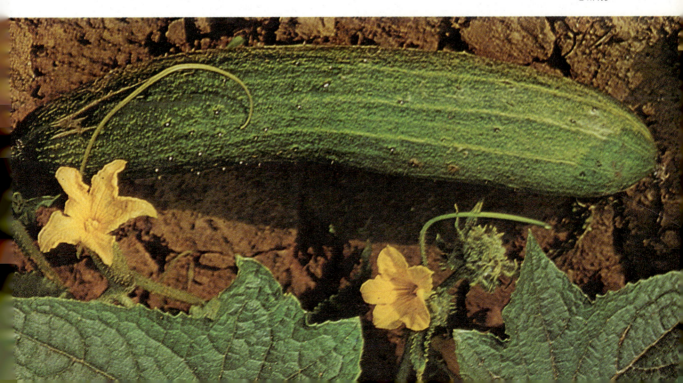

werden, die kleineren Einlegegurken bei 10–12 cm Länge. Schwer verdaulich sind Gurken nur, wenn man nicht ganz reife verwendet und die Kerne nicht entfernt.
Rohe, ungesalzene Gurken oder Gurkensaft, zur Geschmacksverbesserung mit Zitronensaft beträufelt oder als Salat zubereitet, wirken harntreibend, abführend und blutreinigend. Gurkenscheiben oder Gurkensaft sind auch ein ausgezeichnetes Gesichtspflegemittel, das die Haut glättet und große, unschöne Poren schließt. Aus Gurkensamen gewinnt man ein wertvolles Speiseöl, das vor allem in Frankreich sehr beliebt ist.

Hafer

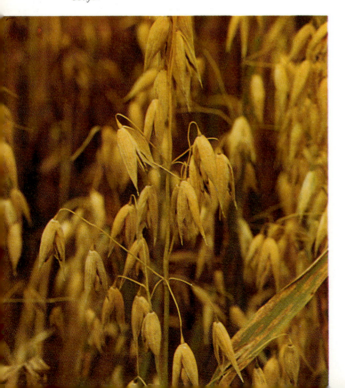

Hafer
(Avena sativa)

Schon in vorchristlicher Zeit wurde diese aus Wiesengras gezüchtete Getreidepflanze angebaut. Im Gegensatz zu den andern Getreidepflanzen tragen die bis 75 cm hohen Stiele des Hafers keine Ähren, sondern Rispen mit kleinen Ährchen. In der Heilkunde verwendet man außer den im August und September geernteten Körnern auch das ausgedroschene Haferstroh.
Hafer soll immer kurmäßig über mehrere Monate, noch besser als Dauerkost eingenommen werden. Dazu ist die als Bircher-Müsli bekannte Rohkost aus 100–150 g auf einer Glasreibe geriebenen Äpfeln oder anderen Früchten (je nach Jahreszeit) mit 10–50 g über Nacht in Wasser eingeweichten Haferflocken zu empfehlen. Nach Geschmack gibt man 1 Eßlöffel gezuckerte Kondensmilch, Saft einer halben Zitrone, Honig, geriebene Mandeln oder Haselnüsse dazu. Haferstroh wird als Badezusatz verwendet, indem man 1 Büschel Stroh $1/2$ Stunde lang abkocht und den Absud dem Badewasser zufügt.
Im Haferstroh ist reichlich Vitamin A enthalten, das Hautleiden günstig beeinflußt. Auch bei Rheuma, Gicht und allgemeiner Schwäche können Haferstrohbäder nützlich sein.
Das Korn enthält hochwertiges Eiweiß, viel Vitamin B in besonders beständiger Form, Kohlenhydrate, Spurenelemente und eine erst bei der Verdauung im Darm freigesetzte hormonähnliche Substanz.

Zu Unrecht ist Hafer nur als Nahrungs- und Futtermittel bekannt, er ist auch eine wertvolle Heilpflanze, von deren Wirkungen wir noch viel zu wenig wissen. Die hormonähnliche Substanz steigert bei längerer Einnahme spürbar Ausdauer und körperlich-geistige Leistungsfähigkeit, verzögert die Ermüdung, verringert das Schlafbedürfnis und beeinflußt sogar depressive Verstimmungen. Minderbegabte Kinder zeigen schon nach dreimonatigem regelmäßigem Hafergenuß bessere Lern- und Konzentrationsleistungen. Aus der Diät des Zuckerkranken sind blutzuckersenkende Hafertage nicht mehr wegzudenken, auch erhöhte Blutfettwerte werden durch Haferkuren normalisiert. Der Eisengehalt beeinflußt die Blutbildung, das Mineralsalz Kalzium stärkt die Knochen und hemmt Zahnkaries. Schleimstoffe beruhigen entzündete Schleimhäute der Verdauungswege, deshalb wird Haferbrei zur Behandlung von Magen-Darm-Katarrhen und Durchfällen verordnet. Schließlich fördert der Schlackenanteil die Verdauung und verhindert Stuhlverstopfung.

Hafer ist eine zu wertvolle Heilpflanze, als daß wir ihn nur den Pferden geben sollten. Der Volksmund hat schon recht, wenn er von einem vitalen Menschen sagt: Den sticht der Hafer.

Hauhechel
(Ononis spinosa)

Der Bauer, der dieses sehr ausdauernde Unkraut ausrotten will, tut gut daran, den Acker zu düngen, auf dem der Strauch

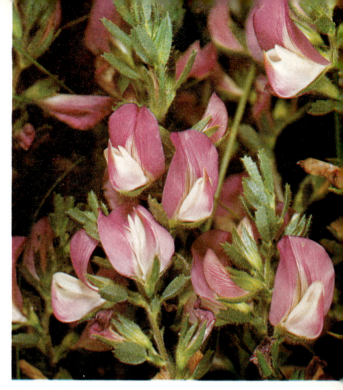

Hauhechel

wächst. Dadurch vertreibt er ihn sicherer, schneller und gefahrloser als durch mühsames Ausreißen oder Spritzen mit chemischen Mitteln. Kein Feld ist diesem Hülsenfrüchtler zu unfruchtbar und steinig. Seine zähe, holzige, verzweigte Wurzel ragt tief in die Erde hinein. Man tut dem Kraut allerdings Unrecht, wenn man es nur als lästiges Unkraut betrachtet. Die Wurzel sammelt Stickstoff und Kalk und wirkt so als eine Art kostenloses natürliches »Düngemittel«. Der Schmetterlingsblütler ist in ganz Europa heimisch. Seine bis 60 cm hohen Stengel tragen keilförmige, vorn gesägte Blätter und Dornen. Von Juni bis September zeigen sich die großen weißen oder rosa Blüten mit violetter Äderung.

Im zeitigen Frühjahr und Oktober sammelt man die Wurzel. Sie enthält Gerbstoffe, Glykoside, ätherische Öle, Zucker und Harze. Im Vordergrund steht die harntreibende, blutreinigende Wirkung. Deshalb eignet sich die Droge zur Behandlung von Rheuma, Gicht, Wassersucht, Nieren- und Blasenleiden, auch bei Hautkrankheiten kann ein Versuch nützlich sein. Die Wirkung läßt allerdings schon nach 3–4 Tagen nach, deshalb muß man dann eine Pause von je 1 Woche einlegen. Das mindert den Wert der Droge etwas.

Der Aufguß wird aus 1–2 Teelöffeln Wurzel auf 1 Tasse Wasser zubereitet, zur Abkochung setzt man die gleiche Menge 8 Stunden kalt an und kocht dann kurz auf. Täglich werden 2 Tassen Tee getrunken.

Hauswurz

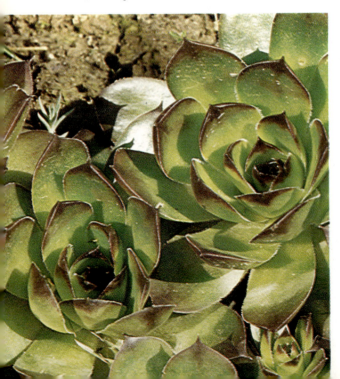

Hauswurz
(Sempervivum tectorum)

Der *Wilde Rhabarber* oder *Hauslauch,* wie der Volksmund das Dickblattgewächs auch nennt, wächst meist auf steinigen Böden und Hängen, an Felsen, Mauern, ja sogar auf Dächern. Im Mittelalter schätzte man ihn als Schutz vor Blitz und Feuer auf dem Hausdach.

Aus einer bodennahen Rosette fleischiger Blätter strebt der Stengel bis 50 cm empor. Im Juli und August trägt er rosa Blütensternchen. Die Heilkunde verwendet die vor der Blütezeit gesammelten jungen Blätter.

Sie enthalten Gerb- und Schleimstoffe, die man innerlich zur Behandlung von Magen-Darm-Beschwerden, Durchfall, Erbrechen, in homöopathischer Verdünnung bei Menstruationsbeschwerden anwendet. Äußerlich werden die auf einer Seite abgezogenen kühlenden Blätter zu Auflagen gegen Verbrennungen, Warzen, Hühneraugen, entzündliche Hauterscheinungen, Insektenstiche, Sommersprossen und zur Kühlung bei Fieber gebraucht. Aufguß trinkt man längere Zeit mit täglich 3–4 Tassen, je Tasse 2 Teelöffel Droge, Auflagen wechselt man mehrmals täglich.

Heckenrose
(Rosa canina)

Das Rosengewächs ist bei uns auf mageren, felsigen, kalk- und eisenhaltigen Böden bis in Höhen von 2 000 m verbreitet. Zum Teil bildet der 1–2 m hohe Busch an Wegen und Feldern dichte Hecken. Er kann bis zu 400 Jahre alt werden.

Aus einer kräftigen Wurzel, die sich durch unterirdische Ausläufer immer weiter ausdehnt, sprießen im Frühjahr die Stengel der *Hundsrose,* die sich weiter oben verästeln und an kurzen Stielen gesägte, gefiederte Blätter tragen. Im Juni erscheinen am Ende der Zweige duftende weiße oder zartrosa Blütensträußchen. Aus ihnen gehen im Herbst die bekannten leuchtendroten Hagebutten hervor.

Im September und Oktober werden reife Früchte mit Samen zu Heilzwecken gesammelt. Sie enthalten viel Vitamin C in besonders beständiger Form, dazu die Vitamine A, B und H, Gerbstoffe und ätherisches Öl.

Wegen der harntreibenden Wirkung der Hagebutten werden sie in der Volksheilkunde schon lange bei Rheuma, Gicht, Nieren- und Blasenleiden angewendet. Regelmäßig eingenommen, »spült« der Tee die Harnorgane und verhindert die Steinbildung. Der Vitamingehalt empfiehlt die Pflanze zur Vorbeugung von Infektionskrankheiten, wie Erkältung und Grippe. Schließlich wird der Tee noch bei Darmkatarrhen, Durchfall, zur Stoffwechselanregung und als Bestandteil von Blutreinigungstees gebraucht. Die Droge kann unbedenklich auch lange Zeit angewendet werden.

Den Tee stellt man aus 2–5 g Droge her, kocht mit 1 Tasse Wasser 5 Minuten lang und läßt noch 1 Stunde ziehen. Zur Vitaminzufuhr sind auch Marmeladen und Sirup geeignet, auf dem Markt kauft man im Herbst Hägenmark. Vom Tee trinkt man täglich bis zu 3 Tassen, die anderen Zubereitungen verwendet man nach Geschmack.

Wer Hagebutten selbst sammeln will, achte darauf, daß er sie nicht an Büschen nahe stark befahrener Autostraßen erntet. Die Früchte sind sonst nicht nur von minderwertiger Qualität und Wirkung, sondern können auch Blei und andere Schadstoffe der Luft enthalten, die sich im Körper ablagern und ernste Erkrankungen verursachen.

Heckenrose

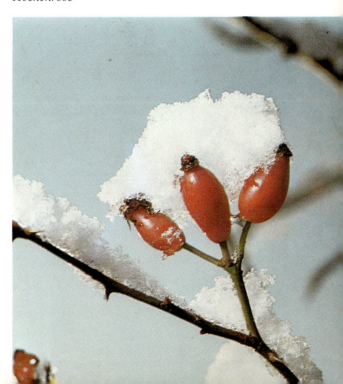

Heidekraut
(Calluna vulgaris)

Der Zwergstrauch ist im Volksmund auch als *Besenheide* und *Erika* bekannt. Wie der Name schon sagt, wächst er bevorzugt auf der Heide, kommt aber auch in Mooren, Kiefernwäldern, auf sandigen Dünen und bis hinauf ins Mittelgebirge vor. Das sehr buschige Gewächs mit seinen zahlreichen Nebenästen bedeckt weite Flächen so dicht wie ein Rasen. Es erreicht 15–45 cm Höhe. Auf den holzigen Stengeln sitzen nadelförmige, immergrüne Blätter. Am Ende der Zweige erscheinen von Juli bis September die fleischroten bis rotvioletten, seltener weißen Blüten, die zu Trauben angeordnet sind. Sie schmücken die öde Heidelandschaft mit einem hübschen Teppich und locken zahlreiche Bienen an, die aus dem Nektar den gesundheitlich wertvollen, begehrten Heidehonig herstellen.

Die Volksmedizin verwendet das blühende Kraut oder die Blüten. An Wirkstoffen wurden in der Droge Gerbstoffe, Saponine, Glykoside, Mineralstoffe, insbesondere Kieselsäure, nachgewiesen. Heilanzeigen sind vor allem Gicht, Rheuma, Nieren- und Blasenleiden, denn das Kraut regt die Harnausscheidung stark an. Außerdem beeinflußt die Droge Herz und Kreislauf und fördert die Tätigkeit der Gallenblase.

Zum Tee überbrüht man 2 Teelöffel auf 1 Tasse kochendes Wasser oder bereitet mit der gleichen Menge kaltem Wasser eine Abkochung zu. Die Tagesdosis soll 1 Tasse nicht übersteigen, die man am besten gleich am Morgen trinkt.

Heidelbeere
(Vaccinium myrtillus)

Die uns wohl allen bekannte *Blau-* oder *Schwarzbeere* enthält reichlich Vitamin A, B und C. Deshalb sind die von Juni bis August geernteten Früchte gut geeignet zur Vorbeugung gegen Infektionskrankheiten. Dazu kann man sie auch als Saft oder Marmelade zubereiten. Rohe Beeren enthalten außerdem viel Fruchtsäure mit abführender Wirkung und sind deshalb auch zur Wurmkur geeignet. Mit getrockneten Beeren erreicht man das Gegenteil, wenn man sie gegen Darmkatarrhe mit Durchfällen anwendet. Sie enthalten nämlich Gerbstoff in gebunde-

Heidekraut

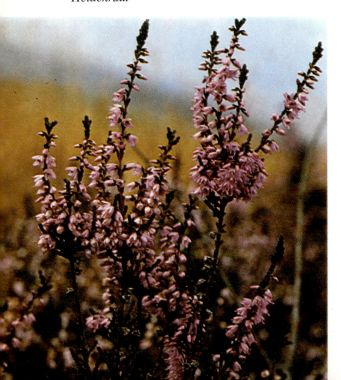

ner Form, der im Darm freigesetzt wird und Durchfall bald zum Stehen bringt. Noch besser ist bei Darmkatarrhen der antibakterielle Heidelbeerwein aus dem Reformhaus geeignet.

Die immergrünen Heidelbeerblätter sammelt man nach der Blütezeit im Hoch- und Spätsommer. Sie enthalten Gerbstoffe, die man bei äußerlichem Gebrauch gegen Entzündungen von Mund, Rachen und Nase und zu Kompressen oder Waschungen gegen Hautleiden nutzt. Das harntreibende Hydrochinon der Blattdroge ist angezeigt bei Rheuma, Nierenleiden und Wassersucht, Myrtillin senkt erhöhte Blutzuckerwerte.

Wir finden den 15–40 cm hohen Zwergstrauch aus der Familie der Heidekrautgewächse in ganz Europa in Wäldern, Heide, Mooren und an steinigen Abhängen. Seine eiförmigen Blätter sind gezähnt, die blaßgrünen Blüten erscheinen im Mai und Juni an den Unterseiten der Zweige. Aus ihnen gehen die erbsengroßen schwarzblauen Beeren hervor, die bis in den August hinein gesammelt werden.

Anstelle frischer roher oder getrockneter Beeren, von denen man täglich 30–50 g essen kann, verabreicht man auch Beerentee. Zum Aufguß überbrüht man auf 1 Tasse Wasser 2 Teelöffel Trockenbeeren, zum Kaltauszug läßt man 10 g getrocknete Beeren in $1/4$ l Wasser 12 Stunden ziehen. Blätter werden als Abkochung mit 10 g auf $1/4$ l Wasser zubereitet. Vom Tee trinkt man täglich 2 Tassen, Heidelbeerwein wird mit dreimal 1 Likörglas, Saft mit 3 Teelöffeln täglich verabreicht.

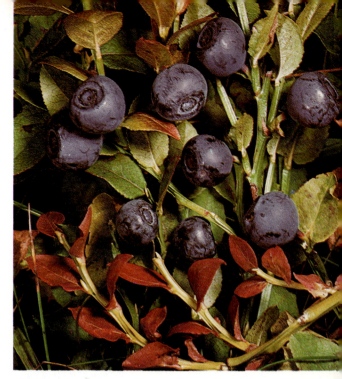

Heidelbeere

Herbstzeitlose
(Colchicum autumnale)

Das *Viehgift,* wie der Volksmund dieses Liliengewächs auch nennt, ist eine der wirkungsvollsten Drogen gegen akute Gichtanfälle. Es vermindert die Harnsäurebildung, erhöht ihre Ausscheidung und erweitert die Blutkapillaren. Diese Wirkung verdanken wir dem sehr giftigen Alkaloid Colchicin, ähnlichen Alkaloiden und der Chelidonsäure.

Die Giftwirkung verbietet von vornherein jede Selbstbehandlung oder Dauertherapie mit der Droge. Vergiftungen machen sich durch Übelkeit, Erbrechen, Kratzen im Hals und Durstgefühl bemerkbar. Sie erfordern umgehend ärztliche Behandlung.

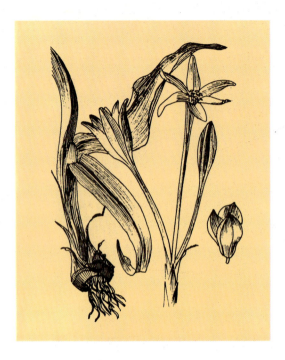

Da Colchicin auch Zellteilung und Zellstoffwechsel beeinflußt, in Pflanzenversuchen übrigens so stark, daß Veränderungen an der Erbmasse auftreten, verwendet man die Heilpflanze auch zur unterstützenden Krebsbehandlung.
Zubereitung und Dosierung der Droge bleiben in jedem Fall dem Fachmann vorbehalten, Sammeln durch Laien ist zu unterlassen.
Die Herzbstzeitlose ist in Europa und Asien auf feuchten Wiesen heimisch. Im September und Oktober erscheint zunächst auf langem, kahlem Stiel die zartrosa Blüte, erst im nächsten Frühjahr sprießen aus der Zwiebel dann die breiten, lanzettförmigen, langen Blätter. Im Sommer reifen die Früchte mit braunschwarzem Samen. Während der Heuernte sammelt der Fachmann diesen offizinellen (im Arzneibuch angegebenen) Samen zu Heilzwecken. Der Lebenslauf der Herbstzeitlosen ist also im Vergleich zu den meisten anderen Pflanzen umgekehrt.

Herzgespann
(Leonurus cardiaca)

Unter den verschiedenen Arten schreibt das Deutsche Arzneibuch für Heilzwecke das Kraut des Wolligen Herzgespanns (Leonurus cardiaca villosus) vor, weil es den höchsten Wirkstoffgehalt aufweist. In der Droge wurden Gerbstoffe, ätherische Öle und als Hauptwirkstoff ein noch nicht genau bekanntes Alkaloid nachgewiesen.
Herzgespann kann Fingerhut- und andere Herzglykoside nicht ersetzen, weil die Droge über das vegetative Nervensystem »nur« nervöse und seelisch bedingte Herzbeschwerden beeinflußt, Krankheiten also, bei denen Herzglykoside nicht angezeigt sind. Die Volksmedizin verwendet die Pflanze auch oft bei allgemeiner Nervosität, nervösen Magenbeschwerden und Menstruationsstörungen aus psychisch-nervösen Ursachen.
Empfehlenswert ist der kurmäßige Gebrauch im Wechsel mit Baldrian, Melisse oder Hopfen.
Man trinkt täglich 2 Tassen Aufguß mit 2 Teelöffeln Droge je Tasse, vom Pulver aus

der Apotheke nimmt man bis zu 3 g pro Tag ein. Die Kur soll mindestens 3 Monate dauern.

Herzgespann, im Volksmund auch *Wolfstrapp* genannt, ist in Europa und Asien auf Schuttplätzen, an Wegen und Weinbergen verbreitet. Der kantige Stengel wird bis zu 1 m hoch. Grob gezähnte Blätter stehen einander immer zu zweit gegenüber. Aus ihren Achseln sprießen von Juni bis September quirlförmig angeordnete weiße oder rötliche Blüten. Das unangenehm riechende Kraut wird während der Blütezeit gesammelt.

Himbeere
(Rubus idaeus)

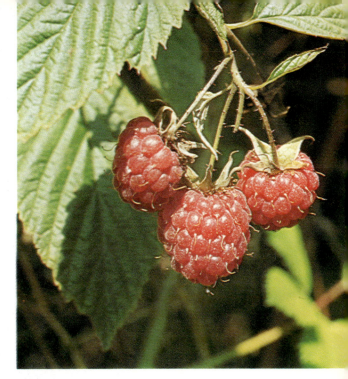

Himbeere

Himbeeren sind als Gartenpflanze sehr beliebt, wachsen aber auch wild an Waldrändern und auf Lichtungen in ganz Europa. Der Strauch aus der Familie der Rosengewächse erreicht bis 1 m Höhe. Seine drei- bis siebenzähligen, gefiederten Blätter ähneln denen der Brombeere, sind aber heller. Außerdem sind die Zweige nicht so dicht wie bei der verwandten Brombeere mit Stacheln bewehrt. Die Blütezeit dauert von Mai bis Juni, aus den später noch erscheinenden Blüten gehen keine Früchte mehr hervor. Die kleinen weißen Rosen sind am Ende der Zweige traubenförmig angeordnet.

Wie Brombeeren, sind auch die Himbeeren aus kleinen Steinfrüchten über einem kegelförmigen Fruchtboden zusammengesetzt. Von August bis September werden die reifen roten Beeren geerntet, Blätter sammelt man während der Blütezeit.

Die Blattdroge enthält Gerbstoffe, in den Früchten wurden reichlich Vitamine, ätherische Öle, Säuren, Pektin, Schleim, Farbstoffe, Zucker und Fette nachgewiesen.

Himbeersaft mit etwas Honig hat sich bei Fieber gut bewährt, um den Durst der Kranken zu löschen. Die Vitamine stärken die Widerstandskraft, die Krankheit wird rascher überwunden.

Tee aus Blättern wendet man äußerlich in Form von Waschungen und Spülungen gegen Hautausschläge und Zahnfleischentzündungen an. Innerlich schätzt man die zusammenziehende, gerbende Wirkung bei Durchfällen und Magen-Darm-Katarrhen, gelegentlich auch bei Entzündungen der Atemwege mit Husten.

Der Tee, als Aufguß mit 1 Teelöffel Droge auf 1 Tasse Wasser zubereitet, muß 15 Minuten ziehen. Davon trinkt man täglich 2 Tassen.

Hirtentäschelkraut
(Capsella bursa pastoris)

Das Hirtentäschelkraut, in der Volksheilkunde auch als *Beutelschneiderkraut, Mönchskraut, Säckelkraut* oder kurz *Täschelkraut* bekannt, ist ein anspruchsloses, auf der ganzen Erde heimisches Gewächs. Es gedeiht auf Ödland ebenso wie auf Äckern, Wiesen, an Gräben und Böschungen. Das Kraut gehört zur Familie der Kreuzblütler. Aus der starken Pfahlwurzel sprießt zeitig im Frühjahr zunächst eine bodennahe Rosette gesägter, geteilter, zuweilen aber auch ungeteilter Blätter. Daraus erhebt sich der 20–40 cm hohe Stengel. Ab April bis in den November hinein trägt er die zu Doldentrauben angeordneten weißen Blüten. Aus ihnen gehen die herzförmigen kleinen Samen hervor. Zu Heilzwecken wird von Mai bis September das blühende Kraut gesammelt. Es enthält zahlreiche Wirkstoffe, darunter Gerbsäuren, Cholin und Azetylcholin (siehe unter Mistel).

Seit dem Mittelalter ist die blutstillende Wirkung dieser Droge bekannt. Man nutzt sie zum Beispiel äußerlich bei Zahnfleisch- oder Nasenbluten, Wunden, Hämorrhoidalblutungen, aber auch bei Menstruationsbeschwerden (Arzt fragen) und zur Soforthilfe bei Blutbrechen, Bluthusten und Blutharnen. Ferner ist ein Versuch mit der Droge bei

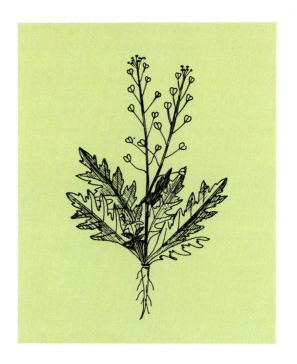

Nierenleiden angezeigt, wenn der Therapeut keine Einwände erhebt.

Behandlungserfolge darf man meist nur von den fertigen Spezialitäten erwarten, die der Fachhandel in guter Qualität anbietet. Die Erklärung dafür liegt in einer Besonderheit des Hirtentäschelkrauts. Ein Teil seiner Wirkung ist auf den auf dem Kraut lebenden schmarotzenden Pilz Cytopus candidus zurückzuführen. Er lebt zwar häufig, aber nicht immer auf der Heilpflanze. Nur die Tinktur oder der Extrakt und die Teemischung aus der vom Fachmann gesammelten und verarbeiteten Droge bietet deshalb die Sicherheit, daß man auch ein wirklich wirksames Arzneimittel erhält.

112

Hohlzahn
(Galeopsis segetum)

Der Hohlzahn enthält reichlich Mineralstoffe, vor allem Eisen, Kalium, Kalzium und Schwefel, und ähnelt in dieser Zusammensetzung stark der Beschaffenheit des menschlichen Blutes. Bei der Analyse fällt auch der hohe Anteil an Kieselsäure auf. Kieselsäure spielt in der Pflanzenheilkunde eine sehr wichtige Rolle. Sie regt die Ausscheidung über die Nieren an, wirkt auf entzündliche Prozesse, löst Verschleimungen der Atemwege und fördert das Abhusten des Schleims, schließlich schützt sie noch die Blutgefäße vor arteriosklerotischen Verhärtungen. Neben diesen Mineralsalzen wurden noch Gerbstoffe, Saponine, Pektin und andere wirksame Substanzen im Hohlzahn nachgewiesen.

Seit alters ist der Hohlzahn als Droge gegen Lungenleiden, Bronchialkatarrhe, Bronchitis, Verschleimung der Atemwege und Husten bekannt. Selbst hartnäckige Bronchialentzündungen, die auf Antibiotika nicht mehr ansprechen, werden mit Hohlzahn noch günstig beeinflußt und oft sogar vollständig ausgeheilt. Bei Tuberkulose fördert der Hohlzahn die Vernarbung der Krankheitsherde. Natürlich kann die Droge dabei nur mit ärztlicher Erlaubnis zur unterstützenden Therapie verabreicht werden.

Der hohe Mineralsalzgehalt empfiehlt den Hohlzahn gegen die heute so verbreiteten Mangelzustände an Eisen, Kalzium und ähnlichen Vitalstoffen sowie zur Behandlung der Blutarmut, unter der vor allem Frauen häufig leiden. Schließlich hilft die Droge noch bei Magen-Darm-Katarrhen und fördert die Ausscheidung von Schlacken über die Nieren. Zusammen mit Zinnkraut und Blasentang kann man den Hohlzahn erfolgreich zur Vorbeugung und Behandlung der Zivilisationsseuche Arterienverkalkung einsetzen.

Kieselsäure kommt nur dann voll zur Wirkung, wenn man die Droge als Aufguß zubereitet. Dazu überbrüht man 1 Eßlöffel Droge auf 1 Tasse Wasser. Die Tagesdosis beträgt 2 Tassen. Eine Wirkung, die von Dauer ist, darf erst dann erwartet werden, wenn man den Tee längere Zeit regelmäßig trinkt. Gegen Arteriosklerose empfiehlt es sich, mehrmals im Jahr für einige Wochen eine Art Kur mit Hohlzahn durchzuführen.

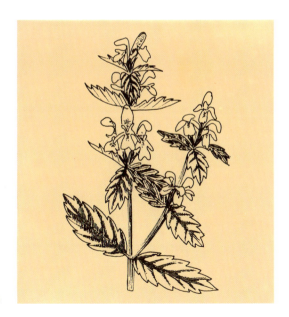

Das Unkraut gehört zur Familie der Lippenblütler. Sein Name erklärt sich aus den zahnähnlichen hohlen Ausstülpungen an der Unterlippe der Rachenblüten. Sie erscheinen von Juni bis September und sind meist hellgelb, bei manchen Unterarten auch hellpurpur oder purpurrot. Die Unterlippe der Blüte ist manchmal mit gelben oder rötlichen Flecken verziert. Der Stengel trägt gezähnte Blätter.

Hohlzahn ist in ganz Westeuropa auf feuchten Äckern, sandigen und kiesigen Böden verbreitet. Die Heilkunde verwendet das blühende Kraut.

Holunder
(Sambucus)

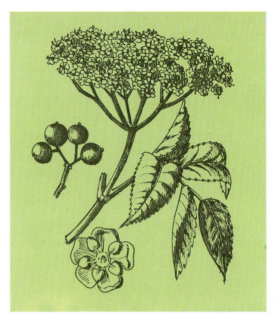

Der Holunder, ein Geißblattgewächs, ist in Mittel- und Nordeuropa mit zwei wichtigen Arten heimisch: *Schwarzer Holunder* (Sambucus nigra) und *Roter Holunder* (Sambucus racemosa).

Der giftige Rote Holunder ist für die Heilkunde kaum von Bedeutung, schon gar nicht zur Selbstbehandlung. Im Volksmund ist er als *Hirschholunder* oder *Traubenflieder* bekannt. Er erreicht nicht die Größe des Schwarzen Holunders, von dem er sich auch durch die gelblichgrünen, rispenförmig angeordneten Blüten, am auffälligsten aber durch die giftigen roten Steinbeeren unterscheidet. Roter Holunder wächst in Bergwäldern und an steinigen Hängen. Er blüht im April und Mai.

Der Schwarze Holunder dagegen ist in der Volksheilkunde ein bewährtes Heilmittel, von dem praktisch alle Teile verwendet werden. Der 3–8 m hohe Busch wird auch als *Flieder* oder *Holderbusch* bezeichnet und kommt in Sagen und Legenden immer wieder als Sitz von Geistern und Dämonen vor. Er wird bis zu 100 Jahre alt. Im Garten wächst der Holunderstrauch ebenso wie an Büschen, Ufern und in schattigen Wäldern. Seine holzigen Äste mit graubräunlicher Rinde enthalten ein weißes Mark. Die Blätter sind gefiedert, eiförmig oder oval, am Rande gesägt und bläulichgrün oder rötlichbraun angehaucht. Von Ende Mai bis Juli erscheinen die gelblichweißen, süß duftenden großen Blütenschirme. Aus ihnen entstehen von August bis Oktober die schwarzblauen Beerentrauben.

Schwarzer Holunder ist sehr vielseitig anwendbar. Seine Blüten enthalten ätherische

Öle, Schleim- und Gerbstoffe, Glykoside mit schweißtreibender Wirkung, Flavone, Cholin und Rutin mit vitaminartiger Wirkung. Der daraus hergestellte Tee, volkstümlich als *Fliedertee* bezeichnet, ist angezeigt bei Infektionskrankheiten, wie Erkältung, Grippe, Schnupfen und Husten, als Gurgelwasser bei Mandel- und Rachenentzündungen. Der Aufguß wird mit 1 Teelöffel Blüten auf 1 Tasse Wasser hergestellt. Man trinkt täglich 3–5 Tassen.

Die harntreibenden Blätter, von April bis Oktober gesammelt, enthalten blausäureähnliche Verbindungen, Zucker und verschiedene andere Verbindungen. Sie eignen sich bei Rheuma, Gicht, Wassersucht, Nierenleiden und zur Blutreinigung, äußerlich zu Kompressen gegen Verbrennungen. Von der Abkochung mit 1 Teelöffel auf 1 Tasse Wasser nimmt man täglich zweimal 1 Tasse ein.

Rinden sind reich an Gerbstoffen, Alkaloiden und abführendem Harz. Grüne Rinde soll nur äußerlich gegen Verbrennungen aufgelegt werden, innerlich ruft sie Brechreiz hervor. Getrocknete Rinde dagegen, als Abkochung wie Blättertee zubereitet, hilft bei Nierenentzündungen und Stuhlverstopfung. Man trinkt täglich 2 Tassen.

Wurzeln sind reich an Gerbstoffen, ätherischen Ölen, Zucker und Bitterstoffen. Sie wirken in erster Linie abführend und etwas stärker harntreibend als die Blattdroge. Man gibt sie, zubereitet wie Blätter, gegen Nierenleiden, Rheuma, Gicht, Wassersucht, zur Blutreinigung und bei Stuhlverstopfung. Am besten wird man aber auf Wurzeldroge ganz verzichten, damit nicht die ganze Pflanze zerstört werden muß. Die anderen Drogen ersetzen die Wurzel uneingeschränkt. Auch Rinde sollte man zumindest nicht selbst sammeln, damit der Strauch bei unsachgemäßer Schälung nicht schweren Schaden erleidet.

Die Früchte schließlich werden frisch als Marmelade oder Saft gegen Infektionskrankheiten, Verdauungsstörungen und Nervenschmerzen, getrocknet als Tee bei Nierenleiden, Rheuma, Gicht, Stuhlverstopfung und Infektionskrankheiten verwendet. Zum Beerentee setzt man 1 Teelöffel Trockenbeeren über Nacht mit 1 Tasse Wasser kalt an, kocht am Morgen kurz auf und trinkt täglich 3 Tassen. Überdosierung erzeugt wie grüne Rinde Brechreiz.

Aus dem abgesiehten Blütenaufguß stellt man auch lauwarme Augenbäder her (siehe Augentrost), Blütenaufguß mit Kamillen vermischt kann zum Kopf- oder Ohrendampfbad verwendet werden.

Am Rande erwähnt sei noch der giftige *Zwergholunder* (Sambucus ebulus), auch als *Attich* oder *Eppich* bekannt. Er wird nur bis 1,50 cm hoch, trägt von Juni bis August nach Mandeln duftende weiße oder rosa Blüten und später schwarze, giftige Beeren.

Früher wurde der Attich als harntreibendes, abführendes und Brechreiz erregendes Mittel angewendet, heute kennen wir dazu bessere, vor allem ungiftige Drogen. Deshalb wird man auf die Verabreichung von Attichwurzeln verzichten.

Honigklee
(Melilotus officinalis)

Der Schmetterlingsblütler, dessen Name sich vom honigähnlichen Duft seiner Blätter und Blüten herleitet, gehört zur großen Familie der Hülsenfrüchtler. Er stellt kaum Ansprüche an den Boden, nur kalkreich muß er sein. Überall in Mitteleuropa ist der Honigklee an Wegen, auf Feldern, Schuttplätzen, zum Teil auch angebaut in Gärten heimisch.

Aus einer langen, kräftigen Wurzel strebt der verzweigte Stengel bis zu 1,50 m empor. Auf langen Stielen sitzen dreizählige, gefiederte, am Rande gesägte, länglich-schmale Blätter. Die Blütezeit dauert von Juni bis September. Die kleinen hellgelben Blüten stehen in lockerer Traube am Ende der Zweige. Da sie ein wenig einem Schuh ähneln, nennt der Volksmund die Pflanze auch *Liebfrauenschuh*.

Das blühende Kraut enthält wie Waldmeister das beruhigende, schlaffördernde Glykosid Cumarin, außerdem ätherisches Öl, Cholin, Gerbstoffe, Säuren, Harze und reichlich Mineralsalze.

Äußerlich wird Honigklee zu Waschungen bei Geschwüren, Wunden und Furunkeln und zu schmerzlindernden, entzündungshemmenden Umschlägen bei Gelenk- und Lymphknotenschwellung gebraucht. Dazu eignet sich der Aufguß aus 10 g Droge auf $1/4$ l Wasser.

Innerlich wendet man das Kraut nur mit Vorsicht an, Überdosierung provoziert Erbrechen und Schwindelanfälle. Deshalb wird man vorher den Arzt fragen. Heilanzeigen sind außer Nervosität und Schlafstörungen vor allem Magenbeschwerden, Bronchialkatarrh, Husten und Koliken. Außerdem werden Beschwerden bei Krampfadern gelindert. Der Aufguß besteht aus 1 Teelöffel Droge auf 1 Tasse kochendes Wasser.

Gegen Kopfschmerzen und Zahnweh legt man ein Leinensäckchen auf, in dem man eine Handvoll Kraut abgekocht hat. Es soll so heiß wie möglich verwendet werden.

Honigklee

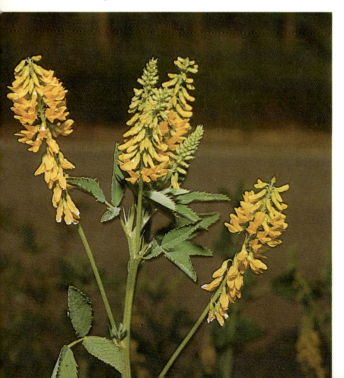

Hopfen
(Humulus lupulus)

Im »klassischen« Bierbrauerland Bayern und in Österreich wird das Nesselgewächs gewerbsmäßig angebaut. Hopfen ist als natürliches Konservierungsmittel in der Bierbrauerei unentbehrlich. In ganz Europa wächst die Pflanze aber auch wild. Ihre bis zu 6 m langen Ranken klammern sich mit steifen Borsten an die Hopfenstangen, die Wildpflanze findet an Hecken, Büschen, Bäumen und Zäunen Halt.

Die gezähnten Hopfenblätter sind drei- bis fünfteilig und ähneln einer Hand. Säuberlich getrennt nach männlich und weiblich sitzen die gelblichgrünen, würzig duftenden Blüten an verschiedenen Pflanzen. Die Blütezeit dauert von Juli bis August.

Früher aß man die jungen Frühlingstriebe wie Spargel zubereitet häufig als Gemüse. Medizinisch bedeutsam dagegen sind nur die Drüsenschuppen der Zapfen, zum Teil auch die weiblichen Blüten. Sie enthalten Gerb- und Fettsäuren, Cholin, beruhigende Bitterstoffe und eine dem Östrogen verwandte, hormonähnliche Substanz. Daraus erklären sich die Symptome der »Hopfenpflückerkrankheit«, nämlich Schläfrigkeit, Hautreizungen und Menstruationsstörungen. Sie treten auch nach Überdosierung auf.

Getrocknete Hopfenschuppen können zwar mit 1 Teelöffel auf 1 Tasse Wasser als Aufguß zubereitet werden, fertige Spezialitäten, wie Dragees und Kapseln, aber sind wegen der standardisierten Wirkstoffmenge vorzuziehen.

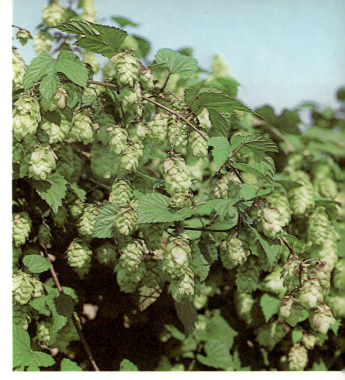

Hopfen

Heilanzeigen sind in erster Linie Schlafstörungen und Nervosität. Mit ärztlicher Erlaubnis kann auch die Anwendung bei Beschwerden der Wechseljahre sinnvoll sein. Salben mit antibiotischer Wirkung trägt man bei Wunden und Geschwüren auf.

Tee wird morgens, mittags und abends getrunken, am besten 4 Tassen täglich, davon 2 am Abend. Fertigpräparate, die auch kombiniert mit Baldrian im Fachhandel angeboten werden, gibt man nach Gebrauchsanweisung.

Dauererfolge erzielt man erst bei kurmäßigem Gebrauch über mehrere Monate hinweg.

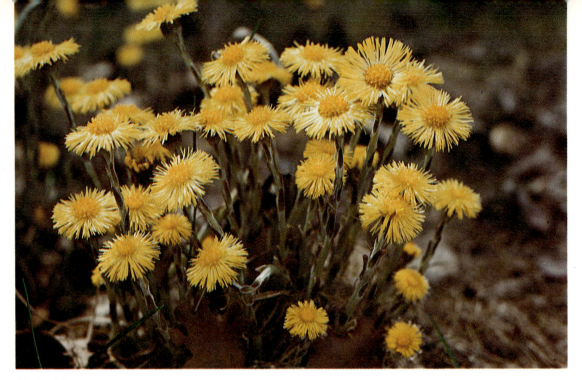

Huflattich

Huflattich
(Tussilago farfara)

Der lateinische Name dieser Heilpflanze (Tussis = Husten) zeigt schon an, wann die Droge meist verabreicht wird: bei Husten und andern Erkrankungen der Atemwege. Äußerlich dient der Aufguß als Gurgelwasser bei Entzündungen der Mund- und Rachenschleimhaut. In Tee getauchte Auflagen legt man lauwarm bei Geschwüren und Venenentzündungen, mit ärztlicher Erlaubnis auch bei Bindehautkatarrhen und Gerstenkorn auf. Inhalationen haben sich bei Verschleimung der Atemwege und Bronchialasthma gut bewährt. Schließlich sagt man der Droge noch blutreinigende Wirkung nach, zur Frühjahrskur wird man aber mit anderen Kräutern abwechseln, um stärkere Wirkung zu erzielen.

Der Name Huflattich, volkstümlich auch *Roß-* oder *Eselshuf,* rührt von der Hufeisenform der langstieligen, am Rande unregelmäßig gezackten Blätter her. Sie sind an der Unterseite weißfilzig und erscheinen erst nach der Blütezeit. In Bodennähe hat das Kraut noch eine Rosette kleinerer Blätter. Im März und April erscheinen an filzigen, geschuppten, bis 30 cm hohen Stengeln die hellgelben Blütenkörbe, die sich bei bewölktem Himmel und in der Nacht schließen.

Huflattich enthält Schleim- und Gerbstoffe,

ätherisches Öl, Farbstoffe, das stärkeähnliche Inulin und Mineralsalze. Als Drogen verwendet man Blüten und die nach der Blütezeit bis Ende Juni gesammelten Blätter.

An lehmigen, kalkhaltigen und feuchten Hängen, Dämmen, Gräben, Ufern und auf Wiesen wächst das Kraut überall in Europa, Nordafrika und Asien. Sein rübenähnlicher Wurzelstock breitet sich durch Ausläufer immer weiter in die Umgebung aus und ist sehr ausdauernd.

Isländisch Moos
(Cetraria islandica)

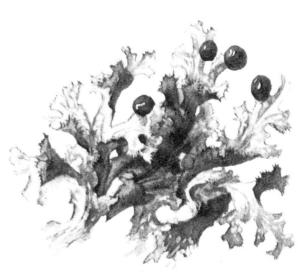

Das *Lungenmoos* aus der Familie der Flechtengewächse ist in den kälteren Gegenden Europas, Nordamerikas und Nordasiens heimisch. Die bis 15 cm hohe, unscheinbare Heilpflanze wächst auf Ebenen zwischen Moospolstern, auf der Heide und im Gebirge. Sie besteht aus dornigen Lappen mit olivgrüner oder bräunlicher Oberfläche und knorpeliger, hellbrauner Unterseite. An den Zipfeln der Lappen sitzen braune Früchte.

Die Heilkunde verwendet die von April bis September gesammelte ganze Flechte, die Bittersäuren, die Kohlenhydrate Lichenin und Isolichenin, Säuren, Vitamin A, ätherisches Öl, Kieselsäure, Fette und Mineralsalze enthält.

Der volkstümliche Name Lungenmoos verrät, daß die Droge hauptsächlich zur Behandlung von Husten, Keuchhusten, Bronchitis und zur unterstützenden Behandlung von Lungenkrankheiten angezeigt ist. Zudem regt sie Appetit, Verdauung und Stoffwechsel an, wegen des Vitamin-A-Gehalts erzielt man auch bei Akne oft überraschende Erfolge. Zur Dauerbehandlung ist diese Pflanze allerdings nicht geeignet, sie wird am besten nur nach Anweisung des Fachmanns eingenommen.

Von der fertigen Tinktur aus der Apotheke gibt man über den Tag verteilt 60–80 Tropfen, wenn nicht anders verordnet. Tee wird als Aufguß mit 1 Eßlöffel auf 1 Tasse Wasser zubereitet und muß noch einige Zeit ziehen, mehr als 2 Tassen täglich sind nicht erlaubt. Von der gallertigen Zubereitung aus der Apotheke nimmt man 3 × 1 Eßlöffel ein.

Isländisch Moos wird auch gegen Hautleiden immer nur innerlich angewendet.

Jasmin
(Jasminum officinale)

Der betörende Duft einer blühenden Jasminhecke im Juni inspirierte viele mehr oder weniger bedeutende Poeten zu Gedichten auf diesen Zierstrauch und manchen Jüngling zu Liebesschwüren, die oft nur so lange gültig bleiben, wie der Jasmin blüht. Der Spaziergänger dagegen, der sich in der Nähe eines solchen Strauches niederläßt, ohne von Amors Pfeilen geplagt zu werden, empfindet den starken Duft oft sogar als störend und zu aufdringlich.

Für den Mediziner ist der Jasmin dagegen völlig bedeutungslos geworden. Zwar gilt er in der Volksheilkunde seit alters als Beruhigungsmittel, die Folgen eines Rendezvous unter dem Jasmin in lauschiger Sommernacht deuten aber häufig eher auf das Gegenteil hin. Deshalb beschränkt man sich heute meist darauf, aus dem Strauch das ätherische Öl zur Herstellung von Parfüm zu extrahieren.

Wer nicht auf die Droge verzichten will, bereite aus 1 Teelöffel Blüten auf 1 Tasse Wasser einen Aufguß und trinkt davon täglich 2 Tassen.

Der Strauch erreicht 2–4 m Höhe. Er ist vor allem in südlichen Gegenden Europas verbreitet. Bei uns wird er meist angebaut, wild kommt er kaum noch vor. Verbreiteteste Arten sind der *Wohlriechende* und der *Nordchinesische Jasmin*. Die langen Sprossen der Pflanze tragen eiförmige, zugespitzte, runzlige Blätter und gelbe Blüten, die sehr dicht beieinander stehen.

Johanniskraut
(Hypericum perforatum)

Als Johannes der Täufer auf Geheiß des Königs Herodes enthauptet wurde, so berichten die Legenden, entsproß dem Boden, den sein Blut tränkte, eine heilkräftige Pflanze gegen Krankheit, Not und Versuchungen des Teufels, das Johanniskraut. Der Teufel fürchtete die Macht des Krauts so sehr, daß er seine Blätter durchstach, um es zu vernichten. Deshalb erkennt man, wenn man die Blätter des *Tausendlochkrauts* gegen das Licht hält, unzählige kleine Löcher.

In vielen Überlieferungen spielt das Hartheugewächs als *Hexenkraut, Liebfrauenbettstroh, Sonnwendkraut* oder *Teufelsfluch* eine wichtige Rolle. Noch heute wird es in manchen Gegenden am 24. Juni, dem Namenstag des heiligen Johannes, vom Priester gesegnet und zusammen mit anderen Kräutern in den Wohnstuben aufgehängt.

Die in ganz Europa auf sonnigen Wiesen, Hängen, an Hecken, Waldrändern und Lichtungen verbreitete Pflanze wird etwa 50 cm hoch. Vom kantigen Stengel gehen paarweise kurze Zweige ab, die ovale, glattrandige Blätter tragen. Von Ende Juni bis September schmückt sich das Kraut mit goldgelben Blüten, die aus den Blattachseln sprießen. Zerreibt man sie zwischen den Fingern, tritt ein rötliches Harz aus. Im Juli und August wird das blühende Kraut gesammelt.

Die Droge enthält Glykoside, ätherische Öle, Farbstoffe, Pektin, Flavone, Cholin, Wachs, Säuren und Mineralsalze.

In zahlreichen wissenschaftlich exakten Versuchen stellte das Kraut seine tranquilizerähnliche Wirkung unter Beweis. Sie steht der chemischer »Glückspillen«, wie Valium oder Librium, in nichts nach, muß aber nicht mit dem Risiko von Nebenwirkungen erkauft werden.

Die traditionelle Volksheilkunde empfiehlt das Kraut seit alters bei Hysterie, Nachtwandeln und Bettnässen. Pfarrer Kneipp lobte das Öl äußerlich als »Balsam« gegen Wunden, Geschwüre, Verbrennungen, Verstauchungen und Rheuma.

Nach heutigen Erkenntnissen kann die Droge bei allen Formen nervöser Erschöpfung, Überanstrengung, Abgespanntheit, Niedergeschlagenheit, Unruhe, depressiver Verstimmung, Schlafstörungen, Wetterfühligkeit, Menstruationsstörungen und Beschwerden der Wechseljahre empfohlen werden. Auch die Leberfunktionen werden günstig beeinflußt. Kindern und Jugendlichen hilft das Kraut bei seelisch bedingten Entwicklungs-, Lern- und Konzentrationsstörungen. Schließlich kann es zur allgemeinen Kräftigung nach Operationen, inneren Krankheiten, gegen Nervenschmerzen, äußerlich bei den schon genannten Beschwerden verabreicht werden.

Einfachste Zubereitungsform ist der Tee. Er wird als Aufguß mit 2 Teelöffeln Kraut und Blüten auf 1 Tasse Wasser hergestellt, die Tagesdosis beträgt 3 Tassen. Johanniskrautöl, wie es zum Beispiel im Kloster Lorch

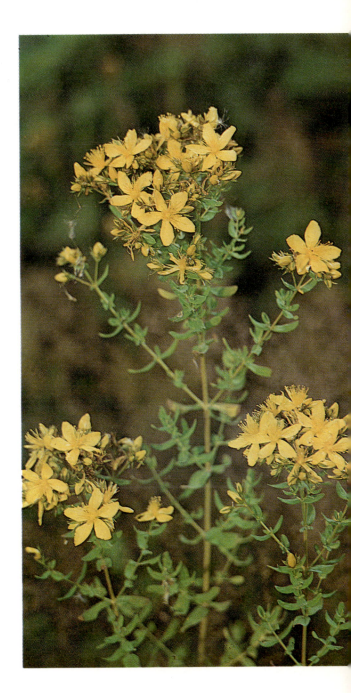

Johanniskraut

hergestellt wird, gibt man täglich mit 3 × 2 Eßlöffeln. Es kann auch mehrmals täglich äußerlich zur Einreibung benutzt werden.
Extrakt ist unter dem Namen Hyperforat im Fachhandel erhältlich. Bei Wetterfühligkeit nimmt man morgens und nachmittags je 10–15 Tropfen, bei Schlafstörungen 3 × 10 Tropfen Extrakt, ergänzt durch Baldriansaft unmittelbar vor dem Schlafengehen. Kindern mit Entwicklungs- und Lernstörungen gibt man je nach Alter morgens und nachmittags 5–20 Tropfen Extrakt in etwas Wasser oder Milch. Bettnässer dürfen ab 16 Uhr keine Flüssigkeit mehr zu sich nehmen, vor dem Schlafengehen erhalten sie 20 Tropfen Extrakt unverdünnt. Gegen alle anderen Beschwerden nimmt man 3 × täglich zwischen 10 und 20 Tropfen Hyperforat ein.
Wie bei fast allen Maßnahmen der Naturheilkunde, darf man auch vom Johanniskraut erst nach längerem Gebrauch einen dauerhaften Erfolg erwarten. Zwar tritt die spürbare Linderung seelisch-nervöser Beschwerden schon nach 10–14 Tagen ein, zur Stabilisierung wird man die Droge aber noch mindestens 4, besser 6–8 Wochen lang regelmäßig einnehmen.
Das im Johanniskraut enthaltene Hypericin macht den Körper überempfindlich gegen Sonnenstrahlen. Längere oder stärkere Sonnenbestrahlung muß deshalb während der Kur streng gemieden werden, sonst drohen Hautentzündungen und Sonnenbrand. Wer trotz der Vorsichtsmaßnahmen unter diesen Nebenwirkungen zu leiden hat, lindert sie durch Einreibungen mit Johanniskrautöl.

Judenkirsche
(Physalis alkekengi)

Seit der Antike schätzt die Erfahrungsmedizin diese Droge. Die Heilerfolge sind in erster Linie auf ihren hohen Gehalt an Vitamin A und C, aber auch auf die Gerb-, Bitter- und Schleimstoffe zurückzuführen.
Man verwendet die Judenkirsche gerne zur Vorbeugung und Behandlung von Vitaminmangelzuständen (zum Beispiel Frühjahrsmüdigkeit) und Infektionskrankheiten. Die Bitterstoffe regen den Appetit an und fördern die Produktion von Verdauungssäften. Unklar ist, ob die Beeren tatsächlich auch harntreibend wirken und dadurch Nierensteinen vorbeugen, ein Versuch kann jedenfalls nicht schaden.
Es gibt mehrere empfehlenswerte Formen der Zubereitung. Am einfachsten ist das Kauen der frischen Beeren. Dabei nimmt man 3x täglich je 10 Beeren ein. Auch der frisch ausgepreßte Saft aus der gleichen Tagesmenge Beeren kann verwendet werden. Diese beiden Zubereitungsarten bieten den Vorteil, daß der Vitamin-C-Gehalt nicht vermindert wird. Wenn es nicht so sehr auf die Zufuhr von Vitamin C ankommt, kann man aus 10 Beeren (getrocknet) auf 1 Tasse Wasser auch eine Abkochung herstellen, die zweimal kurz aufkochen soll. Die Tagesdosis liegt bei 2 Tassen. Zwar wird durch das Kochen der Vitamin-C-Anteil stark verringert, der Vitamin-A-Gehalt dagegen bleibt voll erhalten, denn Vitamin A ist hitzebeständig.

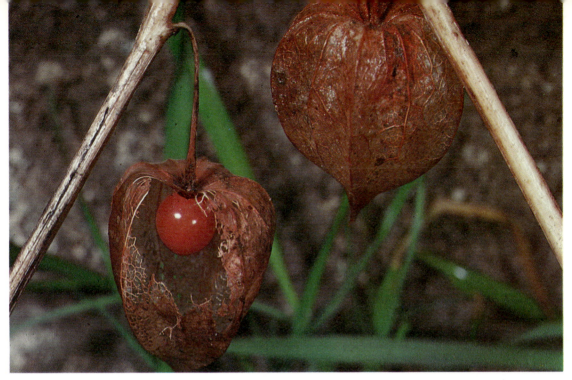

Judenkirsche

In der Volksheilkunde kennt man die Judenkirsche auch als *Blasenkirche*. Sie wächst in Gärten, auf Schuttplätzen und in Weinbergen, Hauptsache ist, daß der Boden reichlich Kalk enthält.
Die Pflanze trägt längliche, gezähnte Blätter und blüht von Juni bis August weißlichgelb. Zu Heilzwecken sammelt man im September und Oktober die reifen roten Früchte.

Kaffeebaum
(*Coffea arabica*)

Im weiteren Sinne gehört auch der Kaffeebaum zu den Heilpflanzen. Wir kennen heute rund 80 verschiedene Sorten dieser tropischen Sträucher und Bäume. Aber noch immer deckt der äthiopische Kaffeebaum, der auch außerhalb dieses Landes verbreitet ist, etwa 90 % des Kaffeeweltbedarfs. Er stammt aus Kaffa, dem südwestlichsten, gebirgigen, bis 4200 m hohen Teil Äthiopiens.
Im 15. Jahrhundert trat der Kaffee von hier aus seinen Siegeszug um die Welt an. Zunächst trieben nur arabische Kaufleute Han-

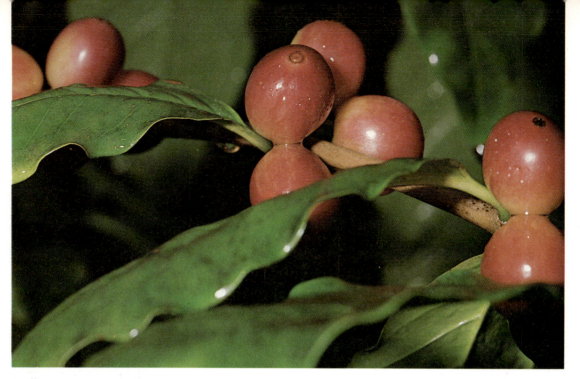

Kaffee

del damit, die Türkenkriege machten den Kaffee im 16. Jahrhundert dann zu einer begehrten Kriegsbeute der Österreicher. Das erste Kaffeehaus Europas entstand 1551 in Konstantinopel. 1652 eröffneten die Londoner, 1683 die Wiener ihre ersten Cafés, das erste deutsche öffnete 1679 in Hamburg seine Pforten. In Berlin wurden die Kaffeehäuser 1721 eingeführt und standen bald ebenso wie in Paris als Treffpunkt der Literaten und Künstler in hohem Ansehen. Manche Schriftsteller verbrachten ihr halbes Leben im Kaffeehaus, unzählige Feuilletons, Satiren und Manuskripte entstanden im Lauf der Jahrhunderte an den kalten Marmorplatten der Kaffeehaustische. Voltaire allerdings, der scharfzüngige französische Spötter und Revolutionär, verspottete den belebenden braunen Trank als »Kastratenlikör«.

Kaffeebohnen sind Samen des Kaffeestrauches, die von Fruchtfleisch und Samenschale befreit wurden. Während des Röstens bei 200–220° C karamelisiert der in ihnen enthaltene Zucker, die natürliche Fett-Wachs-Schicht der Samen färbt sich braun. Diese Röstprodukte und die Kaffee-(Chlorogen-)säure bestimmen die Bekömmlichkeit des Kaffees. Zugleich regen sie die Darmtätigkeit an. Empfindliche Kaffeefreunde werden besser Kaffee ohne solche Röstprodukte verwenden. Dazu müssen die Bohnen vor dem Rösten gedämpft werden, der Koffeingehalt bleibt gleich.

Besser verträglich wird Kaffee auch, wenn man es wie die Wiener hält und zu jeder Tasse Kaffee ein Glas kaltes Wasser trinkt. Professor Raptis von der Universität Ulm wies erst kürzlich nach, daß kaltes Wasser die Gastrinproduktion bremst, die durch Kaffee deutlich verstärkt wird. Gastrin wiederum ist ein Hormon, das die Produktion von Magensäure steuert. Daraus erklärt sich, warum Kaffee bei magenempfindlichen Menschen Sodbrennen hervorruft. Es muß aber wirklich kaltes, klares Wasser sein, lauwarmes Wasser oder andere Getränke bleiben ohne Wirkung.

Wem das Koffein zu schaffen macht, sollte auf koffeinfreien Kaffee umsteigen, der bei gutem Aroma allenfalls noch Spuren dieses Wirkstoffs enthält. Das gilt auch für solche Kranke, denen der Arzt Kaffee in anderer Form verboten hat.

Bei der Herstellung von koffeinarmem Kaffee wird reines Koffein freigesetzt, eine bittere weiße Substanz, die für medizinische Zwecke benötigt wird. Koffein regt die Großhirnrinde an, stärkt Herz und Kreislauf, erweitert die Blutgefäße und fördert die Harnausscheidung. Kaffeebohnen enthalten 1,1–1,5 % Koffein, Kolanüsse 1,5–3,5 %, schwarzer Tee bis 4 %. Beim schwarzen Tee wird das früher als Tein bezeichnete Koffein langsamer aufgenommen, die Wirkung setzt nicht so rasch ein, hält dafür aber länger an als beim Kaffee.

Die pharmazeutische Industrie verwendet Koffein meist kombiniert mit schmerzlindernden Substanzen, vor allem zur Behandlung von Kopfschmerzen, Migräne, Abgeschlagenheit bei Grippe oder Erkältungen und anderen Schmerzzuständen.

Mäßiger Kaffeegenuß kann, sofern ihm keine Krankheit entgegensteht, aus medizinischer Sicht erlaubt werden. Es empfiehlt sich, vorher mit dem behandelnden Arzt zu sprechen, der im Einzelfall zu röststoff- oder koffeinarmem Kaffee raten wird und auch bestimmt, welche Tagesmenge man nicht überschreiten sollte. Als Genußmittel muß Kaffee wirklich ein Genuß bleiben, aber nicht dazu mißbraucht werden, bei Ermüdung und Überanstrengung kurzfristig aufzuputschen.

Kalmus
(Acorus calamus)

Nicht nur den Kaffee, auch diese Wasserpflanze brachten die Türken während der 5 Türkenkriege nach Wien. Heute ist das aus dem Orient stammende Aronstabgewächs an Flüssen, Bächen, Seen und Gräben bis in 1000 m Höhe in ganz Europa heimisch. Die Volksmedizin kennt diese Heilpflanze auch als *Magenwurz* oder *Deutschen Ingwer*.

Aus einem Wurzelstock am Grund flacher Gewässer treiben die schilfartigen breiten Blätter. Sie erreichen bis zu 1,25 m Höhe und ragen aus dem Wasser heraus. Im Juni und Juli bricht an der Seite des Stengels ein bis zu 5 cm langer, gekrümmter Kolben hervor, der grünlich blüht.

Für Heilzwecke verwendet man die vor und nach der Blütezeit gesammelte fleischige Wurzel. Kalmus enthält ätherisches Öl, Schleim, das bittere Glykosid Acorin, Stärke

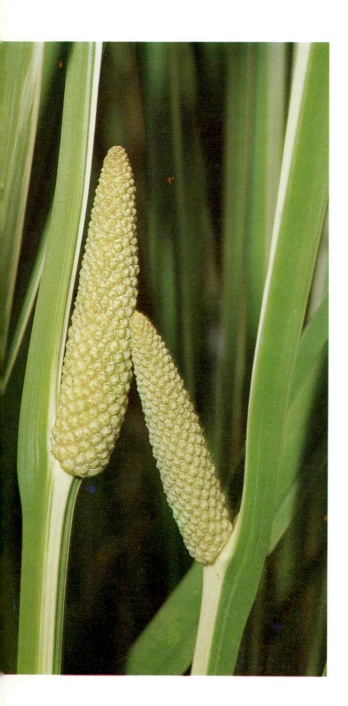
Kalmus

und Harz, beim Trocknen entsteht Gerbstoff. Der volkstümliche Name Magenwurz nennt die wichtigste Heilanzeige: Magenbeschwerden, wie Übersäuerung, Geschwür und Appetitlosigkeit. Auch bei Blähungen, Darmfäulnis durch ungenügende Eiweißverdauung und Wassersucht wendet man die Droge mit gutem Erfolg an. Äußerlich behandelt man mit Kalmus Frostbeulen, Zahnfleischentzündungen und -blutungen. Industriell wird das Öl zu Seifen, Parfümen, Kräuterlikören, Bitterschnäpsen und zur Tabakparfümierung gebraucht.

Tinkturen und Extrakte aus der Apotheke werden mit 3 × 10 Tropfen täglich eingenommen, vom Pulver gibt man 3 × 2 g. Tee wird als Aufguß mit 1 Eßlöffel Droge auf 1 Tasse Wasser zubereitet, man trinkt 2 Tassen am Tag. Zum Fußbad gegen Frostbeulen kocht man 4 Eßlöffel auf $1/2$ l Wasser ab.

Kamille
(Matricaria chamomilla)

Mit der Kamille lernen wir eine unserer wertvollsten, vielseitigsten und wohl auch bekanntesten Heilpflanzen kennen. Es gibt mehrere Sorten, die Heilkunde bevorzugt aber die echte, wildwachsende oder gewerbsmäßig angebaute Kamille. Die früher auch häufig gebrauchte römische Kamille (Anthemis nobilis), eine Gartenzüchtung, hat viel an Bedeutung verloren. Volksheilkunde und Schulmedizin schätzen die Droge gleichermaßen.

Noch im Herbst geht aus dem Samen eine gefiederte Blattrosette in Bodennähe hervor. Im nächsten Frühjahr sprießen aus der weißen, kleinfingerdicken, fasrigen Wurzel dann die verästelten, bis 35 cm hohen Stengel. Die Blätter sind gefiedert und laufen in schmalen Zipfeln aus. Von Mai bis August tragen die Stiele goldgelbe Blütenscheiben mit weißen Blütenblättchen. Von der ähnlichen, medizinisch wertlosen *Hundskamille* (Anthemis arvensis) unterscheidet sich die Echte Kamillie durch den hohlen Blütenboden ihrer Korbblüten und durch den typischen Geruch. Als Drogen verwendet man die Blütenköpfchen.

Die Kamille ist in Europa und Asien verbreitet, wo sie an Wegen, auf Feldern, Wiesen und Halden wächst. An Wirkstoffen enthält sie den entzündungshemmenden dunkelblauen Kohlenwasserstoff Azulen in der inaktiven Vorstufe Proazulen C, Glykoside, Bitterstoffe, Fettsäuren und Cholin. Sie wirken entzündungshemmend und krampflindernd. Noch in hoher Verdünnung vermag die Kamille Bakterien und deren giftige Stoffwechselprodukte unschädlich zu machen, ohne daß die Erreger dagegen wie bei Antibiotika unempfindlich (resistent) werden könnten.

Gebräuchlichste Art der Zubereitung ist der Aufguß mit 2 Teelöffeln auf 1 Tasse Wasser, den man 10 Minuten ziehen läßt. Beim Überbrühen wird Proazulen C in das wirksame Cham-Azulen umgewandelt. Der

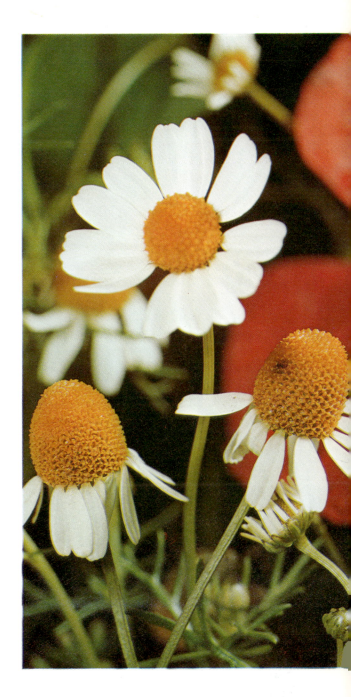

Kamille

Fachhandel hält auch eine Reihe gebrauchsfertiger Spezialitäten bereit, die im Vergleich zum Tee aber kaum Vorteile bieten.

Inhalation von Kamillendampf hat sich ausgezeichnet bei Schnupfen und Entzündungen der Nasennebenhöhlen bewährt. Dazu bereitet man aus 4 Teelöffeln Droge auf ¼ l Wasser einen Aufguß, gibt ihn in 1 l kochendes Wasser und leitet den Dampf mit einem großen Handtuch über dem Kopf ins Gesicht. Dieser Kopfdampf ist auch gegen unreine Gesichtshaut geeignet. Natürlich kann man zum Inhalieren auch einen Inhalationsapparat benutzen.

Zur Nasenspülung zieht man den Tee einfach in die Nase auf oder spült mit einer Undine (Fachhandel). Inhalation und Nasenspülung wirken noch besser, wenn man dem Kamillenaufguß einige Tropfen Eukalyptus- oder Thymianöl zusetzt.

Bei Hals- und Mandelentzündungen wendet man den Aufguß mehrmals täglich als Gurgelwasser an, wobei mit Salbeitee abgewechselt werden kann.

Sehr gute Wirkung erzielt man mit Tee bei Katarrhen der Verdauungswege und der Harnblase. Die Tagesdosis beträgt 3 Tassen. Gegen Gallenblasenbeschwerden mischt man den Tee mit 30 Tropfen Wermuttinktur je Tasse. Blähungen und Leibkrämpfe sprechen gut auf eine Mischung aus Anis, Fenchel, Kamille und Pfefferminze zu gleichen Teilen an, davon je Tasse 1 Teelöffel, als Aufguß zubereitet. Speziell bei Magenschleimhautentzündungen und -geschwüren wird die Rollkur mit Aufguß oder fertig gekaufter Azulenlösung empfohlen (Durchführung siehe unter »Magengeschwür«. Sitzbäder mit Kamillenzusatz (Aufguß mit 100 g Droge auf 1 l Wasser) eignen sich zur Behandlung von Hämorrhoiden, Unterleibskrämpfen und Menstruationsbeschwerden. Gegen Störungen der Gesundheit während der Menstruation und in den Wechseljahren unterstützt man mit ärztlicher Erlaubnis die Behandlung durch einen Mischtee aus Kamille und Melisse zu gleichen Teilen. Schließlich ist noch die heilsame Wirkung von Kamillenumschlägen bei Geschwüren, Wundinfektionen und entzündlichen Hauterkrankungen hervorzuheben. Auch zu Augenbädern, angewendet wie beim Augentrost beschrieben, ist die Kamille mit ärztlicher Erlaubnis angezeigt.

Trotz ihrer sehr guten Verträglichkeit ruft sie bei starker Überdosierung Nebenwirkungen, wie Kopf- und Nervenschmerzen, Schnupfen, Husten, Heiserkeit, zuweilen auch Menstruationsbeschwerden, Reizbarkeit und andere Symptome hervor. Deshalb darf die Dosis nie erhöht werden, um eine bessere Wirkung zu erzielen. In der angegebenen Menge wirkt die Droge am besten, Überdosis bringt keine besseren Erfolge.

Kartoffel
(Solanum tuberosum)

Kartoffeln sind zwar in erster Linie eines unserer wichtigsten Lebensmittel, aber in weiterem Sinne auch eine Heilpflanze. Bis tief in den Winter hinein liefert uns die unterirdische Knolle dieses aus Südamerika stammenden Nachtschattengewächses reichlich

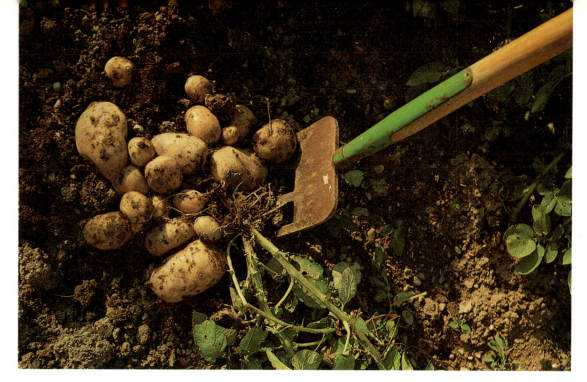

Kartoffel

Vitamin C, erst mit beginnender Keimung im Frühjahr sinkt der Vitamin-C-Gehalt deutlich. Kartoffeleiweiß ist biologisch sehr hochwertig und kann zusammen mit Eiereiweiß das Fleischeiweiß nicht nur vollwertig ersetzen, sondern ist sogar in dieser Kombination noch wertvoller, wie Untersuchungen des Max-Planck-Instituts in Dortmund zeigten. Die stark entwässernde Wirkung ist auf den hohen Kalium- und den geringen Natriumgehalt der Knollen zurückzuführen. Kartoffelschalen enthalten besonders reichlich Fluor, ein Spurenelement, das bekanntlich den Zahnschmelz härtet und so vor Karies schützt.

Seit langem haben Schalenkartoffeln und Kartoffelbrei in der Krankenkost ihren festen Platz. Der Arzt wird im Einzelfall entscheiden müssen, wann und in welcher Form Kartoffeln in der Diät gegeben werden. Ihm bleibt auch die Verordnung der entwässernden Kartoffeltage vorbehalten.

Kartoffelkochwasser enthält viele Vitamine und Mineralsalze und ist dank seiner harnsäurewidrigen Wirkung ganz besonders zur Vorbeugung und Behandlung der Gicht geeignet. Zur Geschmacksverbesserung mischt man es mit Zitronen- oder Orangensaft. Gegen Darmträgheit weicht man über Nacht 2 Eßlöffel Leinsamen und Weizenkleie in Kartoffelkochwasser ein und trinkt morgens nüchtern.

Weniger bekannt ist, daß uns im frisch ausgepreßten Kartoffelsaft ein ausgezeichnetes

Heilmittel gegen Magen- und Zwölffingerdarmgeschwüre zur Verfügung steht. Man nimmt den rohen Saft teelöffelweise vor den Mahlzeiten ein. Überdosen führen zu Nebenwirkungen, insbesondere zur Schlucklähmung, eine Folge des Giftstoffes Solanin. Er ist auch in Blüten, grünen Beeren, Kraut, unreif geernteten Kartoffeln, über der Erde befindlichen Knollenteilen, Keimen und Augen der im Keller gelagerten Kartoffeln enthalten. Darüber hinaus werden Kartoffeln auch äußerlich gegen Gicht, Rheuma, Hexenschuß, Ischias, Verrenkungen, Magen-Darm-Krämpfe, Schwellungen, Ergüsse und Katarrhe der Atemwege gebraucht. Pfarrer Kneipp schätzte den Kartoffelbreisack sehr, dessen Herstellung zu Beginn des Buches (Breiumschlag, Seite 12) schon beschrieben wurde.

Katzenpfötchen

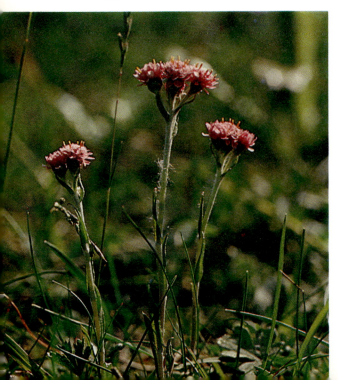

Katzenpfötchen
(Antennaria dioica)

Lange Zeit galt das Katzenpfötchen als wirksame Droge bei Herzschwäche, ehe der Fingerhut in die Therapie von Herzkrankheiten eingeführt wurde. Die Wirkung setzte allerdings nicht am Herzen selbst an, sondern führte zur Ausleitung der Flüssigkeitsansammlungen (Wassersucht), die infolge der verminderten Herzkraft im Körper auftraten.

Sein volkstümlicher Name *Ruhrkraut* weist darauf hin, daß es auch gegen Darminfektionen wirksam ist. Heute stehen uns gegen die Ruhr weit wirksamere Heilmittel zur Verfügung. Es bestehen aber keine Einwände, wenn das Katzenpfötchen gegen banale Darminfektionen mit Durchfall gebraucht wird.

Nach den Untersuchungen der modernen Arzneipflanzenforschung sind als weitere Heilanzeigen noch Erkrankungen der Leber, Gallenblase und Harnblase, Wassersucht, Husten und Verschleimung der Atemwege zu nennen. Gegen Erkrankungen der Atemwege wird angeraten, nicht die gelben, sondern rote Blüten zu verwenden.

Die Wirkungen der Droge erklären sich aus dem Gehalt an Gerbstoffen und ätherischen Ölen.

Der Tee wird als Aufguß oder Abkochung zubereitet. Zum Aufguß nimmt man 1 Teelöffel Droge auf 1 Tasse kochendes Wasser und läßt 10 Minuten ziehen. Zur Abkochung benötigt man pro Tasse 2 Eßlöffel Blüten. Die Tagesdosis beträgt 2 Tassen Tee.

Das Katzenpfötchen ist auf trockenen, mageren Böden heimisch, zum Beispiel auf Heiden, Weideland und Waldlichtungen. Die Stengel tragen an kurzen Stielen spatelförmige Blättchen, deren Unterseite weißlich ist. Im Mai und Juni erscheinen die gelben oder roten Blüten. Nur sie sind für Heilzwecke geeignet.

Kerbel
(Anthricus vulgaris)

Nicht nur im Aussehen, auch in seiner Wirkung ähnelt der Kerbel der nahe verwandten Petersilie sehr. Aus seiner faserigen weißen Wurzel erhebt sich der hohle Stengel bis zu 40 cm in die Höhe. Er trägt petersilienähnliche, allerdings tiefer gekerbte Blätter. Im Juni und Juli erscheinen die weißen Blütenschirme. Kerbel bevorzugt humusreiche Böden mit nicht zu viel Sonne, zum Teil wird er im Garten kultiviert.

Die Volksmedizin kennt das Kraut schon lange. Da es sehr viel Vitamin C enthält, kann man mit 1 Handvoll Kraut auf 1 l Bouillon eine sehr gute Suppe herstellen. Wenn möglich, nimmt man dazu frischen Kerbel aus dem Garten, dessen Aroma kräftiger ist als beim getrockneten Kraut. Auch als Gewürz zu Salaten, Soßen und anderen Speisen wird der Kerbel gern benutzt und reichert vor allem im Winter die Speisen mit wertvollem Vitamin C an.

Heilanzeigen der Droge sind Appetitlosigkeit, Leberkrankheiten mit und ohne Gelbsucht, Magenbeschwerden, Stuhlverstopfung, Bronchialkatarrh und -asthma, Anregung der Harnausscheidung und Blutreinigung. Dazu gibt man täglich 3 Tassen Abkochung mit je 1–2 Teelöffel Droge auf 1 Tasse. Gegen Bronchitis und Asthma kocht man die Droge in Milch und süßt mit Honig oder nimmt 3 × 1 Eßlöffel Saft mit Honig in Milch ein.

Auch äußerlich wird die Abkochung aus 100 g Droge auf 1 l Wasser oder Milch gern angewendet. Sie lindert Hämorrhoidalschmerzen, Geschwüre und Frostbeulen heilen schneller, als Hautpflegemittel verhindert sie vorzeitige Faltenbildung.

Wie Petersilie, kann auch Kerbel bei Überdosierung zu unangenehmen Nebenwirkungen führen.

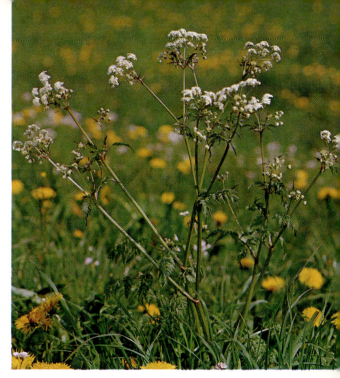
Kerbel

Kiefer
(Pinus)

Dieser Nadelbaum, auch als *Föhre* oder *Forle* bezeichnet, ist in ganz Westeuropa und Nordasien verbreitet. In der Bundesrepublik Deutschland macht der Kiefernbestand $^1/_4$ des gesamten Waldbestands aus. Dank seiner tiefreichenden Wurzeln entzieht der Baum auch dem kargsten Boden noch genügend Nährstoffe. Dazu bedient er sich auch eines Bodenpilzes, mit dem er in Symbiose (zu gegenseitigem Nutzen) zusammenlebt. Deshalb finden wir die Kiefer auf moorigem, nassem Grund im Tiefland ebenso wie auf sandigen Dünen an der Küste und bis hinauf an die Waldgrenze im Gebirge.

Kiefern werden bis zu 600 Jahre alt, 50 m hoch und über 1 m dick, alpine und arktische Formen erreichen allerdings nur 0,5–4 m Höhe. An seiner rötlich-rissigen Rinde und der ausladenden Krone erkennt man den Baum leicht. Seine dunkelgrünen, paarweise angeordneten Nadeln sind mit 5–10 cm Länge recht groß. Am Grunde der Maitriebe sitzen die gelben männlichen Blütenkätzchen, die roten weiblichen dagegen hängen an den Spitzen der jungen Triebe. Erst im Jahr nach der Bestäubung wachsen die 6 cm langen schwärzlichbraunen Zapfen.

Es gibt verschiedene Kiefernarten. In den USA finden wir die Besenkiefer, Weihrauchkiefer, Zuckerkiefer und einige ähnliche bei uns unbekannte Arten, am Mittelmeer ist die Schwarzkiefer, die Pinie, die Aleppo- und Strandkiefer heimisch. In Deutschland kennen wir vor allem die Gemeine (Wald-)Kiefer und die Berg- (Zwerg-)Kiefer, die als kriechende Legföhre oder Latschenkiefer im Gebirge und als schiefstämmige Spirke (Moorkiefer) auch im Flachland verbreitet ist.

Die Heilkunde verwendet meist die *Gemeine Kiefer* (Pinus silvestris) und die *Latschenkiefer* (Pinus pumilio). Junge Sprossen sammelt man im Frühjahr, Nadeln und Harz im Sommer und Herbst. Die Drogen werden innerlich und äußerlich verwendet.

Husten, Heiserkeit, Bronchitis, Blähungen und Magenbeschwerden sind die Heilanzeigen innerer Anwendung. Dazu bereitet man aus 1 Eßlöffel Sprossen auf 1 Tasse Wasser eine Abkochung zu und trinkt täglich 3 Tassen. Am besten süßt man nach Geschmack

Kiefer

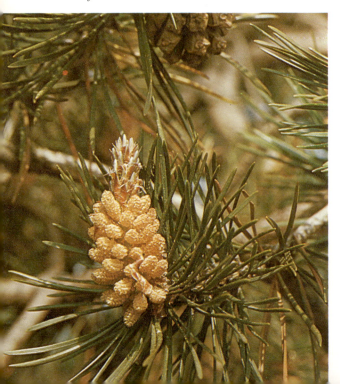

mit Honig. Die Droge enthält ätherische Öle, Gerb-, Bitterstoffe und Vitamine.

Äußerlich verwendet man die Abkochung aus 100 g Sprossen oder Nadeln auf 1 l Wasser zu Waschungen und Kompressen bei Hautleiden und zu Gelenkpackungen bei Rheuma. Als Badezusatz für 1 Vollbad wird die Abkochung gegen Gelenk- und Muskelrheuma, nervöse Erschöpfung und Schlafstörungen empfohlen.

In der Apotheke kauft man fertige Salben, Öle und Pflaster, die aus dem Harz der Föhre extrahierte Wirkstoffe enthalten. Sie bewähren sich besonders gut bei Rheuma, wobei das Latschenkieferöl vorzuziehen ist. Die Anwendung ergibt sich aus der Gebrauchsanweisung.

Klette
(Arctium lappa)

Seit alters wird die Klettenwurzel als Haarwuchsmittel empfohlen. Dazu muß man allerdings feststellen, daß diese Wirkung weit überschätzt wird. Vermutlich rührt diese Meinung daher, daß Kopfgrind und andere Erkrankungen der Kopfhaut, die mit zeitweiligem Haarausfall einhergehen, durch Klettenwurzelöl gut beeinflußt werden und dann natürlich auch die Haare wieder wachsen. Außerdem pflegt es den Haarboden und kräftigt die Haarwurzeln, die Glatzenbildung kann also verzögert, bei Veranlagung aber leider nicht verhindert werden.

Uneingeschränkt zu empfehlen ist das Öl zur Pflege der Kopfhaut und gegen Hautleiden, wie Flechten, Ausschlag, Geschwüre und Entzündungen. Wegen der harntreibenden Wirkung wendet man die Droge auch bei Gicht, Rheuma und als Bestandteil eines Blutreinigungstees innerlich an. Der Gebrauch bei Brandwunden soll möglichst vorher mit dem Fachmann abgesprochen werden.

Öle und Tinkturen aus dem Fachhandel werden nach Vorschrift benutzt. Tee soll als Abkochung zubereitet werden. Man setzt 1 Teelöffel Droge auf 1 Tasse Wasser 5 Stunden lang kalt an und kocht dann kurz auf.

Die Klette gehört zur Gattung der Korbblütler. Sie ist auf allen Kontinenten an Hecken, Wegrändern, in Gebüschen und auf Schuttplätzen verbreitet. Die Staude wird

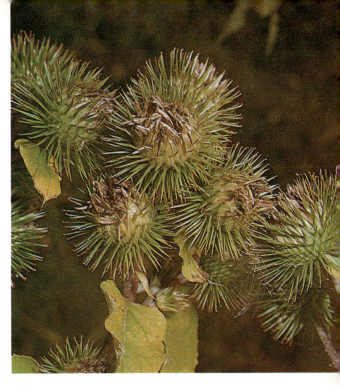

Klette

1–1,50 m hoch. Ihr kräftiger Stengel trägt große, herzförmige, filzige Blätter. Im Hoch- und Spätsommer blüht sie violett. Die Blütenköpfchen krallen sich mit hakenförmigen Schuppen an Kleidern und Tierfellen fest und werden so verbreitet. Von April bis September wird die fingerdicke, bräunlichschwarze, bis 50 cm lange Wurzel gesammelt. Sie enthält ätherische Öle, Schleim- und Gerbstoffe, Harze und Mineralsalze.

Knoblauch
(Allium sativum)

Das »stinkende Gewand«, wie die alten Griechen Knoblauch nannten, ist zwar eine unserer wertvollsten Drogen, viele Menschen mögen ihn wegen des intensiven Geruchs aber nicht. Dabei ist es ganz einfach, den Knoblauchgeruch der Atemluft zu vermeiden: Man kaut nach dem Genuß von Knoblauch einfach einige Kaffeebohnen oder etwas frische Petersilie, und der Atem wird wieder rein.

Nicht nur die griechischen Athleten aßen vor den Wettkämpfen in Olympia reichlich Knoblauch, in den mittelalterlichen Klostergärten wurde er gezüchtet, um den Satan zu vertreiben, Knoblauchketten vor der Haustüre schützten Mensch und Vieh vor Hexerei und bösen Geistern, ja selbst vom Grafen Dracula wird berichtet, daß er um Knoblauch einen weiten Bogen geschlagen haben soll.

Tatsächlich von Wert war der Knoblauchgenuß zweifellos während der Pestepidemien, da er ein sehr wirksames natürliches Antibiotikum ist. Noch im Zweiten Weltkrieg wurde er als »Russisches Penicillin« gegen Infektionskrankheiten eingesetzt. Zwar ist die antibakterielle Wirkung geringer als die des Penicillins, dafür können die Erreger aber keine Resistenz (Unempfindlichkeit) entwickeln, die heute immer häufiger während einer Antibiotikakur auftritt.

Es ist kein Zufall, wenn in den Ländern, in denen die Bevölkerung von Kindheit an regelmäßig Knoblauch ißt, die Zahl der körperlich und geistig rüstigen Greise ungleich höher als in unseren Staaten liegt. Natürlich muß man den Altersangaben, die gewöhnlich durch keine Urkunden nachprüfbar sind, immer mit Skepsis begegnen. Manche Forscher berichten, daß die Greise ihnen zu-

Knoblauch

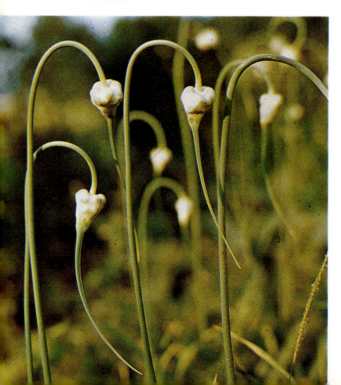

liebe und abhängig von der Höhe des Trinkgelds in Minuten um Jahrzehnte »altern«. Ob aber diese betagten Menschen nun wirklich das biblische Alter von 120 und mehr Jahren erreicht haben, wie sie sagen, oder »nur« 90 Jahre alt sind, die Berichte sprechen immer wieder von ihrer erstaunlichen Leistungsfähigkeit, die der unserer 60jährigen in nichts nachsteht. Zwar ist es nicht der Knoblauch allein, der diese Wirkung hervorruft, sondern ganz allgemein ein natürlicheres Leben mit vernünftiger, einfacher Kost. Trotzdem spielt der Knoblauch nach den Untersuchungsergebnissen der Pharmakologen eine gewichtige Rolle dabei.

Wir wissen heute mit Gewißheit, daß Knoblauch der Arterienverkalkung und dem Bluthochdruck vorbeugt, also den Zivilisationskrankheiten, auf deren Konto die meisten vorzeitigen Todesfälle gehen. Arteriosklerose ist auch die Hauptursache für das bei uns oft schon im vierten oder fünften Lebensjahrzehnt stark reduzierte Leistungsvermögen. Es ist aber auch dann nicht zu spät, Knoblauch regelmäßig zu essen, wenn man schon unter Gefäß-, Herz- und Kreislaufkrankheiten leidet, da der Krankheitsverlauf in jedem Fall gehemmt werden kann.

Ausgezeichnete Behandlungserfolge erzielt man bei Darminfektionen. Dabei zerstört der Knoblauch im Gegensatz zu chemischen Antibiotika nicht die zur geregelten Verdauung unentbehrlichen Darmbakterien. Da die Wirkstoffe zum Teil über die Lungen ausgeschieden werden – daher der unangenehme Geruch der Atemluft –, kann Knoblauch auch zur Therapie chronischer Bronchialkatarrhe und eitriger Bronchitis benutzt werden, deren Behandlung durch chemische Antibiotika oft wenig erfolgreich ist.

Schließlich sagt man dem Knoblauch noch zu Recht eine appetitanregende, verdauungsfördernde, harntreibende und allgemein kräftigende, anregende Wirkung nach, die sich auch auf die Potenz auswirkt.

Die Droge enthält Stoffe mit hormonähnlicher Wirkung, das jodähnliche Rhodan, Enzyme und reichlich Vitamin A, B und C. Andere Stoffe wurden zwar schon nachgewiesen, aber noch nicht genügend untersucht.

Der Fachhandel bietet zahlreiche fertige Knoblauchspezialitäten (Kapseln, Dragees) an, bei denen es zum Teil gelang, ohne Wirkungsverlust den störenden Geruchsstoff zu entfernen. Sie sind empfehlenswert, billiger ist es aber, täglich 1 oder 2 Knoblauchzehen roh zu verzehren oder zum Frühstück aus Knoblauch, Petersilie und Quark einen Brotaufstrich herzustellen. Saft wird portionsweise immer frisch ausgepreßt oder als stabilisiertes Fertigpräparat gekauft. Man nimmt täglich 3 Teelöffel ein.

Als Kaltauszug wird die Droge mit $1/4$ l täglich verabreicht. Dazu zerdrückt man einige Zehen und setzt sie 8 Stunden lang in $1/4$ l Wasser kalt an.

Die Erfahrungsmedizin empfiehlt aus ihrer jahrhundertelangen Beobachtung den Knoblauch übrigens auch zur Krebsvorbeugung. Zwar gelang bisher der wissenschaftlich exakte Beweis dafür noch nicht, aus der Wirkung der Droge auf den gesamten Organismus läßt sich aber zwanglos auch eine erhöhte Widerstandskraft gegen das Wachstum bösartiger Geschwülste erklären.

Knoblauch gehört zur Familie der Liliengewächse und kam aus Asien zu uns, heute wird er in Europa, Nordafrika und Asien angebaut. Die Pflanze erreicht bis zu 70 cm Höhe. Im Juli und August blüht sie, im September und Oktober sammelt man die Zehen.

Ein Verwandter ist der *Bärlauch,* auch *Waldknoblauch* (Allium ursinum) genannt. Er wächst an schattigen Plätzen in feuchten Wäldern auch bei uns. Oft bedeckt die Pflanze große Flächen und ist schon von weitem am deutlichen Knoblauchgeruch zu erkennen. Von April bis Juni blüht der Bärlauch weiß. Er wird nur frisch und roh als Gewürz verwendet, getrocknet und gekocht verliert er jeden Wert. Von seinen Wirkungen wissen wir noch nicht viel. Sicher ist, daß Verdauungsbeschwerden, insbesondere Appetitlosigkeit, Durchfall und Blähungen, ebenso positiv wie Drüsenstörungen beeinflußt werden. Trotzdem sollte man dem Knoblauch gewöhnlich den Vorzug geben.

Kohl
(Brassica oleracea)

Der unangenehm scharfe, zähe Wildkohl, der seit Jahrtausenden in Europa und Asien heimisch ist, kann weder als Gemüse noch zu Heilzwecken gebraucht werden. Schon die alten Römer kannten aber verschiedene Züchtungen, die sie als eine Art Allheilmittel verwendeten. Heute werden verschiedene Sorten dieses großblättrigen Kreuzblütlers im Garten kultiviert. Als Gemüsekohl kennen wir zum Beispiel den *Blattkohl,* der keine geschlossenen Köpfe bildet, den kugelförmigen oder zugespitzten lockeren Kopf des *Wirsing-*(Welsch-)*kohls, Rosenkohl* mit kleinen Köpfchen an den Seitenzweigen, den zartfleischigen *Blumenkohl* und *Kohlrabi* mit eßbarer, knolliger Stengelverdickung. Als Futtermittel wird der *Rübenkohl* (Weißrübe, Sommer- und Winterrüben) angebaut, aus *Rapskohl* (Kohlrübe, Sommer- und Winterraps) gewinnt man Öl. In der Heilkunde ist nur der Wirsingkohl von Bedeutung.

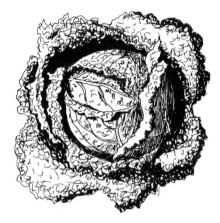

Kohlblätter werden seit alters gegen Hautentzündungen, Furunkel, Akne, Geschwüre, Blutergüsse und Frostbeulen angewendet. Dazu legt man die gewaschenen, zerquetschten Blätter (möglichst nicht chemisch behandelt) vorgewärmt auf und befestigt sie durch einen Verband. Die Umschläge werden viermal täglich gewechselt.

Erst seit kurzer Zeit wissen wir, daß Kohlsaft auch ein ausgezeichnetes Heilmittel gegen Magengeschwüre ist. Die Kur dauert mindestens 4 Wochen. Geeignet ist nur der rohe Kohlsaft, den man selbst auspreßt oder im Reformhaus kauft, gekochte Zubereitungen bleiben wirkungslos. Der Saft muß stets frisch ausgepreßt werden. Gegen die drohenden Blähungen nimmt man gleichzeitig eine Teemischung aus Anis, Fenchel, Kamille und Kümmel zu gleichen Teilen (Aufguß mit 1 Teelöffel pro Tasse) ein. Die Tagesdosis beträgt 3 Eßlöffel Kohlsaft.

Kohl enthält Stärke, Harz, Vitamin B$_1$, B$_2$, C und P, Eisen, Kalium, Magnesium, Phosphor, Schwefel und Zink. Als Gemüse zubereitet beugt er deshalb auch dem heute verbreiteten Vitamin- und Mineralstoffmangel vor.

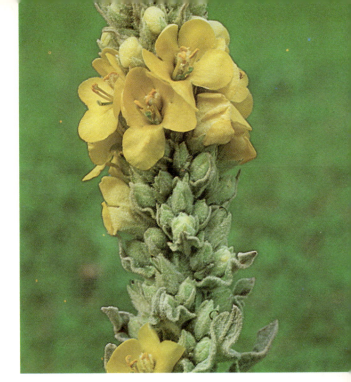

Königskerze

Königskerze
(Verbascum thapsiforme)

Die Königskerze, volkstümlich als *Fackelblume, Marienkerze* und *Wollblume* bekannt, bewährt sich vor allem bei der Behandlung von Husten, Entzündungen und Verschleimung der Atemwege. Die Farbstoffe beeinflussen die Blutbildung und spielen beim Vitamin- und Hormonaufbau im Körper eine Rolle. Bitter-, Schleimstoffe, Saponine und ätherische Öle erklären die Wirkung bei Leber- und Gallenblasenleiden, Durchfall und Verdauungsstörungen. Schließlich wird die Droge äußerlich zu Umschlägen und Waschungen gegen Flechten, Geschwüre und Hämorrhoiden empfohlen, das Pulver hilft gegen Insekten.

Der Rachenblütler erreicht 1–2 m Höhe. Sein filziger Stengel trägt längliche, gleichfalls wolligfilzige Blätter. Sie werden nach oben zu immer kleiner, so daß die Pflanze pyramidenförmig aussieht. Am oberen Abschnitt der Stengel erscheint von Juli bis September die Ähre aus großen gelben Rachenblüten.

Zum Aufguß überbrüht man 1 Eßlöffel Blüten auf $^1/_4$ l Wasser und läßt ziehen, bis sich der Aufguß gelblich färbt. Die Tagesdosis beträgt 3 Tassen. Fertige Spezialitäten aus der Apotheke wendet man nach Gebrauchsanweisung an.

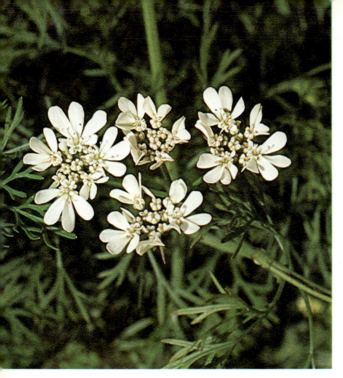

Koriander

Koriander
(Coriandrum sativum)

Die Volksmedizin kennt diese Gewürz- und Heilpflanze wegen ihres unangenehmen Geruchs auch als *Wanzendill*. Wild wächst sie im Orient und am Mittelmeer, bei uns wird sie angebaut. Die Früchte enthalten reichlich Vitamin C, Gerbstoffe und ätherische Öle.
Medizinisch ist die Droge von geringer Bedeutung. Sie regt den Appetit an, fördert die Verdauung und treibt Blähungen ab. Am einfachsten gebraucht man die getrockneten Früchte als Gewürz zu Backwaren, Fisch, Fleisch, Wild oder Salaten und Soßen. Ausnahmsweise kann auch ein Aufguß mit 2 g Droge auf 1 Tasse kochendes Wasser zubereitet werden, von dem man täglich 2 Tassen trinkt.
Der schlanke, aufrechte Stengel trägt gefiederte Blättchen, von Juni bis August schmückt sich das Kraut mit zartvioletten Blütendolden. Die Früchte werden im Oktober geerntet und getrocknet gebraucht.

Kreuzblume
(Polygala amara)

Das *Bitteramselkraut,* wie der Volksmund dieses Gewächs nennt, ist in ganz Europa in sumpfigem, moorigem Gelände und auf nassen Wiesen und Feldern heimisch. Es enthält reichlich Bitter- und Gerbstoffe, ätherisches Öl, Saponine und Mineralsalze. Der lateinische Name (amara = appetitanregende Bittermittel) läßt seine wichtigsten Heilanzeigen erkennen: Appetitlosigkeit, Magen-Darm- und Verdauungsbeschwerden. Auch bei Bronchialkatarrhen und Verschleimung der Atemwege ist das Kraut nützlich.
Aus der bodennahen Rosette eiförmiger Blätter steigt der schmächtige Stengel mit kleinen, eiförmigen oder länglich-schmalen Blättern 10–15 cm empor. Im Mai und Juni trägt er die dunkelblauen, manchmal auch rötlichen oder weißen Blütenähren. In dieser Zeit sammelt man das Kraut.
Täglich sind 2 Tassen Tee erlaubt. Sie werden als Aufguß mit 1–2 Teelöffeln Droge pro Tasse zubereitet. Wein und Tinktur aus der Apotheke gebraucht man nach Anweisung.

Kreuzdorn
(Rhamnus cathartica)

Am lateinischen Namen erkennen wir, daß dieser Strauch mit dem Faulbaum (Rhamnus frangula) verwandt ist. In der modernen Heilkunde spielt er kaum mehr eine Rolle. Es gibt wirksamere, vor allem weniger giftige Abführmittel, und auch zur Behandlung von Gicht und Hautleiden stehen uns geeignetere Drogen zur Verfügung.

Der Name ist auf die oft kreuzförmig angeordneten Dornen der Pflanze zurückzuführen. Der bis zu 3 m hohe Strauch wächst in ganz Europa an Büschen, auf Wiesen, Heiden, in Wäldern und auf steinigem Grund. Unter günstigen Voraussetzungen wird er bis zu 100 Jahre alt. Die Zweige tragen eirunde, glattrandige Blätter, im Mai und Juni schmückt sich die Pflanze mit kleinen grünen Blütenbüscheln. Im Herbst gehen daraus die glänzend schwarzen, erbsengroßen, giftigen Steinfrüchte hervor.

Beeren und Blätter, im September und Oktober gesammelt, enthalten abführende Glykoside. Wie beim Faulbaum, muß auch die Kreuzdornrinde vor Anwendung 1 Jahr lang lagern, weil sie frisch Erbrechen erzeugt.

Nur auf Verordnung des Therapeuten soll die Droge, vom Fachmann gesammelt und zubereitet, ausnahmsweise noch angewendet werden.

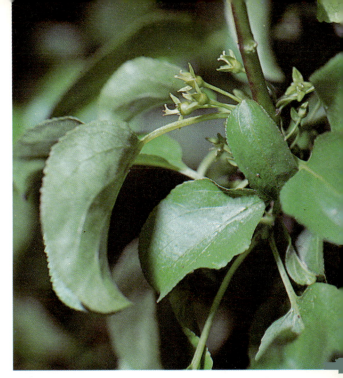

Kreuzdorn

Kreuzkraut
(Senecia vulgaris)

Das auf Wiesen, Äckern und in Gärten verbreitete Unkraut wird von der Volksheilkunde gegen Leberleiden seit alters empfohlen. Die Pharmakologen weisen nach, daß die giftige Droge in falscher Dosis die Leber schädigt. Möglicherweise gilt auch für das Kreuzkraut der Grundsatz der Homöopathie, wonach kleine Dosen anregen, größere aber schaden. Die Homöopathen arbeiten ja bekanntlich mit stark verdünnten Zubereitungen, die in normaler, also höherer Menge beim Gesunden die Symptome erzeugen, die beim Kranken mit der Verdünnung behandelt werden sollen (Gleiches durch Gleiches heilen!). Daraus ergibt sich aber, daß das Kreuzkraut nur nach Verordnung angewendet werden darf.

Die noch wenig erforschte Heilpflanze ist mit über 30 verschiedenen Arten bei uns verbreitet. Ihre Stengel werden 40–50 cm hoch. Die weißlichen, filzigen Blätter sind zur Blattmitte hin tief gefurcht, die einzelnen Blattzipfel laufen nach außen spitz zu. Am Ende der Stengel erscheinen von März bis tief in den November, manchmal sogar noch im Dezember, die gelben, zur Doldenrispe angeordneten Blütenkörbe. Während der Blütezeit sammelt man das Kraut. Nach Reife der Samen bilden sich löwenzahnähnliche Haarbüschel, aus deren silbriggrauem Glanz sich der volkstümliche Name *Greiskraut* ableitet.

Kreuzkraut

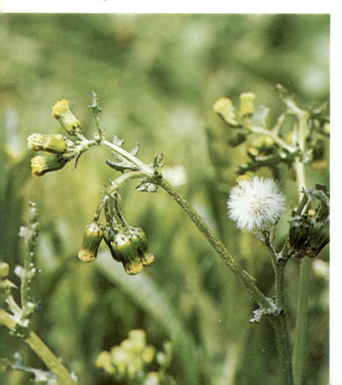

Die Droge wird nur nach Anweisung des Therapeuten in fertiger Zubereitung aus dem Fachhandel verabreicht.

Kümmel
(Carum carvi)

Als Gewürzpflanze ist der Kümmel in ganz Europa, Nordamerika und im nördlichen Asien weit verbreitet. Vielfach wird er angebaut, die Wildpflanze gedeiht auf feuchten Wiesen, an Böschungen und Dämmen.
Im ersten Jahr entsteht in Bodennähe nur ein möhrenähnliches Blattwerk. Erst im Jahr darauf streben die kantigen Stengel aus der fleischigen, rübenähnlichen Wurzel empor. Die schmalen, gefiederten Blätter umstehen den Stiel quirlförmig. Von Mai bis Juni blüht die Pflanze mit weißen Dolden. Im August und September sammelt man die reifen Früchte als Gewürz und Heilmittel. Sie enthalten ätherische Öle, Mineralsalze, Kieselsäure, Harz und Wachs, die Wirkstoffe sind noch nicht alle genau bekannt.
In erster Linie wird der Kümmel als Gewürz benutzt. Er regt den Appetit an, fördert die Bildung von Verdauungssäften, was die Verdaulichkeit fetter und blähender Speisen verbessert, treibt Gase im Darm ab und löst Krämpfe und Koliken der Verdauungsorgane und Gebärmutter. Bei stillenden Müttern wird die Milchbildung angeregt, daneben wirkt der Kümmel beruhigend und harntreibend. Die Volksheilkunde empfiehlt ihn schließlich noch gegen Krampfhusten und äußerlich in Form von Umschlägen zur Behandlung von Kopfschmerzen.

Am einfachsten ist die Anwendung als Gewürz. Die blähungstreibende Wirkung wird durch Teemischungen mit Fenchel, Anis und Kamille verbessert. Zur Abkochung kocht man 3 g Kümmel auf 1 Tasse Milch ab und läßt 10 Minuten ziehen, zum Aufguß überbrüht man 2–3 Teelöffel zerstoßenen Samen auf 1 Tasse Wasser. Nach jeder Mahlzeit trinkt man 1 Tasse Tee. Kümmel kann aber auch roh zerkaut werden.

Für Kopfwickel streicht man einen Brei aus zerquetschtem Kümmel auf ein Leintuch, das man auf die Stirn legt. Statt dessen kann auch eine entsprechende Menge Kümmel in einem Leinensäckchen abgekocht und warm wie ein Wickeltuch aufgelegt werden.

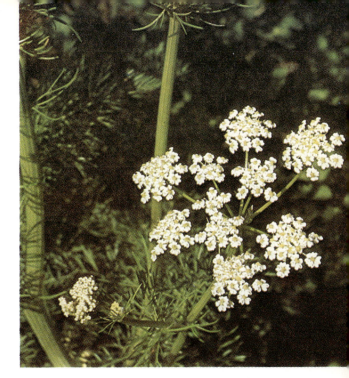

Kümmel

Kürbis
(Cucurbitaz pepo)

Kürbiskerne sind in der Volksheilkunde schon lange als wirksames und ungiftiges Mittel gegen Bandwürmer und andere Darmparasiten bekannt. Sie enthalten ein fettes Öl, Enzyme, Eiweiß, Zucker, Salizylsäure und andere, noch nicht genau bekannte Wirkstoffe. In großer Menge genossen, wirkt der Kürbis auch harntreibend. Allerdings sollten solche Entwässerungskuren, die sich auch bei Harnentleerungsstörungen des Prostatakranken gut bewährt haben, nie ohne ärztliche Erlaubnis durchgeführt werden. Zwar geht die Vergrößerung der Vorsteherdrüse dabei nicht zurück, aber ihre Folgen werden gemildert und Komplikationen können vermieden werden.

Die Dosierung bestimmt der Arzt, der im Einzelfall auch fertige Zubereitungen aus der Apotheke verordnen wird. Ohnehin ist es stets ratsam, nur Kürbiskerne vom Fachmann zu verwenden, da nicht alle Kerne gleichermaßen wirksam sind.

Die übliche Dosis von 3–4 Teelöffeln Samen täglich genügt nicht immer. Vor allem gegen Bandwürmer wird der Therapeut oft bis zu 400 Kerne verordnen, die man über den Tag verteilt auch in Saft einnehmen kann.

Entwässerungskuren gestaltet man abwechslungsreicher, indem man täglich 1,5–2,5 kg rohen Kürbis, auf verschiedene Weise zubereitet, ißt. In kleine Stücke zerschnittener Kürbis kann zum Beispiel mit wenig

Wasser unter häufigem Umrühren in bedecktem Gefäß etwa 2 Stunden lang zu einem zähen Brei eingekocht werden, den man mit Milch und Butter anreichert. Zum Kürbisbraten verwendet man roh geraspelten Kürbis mit etwas Sojamehl, Mehl, 2 Eiern, Milch, etwas Zucker und Haferflocken, bereitet daraus einen Teig, formt flache Kuchen damit und backt sie in Fett aus. Auch das Gemüse aus geschälten Kürbisschnitten, die 20 Minuten in Öl gedämpft und mit Kräuterbutter abgeschmeckt werden, ist zur Entwässerungskur gut geeignet.

Das kriechende oder kletternde Gewächs kam aus Amerika zu uns. Es wird im Garten als Zier- und Nutzpflanze angebaut. Auch Gurken gehören zur Familie der Kürbisgewächse. Aus den trichterförmigen, gelben Blüten, die von Juni bis August erscheinen,

Kürbis

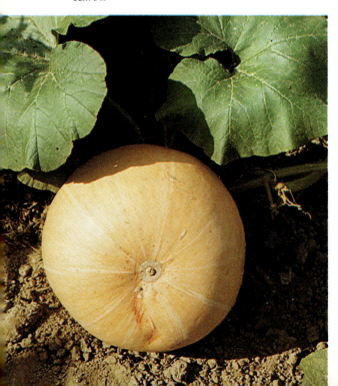

gehen die oft zentnerschweren Früchte hervor. Ranken und Blätter sind rauh behaart. Reiht man sämtliche Wurzeln und Wurzelhaare einer einzigen Pflanze aneinander, ergeben sie zusammen etwa 25 km Länge.

Labkraut
(*Galium verum*)

Die Legende erzählt, daß Maria das Jesuskind einst nach der Geburt auf Labkraut in die Krippe bettete. Deshalb nennt der Volksmund das Rötegewächs auch *Liebfrauenstroh* oder *Marienbettstroh*. Als *Käselabkraut* wird es bezeichnet, weil es ein Labferment enthält, das die Milch zum Gerinnen bringt. In manchen Gegenden benutzt man es noch heute zur Herstellung von Käse.
Wir kennen mehrere Arten, die in ganz Europa an Hängen, Weg- und Feldrändern, auf Wiesen und Weiden verbreitet sind. Die Heilkunde bevorzugt das Echte Labkraut, das Saponine, Glykoside, Säuren und roten Farbstoff enthält. Blühendes Kraut wird von Mai bis September gesammelt.
Die Pflanze wird 80–100 cm hoch. Die spitzen, schlanken Blätter umstehen den Stengel wie ein Quirl, mit Borsten klammert er sich hinten an Büsche und Hecken. Die an der Unterseite helleren, behaarten Blätter sind am Rand umgerollt. Von Mai bis September schmücken zitronengelbe oder weißlichgrüne Blütenrispen die Pflanze, die angenehm nach Honig duftet. Daraus gehen später die kugeligen Früchte hervor.
Seit alters gibt man die harntreibende und schleimlösende Droge bei Nierenleiden,

Wassersucht, Hautkrankheiten und Verschleimung der Atemwege. Auch bei Magen-, Darm- und Leberleiden ist das Kraut angezeigt.

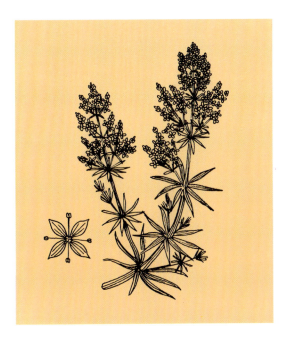

Die Zubereitung erfolgt als Aufguß mit 2 Teelöffeln Droge auf 1 Tasse siedendes Wasser, das Kraut darf nicht gekocht werden. Die Tagesdosis beträgt 2 Tassen. Auch Frischpreßsaft, 2 Teelöffel mit 1 Tasse siedendem Wasser als Tagesdosis vermischt, kann verabreicht werden.

Lakritzenwurzel
(Glycyrrhiza glabra)

Wohl jeder kennt die schwarzglänzenden, harten, süßen Lakritzenstangen und -figuren, die vor allem Kinder gerne mögen. Sie werden aus dem Saft der holzigen gelben Wurzel dieses Schmetterlingsblütlers hergestellt, den man durch Eindampfen und Auskochen extrahiert.

Lakritze ist aber nicht nur ein Naschwerk, sondern auch ein sehr wirksames Heilmittel. Die Droge enthält eine krampflösende Substanz und das saponinähnliche Glycyrrhizin, dessen Wirkung der des Nebennierenhormons Cortison ähnelt. Daher kann die längere Anwendung in höherer Dosis von Nebenwirkungen begleitet sein und bleibt deshalb stets ärztlicher Verordnung vorbehalten.

Lakritze ist vor allem als Zusatz zu Arzneimitteln gegen Husten, Heiserkeit und Entzündungen der Atemwege bekannt. Seit einiger Zeit wissen wir aber, daß die Droge auch die Heilung von Geschwüren des Magens und Zwölffingerdarms begünstigt, besonders in hartnäckigen Fällen, die auf keine andere Therapie mehr richtig ansprechen.

Mit ärztlicher Erlaubnis gebraucht man nach Verordnung die fertigen Spezialitäten aus der Apotheke.

Die Heilpflanze stammt zwar aus dem südlichen Europa, wird inzwischen aber gewerbsmäßig auch in Deutschland und Rußland angebaut und hat sich an das rauhere Klima gewöhnt. Im Juli blüht das Kraut mit violetten oder blauen Trauben. Der bis zu 1,50 m hohe Stengel trägt klebrige Blätter.

Die Dosierung ergibt sich aus der Gebrauchsanweisung der Fertigpräparate oder den ärztlichen Anweisungen.

Lauch
(Allium porrum)

Lauch, auch *Porree* genannt, gehört wie die verwandte Zwiebel zur Familie der Liliengewächse. Als Gemüse- und Gewürzpflanze wird er im Garten kultiviert. Gesät wird Mitte März in den Frühbeetkasten oder ab Mitte April ins Freilandbeet, Mitte Mai kann man die Pflänzchen dann verziehen. Man pflanzt ihn tief in Rillen und häufelt mehrmals an, damit man den gewünschten langen gebleichten Schaft erhält, der zu Gemüse und Salaten verwendet wird. Die weißen Wurzelbärte des Porree laugen den Boden stark aus, deshalb ist gute biologische Düngung der Beete notwendig. Als winterharte Pflanze kann der Lauch bis zum nächsten Jahr im April im Freien bleiben. Es

Lauch

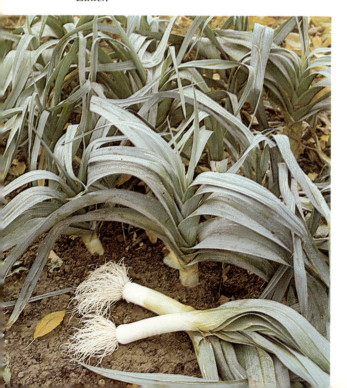

empfiehlt sich aber, ihn bei starkem Frost mit Stroh abzudecken oder in rauheren Klimazonen vor den ersten starken Nachtfrösten zu ernten und im Keller kühl und trocken einzulagern.

Lauch enthält reichlich Vitamin C und schwefelhaltiges ätherisches Öl, das wie beim Knoblauch zum Teil über die Lungen ausgeschieden wird. Daraus erklären sich therapeutische Erfolge bei Erkrankungen der Atemwege. Außerdem regt er wie die Zwiebel die Verdauung an, wirkt blutbildend und harntreibend.

Man verwendet die gebleichten Stangen roh als Salat oder gedämpft als Gemüse. Jedes gute Kochbuch nennt verschiedene appetitliche Möglichkeiten der Zubereitung. Vor allem im Winter und Frühjahr sollte das vitaminreiche und blutreinigende Gemüse auf keinem Tische fehlen.

Lavendel
(Lavandula officinalis)

Heimat der *Zöpfliblüten* ist der Mittelmeerraum, wo der Lippenblütler auf trockenen, kalkigen und sonnigen Plätzen wächst. Da er sich aber überall akklimatisiert, wird er auch in den gemäßigteren Breiten Europas und im Fernen Osten im Garten oder als Zierpflanze in Anlagen kultiviert.

In der Heilkunde verwendet man überwiegend Lavandula officinalis, eine blattarme Art mit nadelähnlichen, graufilzigen Blättern an verzweigtem Stengel. Andere Sorten sind *Lavandula spica,* im Volksmund *Spikanard* genannt, mit langen schmalen Blättern,

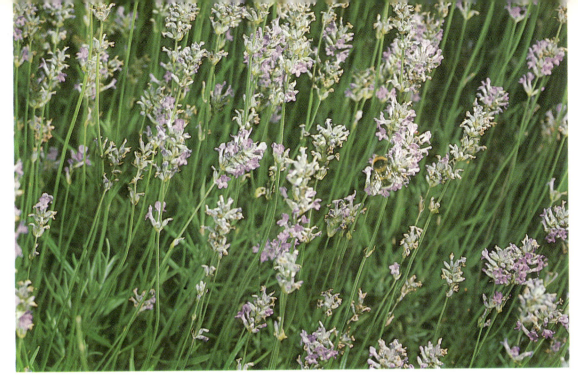

Lavendel

und *Lavandula latifolia* mit breiten Blättern. Die Blütenbüschel stehen zu Ähren angeordnet beieinander. Sie erblühen von Juli bis September, sind blaßblau und duften angenehm.

Als Droge verwendet man die Blüten, ehe sie voll erblüht sind. Man gewinnt daraus ein bitterwürziges Öl mit Gerb- und Bitterstoffen. Die Industrie verarbeitet es zu Seife, Parfüm und Riechmitteln, ein Säckchen mit Lavendelblüten im Schrank schützt vor Ungeziefer. Gegen Bettwanzen und Läuse reibt man das Bettgestell mit Lavendelöl ab.

Seit langem schätzt die Volksheilkunde die schweiß- und harntreibende, krampflösende, blähungswidrige, appetit- und stoffwechselanregende, beruhigende und antiseptische Wirkung des Lavendelöls. Einreibungen haben sich bei Rheuma, Nervenschmerzen, Quetschungen und Ergüssen bewährt, als Badezusätze empfiehlt man die Drogen gegen Schlafstörungen. Blähungen, Koliken und Verkrampfungen lindert die Heilpflanze ebenso wie Husten, Entzündung der Atemwege, Bronchialasthma, Erkältung, Grippe und Nervosität.

Lavendelöl kauft man in fertiger Zubereitung und verabreicht nach Anweisung. Zum Tee überbrüht man 1 Teelöffel Droge auf 1 Tasse Wasser, die Abkochung mit 100 g Blüten auf 1 l Wasser ist als Badezusatz geeignet.

Äußerlich reibt man das Öl einmal täglich ein, innerlich gibt man 2 Tassen Tee am Tage.

Leberblümchen
(Anemone hepatica)

Diese hübsche Blume aus der Familie der Hahnenfußgewächse ist in Europa an schattigen Plätzen verbreitet, vor allem in Laubwäldern. Da sie schon zeitig im Februar und März zu blühen beginnt, kaum daß der Schnee geschmolzen ist, nennt der Volksmund sie auch *Märzblümchen* oder *Vorwitzchen*. Andere volkstümliche Namen deuten auf die Heilanzeigen hin, so die Bezeichnungen *Herzleberkraut*, *Goldleberkraut* und *Sternleberkraut*.

Leberblümchen

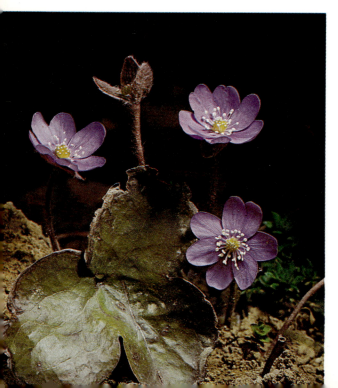

Da das Leberblümchen unter Naturschutz steht, darf es nur vom Fachmann mit behördlicher Erlaubnis gepflückt werden. Er verarbeitet die von Mai bis Juli gesammelten Blätter zu Teemischungen und anderen fertigen Arzneimittelspezialitäten.

Schon mehrfach lernten wir Hahnenfußgewächse kennen, die alle mehr oder weniger giftig waren. Dies gilt auch für das Leberblümchen. Sein Gift wirkt stark hautreizend; wenn es in den Körper gelangt, führt es nach kurzer Erregung zur Lähmung des zentralen Nervensystems. Beim Trocknen wird der Giftstoff vollkommen abgebaut. An weiteren Wirkstoffen enthält die Droge Gerbsäure, Glykoside, Saponine und Harze.

Gesicherte Wirkung darf von der Droge bei Leber- und Gallenblasenleiden erwartet werden. Unsicher ist, ob die Volksmedizin recht hat, wenn sie der Pflanze auch Wirksamkeit bei Katarrhen der Bronchien und Harnwege nachsagt. Zwar kann die Anwendung auch in solchen Fällen nicht schaden, es stehen uns aber genügend sicher wirksame Kräuter zur Verfügung, die dem Leberblümchen vorzuziehen sind.

Der Tee aus getrockneter Droge wird als Kaltauszug oder Aufguß mit 1 Eßlöffel auf 1 Tasse Wasser zubereitet. Der Kaltauszug muß vor dem Trinken 8–10 Stunden lang ziehen.

Aus dem faserigen Wurzelstock der Pflanze erheben sich die nur 15-20 cm hohen Stengel. Sie tragen herzförmige, dreilappige, weich behaarte Blätter mit rötlichvioletten Unterseiten. Diese Blätter erscheinen erst nach der Blütezeit. Ab Februar bis April schmücken hübsche blaue Blüten die Pflanze, die den Waldboden über weite Strecken völlig bedeckt.

Lein
(Linum usitatissimum)

In den Religionen vieler hochentwickelter antiker Völker finden wir Flachsgöttinnen, die meist zugleich Haus und Familie vor Unheil bewahren sollten. Das beweist, daß der Flachs wohl eine unserer ältesten Kulturpflanzen ist. Zahlreiche Funde der Archäologen zeigen, daß schon der gerade seßhaft gewordene Bauer der Steinzeit Kleidung aus Leinen kannte.
Viele Sagen und Märchen erzählen vom Flachs, der bis zur Erfindung synthetischer Fasern in unserer Zeit ein unentbehrlicher Grundstoff für Wäsche und Kleidung war.
Heimat der Wildpflanze, aus der die heute überall angebaute Kulturpflanze gezüchtet wurde, ist der Mittelmeerraum. In Europa kultiviert man mehr den Faserlein, in Asien und Amerika häufiger Öllein.
Die Stengel der Heilpflanze erreichen bis zu 1 m Höhe. Schmale Blättchen stehen einander immer paarweise gegenüber. Aus ihren Achseln sprießen von Juni bis August die blauen Blüten, die sich mit dem Untergang der Sonne wieder schließen. Aus ihnen gehen bis August oder September die Samenkapseln hervor, deren fünf durch je eine Scheidewand getrennte Fächer die 10 rötlichbraunen, flachen Leinsamen enthalten. Wegen

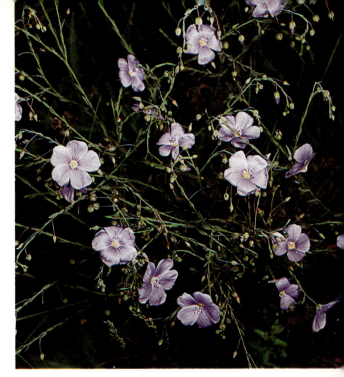

Lein

ihrer Form werden die Samen im Volksmund auch als *Leinwanzen* bezeichnet.
Leinsamen enthalten sehr viel ungesättigte Fettsäuren, die im Körper lebenswichtige Schutz- und Reglerfunktionen wahrnehmen. Wegen ihrer vitaminähnlichen Wirkung nannte man sie auch Vitamin F. Außerdem sind Schleimstoffe, Enzyme, Lezithin, Glykoside und wertvolle Eiweißstoffe nachgewiesen. Aus den Samen preßt man auch das gelblichgrüne, klare Leinöl.
Leinsamen sind vor allem zur Stuhlregulierung bekannt. Dazu verwendet man die ganzen Körner, die man in Wasser einweichen

oder mit Honig, Quark oder Sauermilch mischen kann. Ebenso geeignet ist das Leinsamenbrot. Die möglichst kurmäßige Anwendung beginnt mit 3 × 2 Eßlöffeln Körner täglich zu den Hauptmahlzeiten. Nach 1 Woche reduziert man die Dosis auf 2 Eßlöffel Körner zum Frühstück oder 3 × 1 Eßlöffel zu jeder Mahlzeit. Regelmäßig eingenommen, mindestens aber 2 Monate lang, verhindert diese Kur das verbreitete Zivilisationsübel Stuhlverstopfung zuverlässig. Wenig bekannt ist, daß die Samen durch ihren Schleimgehalt auch Durchfälle im Gefolge von Magen-Darm-Katarrhen zum Stehen bringen, indem sie die entzündeten Schleimhäute beruhigen. Darauf ist auch die günstige Wirkung bei Bronchialkatarrhen zurückzuführen. Darüber hinaus beeinflußt die Droge Lebererkrankungen und Verdauungsstörungen allgemein. Man trinkt dazu eine Abkochung mit 1 Eßlöffel Samen auf 1 Tasse Wasser als Tagesdosis.

Über Nacht in warmem Wasser angesetzte Samen ergeben ein Gurgelwasser, das Entzündungen der Mund- und Rachenschleimhäute lindert.

Leinöl und Diätmargarine mit Leinölgehalt sollten in jedem Haushalt zum Kochen, Braten, Backen und als Brotaufstrich benutzt werden. Damit beugt man der Arterienverkalkung vor und regt – zusammen mit Vitamin E, das guten Margarinen vom Hersteller zugesetzt wird – die Körperabwehr an, neutralisiert Gifte der Umwelt (Abgase) und verringert schließlich durch die positive Allgemeinwirkung auch das Krebsrisiko.

Wer Leinöl kurmäßig anwenden will, nimmt 6–8 Wochen lang 3 Eßlöffel zu den Mahlzeiten. Diese Kur soll mehrmals jährlich durchgeführt werden.

Untergewichtige Patienten erhalten, wenn der Arzt nichts dagegen hat, eine Frühstückszulage aus 3 Eßlöffel Leinöl in 250 g Quark, bis sie zum Normalgewicht zurückgekehrt sind.

Äußerlich gebraucht man den Breiumschlag (Herstellung siehe Seite 12) aus Leinsamen bei Geschwüren und Entzündungen der Haut. Wer eine Ölmühle kennt, kann sich dort zum gleichen Zweck Leinkuchen (Preßrückstand) besorgen. Die Umschläge werden mehrmals täglich gewechselt.

In der Apotheke erhält man Leinölliniment aus 1 Teil Leinöl und 1 Teil Kalkwasser, das nach Anweisung gegen Verbrennungen angewendet wird.

Liebstöckel
(Levisticum officinale)

Liebstöckel, auch *Neunstöckel* oder *Leberstockkraut* genannt, ist als Gewürz zu Fleisch, Fisch, Geflügel, Suppen und Brühen bekannt. Es verbessert vor allem die Verdaulichkeit des Hammelfleischs, das manche Menschen nicht gut vertragen. An Wirkstoffen enthält die Droge ätherische Öle und Bittersubstanzen. Abgesehen von Verdauungsbeschwerden, ist die Heilpflanze auch wegen ihrer harntreibenden Wirkung bei Nieren-, Blasenleiden, Wassersucht, Gicht und Rheuma angezeigt. Als Badezusatz wird sie mit ärztlicher Erlaubnis gegen Menstruationsbeschwerden verabreicht.

Schließlich lindert der Tee Verschleimung und Entzündung der Atemwege, Hautleiden und als Gurgelwasser Entzündungen der Rachenschleimhäute.

Gegen Verdauungsbeschwerden benutzt man das Kraut einfach als Gewürz. Aufguß wird mit 1 Teelöffel auf 1 Tasse Wasser hergestellt, zur Abkochung setzt man die gleiche Menge einige Stunden an und kocht vor Anwendung kurz auf. Die Abkochung ist auch als Gurgelwasser zu verwenden, zum Badezusatz benötigt man eine Abkochung aus 100 g Droge auf 5 l Wasser. Man trinkt täglich bis zu 2 Tassen Tee.

Liebstöckel gehört zur Familie der Doldenblütler und ist in Südeuropa heimisch, bei uns wird die Pflanze auch im Garten angebaut. Ihr hohler Stengel erreicht bis zu 2 m Höhe. Er trägt gefiederte, schwach gezähnte Blätter und im Früh- und Hochsommer gelbe Blütendolden. Die Pflanze riecht angenehm würzig. In der Medizin gebraucht man die vor der Blütezeit gesammelten Wurzeln und das im Herbst geerntete Kraut oder die länglichen, gelben Samen, die Anfang Oktober ausgereift sind.

Linde
(Tilia)

Epilepsie und andere schwere Nervenleiden wird man heute zwar nicht mehr mit Lindenblütentee behandeln, wie alte Kräuterbücher raten, zur Beruhigung nervöser Kinder dagegen ist der Tee noch immer zu empfehlen.

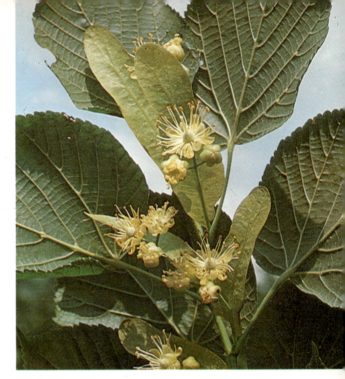

Linde

Bekannteste Wirkung ist aber die nachgewiesene, wenn auch noch nicht völlig aufgeklärte schweißtreibende Wirkung der Droge, die man sich zur Schwitzpackung (Arzt fragen) bei Erkältung und Grippe zunutze macht. Mit Honig gesüßter Tee lindert Husten und Verschleimung der Atemwege. Auch bei Krämpfen, Nieren- und Blasenleiden erzielt man mit Lindenblütentee gute Behandlungsergebnisse.

Äußerlich zu Kompressen und Waschungen benutzt, heilt der Tee Hautentzündungen, Flechten und Wunden.

Aus dem zarten weißlichen Holz stellt man Kohle her, die innerlich Darminfektionen,

Vergiftungen und Blähungen heilt. Ein Teelöffel Lindenholzkohle auf 1 Tasse Salbeitee ist bei nächtlichen Schweißausbrüchen anzuraten, die allerdings wegen des Verdachts auf Lungenkrankheiten stets Anlaß zur ärztlichen Untersuchung sein müssen. Mit Salbeipulver vermischt ergibt Lindenholzkohle ein Mittel zur Pflege des Zahnfleischs, das auch Mundgeruch beseitigt.

Alte Rezepte sagen der Linde nach, daß sie allgemein kräftigt und den Komplikationen der Arteriosklerose vorbeugt. Diese Wirkungen sind noch nicht nachgewiesen, ein Versuch kann jedoch nicht schaden.

Der Tee aus Blüten wird mit 1 Teelöffel auf 1 Tasse Wasser als Aufguß zubereitet. Er soll 10 Minuten ziehen. Man trinkt 3–4 Tassen täglich oder verwendet ihn mehrmals zu Waschungen und als Wickelwasser äußerlich. Bei Erkältung und Grippe mischt man zu gleichen Teilen Lindenblüten, Kamille und Holunder und bereitet mit je 1 Teelöffel der Mischung 3 Tassen als Tagesdosis zu. Lindenholzkohle wird fertig gekauft.

Die Linde ist in ganz Europa heimisch. Wir kennen zwei Arten, die großblättrige, bis 30 m hohe, 5,20 m dicke und bis 1 000 Jahre alte *Sommerlinde* (Tilia grandifolia/platyphyllos) und die kleinblättrige, 20–25 m hohe, bis 600 Jahre alte *Winterlinde* (Tilia parvifolia/cordata), die etwa 2 Wochen nach der Sommerlinde blüht. Die Blütezeit dauert von Ende Juni bis Mitte Juli. Die gelblichgrünen, gestielten Blütendolden sind zu einer Art Krone angeordnet. Lindenblätter sind herzförmig, am Rand ausgezackt, oben glänzend grün, an den Unterseiten bläulichgrün bis weißlich. Der Baum wächst an Straßen, Wegen, auf Plätzen, in Gärten und Mischwäldern.

Eine der ältesten bekannten Linden mit einem Stammumfang von 17 m steht in Staffelstein in Franken.

Löffelkraut
(Cochlearia officinalis)

Der Name dieser Kreuzblütlergattung erklärt sich aus der merkwürdigen, löffelähnlichen Form ihrer glattrandigen Blätter. Sie bilden eine bodennahe Rosette und sitzen auf langen Stielen. Daraus sprießt später der Stengel empor. Er trägt nur wenige Blätter, die im Gegensatz zu denen der Bodenrosette schwach eingekerbt sind. Im Mai und Juni trägt der Sproß weiße, zu Trauben angeordnete Blüten. Auch im Spätherbst schmückt sich dieses winterharte Kraut, dem der härteste Frost nichts anhaben kann, häufig nochmals mit Blüten.

Die Pflanze ist so ausdauernd und widerstandsfähig, daß sie bis hinauf in die arktischen Regionen Nordamerikas und Sibiriens vorkommt. Ihre bevorzugten Standorte sind allerdings Meeresstrände und andere salzhaltige Böden, denn auf salzhaltigem Grund gedeiht sie am besten.

Im Volksmund ist das Kraut auch als *Bitterkresse, Scharbocks-* und *Skorbutkraut* bekannt. Daran erkennen wir eine ihrer wichtigsten Heilanzeigen: Vitamin-C-Mangel bis hin zum Skorbut. Das Vitamin liegt in der Pflanze in einer besonders beständigen Form vor. Daneben werden noch Glykoside, Bitter- und Gerbstoffe nachgewiesen.

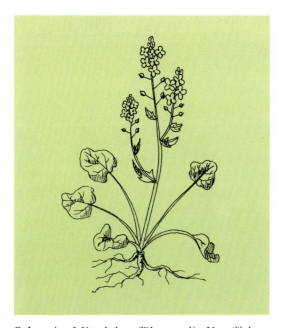

Schon im Mittelalter führten die Kauffahrer auf ihren langen Seereisen eingesalzenes Löffelkraut in Fässern mit sich, um dem gefürchteten Skorbut vorbeugen zu können. Heute, da der Skorbut zumindest in unseren Breiten selten geworden ist, empfiehlt sich die Droge gegen die verbreitete Frühjahrsmüdigkeit und zur Steigerung der Abwehrkräfte in Zeiten erhöhter Infektionsgefahr. Dazu ist der Salat aus frischen Blättern, den man wie Löwenzahn anwendet, ebenso geeignet wie der stabilisierte Frischpreßsaft aus dem Reformhaus.

Der Aufguß aus 1 Eßlöffel Droge auf 1 Tasse Wasser wird innerlich gegen Wassersucht, Gicht, Rheuma und Nierengrieß empfohlen. Er regt die Harnausscheidung stark an.

Äußerlich gebraucht man den gleichen Aufguß zur Mundspülung bei Blutungen und Entzündungen des Zahnfleisches und der Mundschleimhaut sowie zur Beruhigung bei Nasenbluten.

Das Kraut wird während der Blütezeit gesammelt.

Lorbeer
(Laurus nobilis)

Die alten Griechen weihten den Lorbeer ihrem Gott Apollo, den sie als Sohn des Zeus und Führer der neun Musen verehrten. Die mittelalterliche Volksheilkunde nennt in den Wohnungen verbrannte Lorbeerbüschel und das ständig im Hof lodernde Lorbeerfeuer als Schutz vor der Pest. Nicht bewiesen und wahrscheinlich lebensgefährlicher Aberglaube ist die Überlieferung, der Blitz schlage niemals in den Lorbeerbaum, man könne bei Gewittern also getrost unter ihm Schutz suchen.

Seit langem wird die Droge schon bei Husten, Katarrhen der Atemwege, Verdauungsschwäche, Rheuma und Nervenlähmungen empfohlen. Heute ist der Lorbeer vor allem als Gewürz zu Fisch, Braten, Gemüse, Suppen und Soßen und zum Räuchern von Schinken in Gebrauch.

Der bis 8 m hohe Echte Lorbeerbaum ist im Mittelmeer heimisch. Seine lanzettförmigen, glatten Blätter sind lederartig und auch im Winter grün. Aus ihren Achseln sprießen die grünlichweißen Blütendolden, aus denen später schwarze Beerenfrüchte hervorgehen. Getrocknete Blätter benutzt man im Haushalt als Gewürz. Aus den Beeren gewinnt

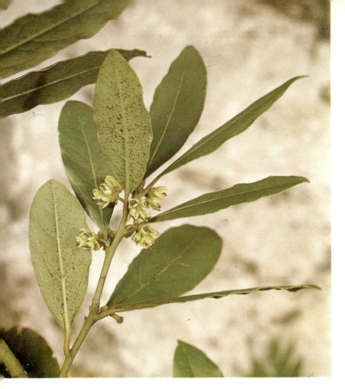
Lorbeer

man das hautreizende Lorbeeröl, das äußerlich gegen Lähmungen und rheumatische Beschwerden eingerieben wird. Es soll im Sommer auch vor lästigen Stechmücken schützen.

Neben dem Echten Lorbeer kennen wir noch die verwandten Arten Rosenlorbeer (siehe Oleander), Kirsch- und Alexandrinerlorbeer, die alle mehr oder weniger stark giftig sind und daher gewöhnlich nur nach Verordnung und in homöopathischer Verdünnung angewendet werden. Für den Hausgebrauch können nur die Blätter des Echten Lorbeer als Gewürz und das fertige Öl zur Einreibung empfohlen werden. Alle andern Arten und Zubereitungsformen bleiben der Verordnung durch den Fachmann vorbehalten.

Löwenzahn
(Taraxacum officinale)

Als magische, glücksbringende Pflanze und Amulett stand der Löwenzahn in der Antike in hohem Ansehen. Weniger respektvoll nennt ihn die Volksheilkunde nach seiner starken harntreibenden Wirkung drastisch *Bettseicher*. Die Droge enthält reichlich Vitamine und Spurenelemente, Enzyme, ätherische Öle, Cholin, Saponine, Schleim- und Bitterstoffe.

Neben der Brennessel sollte der Löwenzahn in keiner blutreinigenden Frühjahrskur fehlen. Dazu bereitet man junge, von März bis Mai gesammelte frische Blätter als Salat mit Quark zu oder nimmt frischen Saft in etwas Milch oder Wasser ein. Natürlich kann die harntreibende, entschlackende Wirkung auch bei Nieren-, Blasensteinen und unreiner Haut mit Erfolg genutzt werden. Wenn der Arzt nichts dagegen hat, versucht man, Nierensteine durch 6 Tassen Tee am Morgen abzutreiben. Vorbeugend trinkt man regelmäßig alle 14 Tage einmal die gleiche hohe Teemenge.

Gut bewährt hat sich die Droge noch bei Rheuma, Gicht, Leber- und Gallenblasenleiden. Dazu nimmt man mindestens 4 Wochen lang täglich 2 Tassen Tee oder 2 Eßlöffel Saft ein.

Tee wird mit 1 Teelöffel Droge auf 1 Tasse Wasser als Aufguß zubereitet. Gewöhnlich

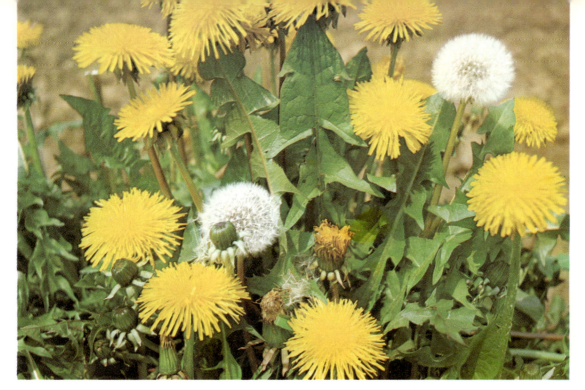

Löwenzahn

verwendet man die von März bis Mai gesammelten Blätter, seltener die im April, besser September und Oktober gesammelte Pfahlwurzel.
Alle Pflanzenteile enthalten einen bitteren Milchsaft. Unverdünnt aufgetragen bringt er Warzen oft rasch zum Verschwinden. Am Auge darf er, vermischt mit Augentrost- oder Fencheltee, nur mit ärztlicher Erlaubnis angewendet werden.
Löwenzahn ist als Unkraut auf Wiesen, Feldern und in Gärten auf der nördlichen Halbkugel der Erde verbreitet. Er liebt auch im Sommer kühle Standorte. Die Pflanze ist sehr kräftig und ausdauernd. Ihre langen Blätter sind unregelmäßig, zum Teil sehr tief eingeschnitten, manchmal aber auch ungeteilt. Von April bis in den Oktober hinein erscheinen an langen, kahlen Blütenstielen die goldgelben Korbblüten. Aus ihnen gehen weißliche Kugeln gefiederter Samen hervor, die vom Wind ausgesät werden. Deshalb nennt der Volksmund die Pflanze auch *Pusteblume*.

Lungenkraut
(Pulmonaria officinalis)

Der Name deutet schon an, daß Erkrankungen der Atmungsorgane eine Domäne dieser Droge sind, vor allem Husten, Bronchitis, zur unterstützenden Therapie auch bei Lungenentzündung und Tuberkulose. Als Gurgelwasser gebraucht man die Droge auch bei Heiserkeit und Entzündungen des Rachens. Schließlich erklärt der Gerbstoffgehalt aber auch die gute Wirkung bei Durchfall, Blutharnen und Blasenentzündung. Äußerlich kann der Aufguß zu Auflagen und Waschungen bei Hautentzündungen, Geschwüren und schlecht heilenden Wunden benutzt werden.

Lungenkraut

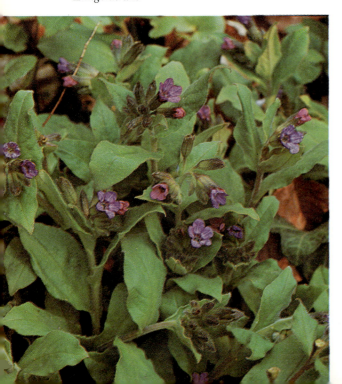

Das Kraut ist von Nordeuropa bis nach Italien hinein in fast ganz Europa und auf dem Balkan verbreitet. In Gärten wächst es ebenso wie in Gebüschen, Hecken und in lichten Wäldern. Sein kräftiger, 30–50 cm hoher Stengel ist rauh behaart. Die ebenfalls haarigen, häufig weißfleckigen Blätter sind breitlanzettförmig. Anfangs hellrote, später mit dem Verblühen blaue Blütentrichter schmücken das Rauhhaargewächs von März bis Mai. Von April bis Juni sammelt man das Kraut.

Außer den schon genannten Gerbstoffen enthält die Droge reichlich Schleim, Saponine, Kieselsäure und Mineralsalze.

Zum internen Gebrauch bereitet man aus 2 Teelöffeln Droge auf 1 Tasse Wasser den Aufguß zu, süßt mit Honig und trinkt täglich 3 Tassen schluckweise so warm wie möglich. Zum Gurgeln und für Waschungen eignet sich die Abkochung mit 1 Eßlöffel Kraut auf 1 Tasse Wasser oder das fertige Pulver aus der Apotheke, nach Anweisung gebraucht.

Maiglöckchen
(Convallaria majalis)

Die hübsche, zierliche Blume gehört zur Familie der Liliengewächse. Der Volksmund kennt sie auch als *Maililie* und erzählt in vielen Märchen von ihr. Bevorzugte Standorte sind kühle, schattige Plätze im Wald, wo sie ganze Beete bildet, als Zierpflanze kommt sie aber auch in Gärten vor. Aus dem verästelten Wurzelstock erheben sich zwei breite, lanzettförmige, langgestielte Blätter. Dazwischen strebt der kahle, etwa 20 cm hohe Blütenstiel empor. Im Mai erscheint an seinem Ende die Traube kleiner, angenehm duftender weißer Blüten, unter deren Last der Stengel sich neigt. Sie streben dem Licht zu und wenden sich daher alle nach der gleichen Seite. Später gehen aus den Blüten tiefrote Beerenfrüchte mit blauem Samen hervor.

Die Pflanze steht unter Naturschutz und darf deshalb nur mit behördlicher Genehmigung gesammelt werden. Als Drogen gebraucht man Blüten und Blätter. Sie enthalten ätherische Öle und das giftige Herzglykosid Convallatoxin. Es wirkt ähnlich, wenn auch nicht so stark, wie Fingerhut-Glykoside und wird bei Herzschwäche, insbesondere beim Altersherz, sowie gegen Störungen der Herzreizbildung und -reizleitung (Rhythmusstörungen) verordnet. Wie beim Fingerhut, unterstützt auch hier die harntreibende Wirkung diesen therapeutischen Effekt.

Die Zubereitung der Droge zu Arzneimitteln mit standardisiertem Wirkstoffgehalt ist ebenso wie die Verordnung ausschließlich Aufgabe des Fachmanns. Selbstbehandlung ist untersagt, auch wenn Vergiftungen nur selten tödlich enden, das Risiko eigenmächtiger Behandlung ist zu groß.

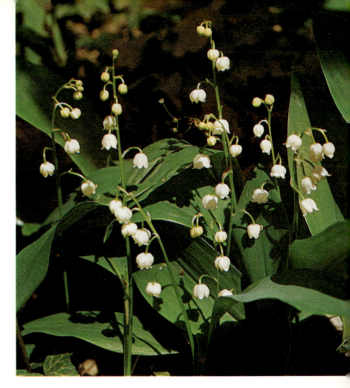

Maiglöckchen

Majoran
(Majorana hortensis/Origanum majorana)

Es ist viel zu wenig bekannt, daß das Wurstkraut, vielerorts auch als *Oregano* angeboten, nicht nur ein Gewürz, sondern auch ein ausgezeichnetes Heilmittel ist. Das Kraut enthält Gerbstoffe, ätherische Öle und kampferähnliche Substanz. Wie die meisten Gewürzpflanzen, beeinflußt Majoran die verschiedensten Verdauungsstörungen, vor allem Blähungen und Krämpfe. Diese krampflösende Wirkung empfiehlt ihn aber auch bei Bronchialasthma, die austrocknende, bakterienfeindliche, zusammenziehende Wirkung erklärt die wirksame Hilfe bei Verschleimung der Atemwege. Wie der verwandte Dost, den die Volksmedizin auch Wilden Majoran nennt, lindert diese Droge chronische Erkankungen der Nase und ihrer Nebenhöhlen. In normaler Dosis beruhigt Majoran, überdosiert dagegen wirkt er aufputschend und zentral erregend wie Kampfer.

Als weitere, allerdings noch nicht nachgewiesene, unsichere Heilanzeigen nennt die Erfahrungsmedizin Leberleiden, Gelbsucht, Menstruationsbeschwerden, Anregung der Milchbildung bei stillenden Müttern, Rheuma und Geschwüre. In solchen Fällen wird man die Droge erst nach Rücksprache mit dem Fachmann nach dessen Anweisungen gebrauchen.

Majoran

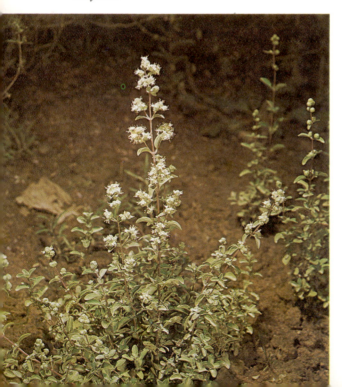

Zur Linderung von Zahnschmerzen bis zum Besuch beim Zahnarzt (möglichst bald!) empfiehlt sich die Massage des Zahnfleisches mit Majoranöl aus der Apotheke.

Majoran gehört zur Familie der Lippenblütler. Auf warmen, trockenen, leichten Böden ist er am Mittelmeer heimisch. Seit dem ausgehenden Mittelalter wird er auch bei uns angebaut. Aus seiner schwarzen, holzigen Wurzel strebt der verzweigte, pelzige, rötliche Stengel bis zu 50 cm in die Höhe. Seine fein behaarten, mattgrünen, eiförmigen Blätter sitzen auf kurzen Stielen. Am Ende der Zweige sind die weißen, seltener rosa Blütenbüschel zu Ähren angeordnet. Sie duften stark würzig. Während der Blütezeit im Juli und August wird das Kraut gesammelt.

Gegen Verdauungsbeschwerden verwendet man das Kraut am einfachsten als Gewürz nach Geschmack zu Braten, Soßen und in der Wurst. Der Aufguß wird mit 1 Eßlöffel auf 1 Tasse Wasser zubereitet und muß 15 Minuten ziehen. Täglich sind 3 Tassen Tee erlaubt. Die Behandlung von Nasen- und Nebenhöhlenkatarrhen beginnt man mit Inhalationen. Dazu wird der Aufguß aus 1 Handvoll Droge auf $1/2$ l Wasser zubereitet und der Dampf tief durch die Nase eingesogen. Später, wenn die Nase schon wieder freier wird, geht man zum Tee (2 Tassen täglich) über, der von innen her heilend wirkt.

Malve
(Malva)

Die *Käse-* oder *Roßpappel,* wie der Volksmund dieses Heilkraut nennt, ist auf allen 5 Kontinenten verbreitet. Sie liebt fette, nitratreiche Böden und steht bevorzugt am Rand von Gebüschen, Hecken, Zäunen, Steinbrüchen und Wegen.

Malvengewächse sind eine sehr artenreiche Pflanzenfamilie. Für Heilzwecke interessieren uns nur die bei uns heimischen Arten Malva silvestris, also die bis 1 m hohe *Wilde Malve,* sowie die niedrige, kriechende Malva neglecta oder *Wegmalve.* Ihre elastischen, leicht behaarten Stengel tragen lappige, breite, an den Rändern gezackte Blätter. Von Juni bis September blühen sie mit rosaroten, eben malvenfarbigen, fünfblättrigen Blüten. Während dieser Zeit sammelt man Blätter und Blüten. Sie enthalten Gerb- und Schleimstoffe und den Farbstoff Malvin.

Der Tee wird hauptsächlich gegen Entzündung und Verschleimung der Atemwege empfohlen. Durch die Gerb- und Schleimstoffe eignet er sich aber auch gut zur Beruhigung entzündeter Schleimhäute in Magen und Darm, als Rollkur, im Wechsel mit Kamillentee gebraucht, fördert er die Abheilung von Magengeschwüren. Durchfälle werden durch Malventee ebenso gelindert wie hartnäckige Stuhlverstopfung, die er zwar mild und schonend, aber trotzdem sehr nachdrücklich beseitigt.

Äußerlich angewendet gilt der Tee seit alters

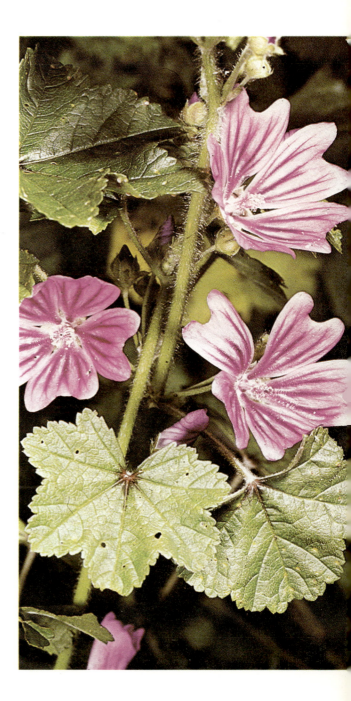

Malve

als Hautpflegemittel, das einen makellosen Teint verleiht. Dazu legt man regelmäßig in Malventee getauchte Kompressen auf. Als Gurgelwasser lindert er Mund- und Rachenentzündungen zuverlässig, vor allem, wenn man ihn im Wechsel mit Eibisch- oder Salbeitee gebraucht. Auflagen helfen auch bei Hämorrhoiden und schlecht heilenden Wunden. Schließlich empfehlen alte Kräuterbücher noch das Malvensitzbad gegen Unterleibsbeschwerden der Frau und Malvenumschläge gegen Lidrandentzündungen, zwei Andwendungsgebiete, die man vorher immer mit dem Arzt bespricht.

Innerlich gibt man den Aufguß mit 1 Eßlöffel Droge auf 1 Tasse Wasser mit 3 Tassen täglich. Zu Auflagen, als Gurgelwasser und zur Rollkur hat sich die stärkere Abkochung mit 4 Eßlöffeln Droge auf ¼ l Wasser bewährt.

Mariendistel

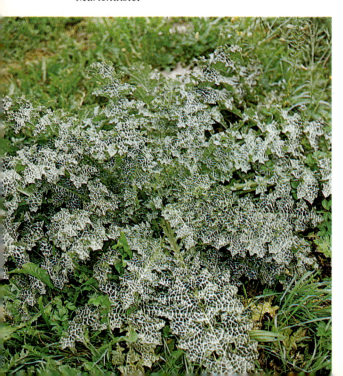

Mariendistel
(Carlina acaulis)

Die Mariendistel ist im Volksmund noch unter zahlreichen anderen Namen bekannt, zum Beispiel als *Eberwurz, Wilde Artischocke, Golddistel, Silberdistel* und *Wetterdistel.* Der Name *Wetterdistel* erklärt sich aus ihrer Eigenart, nur an Tagen mit gutem Wetter die Blüten zu öffnen.

Golddisteln tragen gelbliche, Silberdisteln weiße Blütenköpfe. Aus einer langen, dicken Wurzel, die angenehm riecht, aber scharf schmeckt, sprießen die gezähnten, mit Stacheln bewehrten Blätter. Der Stengel kann ganz fehlen, erreicht aber manchmal immerhin etwa 8–10 cm Höhe. Die großen Korbblüten mit einem Durchmesser bis zu 15 cm sind weiß, gelblich oder bläulich. Sie erscheinen von Juli bis September.

Die Mariendistel steht unter Naturschutz. Deshalb darf die zu Heilzwecken geeignete Wurzel nur mit Erlaubnis der zuständigen Behörden gesammelt werden. Die Sammelzeit beginnt nach dem Ende der Blütezeit im Oktober.

Man kennt die Droge schon lange als Heilmittel bei Verdauungsstörungen und Magenbeschwerden. Außerdem lindert sie Verschleimungen der Atemwege und Bronchialkatarrhe. Schließlich sagt man ihr harn-, schweißtreibende und blutreinigende Wirkungen nach.

In manchen Gegenden stellt man aus den Blütenböden ein wohlschmeckendes Gemüse her. Es wird wie die Artischocke zubereitet, daher der volkstümliche Name Wilde

Artischocke. Medizinisch gesehen sind die Blütenböden ohne Wert.

Alte Kräuterbücher empfehlen noch den Absud der Wurzeln in Essigwasser gegen Hautleiden und die Abkochung in einer Wasser-Wein-Mischung gegen Wunden und Geschwüre. Für diese Heilanzeigen gibt es keinerlei Beweise, der Gebrauch kann deshalb nicht empfohlen werden.

Der Fachhandel bietet fertige Teemischungen an, die mit 2 Eßlöffel auf 1 Tasse Wasser als Aufguß zubereitet werden. Die Tagesdosis beträgt 2–3 Tassen. Außerdem gibt es die empfehlenswerten Tinkturen, die man tropfenweise in Wasser oder auf Zucker einnimmt, und das Wurzelpulver, beides nach Gebrauchsanweisung einzunehmen.

Meerrettich
(*Armoracia rusticana*/*Cochlearia armoracia*)

Meerrettich, auch *Kren* genannt, enthält in der zu Heilzwecken und als Gemüse oder Gewürz benutzten Wurzel brennend scharfe, stechend riechende ätherische Öle. Sie reizen die Haut ähnlich stark wie Senf und fördern so die lokale Durchblutung, zugleich wirken sie über Nervenbahnen auf die zu den gereizten Hautsegmenten gehörigen inneren Organe.

Man erzielt bei äußerer Anwendung des fertig gekauften Meeerrettichessigs gute Behandlungserfolge bei Rheuma, Ischias und anderen Nervenschmerzen und bei Entzündungen des Rippenfells. Innerlich gebraucht man die frisch geriebene rohe Wurzel, nach

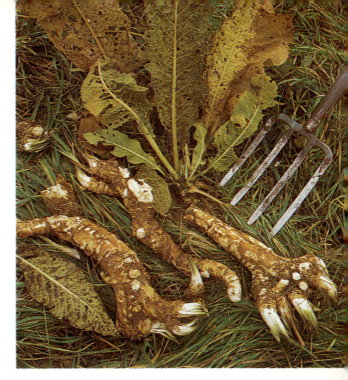

Meerrettich

Geschmack als Salat zubereitet, um die Produktion von Verdauungssäften und den Appetit anzuregen. Durch Honig oder Zucker kann man die Schärfe der Droge mildern. Im Haushalt wird der Meerrettich als Soße zu Fleisch- und Fischgerichten gereicht, den Krenessig nimmt man gerne auch zum Einlegen von Essiggurken.

Meerrettich reizt vor allem die Nieren, die abführenden Harnwege und die Blase. Deshalb ist er bei Nieren- und Blasenkatarrhen verboten, im Zweifelsfall fragt man vorher den Therapeuten. Auch Magenkranke sollten Meerrettich nur mit Erlaubnis ihres Arztes einnehmen. Für Gesunde gilt, daß Überdosierung und Dauergenuß verboten sind, sonst werden die Nieren gereizt.

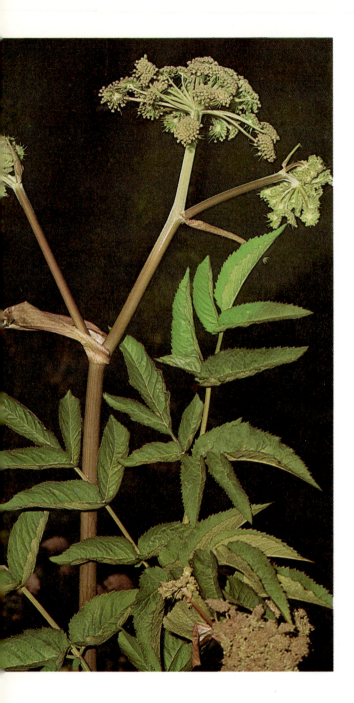

Man gibt täglich 3 Messerspitzen geriebene Wurzel mit Honig und Brot oder als Soße zu den Speisen, niemals ohne Beilagen.

Vom Essig können innerlich 3 Teelöffel in $1/2$ l Wasser über den Tag verteilt eingenommen werden. Die Einreibung, die man bis zu 3mal täglich vornimmt, beginnt dann zu wirken, wenn die behandelte Hautzone sich rötet und brennt.

Meerrettich stammt aus dem südöstlichen Europa, wird aber auch bei uns im Garten angebaut, gelegentlich finden wir auch eine Wildpflanze. Seine gewellten, gekerbten Blätter können bis 1 m Höhe erreichen. Die Blüten sind weiß und in lockerer Traube angeordnet, im Gegensatz zur Wurzel riechen sie angenehm süß.

Die für Heilzwecke und Haushalt wichtige Wurzel ist sehr ausdauernd. Mit ihren fleischigen Ausläufern dringt sie tief in die Erde ein und kann kaum mehr vernichtet werden. Nach der von Mai bis Juli dauernden Blütezeit wird diese Wurzel geerntet. Die kleinen dicken Schoten, die aus den Blüten hervorgehen, sind ohne Nutzen.

Meisterwurz
(Imperatoria ostruthium/Peucedanum ostruthium)

Die Meisterwurz gehört zu den bescheidenen, weniger bekannten Heilpflanzen, obwohl der Volksmund sie nach ihrem lateinischen Namen (imperator = Kaiser) auch anspruchsvoll als *Kaiserwurz* bezeichnet.

Meisterwurz

Das in ganz Europa in Gärten, auf Wiesen, Feldern und bis hinauf ins Gebirge verbreitete Kraut wird etwa 1 m hoch. In erster Linie nutzt man seine harn- und schweißtreibende Wirkung bei fieberhaften Erkältungskrankheiten, Rheuma und Gicht. Die ätherischen Öle lindern aber auch Verdauungsstörungen und regen den Appetit an. Andere alte Heilanzeigen sind zu unsicher, als daß sie hier genannt werden dürften. Sicher ist die angenehm riechende braune Wurzel kein Allheilmittel, als welches sie noch im Mittelalter galt.

Man verabreicht die Droge als Pulver mit 2 × 1 g täglich oder als Aufguß mit 2 Tassen am Tag, je Tasse 1 Teelöffel Wurzel. Der Aufguß muß vor dem Trinken mindestens ¼ Stunde ziehen.

Von Juli bis August blüht das Heilkraut mit weißen oder rötlichen Dolden, die Wurzeln werden im Frühjahr und nach beendeter Blüte im September gesammelt.

Melisse
(*Melissa officinalis*)

Der griechische Name Melisse bedeutet Biene und erklärt sich aus der Beobachtung, daß die Bienen den Nektar dieser Heilpflanze besonders gerne mögen. Aus seiner orientalischen Heimat kam der Lippenblütler zunächst mit arabischen Kaufleuten nach Spanien und schließlich auch nach Deutschland. Anfangs wurde er bei uns in mittelalterlichen Klostergärten kultiviert, später zu Heilzwecken meist gewerbsmäßig angebaut.

Der schwach behaarte, vierkantige Stengel erreicht Höhen bis zu 1 m. Seine gekerbt-gesägten Blätter stehen einander immer paarweise gegenüber. Sie sind eiförmig und riechen zitronenähnlich, woraus sich der volkstümliche Name *Zitronenmelisse* erklärt. Aus den oberen Blattachseln erscheinen im Juli und August die quirlförmig angeordneten, weißen, selteneren hellrötlichen Blüten. Die Heilkunde verwendet vor und nach der Blütezeit gesammelte Blattdroge.

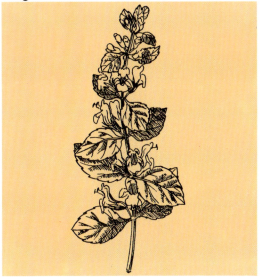

Die Volksmedizin kennt die beruhigende, krampflösende Heilpflanze auch als *Mutterkraut*, weil sie die Menstruation und die weiblichen Organe im Unterleib günstig beeinflußt. Vor der Anwendung ist in diesen Fällen aber fachärztliche Untersuchung erforderlich, um ernste Krankheiten auszuschließen. Unbedenklich zu empfehlen ist der Tee zur Beruhigung bei nervösen Herz-, Magen- und Darmstörungen, Überreiztheit und Schlafbehinderungen. Auch Übelkeit, Krämpfe der Verdauungsorgane und nervös-seelische Spannungskopfschmerzen sprechen auf Melissenbehandlung gut an. Äußerlich gebraucht man den Melissenspiritus bei Quetschungen, Blutergüssen, Nervenschmerzen und Rheuma als Einreibung.

Tee wird als Aufguß mit 1 Teelöffel auf 1 Tasse siedendes, gerade nicht mehr sprudelnd kochendes Wasser zubereitet. Der Kaltauszug aus 2 Eßlöffeln Droge auf $1/4$ l Wasser muß vor Gebrauch 8 Stunden ziehen. Die Tagesdosis beträgt 3 Tassen Tee, bei Schlafstörungen unterstützt man die Wirkung durch abendliche Gabe von Baldrian (siehe dort).

Fertige Zubereitungen aus der Apotheke verwendet man äußerlich und intern nach Anweisung.

Mistel
(Viscum album)

Es mag dem zivilisierten, aufgeklärten Europäer primitiv und unnötig grausam erscheinen, wenn er erfährt, daß die Priester der alten Kelten die von Dämonen Besessenen mit Mistelzweigen auspeitschten, bis der böse Geist von ihnen ließ. Desto mehr muß die Feststellung erstaunen, daß sie damit instinktiv genau das Richtige taten. Heute wissen wir nämlich, daß die Wirkstoffe des *Hexenbesens* durch die Haut oft besser als bei Verabreichung durch den Mund aufgenommen werden. Und die Dämonen der heidnischen Kelten können wir im Zeitalter der Psychologie zwanglos als Wahnvorstellungen seelisch Kranker erklären. Gerade auf das vegetative Nervensystem, das an vielen nervösen und seelischen Störungen ursächlich beteiligt ist, wirkt die Mistelinjektion ausgezeichnet. Hier erleben wir einmal mehr, wie Erfahrungen und Beobachtungen der alten Volksheilkunde durch wissenschaftliche Untersuchungen exakt bestätigt werden.

Meist ist von der Mistel nur bekannt, daß sie den Blutdruck reguliert und der Arterienverkalkung begegnet. Dies sind die beiden wichtigsten Anwendungsgebiete für Tee oder fertige Spezialitäten (Kapseln) aus der Apotheke.

In beiden Fällen empfehlen sich Mischungen aus 3 Teilen Mistel, 2 Teilen Weißdorn und 2 Teilen Zinnkraut, als Aufguß mit 1 Teelöffel je Tasse zubereitet, Tagesdosis 3 Tassen. Mistel allein wird als Aufguß mit 2 Eßlöffeln auf 1 Tasse Wasser oder als Abkochung mit der gleichen Menge Droge, über Nacht kalt angesetzt, zubereitet, auch davon täglich 3 Tassen.

Gut bewährt haben sich Kapseln, die Mistel, Knoblauch und Weißdorn enthalten. Sie werden ebenso wie reine Mistelkapseln nach Anweisung verabreicht.

Injektionen homöopathisch verdünnter Mistelextrakte dagegen wirken ausgezeichnet bei nervösen Störungen verschiedenster Art und sind meist den chemischen »Glückspillen« vorzuziehen. Der schwache Reiz, den die Injektionslösung nach Einspritzung unter die Haut, in Gelenknähe oder in Venen erzeugt, wirkt umstimmend, das heißt, daß die Selbstheilungskräfte und Regulationsmechanismen des Körpers wieder aktiviert werden.

Mit der gleichen Injektionslösung erzielt man auch bei Rheuma und Abnutzungserscheinungen der Gelenke, hartnäckigen Nervenschmerzen, Krampfadern und Venenentzündungen gute Behandlungserfolge. Zum Teil wird die Mistel dabei noch durch Injektion von hochverdünntem Schlangengift unterstützt. Viele der chronischen Gelenk- und Gefäßleiden wirken als Krankheitsherde, die auf nervösem Wege auch an anderen Stellen des Körpers Symptome erzeugen. Deshalb heilen nach Sanierung solcher Herde oft spontan auch andere Leiden aus, die auf den ersten Blick nichts mit dem Herd zu tun haben. Dieses Heilverfahren ist als Neuraltherapie bekannt.

Mit Sicherheit wurde die zellteilungshemmende Mistelwirkung bei bösartigen Geschwülsten nachgewiesen, besonders beim Hautkrebs. Auch wenn Mistelinjektionen allein kaum ausreichen werden, um Geschwulstleiden in den Griff zu bekommen, kann man die notwendigen anderen therapeutischen Maßnahmen doch wirkungsvoll unterstützen. Dabei fällt in der Praxis die Schmerzlinderung ohne Einschränkung der Bewußtseinshelligkeit ebenso auf wie die allgemeine Anregung und Stimmungsaufhellung bei den infolge ihres Leidens oft niedergeschlagenen Patienten.

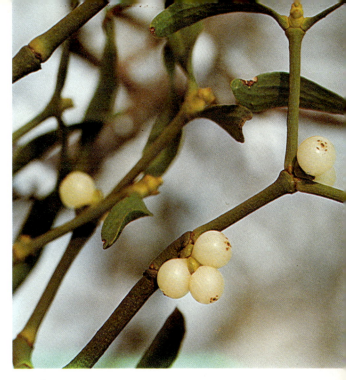

Mistel

Injektionen sind natürlich immer Aufgabe des Fachmanns.

Die Mistel ist ein Halbschmarotzer, das heißt, sie dringt mit ihren Wurzeln unter die Baumrinde und nimmt am Säftestrom des Wirtes teil. Im Gegensatz zu echten Schmarotzern stellt sie ihre organische Substanz aber selbst her. Die ovalen, glatten Blätter stehen einander immer paarweise gegenüber. Gelblichgrüne Blüten schmücken das Gewächs von Februar bis April, um Weihnachten gehen daraus dann die bekannten weißen Früchte hervor. In England, inzwischen aber auch schon in anderen europäischen Staaten, schmückt man mit den Mistelzweigen das Weihnachtszimmer.

Die Heilpflanze ist im nördlichen Europa

verbreitet und vor allem im Winter an den kahlen Ästen der Laubbäume gut zu erkennen. Verbreitet wird sie durch die nach ihr benannte Misteldrossel. Der Vogel frißt die Beeren, mit dem Kot scheidet er den Samen unverdaut wieder aus.

Das Kraut wird im März und April gesammelt. Es enthält Gerbstoff, Alkaloide, Saponine, Glykoside, Öle, den vegetativen Überträgerstoff Acetylcholin (blutdrucksenkend, herzschlagverlangsamend) und seine chemische Vorstufe Cholin (ähnliche Wirkung, zusätzlich Einfluß auf Leber und Fettstoffwechsel), schließlich den Farbstoff Xantophyll und das stärkeähnliche Inosit. Diese Vielzahl von Wirkstoffen erklärt die umfassende Wirkung der wertvollen Droge auf den gesamten Organismus.

Mohn
(Papaver rhoeas)

Vor langer Zeit, so erzählen die Blumenmärchen, lebte in einem Dorf eine arme Witwe mit ihrem kleinen Sohn in einer alten, halbverfallenen Hütte. Obwohl beide sehr fleißig waren, war der Hunger oft zu Gast in ihrem Häuschen. Als die Witwe krank wurde, schickte sie ihren Sohn ins Nachbardorf, wo er beim reichen Onkel Mehl und Käse erbitten sollte. Die Sonne stand schon tief am Himmel, und das Kind war noch immer nicht zurück. Da machte sich die Witwe auf, um nach ihm zu suchen. Die Angst verlieh ihr zusätzliche Kraft. Oben, auf dem Gipfel des hohen Berges, der die beiden Dörfer trennte, hörte sie endlich die schwache Stimme ihres Sohnes, der in eine tiefe Schlucht gefallen war und allein nicht mehr herauskam. Überglücklich schloß sie ihr Kind in die Arme und gemeinsam machten sie sich auf den Heimweg. Als sie in die Ebene zurückkamen, blühten dort herrliche rote Blumen. Sie waren aus dem Blut gewachsen, das aus den wunden Füßen der Mutter getropft war, als sie ihren Sohn suchte. So ist die Mohnblume entstanden. Der Volksmund nennt sie nach dieser Sage heute noch *Blutmohn*.

Der Landwirt, der sich mit diesem Ackerunkraut herumschlagen muß, wird die hübsche Blume natürlich prosaischer ansehen, für ihn ist sie ein Schädling und soll soweit wie möglich vertilgt werden. Allerdings wächst der *Klatschmohn* nicht nur auf Feldern, sondern auch in Weinbergen, an Feldrändern, Wegen, Böschungen und Abhängen.

Die Volksmedizin kennt den Mohn auch als *Acker-, Feld-, Feuer-* und *Flattermohn, Klatschrose* und *Kornrose*.

Der behaarte Stengel trägt fiederspaltige Blätter, das heißt, sie laufen nach außen in spitze Zipfel aus, nach innen, zur Blattmitte hin, bilden sie stumpfe Einbuchtungen. Im Mai und Juni erscheinen die prächtigen roten Blüten einzeln am Stiel. Sie haben im Grund einen dunkelvioletten bis schwarzen Fleck. Ein Windhauch genügt, um diese vier Blätter abfallen zu lassen. Zurück bleibt die Mohnkapsel mit den reifen Samen, die vom Wind verbreitet werden.

Alle Pflanzenteile enthalten einen bitteren, leicht giftigen Milchsaft.

An Wirkstoffen werden in der Droge Alkaloide, Farbstoffe, Säuren, Gerbstoffe, Stärke, Fette und Harze nachgewiesen. Ihre Heilwirkung ist bisher noch nicht richtig erforscht. Es scheint, daß die Droge den Stoffwechsel anregen kann. Die Ergebnisse der Arzneipflanzenforschung sind allerdings noch zu dürftig, als daß sich aus dieser Erkenntnis schon eine Empfehlung für die Anwendung ableiten ließe. Nicht sicher ist auch, ob der Klatschmohn sich wirklich als Hustenmittel eignet. Entschieden abzuraten ist dagegen vom Gebrauch der Droge als Beruhigungsmittel für Kinder. Dazu steht uns im Fenchel ein wirksameres und sicher unschädliches Hausmittel zur Verfügung.

Der Ackermohn darf nicht mit dem *Schlafmohn* (Papaver somniferum) verwechselt werden. Diese angebaute Heilpflanze enthält in ihrem Milchsaft die Alkaloide Morphin, Codein und Thebain, durch Anritzen der Mohnkapsel gewinnt man das *Opium*. Derartige Rauschgifte enthält der Klatschmohn nicht.

Opium wurde lange Zeit in der Medizin in Form von Pulver, Extrakt, Tinktur und Konzentrat nicht nur bei schweren Schmerzen, sondern auch gegen hartnäckige Durchfälle verordnet. Heute dient es nur noch als Grundsubstanz, aus der man die Alkaloide rein extrahiert. Im Nahen und Fernen Osten spielt das Opium auch heute noch eine wichtige Rolle als Rauschmittel. Morphin, aus dem Milchsaft von *Papaver somniferum* extrahiert, wird in der Heilkunde in Form kristalliner Nadeln zur Linderung schwerster

Mohn

Schmerzzustände gebraucht. Codein schließlich werden viele Leser selbst schon einmal nach ärztlicher Verordnung in Hustensäften oder Hustentabletten eingenommen haben, denn es dämpft den quälenden Hustenreiz sehr stark.

Alle diese Alkaloide aus dem Schlafmohn unterliegen den strengen Bestimmungen des Rauschmittelgesetzes, da sie bei unsachgemäßem Gebrauch zur Sucht mit schwersten körperlichen und seelischen Symptomen führen.

Möhre
(Daucus carota)

Möhren, auch *Karotten* oder *gelbe Rüben* genannt, sind nicht nur eines unserer wertvollsten Wurzelgemüse, sondern zugleich

Möhre

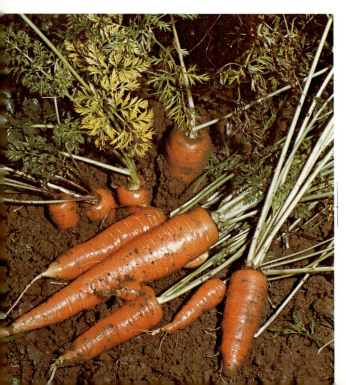

eine wichtige Heilpflanze, die seit alters gegen verschiedene Krankheiten empfohlen wird. Im Vordergrund steht ihr Reichtum an Vitamin-A-Vorstufen (Carotin), die im Körper in das wirksame Vitamin umgewandelt werden. Vitamin A erhöht die Widerstandskraft der Schleimhäute, der Atemwege und Harnorgane gegen Infektionen, beeinflußt die Haut und ist unentbehrlich für die Bildung des Sehpurpurs. Mangel an Vitamin A führt zur erhöhten Blendungsempfindlichkeit bei Nacht bis hin zur Nachtblindheit, erhöht die Infektionsanfälligkeit und läßt den Zahnschmelz empfindlicher für Karies werden.

Als fettlösliches Vitamin kann Vitamin A allerdings nur bei gleichzeitiger Gabe von Fett in ausreichender Menge vom Körper aufgenommen werden. Es genügt deshalb nicht, Möhren roh zu essen, sie sollen mit einem Löffel Öl vermischt oder mit Pflanzenmargarine gedünstet werden.

Daneben sind in Karotten noch die Vitamine B und C, ätherische Öle, Spurenelemente, Kieselsäure, Lezithin, Glutamin, Pektin und Inosit nachzuweisen.

Die Möhre verbreitete sich vom Mittelmeerraum aus über ganz Europa und Asien. Heute kommt sie wild, häufiger angebaut, an Wegen, Böschungen, auf Wiesen und Ödland vor. Sie schätzt trockene, sonnige, nicht zu fette Böden.

Gewöhnlich kennt man von der angebauten zweijährigen Pflanze nur die kräftige, gelbrote Wurzel, die eigentliche gelbe Rübe, die als Gemüse verwendet wird, und das Kraut mit gefiederten Blättern in Bodennähe. Erst

im zweiten Jahr strebt der über $1/2$ m hohe, verzweigte Stengel mit schmalen, gefiederten Blättern empor, der im Frühjahr und Sommer in weißen Dolden blüht. Zuweilen ist die Mitteldolde aber auch tiefrot bis violett.
Im Haushalt wie in der Heilkunde verwendet man vor allem die bekannte Pfahlwurzel, weniger bekannt ist, daß im Herbst auch die reifen Samen gesammelt und genutzt werden können.

Äußerlich eignet sich die Droge wegen ihres hohen Vitamin-A-Anteils zu Auflagen gegen Geschwüre, Verbrennungen und Erfrierungen. Dazu gebraucht man den eingedickten, konzentrierten Saft oder geriebene Möhren. Bei beiden Anwendungsformen ist darauf zu achten, daß die Vitamin-A-Vorstufen durch Beigabe von etwas Öl gut gelöst werden, um wirken zu können.

Intern empfiehlt sich die Möhre vor allem als Salat und Gemüse zur gesunden, vollwertigen Ernährung. Therapeutische Wirkungen erzielt man mit rohen, geraspelten Möhren bei Darmparasiten (Würmern). Durchfall wird durch Möhrensalat oder gedünstetes Gemüse meist zuverlässig gestoppt, wenn man ihn einige Tage lang in ausreichender Menge als Alleinkost gibt. Die schleimhautschützende Wirkung nutzt man bei Heiserkeit, Mund-Rachen-Entzündungen, Katarrhen der Atemwege und Husten. Zur Geschmacksverbesserung ist Honig geeignet, Gewürze sollen nicht beigegeben werden. Aus den Samen bereitet man eine Abkochung mit 5 g Droge auf $1/4$ l Wasser als Tagesmenge.

Muskat
(Myristica fragrans)

Der Muskatnußbaum stammt von den Molukken, einer ostindonesischen Inselgruppe zwischen Australien und Asien. Im Mittelalter galten diese Inseln als »die« Gewürzinseln schlechthin, denn nicht nur Muskat, auch andere Spezereien, wie Pfeffer und Nelken, waren dort heimisch.

Der Muskatnußbaum, der heute auch in anderen tropischen Regionen angebaut wird, erreicht bis 10 m Höhe. Sein dicht belaubter Stamm mit der braunen Rinde enthält einen Saft, der sich beim Austritt an die Luft rot färbt. Die Blätter sind oval und glänzend grün, die traubenförmigen, herabhängenden

Muskat

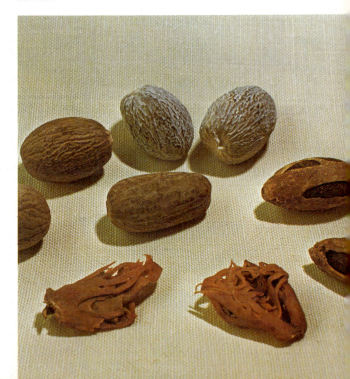

Blüten ähneln denen unseres Maiglöckchens. Nußdicke Früchte enthalten den steinharten, braunen Samenkern, den wir gerieben als Gewürz verwenden. An Wirkstoffen wurden ätherische Öle, Säuren, harzähnliche Substanzen und das giftige Myristicin nachgewiesen.

Seit die Nuß auf der »Gewürzstraße« im 12. Jahrhundert nach Europa kam, wird sie von der Volksheilkunde verwendet. Ein noch heute gültiges, bekanntes Rezept besagt, daß ein Eigelb mit der geriebenen Nuß roh gegen Erbrechen verzehrt werden soll. Dieses Hausmittel hat sich auch bei Übelkeit und Seekrankheit bewährt. Überhaupt werden alle vom Darm ausgehenden Krankheitserscheinungen durch Muskatnuß günstig beeinflußt. Für den Hausgebrauch nicht geeignet ist die Anwendung bei drohender Fehlgeburt, die alte Kräuterbücher empfehlen.

Als Gewürz wird die verdauungsfördernde Muskatnuß vor allem zu Fleisch, Suppen, Kohl- und Bohnengemüse verwendet, wobei sie die Verdaulichkeit verbessert und Blähungen vorbeugt. Auch zu Kräuterlikören wird Muskat oft angesetzt.

Fertige Zubereitungen verwendet man äußerlich zur Hautreizung gegen Rheuma.

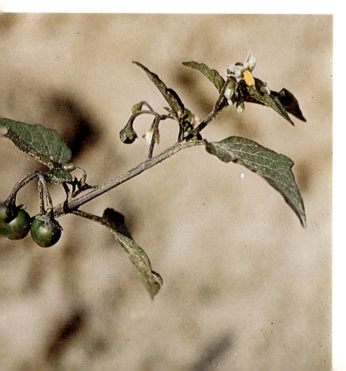

Nachtschatten, schwarzer

Nachtschatten, schwarzer
(Solanum nigrum)

In der Homöopathie spielt der schwarze Nachtschatten auch heute noch eine wichtige Rolle, die Schulmedizin dagegen gebraucht die giftige Droge kaum mehr. Wie der Name schon sagt, gehört das Kraut zur Familie der Nachtschattengewächse. Ihr Giftstoff, das Solanin, ist auch in den kleinen grünen Knollen unserer Kartoffeln enthalten.

Die Vergiftung macht sich mit Brechreiz, Durchfall und Schwindelgefühl bemerkbar. Zur Soforthilfe bis zum Eingreifen des Arztes versucht man, den Vergifteten zum Er-

brechen zu bringen, damit so viel wie möglich an Gift wieder ausgeschieden wird, ehe der Körper es aufnimmt. Außerdem gibt man reichlich starken schwarzen Kaffee zu trinken.
Die Erfahrungsmedizin empfiehlt den Nachtschatten seit alters bei Schmerzen, zum Beispiel Kopfschmerz und Migräne, und als Auflage gegen Geschwüre. Davon muß dringend abgeraten werden.
Wenn man die Droge überhaupt noch gebraucht, dann nur in hoher homöopathischer Verdünnung nach Verordnung des Fachmanns.
Der schwarze Nachtschatten gedeiht auf Schuttplätzen, Äckern und in Gärten. Im Juli beginnt die Blütezeit, die bis in den Herbst hinein dauert. Die weißen Blüten ähneln denen der Kartoffel. Aus ihnen gehen schwarze, heidelbeerähnliche Früchte hervor, die gelegentlich von Kindern verwechselt und gegessen werden.
Sammeln und Zubereitung der Droge sind Aufgaben des Fachmanns.

Natternknöterich
(Polygonum bistorta)

Mit furchterregenden Namen hat der Volksmund diese Heilpflanze bedacht, zum Beispiel *Drachenwurz*, *Natternwurz* und *Schlangenkraut*. Außerdem kennt man sie noch als *Pferde-* und *Wiesenknoblauch*. Das Knöterichgewächs ist in ganz Europa auf feuchten Wiesen und in Gräben verbreitet, wo es durch sein starkes Wachstum andere Pflanzen verdrängt.

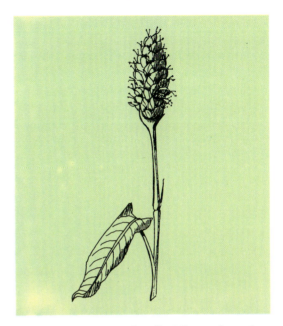

Trotz ihrer Namen ist die Pflanze harmlos. Der Vergleich mit Schlangen und Drachen erklärt sich aus der schlangenförmig gewundenen, dicken Wurzel mit den vielen geringelten Seitenwurzeln. Daraus strebt ein knotiger Stengel empor. Er trägt die sauerampferähnlichen Blätter. Während der Blütezeit von Juni bis September schmückt sich das Kraut mit rosaroten Blütenähren.
Für medizinische Zwecke gebraucht man die im Mai und Juni gesammelten Wurzeln. Sie enthalten reichlich Gerbstoffe und Stärke.
Wenn die Volksheilkunde die Droge gegen Schlangenbisse empfiehlt, dann ist dies ein gefährlicher Aberglaube, der sich aus der Gestalt der Wurzeln erklärt. Die wissenschaftliche Arzneipflanzenforschung konnte dafür jedenfalls keinerlei Anhaltspunkte finden. Dagegen kann man den Auf-

guß aus 1 Teelöffel Wurzel auf 1 Tasse siedendes Wasser bei inneren Blutungen und Katarrhen der Verdauungswege (Magen, Darm) versuchen. Die Wirkung entsteht in solchen Fällen durch den Gehalt an Gerbstoffen. Allerdings ist es besser, in solchen Fällen zur Soforthilfe auf so bewährte Kräuter wie Tormentill und Eiche zurückzugreifen.

Insgesamt gesehen gehört der Natternknöterich zu den Heilpflanzen, die man getrost vergessen kann.

Nelke
(Caryophyllus aromaticus)

Auch die Gewürznelke kam über die mittelalterliche »Gewürzstraße« einst von den Molukken zu uns. Heute trifft man den immergrünen, bis 20 m hohen Baum auf den Gewürzinseln nur noch selten an. Hauptanbaugebiete sind die äquatornahen, gleichmäßig feuchtwarmen Zonen Afrikas und Amerikas sowie die Inseln Cayenne, Madagaskar, Martinique, Mauritius und Sansibar.

Erste Berichte über den Gebrauch der nagelähnlichen, nach Nelken duftenden Blütenknospen stammen aus der Zeit der chinesischen Han-Dynastie (206 v. bis 220 n. Chr.). Die Hofleute, die sich dem Kaiser nahen wollten, mußten zuvor ihren Atem durch Kauen einiger Nelken erfrischen, um die Majestät nicht zu beleidigen.

Schon lange vor unserer Zeitrechnung war die Nelke den Indern, Phöniziern und Arabern bekannt. Nelkenöl war Bestandteil einer berühmten Augensalbe der arabischen Ärzte. Erst im 14. Jahrhundert brachten portugiesische Kauffahrer das Gewürz nach Europa. Noch heute gibt man in manchen Gegenden Asiens den schwangeren Frauen zu jeder Mahlzeit Gewürznelken, um die Muskulatur der Gebärmutter zu kräftigen. Für den Hausgebrauch ist diese Wirkung ohne Bedeutung. Wir schätzen das Gewürz wegen seiner verdauungsfördernden Wirkung zu Wild, Braten, Zunge, Wurst, Suppen und Lebkuchen. Vor allem die Verdaulichkeit schwerer, kalter Speisen wird gefördert. In Kräuterlikören setzt man neben anderen Gewürzen oft auch Nelken an.

Als Hauptwirkstoff enthalten die pikanten Nelken das desinfizierende, schmerzstillende Eugenol. Als Öl zubereitet wird es auch in der modernen Zahnheilkunde noch verwendet.

Schließlich wirkt die Droge noch beruhigend, nervenstärkend, desinfiziert den Darm und treibt Würmer ab.

Nieswurz
(Veratrum album – Helleborus niger)

Unter dem Namen Nieswurz kennt die Volksheilkunde zwei Kräuter, die *Schwarze Nieswurz* (Helleborus niger) und den *Weißen Germer* (Veratrum album).

Der Weiße Germer aus der Familie der Liliengewächse erreicht bis zu 1 m Höhe. Seine Blätter sind auffallend breit und groß, ihre Unterseiten tragen feine Haare. Die Pflanze wächst bevorzugt auf feuchten Wiesen und in sumpfigem Gelände. Von Juli bis September

ber erscheinen ihre grünlichweißen Rispenblüten.

Der Weiße Germer ist eine Giftpflanze. Seine giftigen Alkaloide wirken auf das zentrale Nervensystem. Die Homöopathie nutzt diese Wirkung in ihren stark verdünnten Zubereitungen zum Beispiel zur Schmerzlinderung. Selbstversuche mit der Droge sind verboten, sie könnten im ungünstigsten Fall lebensgefährlich werden. Stets wird nur die vom Fachmann im Oktober gesammelte Wurzel in fertiger Zubereitung nach ärztlicher Verordnung gebraucht.

Wir wissen heute, daß die weiße Nieswurz nicht nur Schmerzzustände lindert, sondern auch Verkrampfungen von Blutgefäßen, Verdauungsorganen, Bronchien und Gebärmutter löst, Herzasthma beeinflußt, Kreislaufschwäche und Kollaps im Gefolge schwerer Infektionskrankheiten beseitigt und schließlich auch bei bestimmten Muskelerkrankungen angezeigt ist. Die Entscheidung darüber kann immer nur der Therapeut treffen.

Der Volksmund kennt den Weißen Germer auch unter dem Namen *Läusewurzel,* weil er früher zur Vertilgung dieses Ungeziefers gebraucht wurde.

Für die Schwarze Nieswurz gilt das gleiche wie für den Weißen Germer: Nur der Fachmann darf die Droge sammeln, zubereiten und verordnen, denn sie ist giftig. Im Volksmund kennt man die Droge auch als *Christ-* und *Schneerose* oder *Feuerwurzel*. Da sie schon um Weihnachten bis in den März hinein in voller Blüte steht, schmückt man damit gern das Weihnachtszimmer.

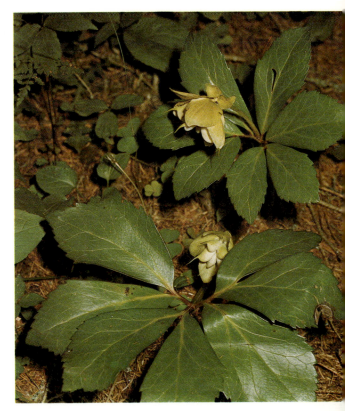

Nieswurz

Die Schwarze Nieswurz wird zum Teil für Heilzwecke angebaut, wächst aber auch wild an Waldrändern und im Gebirge.

Die Glykoside der Droge wirken ähnlich wie die des Fingerhuts. Deshalb setzt man diese vom Fachmann hergestellten rezeptpflichtigen Arzneimittelspezialitäten zur Behandlung von Herzschwäche ein. Überdosierungen führen allerdings zu mehr oder minder schweren Störungen der Herztätigkeit mit Übelkeit und Erbrechen.

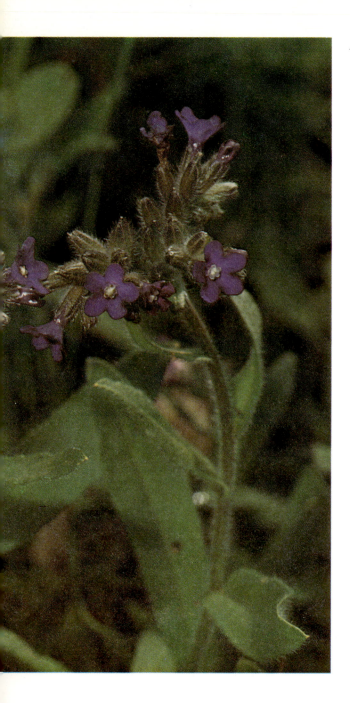

Ochsenzunge
(Anchusa officinalis)

In der Volksmedizin ist die Ochsen- oder *Maizunge* schon seit langem bekannt. Man sagt ihr nach, daß sie Verschleimungen der Atemwege löst und ihr Abhusten fördert. Äußerlich soll sie bei Hautleiden angenehm kühlend und erweichend wirken.

Das Kraut gerät heute etwas in Vergessenheit. Die traditionellen Heilanzeigen, die man in alten Kräuterbüchern findet, wurden zwar nicht widerlegt, andererseits ist die Wirkung aber nicht so überzeugend, daß man auf die Droge nicht verzichten könnte. Wie das Lungenkraut, gehört auch die Ochsenzunge zur Familie der Rauhhaargewächse und ebenso wie bei diesem Verwandten liegt der Schwerpunkt ihrer Wirkung wohl auf der Behandlung von Husten und Entzündungen der Bronchialschleimhäute. Es empfiehlt sich, die Droge nicht allein, sondern nur – wenn überhaupt – als Zusatz zu den klassischen Hustenkräutern zu gebrauchen.

Die Pflanze ist in Europa auf kargen Böden, Schutthalden und an Weg- und Feldrändern heimisch. Sie trägt lanzettförmige, rauh behaarte Blätter am behaarten Stengel. Ihre Blüten, die ab Mitte Mai bis in den Oktober hinein erscheinen, ähneln zunächst denen des Lungenkrauts in ihrem hellen Purpurrot, nach der Befruchtung wechselt die Farbe aber in ein sattes Blau. Wie beim Lungenkraut entrollen sich die Blütenstände spiralig.

Ochsenzunge

Das während der Blütezeit gesammelte Kraut enthält Gerb- und Schleimstoffe.
Die Zubereitung erfolgt als Aufguß mit 1 Teelöffel Droge auf 1 Tasse Wasser.
Wer auf die äußerliche Behandlung mit der Ochsenzunge nicht verzichten will, stellt mit 1 Eßlöffel Droge auf 1 Tasse Wasser einen stärkeren Aufguß her, mit dem die Kompressen getränkt werden.

Odermennig
(Agrimonia eupatoria)

Die *Leberklette* aus der Familie der Rosengewächse ist in der Volksheilkunde vor allem zur Therapie von Leber- und Gallenblasenleiden bekannt. Die Wirkung ist vornehmlich auf ihren Bitterstoffgehalt zurückzuführen, der die Funktion dieser Organe steigert. Seit alters wird die Droge aber auch gegen Rheuma, Gicht, Blasen- und Nierenleiden mit gutem Erfolg benutzt. Äußerlich gebraucht man den Aufguß bei Geschwüren, entzündlichen Hauterscheinungen und schlecht heilenden Wunden. Das Gurgelwasser hat sich bei Rachenentzündungen bewährt.
Das 80–100 cm hohe Kraut ist in Mittel- und Nordeuropa verbreitet. Sein haariger Stengel trägt graugrüne, gefiederte, gezähnte Blätter. Von Juni bis September erscheint eine der Königskerze ähnliche Blütentraube, die kleinen, goldgelben Blüten sind von stachligen Kelchen umgeben. Vor und während der Blütezeit sammelt man das Kraut.
Die Droge enthält neben Bitterstoffen noch

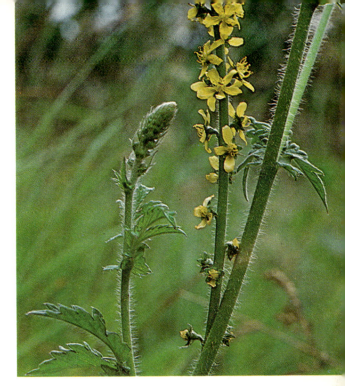

Odermennig

ätherisches Öl, Gerb- und Kieselsäure und Vitamin B. Der Aufguß wird mit 1 Eßlöffel auf 1 Tasse Wasser zubereitet, muß kurz aufkochen und 10 Minuten ziehen. Man trinkt täglich 2 Tassen, äußerlich wendet man den Tee bis zu 4mal täglich an.

Oleander
(Nerium oleander)

Wir haben den *Rosenlorbeer* schon im Kapitel über Lorbeer erwähnt und vor seinem eigenmächtigen Gebrauch gewarnt. Die Droge und selbst der von Bienen gesammelte Honig sind sehr giftig. Natürlich kann man die Digitaliswirkung der Giftglykoside

wie beim Fingerhut medizinisch nutzen. Die Zubereitung und Verordnung solcher fertigen Spezialitäten bleibt aber stets dem Fachmann vorbehalten. Oleander erreicht nicht ganz die Wirkung der Fingerhutglykoside und wird deshalb bevorzugt bei leichteren Formen der Herzschwäche verabreicht.
Olenandervergiftungen sind sehr gefährlich und enden besonders bei Kindern oft tödlich. Zur Soforthilfe reizt man mit dem Finger zum Erbrechen und gibt starken schwarzen Tee, Kohletabletten und Abführmittel. Der Arzt muß sofort gerufen werden, bis zu seinem Eintreffen soll der Patient ruhig liegen.
Oleander wird bis zu 4 m hoch. Seine Blätter sind dunkelgrün und fühlen sich wie Leder an. Von Juli bis September blüht er weiß, gelb, rosa oder tiefrot.

Oleander

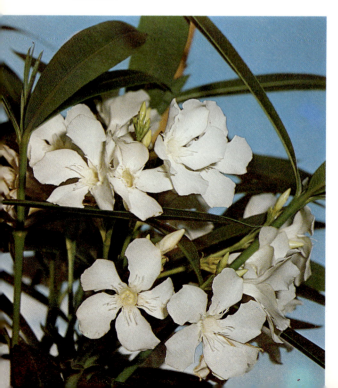

Osterblume
(Anemone pratensis/pulsatilla/vernalis)

Als Hahnenfußgewächs gehört die Osterblume zu den Giftpflanzen. Sie wird gewöhnlich nur noch in Form fertiger homöopathischer Zubereitungen gebraucht. Selbstbehandlung ist in keinem Fall erlaubt, stets verwendet man vom Fachmann gesammelte und zubereitete Spezialitäten nach ärztlicher Anweisung.
Seit alters gilt die Droge als Schutz vor Infektionskrankheiten, im Mittelalter zum Beispiel vor der Pest. Die Homöopathen schätzen das Kraut aber nicht nur gegen Erkältungen und Grippe, sondern auch zur Linderung von Migräneanfällen, Nervenschmerzen und Menstruationsbeschwerden. Schließlich sagt man ihm noch nach, daß es beim Grauen Star, gegen Bronchitis, zur Anregung der Harnausscheidung und zur verstärkten Schweißbildung angezeigt sei. Diese Heilanzeigen sind allerdings nicht ganz sicher.
Im Volksmund kennt man die Pflanze auch als *Acker-, Küchen-* und *Kuhschelle*. Der Name Schelle bezieht sich immer auf die glockenförmigen, blauvioletten Blüten. Sie erscheinen vom März bis Mai.
Bevorzugte Standorte der Heilpflanze sind sonnige Wiesen, Weiden, Heiden und Waldlichtungen.
Wir unterscheiden drei Arten der Kuhschelle, nämlich die aufrechte *Anemone pulsatilla*, die *Frühlingskuhschelle Anemone vernalis* und die nickende *Anemone pratensis*.

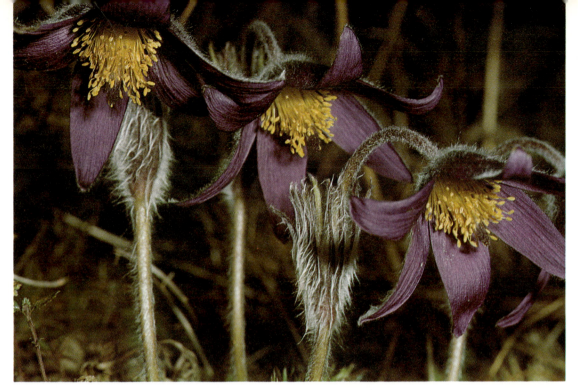
Osterblume

Da die Pflanze unter Naturschutz steht, ist das Sammeln von vornherein verboten.

Osterluzei
(Aristolochia clematitis)

Schon im frühen Mittelalter schätzten die Ärzte diese Heilpflanze, die sicher vielen Müttern nach der Geburt das Leben gerettet hat und wohl auch manchen Ritter davor bewahrte, an Wundinfektionen zu sterben. Der Name Aristolochia leitet sich von Lochien ab, dem Fachausdruck für Wochenfluß im Kindbett, enthält also schon eine der wichtigsten Heilanzeigen.

Die Wirkung erklärt sich aus der in Wurzeln und Kraut enthaltenen Säure, die den Körper zur verstärkten Bildung von Phagozyten (Freßzellen) anregt. Deren Aufgabe ist es, Krankheitserreger und Zelltrümmer, wie sie nach Verletzungen auftreten, in sich aufzunehmen und damit unschädlich zu machen.

Natürlich genügt das bei massiven Infektionen nicht, welche die Körperabwehr förmlich überrennen, banale Infektionen dagegen können durch Osterluzei ohne Antibiotika meist zufriedenstellend ausgeheilt werden. Die Entscheidung darüber bleibt natürlich immer dem Fachmann vorbehalten.

Ungewiß ist dagegen, ob die Droge tatsächlich Schlangen tötet und den Menschen vor deren Giften schützt, wie manche alten Kräuterbücher behaupten.

Gute Behandlungserfolge erzielt man noch bei Rheumatismus, der ja häufig durch Infektionen entsteht, und bei Beschwerden während der Menstruation.

Das Heilkraut kann innerlich wie äußerlich gebraucht werden. Sehr empfehlenswert sind Dragees aus der Apotheke, die reine Aristolochiasäure enthalten. Zur Abkochung, vor allem äußerlich, aber auch intern geeignet, kocht man 1 Eßlöffel Kraut auf 1 Tasse Wasser 10 Minuten lang auf, zum Kaltauszug setzt man 1 Teelöffel Droge 10 Stunden lang an. Die Tagesdosis beträgt 2 Tassen, Dragees nimmt man nach Gebrauchsanweisung ein.

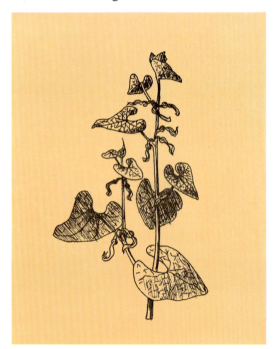

Das giftige Heilkraut ist am Mittelmeer heimisch, ist aber inzwischen auch bei uns verbreitet und wird teilweise zu Heilzwecken angebaut. Die wilde Pflanze wächst meist an Zäunen, Gebüschen, Hecken und in sumpfigen Wäldern oder nahe bei Weinbergen. Der rankende Stengel erreicht 80–100 cm Höhe. Die Blätter sind ei- oder herzförmig und glatt. Längliche, schwefelgelbe Blüten locken von Mai bis Juni durch ihren für unsere Nasen unangenehmen Geruch Insekten an, die durch Haare in der Blüte bis zur Befruchtung gefangengehalten werden. Erst danach fallen die Haare ab, und das Insekt ist wieder frei. Dadurch unterscheidet sich die Pflanze von den fleischfressenden Kräutern (Sonnentau), die Insekten anlocken und durch Enzyme verdauen.

Von Mai bis August werden Wurzeln und Kraut gesammelt. Die birnenförmigen Früchte, die nach der Blütezeit reifen, sind medizinisch bedeutungslos.

Pappel
(Populus)

Pappeln aus der Familie der Weidengewächse sind mit verschiedenen Arten in ganz Mittel- und Südeuropa verbreitet. Die *Kanada*- oder *Ontariopappel* (Populus canadensis) übertrifft mit 50 m alle anderen Arten an Höhe. Die kleinere, bis 150 Jahre alte *Zitterpappel* oder *Espe* (Populus tremula) hat fast runde, grob und unregelmäßig gesägte Blätter und eine gelblichgraue, glatte Rinde. Sie steht gerne für sich allein auf Lichtungen und Kahlschlägen. Bei uns ver-

176

breitet ist auch die *Schwarzpappel* (Populus nigra) mit längeren, rautenförmigen, zugespitzten Blättern und eichenähnlicher, borkiger Rinde. Sie imponiert vor allem durch ihre mächtige Krone. Schwarzpappeln erreichen 30–35 m Höhe und ein Alter bis zu 400 Jahre. Die ähnliche *Silberpappel* (Populus alba) erkennt man an den auf der Unterseite weißfilzigen Blättern. Sie kann bis zu 40 m Höhe, 2,8 m Stammdurchmesser und ein Alter bis zu 500 Jahre erreichen. Schließlich gibt es noch die aus der Poebene stammende schlanke, hochgewachsene *Pyramidenpappel* (Populus nigra pyramidalis) mit anfangs hellgrünen, rautenförmigen Blättern. Sie wurde einst von Napoleon Bonaparte zu uns gebracht.

Alle Arten blühen im März und April mit hängenden Kätzchen. Die Heilkunde bevorzugt die Knospen der Schwarzpappel und aus ihrem Holz gebrannte Kohle. Stets gebraucht man die fertigen Spezialitäten aus der Apotheke nach Anweisung.

Pappelknospen enthalten Mineralsalze, Spurenelemente, Säuren, ätherische Öle und Harze. Mit Alkohol als Geist oder Tinktur zubereitet gibt man sie innerlich bei Blasenkatarrhen, Bettnässen und Entzündung der Atemwege. Die Salbe wird gegen Hämorrhoiden, Gicht und Verbrennungen empfohlen. Holzkohle dagegen, in etwas Wasser aufgeschwemmt, wird als aufsaugendes Mittel bei Magen-Darm-Katarrhen mit und

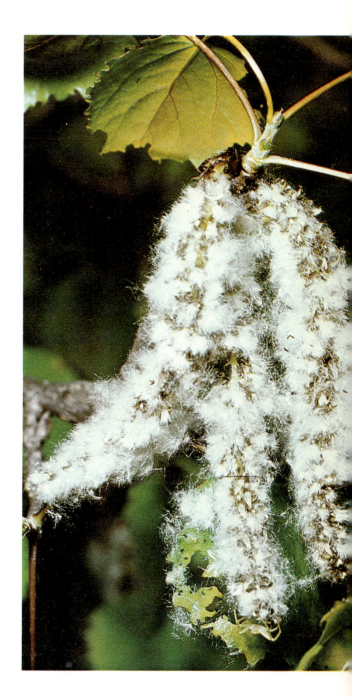

Pappel

ohne Durchfall und zur Säureabstumpfung bei Sodbrennen verabreicht. Auch bei Blähungen ist die Pappelholzkohle gut geeignet.

Paprika
(Capsicum anuum)

Die reifen Früchte des *roten oder spanischen Pfeffers,* wie Paprika im Volksmund genannt wird, schmecken beißend scharf. Diese Schärfe entsteht durch die hautreizenden Inhaltsstoffe Capsacutin, Capsaizin und Capsikol. Außerdem enthalten die Schoten Farbstoffe, ätherische Öle und reichlich Vitamin A und C.

Paprika

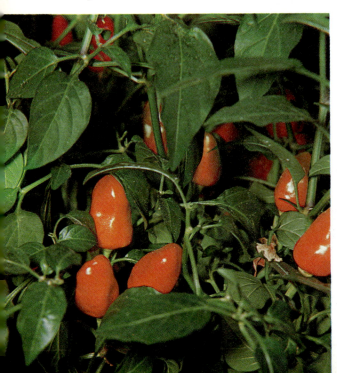

Paprika aus der Familie der Nachtschattengewächse kam aus dem tropischen Amerika einst nach Europa ans Mittelmeer, heute wird er dort ebenso wie in der Türkei, in Ungarn und bei uns kultiviert. Sein bis 70 cm hoher Stengel hat dunkelgrüne, glänzende Blätter. Aus ihren Achseln sprießen im April und Mai die weißen Blüten. Daraus gehen später kugelige bis spindelförmige, gelbe, rote, lila oder schwarze Früchte hervor. Unreife gelbe, grüne und rote Schoten, die noch nicht so brennend scharf schmecken, eignen sich als Gemüse, die reifen, getrockneten Früchte werden als Gewürz gebraucht.

Seine hautreizende Wirkung empfiehlt den Paprika in Form von Tinkturen zur Einreibung bei Rheuma und Entzündungen des Rippenfells. Dabei entsteht die gewünschte heilungsfördernde, starke lokale Durchblutung.

Innerlich verabreicht regt das Gewürzpulver die Bildung von Speichel und Verdauungssäften im Magen an, steigert den Appetit, verbessert die Verdauung und hilft gegen Blähungen. Als Salat oder Gemüse zubereitet beugt er Vitaminmangel vor.

Die Tinktur wird auch als Gurgelwasser verdünnt gegen Halsentzündungen empfohlen.

Wenig bekannt ist, daß die reifen Früchte giftig wirken können, wenn man sie überdosiert. Es kommt dann zur Reizung der Nieren, Leberschäden, Erbrechen und Übelkeit. Man wird deshalb vor Gebrauch der Droge zu Heilzwecken stets mit dem Fachmann sprechen.

Passionsblume
(Passiflora caerulea)

Diese immergrüne Schling- und Kletterpflanze verdankt ihren sonderbaren Namen (Passion bezeichnet den Leidensweg Christi) der eigentümlichen Form ihrer schönen großen Blüten. Mit ihrem innen weißen, nach außen blauen Strahlenkranz erinnerte sie manchen Betrachter an die Marterwerkzeuge, mit denen Christus gequält wurde.
Heimat des Strauchs ist Amerika. Bei uns kann man ihn nur in heißen Sommern auf sonnigen Süd- oder Südostbalkonen im Freien kultivieren, wo er mit seinem üppigen Wachstum zum reizvollen Schmuck wird. Die Pflanze blüht unentwegt, bis der erste Nachtfrost kommt. Deshalb nimmt man sie schon im September vom Balkon und überwintert in hellem, kühlem Raum bei 6–8 °C. Die langen Ranken dürfen im Sommer nicht gestutzt werden, denn nur an den Enden der Triebe bilden sich neue Knospen. Im Jahr darauf kann man die Pflanze nach den »Eisheiligen« Ende Mai wieder ins Freie stellen.
Die Ranken der Passionsblume erreichen bis zu 12 m Länge, die prächtigen blauen Blüten können bis zu 12 cm groß werden. Aus ihnen gehen die ovalen, orangefarbenen, etwa 5 cm langen Beeren hervor. Die handförmigen Hauptblätter bestehen aus 5–7 ovalen, nach außen zu länglichen, in einen spitzen Stachel auslaufenden Lappen, die Nebenblätter sind halbmondförmig, stumpf und enden ebenfalls in einem spitzen Stachel.
Man gebraucht nur die vom Fachmann gesammelten und zubereiteten Blüten. Heilan-

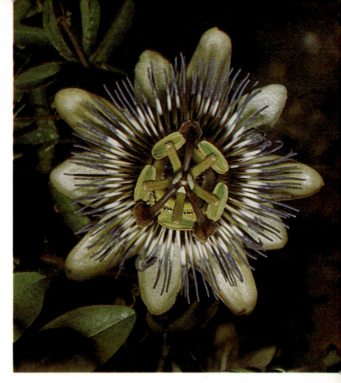

Passionsblume

zeigen sind Gallenblasenleiden und Nervosität. Die Homöopathen schätzen das frische Kraut, zur stark verdünnten Arzneimittelspezialität zubereitet, auch noch bei einigen anderen Krankheiten.
In den Beeren wurde reichlich Vitamin C nachgewiesen. Die Volksmedizin kennt diese Wirkung schon lange und empfiehlt, aus den Beeren ein vitaminreiches, erfrischendes Getränk gegen Skorbut und andere Vitamin-C-Mangelzustände herzustellen.
In jedem Fall gilt aber als oberstes Gebot: Gleichgültig, welche Pflanzenteile in welcher Zubereitungsform gegen welche Beschwerden angewendet werden sollen, stets muß zuvor der Therapeut gefragt werden.

Petersilie
(Petroselinum hortense/sativum)

Dieses unscheinbare Doldengewächs, das wohl jeder von uns kennt, ist eine unserer wichtigsten Drogen mit vielseitiger, noch nicht ausreichend erforschter Heilwirkung. Seit langem schon kennt man ihren ungewöhnlich hohen Gehalt an Eisen, Spurenelementen, Vitamin A und C. Zum Teil decken schon wenige Dolden mehrfach den Tagesbedarf an Vitamin C und Spurenelementen des erwachsenen Menschen. Der Gebrauch als Gewürz, das stets frisch über die zubereiteten Speisen gestreut wird, sollte deshalb in jedem Haushalt selbstverständlich sein.

Davon abgesehen enthält die Droge auch verdauungsfördernde und harntreibende ätherische Öle. Daraus ergeben sich Heilanzeigen bei Verdauungsbeschwerden, Rheuma, Gicht und Nierensteinen (Arzt fragen!). Der Saft wirkt antiseptisch und soll bei Entzündungen der Harnwege und Blase morgens nüchtern eingenommen werden. Mit ärztlicher Erlaubnis ist die Behandlung von Leberleiden mit und ohne Gelbsucht sowie Menstruationsbeschwerden durch die Petersilie möglich.

Äußerlich kann ihr Gebrauch vor allem zur teintpflegenden, erfrischenden Gesichtswaschung angeraten werden. Zerquetschte Blättchen legt man bei Insektenstichen und kleinen Gelegenheitswunden auf. Neuralgien und Zahnschmerzen werden durch Tinktur, als Einreibung gebraucht, meist zuverlässig gelindert.

Bei aller berechtigten Begeisterung darf man sich aber nicht zur Überdosierung verleiten lassen, denn in zu hohen Mengen wird die Droge zum Gift, das vor allem die Leber schädigt. Es empfiehlt sich, die Dosis stets mit dem Therapeuten oder Apotheker abzusprechen. Natürlich gilt diese Einschränkung nicht für den Gebrauch als Gewürz zu Rohkostplatten, Suppen, Salaten oder Kartoffeln.

Es gibt im Fachhandel verschiedene empfehlenswerte fertige Spezialitäten, die man nach Anweisung gebraucht. Die Heilkunde verwendet nicht nur das Kraut, sondern auch Wurzeln und Samen. Nur der Fachmann kann wissen, wann welche Droge am besten wirkt. Er wird auch den haltbaren Saft herstellen, im Haushalt muß er immer frisch portionsweise ausgepreßt werden, weil die

Petersilie

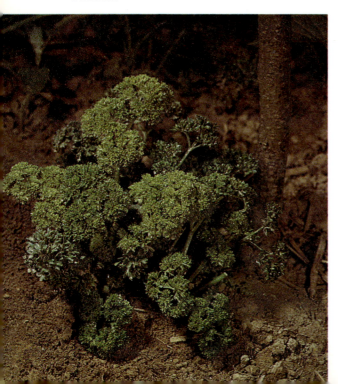

Bestandteile der Petersilie luftempfindlich sind.

Als Hausmittel eignen sich vor allem Aufguß und Abkochung. Dazu gibt man 1 Eßlöffel Kraut, zur Abkochung auch Wurzeln, auf 1 Tasse Wasser. Samen werden als Abkochung mit 1 Teelöffel auf 1 Tasse Wasser zubereitet. Die Tagesdosis beträgt 2 Tassen, wenn nichts anderes verordnet wurde.

Die Petersilie ist ein am Mittelmeer heimisches Doldengewächs, das heute in ganz Europa angebaut wird. Aus der möhrenähnlichen, bis 30 cm langen Wurzel geht im ersten Jahr nur die Rosette krauser oder glatter (je nach Sorte), ausgezackter, gefiederter Blättchen hervor. Im nächsten Jahr erst erscheint der Stengel mit gleichfalls gefiederten, krausen oder glatten Blättchen. Von Juni bis August blüht die Pflanze mit grünlichgelben oder weißlichen Schirmchen.

Am häufigsten wird das Kraut geerntet, das im April und Mai die meisten Wirkstoffe enthält. Wurzeln sammelt man während und nach der Blütezeit bis in den Oktober hinein, den Samen nach der Reife im September.

Pfefferminze
(Mentha piperita)

Noch heute gilt die Minze im Orient als potenzsteigerndes Mittel, das zugleich wirksam vor den in diesen Ländern häufigen Darminfektionen schützt. Im Mittelalter fehlte die Minze auch bei uns kaum im Liebestrank, den die Kräuterhexen brauten. In England ist die Minze seit alters beliebt als Gewürz zu vielen Speisen. Aus Großbritannien stammt

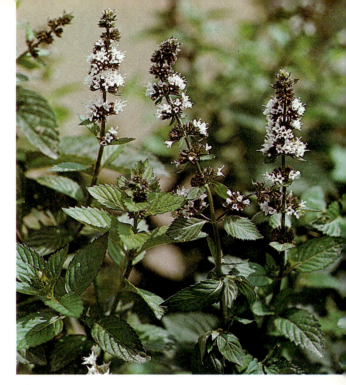

Pfefferminze

auch die heute meist gebrauchte Pfefferminze, eine Züchtung mit besonders kräftigem Aroma.

Minze ist in Europa, Japan und den USA verbreitet. Ihr kantiger, schwach behaarter Stengel strebt aus der fasrigen Wurzel 70–110 cm empor. Aus ihm treiben die gleichfalls leicht behaarten, länglich-spitzen, am Rande ausgezackten, kleinen Blätter, die immer paarweise angeordnet sind. Manchmal ist das ganze Kraut leicht rötlich angehaucht. Die Pflanze bevorzugt Halbschatten und leichte, fruchtbare Böden. Von Juni bis August blüht sie mit hellvioletten, kegelförmigen Lippenblüten. Sie duftet erfrischend und berauschend.

Pfefferminzblätter werden von Mai bis August gesammelt. Sie enthalten ätherisches Öl mit Menthol und Menthon, Gerb- und Bitterstoffe.

Man sagt der Droge sehr viele Heilanzeigen nach, die zum Teil auch schon von der modernen Arzneipflanzenforschung bestätigt werden. Im Vordergrund steht die anregende, muskelentspannende, krampflösende, desinfizierende und leicht anästhesierende Wirkung.

Die Pfefferminze wirkt ausgezeichnet auf die Verdauungsorgane. Blähungen werden ausgetrieben, Krämpfe und Koliken gelindert. Gleichzeitig verbessert sich die Verdauung, der Stoffwechsel wird aktiviert, die Funktion von Leber und Gallenblase gesteigert. Die antiseptische Mentholwirkung bekämpft Magen-Darm-Infektionen und tötet Würmer ab. Desinfizierende und krampflösende Wirkung erklärt aber auch gute Erfolge bei Husten und Katarrhen der Atemwege.

Mit ärztlicher Erlaubnis trinkt man den Tee längere Zeit, um die vermehrte Produktion von Magensäure (Übersäuerung, Sodbrennen) zu hemmen. Allerdings muß dies stets unter ärztlicher Kontrolle erfolgen, da längere Anwendung auch die Schleimhäute reizt und den Augen schaden soll.

Die Muskelentspannung fördert den Schlaf und lindert Krämpfe im Unterleib, wie sie zum Beispiel während der Menstruation auftreten. Alkoholische Minzezubereitungen aus dem Fachhandel regen Herz und Nervensystem an und steigern die geistige Leistungsfähigkeit.

Äußerlich gebraucht man meist das blaßgelbe bis farblose Pfefferminzöl aus der Apotheke. Das japanische Öl hat sich ganz besonders gut bei Muskel- und Gelenkrheuma zur Einreibung bewährt. Bei Kopfschmerzen und Migräneanfällen tupft man das Öl auf die Stirn, an die Schläfen und hinter die Ohren oder legt eine mit Öl getränkte Kompresse auf die Stirn, dann verschwinden die quälenden Schmerzen meist rasch.

Schließlich werden Öl oder Minzenalkohol noch bei Nervenschmerzen und Quetschungen empfohlen, Zahnschmerzen lindert man durch einen mit Öl oder alkoholischer Zubereitung getränkten Wattebausch, der längere Zeit auf die schmerzende Zone gepreßt wird.

Wenn der Therapeut nichts anderes erlaubt, wird die Droge nie länger als 2 oder 3 Wochen ununterbrochen verwendet, dann folgt eine Pause von 2 Wochen. Die Tagesdosis beträgt 3 Tassen, bei fertigen Zubereitungen richtet man sich nach der Gebrauchsanweisung. Tee wird als Aufguß mit 5 g auf ¼ l Wasser hergestellt.

Piment
(Pimenta officinalis)

Die berüchtigten Kopfjäger der Insel Borneo (Indonesien) und die Indios am Amazonas stellten aus Piment und einigen anderen Zutaten ihr für Mensch und Tier tödliches Pfeilgift her. Die spanischen Eroberer, die während ihrer blutigen Feldzüge die Wirkung des Giftes oft genug zu spüren bekamen, brachten aus dem Reich der Inkas und Mayas neben anderen geraubten Kostbarkeiten auch den Piment mit nach Europa. Heute sind der immergrüne Strauch aus der Familie der Myrtengewächse, der bis zu 10 m Höhe erreicht, und sein krautähnlicher, kleinerer Bruder aber auch in Westindien und auf Jamika heimisch.

Ähnlich wie die schon genannte Gewürznelke duftet die Pflanze nach Nelken, was ihr den Namen *Nelkenpfeffer* einbrachte. Als Hauptwirkstoff enthält die Droge wie die Gewürznelke das antiseptische, schmerzstillende Eugenol.

Vor allem in tropischen Regionen wird Piment regelmäßig als Gewürz zu Reis, Fisch und Currygerichten verzehrt. Er paßt auch gut zu Kohlgemüse, Bohnen, Tomaten, Spinat, Krautsalaten, Spargel und zu Süßspeisen und Gebäck, zum Beispiel Lebkuchen. Als Gewürz kann er den Pfeffer ersetzen, den nicht alle Menschen vertragen.

Außer Eugenol enthält der Piment noch reichlich Vitamin K (blutstillend), Vitamin P (gefäßabdichtend und -stärkend), Chlorophyll (Blattgrün) mit wundreinigender, desodorierender Wirkung, Öle und Gerbstoffe. Man kann die unreif geernteten Früchte auch roh kauen, im Haushalt verwendet man sie meist getrocknet und zu Pulver zermahlen.

Die desinfizierende und darmreinigende Wirkung empfiehlt den Piment vor allem gegen Darminfektionen und zur besseren Verdauung. Blähungen werden verhindert, die Stoffwechselfunktionen angeregt,

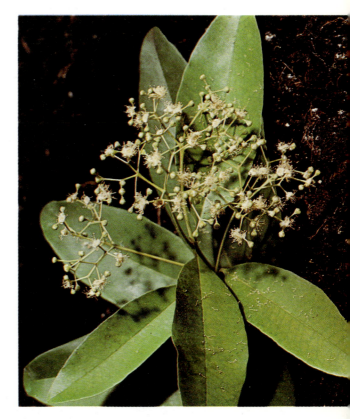

Piment

Durchfälle gestoppt, Krämpfe der Verdauungsorgane lösen sich.

Man gebraucht den Piment einfach als Gewürzpulver in fertiger Zubereitung nach Geschmack. Die früher auch übliche Abkochung, die in einem Sirup gegen Erkrankungen der Atmungsorgane Verwendung fand, hat heute an Bedeutung verloren, dazu stehen uns weit wirksamere und einfacher zu gebrauchende Drogen zur Verfügung.

Preiselbeere
(Vaccinium vitis idaea)

Die Preiselbeere gehört zur Familie der Heidekrautgewächse und ist mit der Heidelbeere nahe verwandt. Im nördlichen Teil Europas finden wir den immergrünen kleinen Strauch im Moor, auf Heiden und sandigen, steinigen oder torfigen Böden ebenso wie in Amerika und manchen Gegenden Asiens. Sein kantiger Stengel wird 15–30 cm hoch. Die eiförmigen Blättchen sind glatt oder gesägt und fühlen sich lederartig an. Von Mai bis Juli krönen weiße oder rosarote Blütentrauben die Stiele. Aus ihnen gehen bis in den Oktober hinein scharlachrote, angenehm säuerlich schmeckende Beerenfrüchte hervor. Im Volksmund nennt man die Pflanze auch *rote Heidelbeere*. Nach der Blütezeit bis Oktober sammelt man reife Früchte und die Blätter.

Die Blattdroge enthält Gerb- und Bitterstoffe und wurde wegen ihrer desinfizierenden Wirkung oft anstelle der Bärentraubenblätter bei Blasenentzündungen verwendet. Die Wirkung ist aber zu schwach, als daß man auf die Bärentraube verzichten könnte. Gut wirksam sind die Blätter dagegen wegen ihrer zusammenziehenden Wirkung bei Magen-Darm-Katarrhen und Entzündungen der Atemwege mit Husten. Beeren und daraus hergestellter Saft wirken ähnlich, überdies dienen sie zur Erfrischung bei fieberhaften Infektionskrankheiten, regen Appetit und Verdauung an, fördern die Harnausscheidung und beruhigen das vegetative Nervensystem. Zu erwähnen ist noch ihr Gehalt an Vitamin A und C, der Mangelzuständen vorbeugt.

Preiselbeerkompott gibt man in manchen Gegenden gerne zu gekochtem Rindfleisch als Vorspeise. In der Heilkunde gebraucht man rohe oder gekochte Beeren und den stets gekühlten Saft nach Geschmack.

Blattdroge wird als Kaltauszug mit 1 Eßlöffel auf 1 Tasse Wasser 10 Stunden angesetzt, zum Aufguß überbrüht man die gleiche Menge mit 1 Tasse Wasser. Die Tagesdosis beträgt 2 bis 3 Tassen.

Preiselbeere

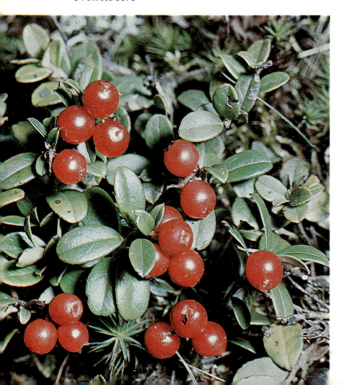

Quecke
(*Triticum repens*)

Dieses Ackerunkraut gilt bei den Bauern seit langem als »Gottesgeißel«. Seine sehr ausdauernden Wurzelausläufer, die sich schier endlos Knoten um Knoten weiter ausdehnen, sind kaum mehr auszurotten. Trotzdem sollte man die Pflanze nicht völlig zu vernichten versuchen, denn sie ist eine wertvolle Droge, die vor allem die Harn- und Verdauungsorgane günstig beeinflußt und das Blut reinigt. Hunde und Katzen fressen instinktiv von der Quecke, wenn sie dazu Gelegenheit haben, was ihr den Namen *Hundegras* einbrachte.

Die Quecke gehört zu den Gräsern und ist im Volksmund auch als *Kriechender Weizen* bekannt. Aus der weißlichgelben, süßen Wurzel streben die schmalen Stengel mit langen, spitzen, glatten Blättern bis zu 80 cm empor. An ihren Spitzen erscheinen von Juni bis Juli die hirseähnlichen, grünlichen Blütenähren. Quecken bevorzugen sandigen Ackerboden, machen sich aber fast überall breit.

Medizinisch von Bedeutung sind nur die Wurzeln, die man möglichst im Frühjahr sammelt. Sie enthalten hauptsächlich Schleim, Saponine, Mineralstoffe, Kieselsäure und die Vitamine A und B. Die Volksmedizin berichtet von guten Erfahrungen mit der Droge bei Nieren- und Gallensteinen, Blasen-, Harnröhrenkatarrh, Magenschleimhautentzündungen, Leberleiden mit und ohne Gelbsucht sowie Gicht, Rheuma, zur blutreinigenden Entschlackungskur und äußerlich bei Geschwüren und schlecht heilenden Wunden. Manche Kräuterbücher empfehlen die Quecke auch noch bei Husten und Verschleimung der Atemwege, die Hauptwirkung richtet sich aber gegen Verdauungsstörungen und Erkrankungen der Harnorgane.

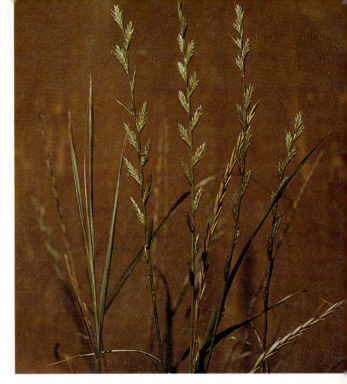

Quecke

Wirksamste Zubereitungsform ist die Abkochung mit 2 Teelöffel Droge auf 1 Tasse Wasser, die 10 Minuten lang am Kochen gehalten wird. Empfohlen wird auch der Frischpreßsaft aus gewaschener, zerquetschter Wurzel. Gegen Katarrhe der Atemwege kann man Quecken- und Süßholzsaft mischen, bei Rheuma eignet sich eine Teemischung aus Schachtelhalm, Wacholder und Quecke zu gleichen Teilen, mit

1 Teelöffel auf 1 Tasse als Abkochung zubereitet. Tee und Saft kann man mit etwas Zitrone vermischen. Vom Saft gibt man täglich 4 Teelöffel, vom Tee 3 Tassen. Die Tagesdosis gilt auch für Tee- und Saftmischungen. Zur Blutreinigung wird die Droge mindestens 4 Wochen lang eingenommen.

Quendel
(Thymus serpyllum)

Pfarrer Kneipp hat den *Wilden Thymian* oder *Feldthymian,* wie die Volksmedizin den Quendel auch nennt, meist dem angebauten Thymian (Thymus vulgaris) vorgezogen, von dem er sich in einigen Wirkungen deutlich unterscheidet.

Quendel

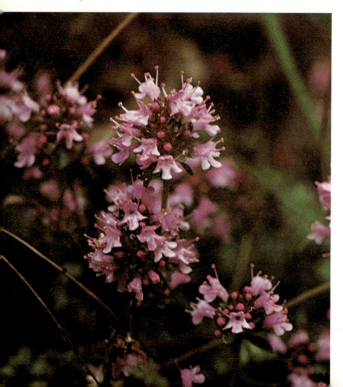

Der kleine Busch aus der Familie der Lippenblütler wird kaum 20 cm hoch. Auf sandigen, steinigen, sonnigen und nicht zu feuchten Böden ist er in Süd- und Mitteleuropa bis hinauf auf die Almen verbreitet. Die fast kriechenden, kurzen Stengel tragen rundliche, glattrandige, kleine Blätter, die einander zu zweien gegenüberstehen. Den ganzen Sommer über schmückt sich das Kraut mit malvenfarbigen Blütenbüscheln.

Während der Blütezeit wird das angenehm duftende Kraut gesammelt. Es enthält ätherische Öle, Gerb- und Bitterstoffe.

Quendeltee, auch als Hirtentee bekannt, wirkt zuverlässig antiseptisch (keimtötend). Das nutzt man zur Behandlung von Erkältungskrankheiten, Infektionen der Atemwege mit Husten und Darminfektionen. Die Gerbstoffe beeinflussen günstig Durchfälle und Entzündungen der Magen-Darm-Schleimhäute. In die Nase aufgeschnupft bringen sie Nasenbluten rasch zum Stehen. Kindern wird das angenehm schmeckende Kraut gerne gegen Würmer verabreicht, wobei im Gegensatz zu den meisten anderen Wurmmitteln keine Nebenwirkungen und Vergiftungen zu befürchten sind.

Die Bitterstoffe der Droge erlauben ihre Verordnung bei Appetitlosigkeit, Verdauungsbeschwerden und Funktionsstörungen von Leber und Gallenblase. Schließlich ist noch die krampflösende Wirkung hervorzuheben, die Verkrampfungen des Verdauungssystems, der Atemwege (Asthma) und der weiblichen Unterleibsorgane günstig beeinflußt. Auf das vegetative Nervensystem wirkt der Quendel ausgleichend, beruhigend und kräftigend.

Die Droge wird mit 1 Teelöffel auf 1 Tasse Wasser als Aufguß zubereitet, die Tagesdosis beträgt 2 Tassen. Als Badezusatz, der zur Nervenstärkung, aber auch bei Ischias empfohlen wird, bereitet man mit 100 g Droge auf 1 l Wasser einen Aufguß für 1 Vollbad zu. Als fertige Zubereitung aus der Apotheke verwenden wir das Öl äußerlich zur Einreibung bei Rheuma, Ischias, Neuralgie und Kopfschmerzen.

Rainfarn
(Chrysanthemum vulgare/Tanacetum vulgare)

Der Rainfarn gehört zur großen Familie der Korbblütler hat mit dem Farnkraut also überhaupt nichts zu tun. Sein Name erklärt sich aus den farnähnlichen, gefiederten Blättern und seinem häufigen Standort an Rainen. Er ist in ganz Europa und Amerika auf sandigen, lehmigen Böden in Flußniederungen verbreitet, wo er bevorzugt an Wegen, Gräben, Dämmen, Hecken und Rainen wächst.

Aus einem starken, bräunlichschwarzen Wurzelstock strebt der aufrechte Stengel bis zu 1 m Höhe empor. An seinem Ende erscheinen an kurzen Zweigen von Juli bis September die gelben Blütenkörbe. Während der Blütezeit sammelt man Blätter und Blüten, die im Oktober reifen Samen sind medizinisch ohne Bedeutung.

Die Volksheilkunde nennt den Rainfarn wegen seines unangenehmen Geruchs auch *Stinkfarn* oder nach seiner wurmabtreibenden Wirkung *Wurmfarn*. Inhaltsstoffe der Droge sind Gerb- und Bitterstoffe, Säuren und ätherische Öle.

Wegen der Vergiftungsgefahren gehört der Rainfarn zu den Drogen, die nur in fachmännischer Zubereitung nach Verordnung eingenommen werden dürfen. Symptome

Rainfarn

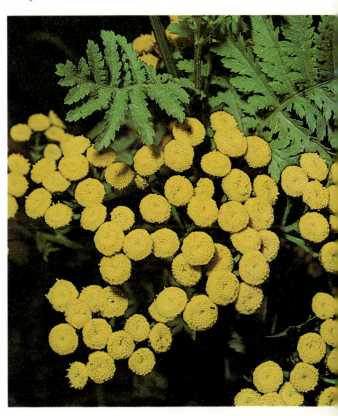

der Überdosierung sind Erbrechen, Durchfall, in schwereren Fällen Bewußtlosigkeit, schlimmstenfalls tödliche Leber- und Nierenschäden.

Die Droge ist hauptsächlich zur Wurmkur geeignet, wenn man dazu nicht die ungiftige Möhre bevorzugt, hilft aber auch bei Verdauungsbeschwerden und Krämpfen der Verdauungsorgane, Blasenleiden und Stein oder Grieß der Harnorgane.

Raute
(Ruta graveolens)

Schwangere und Menschen mit bekannter Neigung zur Allergie dürfen die Raute nie anwenden, die Nebenwirkungen könnten das ungeborene Kind schädigen oder allergische Reaktionen provozieren.

Heilanzeigen des giftigen *Wein-* oder *Totenkrauts* sind in erster Linie Rheuma, Gicht,

Raute

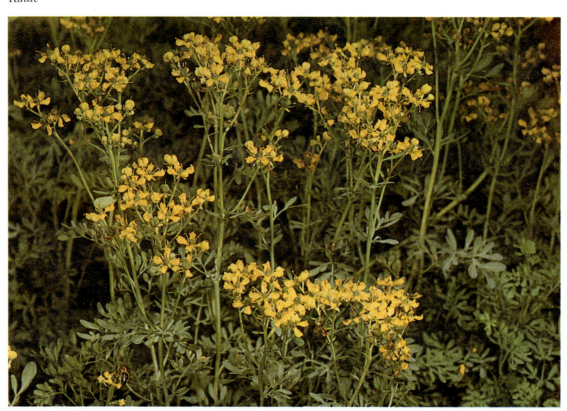

Ischias, Nervenschmerzen, Kopfschmerz und Zahnschmerzen. Auch bei Nervosität, nervöser Schwäche und abnormen Erregungszuständen erzielt man befriedigende Ergebnisse. Schließlich sind noch Appetitlosigkeit, Verdauungsstörungen und Durchfall zu nennen, bei äußerlicher Anwendung Verrenkung, Verstauchung, schlecht heilende Wunden und Geschwüre.

Es gibt fertige alkoholische Zubereitungen, die man vor allem äußerlich zu Einreibungen und Auflagen nach Anweisung gebraucht. Auch in einem Leinensäckchen abgekochte und warm aufgelegte Droge (Kräuterkissen) hat sich gut bewährt. Der Tee muß wegen der Vergiftungsgefahr mit Vorsicht genossen werden. Er wird als Kaltauszug mit 1 Teelöffel Kraut auf 1 Tasse Wasser 10 Stunden angesetzt oder mit 2 Teelöffeln auf 1 Tasse als Aufguß zubereitet. Die Tagesmenge beträgt höchstens 2 Tassen.

Insgesamt muß man aber sagen, daß es ebenso gute oder besser wirksame Drogen zur Behandlung der genannten Gesundheitsstörungen gibt, die weniger giftig sind. Deshalb empfiehlt es sich, Raute nur ausnahmsweise nach Rücksprache mit dem Fachmann einzunehmen.

Die Raute wächst zum Teil im Garten, häufig aber wild in Weinbergen und auf Hängen. Der Strauch wird 40–60 cm hoch. Er hat gefiederte Blätter, die erst im Frühjahr abfallen. Seine grünlichgelben Blütenrispen erscheinen von Juni bis Anfang August. Während dieser Zeit wird das würzig riechende, bitterscharf schmeckende Kraut gesammelt.

Rettich
(Raphanus sativus niger)

Ein namhafter, international anerkannter Spezialist für Leber- und Gallenblasenkrankheiten vertritt die Ansicht, daß in Süddeutschland nur deshalb auffallend selten Erkrankungen der Gallenblase auftreten, weil man hier meist regelmäßig Rettich genießt. Zwar konnte die Schulmedizin diese Wirkung bisher noch nicht ausreichend erklären, die Erfahrungen der Volksmedizin behalten aber auch hier wieder einmal recht. Natürlich kann eine eitrig entzündete oder gar vom Durchbruch bedrohte Gallenblase auch durch Rettichsaft nicht mehr gerettet werden, hier hilft nur noch die operative Entfernung, Rettichsaft wäre falsch. Soweit

Rettich

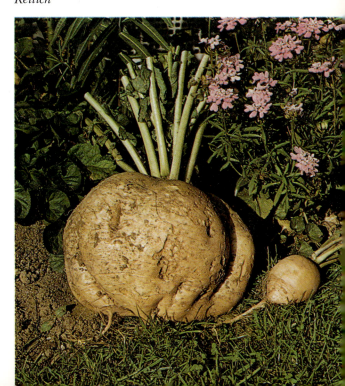

muß es aber nicht kommen, wenn man rechtzeitig und möglichst regelmäßig mit Rettichsaft vorbeugt.

Die Vorbeugungskur führt man zwei- bis dreimal jährlich je 3 Wochen lang durch. Dabei trinkt man täglich morgens 1 Glas Rettichsaft, zur Geschmacksverbesserung mit Zitronensaft vermischt. Angesammelter Gallengrieß und -schlamm wird dabei schmerzlos mit dem Stuhl ausgeschieden.

Bei akuten Beschwerden gibt man morgens nüchtern zunächst 6 Eßlöffel lauwarmes Olivenöl mit etwas Zitronensaft oder Sahne.

Nach möglichst frühzeitiger Entleerung des Darms nimmt man gegen 10 Uhr 125 g Rettichsaft unverdünnt ein. Um 12 und 18 Uhr trinkt man nochmals je 6 Eßlöffel Öl. Oft heilen durch diese Behandlung die Beschwerden schon nach 1 Tag aus, in schwereren Fällen setzt man die Kur einige Tage fort. Zuvor muß der Arzt befragt werden, den man auch aufsucht, wenn das Leiden sich nicht binnen weniger Tage deutlich gebessert hat.

Zur Italienischen Ölkur mischt man das Öl mit 10 ccm Weinbrand, einigen Tropfen Pfefferminzöl und 2 Eidottern. Zusätzlich gibt man zur Krampflösung einige Tropfen Nitroglycerin (Drogerie) zu. Nach der Darmentleerung trinkt man später, etwa gegen 10 Uhr, 125 g unverdünnten Rettichsaft, um 12 und 18 Uhr nimmt man nochmals je 6 Eßlöffel Öl ein. Schon nach eintägiger Kur heilen leichtere Entzündungen meist aus, in andern Fällen muß mehrere Tage behandelt werden. Vor der Kur muß der Fachmann prüfen, ob keine eitrige Entzündung vorliegt, die eine Rettichsaftkur verbietet.

Verboten ist der Rettichsaft auch bei akuten Entzündungen der Magen-Darm-Schleimhäute, da die scharfen ätherischen Senföle der Droge zu stark reizen. Rettichsaft bewährt sich nicht nur bei Gallenblasenbeschwerden, sondern wird mit gutem Erfolg auch bei Blähungen, Verschleimung der Atemwege, Husten und sogar gegen Kopfschmerzen benutzt.

Im Haushalt bereitet man die Wurzel gewöhnlich roh gerieben mit Salz zu. Als Heilmittel darf der Rettich aber nur mit Zucker oder Honig gesüßt, nie gesalzen werden. Noch empfehlenswerter ist der Rettichsaft, den man auf verschiedene Weise selbst herstellt oder fertig kauft. Am einfachsten geht es, wenn man einen großen Rettich in Scheiben schneidet, mit Honig oder Kandiszucker 4 Stunden lang ansetzt und den dabei entstehenden Saft trinkt. Stattdessen kann man ihn auch auf einer Glasreibe fein reiben, in ein Leintuch geben und dann den Saft auspressen.

Wenn man keine Kur gegen Gallenblasenbeschwerden durchführt, gibt man täglich $^1/_4$ l Rettichsaft oder $^1/_2$ kg roh geriebenen, gesüßten Rettich, portionsweise über den Tag verteilt. Wenn nichts anderes angegeben, gilt diese Dosis auch für den fertig gekauften Saft.

Wertvollste Sorte ist der Schwarze Rettich.

Auch bei uns wird Rettich im Garten häufig angebaut. Er kann bis zu 1 m Höhe erreichen. Seine lappigen Blätter sind abgerundet und gezähnt, die von Mai bis Juli erscheinenden Blütentrauben sind weiß oder hellila. Die Erntezeit dauert von Juni bis September. Als Droge wird nur die rübenähnliche Wurzel mit den scharfen ätherischen Senfölen verwendet.

Die bekannten kleinen roten *Radieschen,* nahe Verwandte des Rettichs, eignen sich nur als Salat zur vitaminreichen Ernährung, aber nicht zu Heilzwecken.

Rhabarber
(Rheum palmatum)

Der Rhabarber hat sich von China aus über die ganze Erde ausgebreitet und wird heute zumeist angebaut. Die ganze Pflanze enthält Oxalsäure, die in den Blättern so stark angereichert ist, daß man sie nicht genießen darf. Diese Säure macht den angenehm säuerlichen Geschmack der Droge aus. Ohne gesundheitliche Risiken können wir nur die grünlichroten Blattstiele essen, aus den Wurzeln stellt der Fachmann Rhabarberpulver her.

An dem Knöterichgewächs fallen die bis 60 cm breiten, großen Blätter auf, die jede Verwechslung ausschließen. Während der Blütezeit von Juni bis Juli trägt er große, gelblichgrüne Blütenrispen. Im Mai und Juni werden die fleischigen Stengel geerntet, im September und Oktober sammelt man die Wurzeln.

Bekannt ist der Rhabarber vor allem als Kompott. Die abführende Wirkung ist auf die Oxalsäure zurückzuführen. Weniger bekannt ist dagegen, daß der recht hohe Anteil an Gerbstoffen auch Durchfälle zum Stehen bringen kann. Wurzelpulver wird zur Anregung von Appetit und Verdauung empfohlen.

Kompott ißt man wenig gesüßt nach Geschmack, Pulver gibt man mit 3 Teelöffeln täglich.

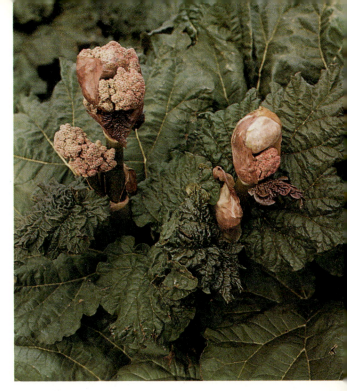

Rhabarber

Ringelblume
(Calendula officinalis)

Der Volksmund kennt diese Heilpflanze unter vielerlei Namen, wegen ihrer goldgelben Blütenkörbe zum Beispiel als *Goldblume,* aber auch als *Totenblume,* weil sie ein Harz enthält, das beim Pflücken austritt und nach Verwesung riecht.

Aus ihrer Heimat am Mittelmeer kam die Pflanze schon im Mittelalter zu uns, heute ist sie in Gärten verbreitet, zum Teil wird sie gewerbsmäßig zu Heilzwecken angebaut. Ihr 30–50 cm hoher, behaarter Stengel trägt längliche, fleischige, gleichfalls behaarte Blätter. Von Juni bis September blüht das Kraut mit großen goldenen Korbblüten, die rasch wieder verblühen.

Kraut und Blüten sammelt man während dieser Zeit zu Heilzwecken. Sie enthalten Bitter- und Schleimstoffe, Vitamin-A-Vorstufen und ätherische Öle.

Ihr Vitamin-A-Gehalt empfiehlt die Pflanze als Salbe zubereitet zur Behandlung von Wunden, Geschwüren, Warzen, Quetschungen und anderen Krankheitserscheinungen der Haut. Durch die Bitterstoffe wird die Funktion von Leber und Gallenblase angeregt. Weitere Heilanzeigen sind Magengeschwüre, Hämorrhoiden, Gelbsucht, Schwindel, Kopfschmerz und Nervosität. Die Droge leitet Schlacken aus und wirkt gut schweißtreibend.

Salben und Tinkturen kauft man fertig und verwendet nach Anweisung. Der Aufguß aus 1 Teelöffel Droge auf 1 Tasse Wasser wird zweimal täglich getrunken, am besten schluckweise in kurzen Abständen.

Ringelblume

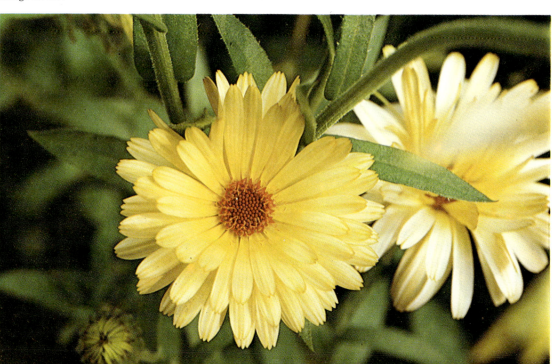

Rittersporn
(Delphinium consolida)

Dieses Unkraut, auch als *Adlerblume* und *Hafergiftblume* in der Volksheilkunde bekannt, ist auf Äckern, Feldern, an Wiesen und Wegrändern in ganz Europa heimisch. Die schöne, aber unangenehm riechende Blume gehört zur Familie der Hahnenfußgewächse. Ihr bis 40 cm hoher Stengel trägt sehr schmale, geteilte Blätter. Der Name erklärt sich aus der Form der Blüten, deren oberstes Kelchblatt zu einem Sporn ausgebildet ist. Von Juni bis August schmücken die dunkelblauen Blüten das Kraut, das während der Blütezeit gesammelt wird. Es enthält Bitter-, Gerbstoffe und ein Alkaloid, das bei unsachgemäßem Gebrauch Herz und Kreislauf schädigt.

Der Rittersporn galt lange Zeit als wundheilendes Mittel und wurde auch zu Augenbädern gebraucht. Davon kam man inzwischen weitgehend ab. Heute nutzt man die Droge nur noch in seltenen Fällen gegen Darmwürmer, als Abführmittel und zur Anregung der Harnausscheidung. Vor der Anwendung sollte stets der Fachmann befragt werden.

Saft, Pulver und homöopathische Verdünnungen bezieht man fertig im Fachhandel. Der Tee wird aus 1 Teelöffel auf 1 Tasse Wasser als Tagesdosis in Form eines Aufgusses zubereitet.

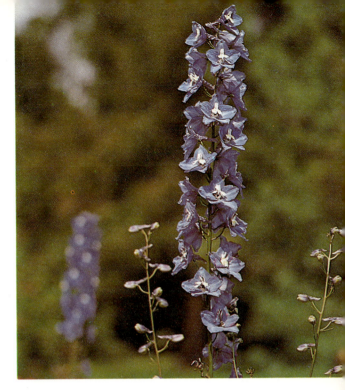

Rittersporn

Rizinus
(Ricinus communis)

Dem Namen nach wird das Rizinusöl wohl jedem bekannt sein, das baumartige Wolfsmilchgewächs dagegen haben sicher nur wenige von uns schon einmal gesehen, denn seine Heimat ist Amerika, Afrika und Indien. Mancher wird aber eine Abart kennen, den rasch wachsenden Wunderbaum, der als Garten- oder Topfzierpflanze auch bei uns kultiviert wird.

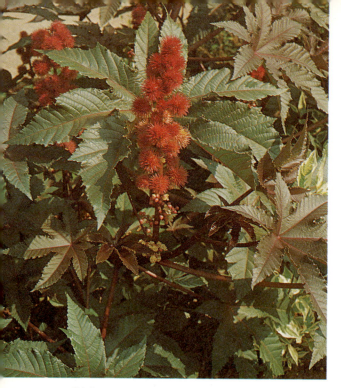

Rizinus

Aus den Samen des Rizinusbaums extrahiert man das übelriechende, fette Rizinusöl. Es enthält Rizinolsäure, die im Darm durch Enzyme in die schonend, aber rasch abführende Rizinolseife umgewandelt wird. Die abführende Wirkung kommt durch Anregung der Darmbewegung (Peristaltik) zustande.

Rizinusöl ist nur zum vorübergehenden Gebrauch bestimmt, längere Anwendung kann den Darm schädigen. Wenig Erfolg erzielt man, wenn die Stuhlverstopfung Folge übermäßiger Darmbewegungen ist, durch die der Kot zu stark eingedickt wird. In solchen Fällen helfen beruhigende Kräuter eher (siehe unter Stuhlverstopfung).

Rosmarin
(Rosmarinus officinalis)

In mittelalterlichen Kräuterbüchern lesen wir vom Rosmarin: »Er gehöret in Wurtzgärten, nit allein um der Krenz willen, derzuo ihn schöne Jungfrouwen ziehen, sondern auch der Kuchen, Keller und Apotheken ein nützlich Staud.« Die Landgüterordnung Kaiser Ludwigs des Frommen (778–840, Sohn Karls des Großen, 813 zu Aachen gekrönt) schreibt den Anbau des Rosmarins ebenso vor wie ein Entwurf der Schweizer Benediktinerabtei St. Gallen zu einem Klostergarten, der um das 8. Jahrhundert entstand.

Der Rosmarin ist eine unserer ältesten Kulturpflanzen. Schon die alten Griechen gebrauchten die »Blume des Olymp« zu aromatischen Räuchermitteln. Für die Römer war die immergrüne Staude Sinnbild der Erinnerung und des Gedenkens. Zur Zeit Karls des Großen kam der Rosmarin nach Deutschland und wurde als Symbol der Treue zum Brautschmuck, später aber kurioserweise zugleich auch zur Totenblume. Der volkstümliche Name *Brautkraut* deutet heute noch auf den Gebrauch zum Brautkranz hin.

Besonders im 14. und 15. Jahrhundert, als die Pest etwa $1/4$ der europäischen Bevölkerung dahinraffte, schätzte man die heilkräftige Pflanze sehr. Die Kräuterbücher jener Zeit berichten von ihm:

»Das gedestillyerte Wasser behütet vor Pestilenz, erwörmet das Marck in den Baynen, macht keck und hetzhafftig, retardieret (verzögert) das Alter, so man es allen Tag braucht und stercket die Memory, das ist die Gedächtnuss, fürwahr ein heylsam Wässerlein.«

Rosmarin enthält Gerb- und Bitterstoffe, Harze und ätherische Öle mit kampferähnlichen, also anregenden Substanzen.

Äußerlich nutzt man die Droge gerne zum belebenden Bad bei allgemeiner Übermüdung, nervöser Erschöpfung, zur Anregung von Herz, Kreislauf und Stoffwechsel. Da das Bad auch die Spannung (Tonus) der Gefäßwände und die Weite der Blutgefäße beeinflußt, die den Blutdruck mitbestimmen, werden erhöhte und zu niedrige Blutdruckwerte schonend normalisiert. Abends soll nie gebadet werden, die Anregung könnte den Schlaf behindern.

Waschungen mit Rosmarintee erfrischen strapazierte Haut, vermischt mit Brennesseltee wird der Rosmarin als Haarwuchsmittel empfohlen.

Gegen rheumatische und gichtige Beschwerden eignen sich fertige Salben und Öle aus der Apotheke.

Innerlich wendet man den Tee bei den gleichen Gesundheitsstörungen wie das Bad an. Zusätzlich lindert er Appetitlosigkeit, Blähungen und Verdauungsbeschwerden. Älteren und schwächlichen Menschen wird Rosmarinwein (50 g Droge auf 0,7 l guten Südwein 3 Tage ansetzen) als Stärkungs- und Belebungsmittel angeraten. Man sagt ihm auch potenzsteigernde Wirkung nach.

Öl und Salben gebraucht man nach Anweisung. Der Aufguß wird mit 1 Teelöffel Droge auf 1 Tasse Wasser zubereitet, die Tagesdosis beträgt 2–3 Tassen. Die letzte Tasse darf wegen der Gefahr der Schlafbehinderungen nicht zu spät am Abend getrunken werden.

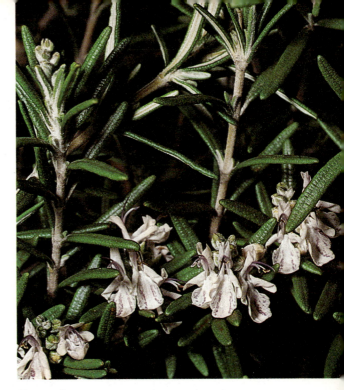

Rosmarin

Der Busch aus der Familie der Lippenblütler kam einst aus dem warmen, sonnigen Mittelmeerraum zu uns und hat sich unserem Klima gut angepaßt. Er wächst wild an Hängen, Böschungen und Ufern, bei uns wird er allerdings zumeist angebaut. Die holzigen Stengel erreichen 1–1,50 m Höhe. Sie tragen immergrüne, an der Unterseite weißliche, nadelartige Blätter, die angenehm balsamisch riechen. Hellblaue, nach Kampfer duftende Blüten schmücken das Kraut von April bis Juni. Nach der Blütezeit werden die Blätter gesammelt.

Rosmarin, wilder
(Ledrum palustre)

Das Heidekrautgewächs ist in der Volksheilkunde als *Kien-, Sumpf-* und *Tannenporst, Weiße Heide, Gichttanne, Brauer-, Motten-* und *Wanzenkraut* bekannt. Der immergrüne Strauch duftet angenehm, enthält aber einen Giftstoff, der zu mehr oder weniger schädlichen Nebenwirkungen führen kann.

Die Heilpflanze erreicht Höhen bis zu 1,50 m. An kurzen Stielen trägt sie sehr schmale, derbe Blätter. Die rosaroten Blütendolden erscheinen von Mai bis Juli. Bevorzugte Standorte sind feuchte, moorige Böden und Wälder.

Man sagt dem wilden Rosmarin seit alters harntreibende, schleimlösende und schweißanregende Wirkung nach. Dies nutzt man zur Behandlung von Gicht, Rheuma, Verschleimung der Atemwege und Hautleiden. Homöopathen empfehlen die Droge auch bei Bronchialasthma und Nervenschmerzen. Durch den Gerbstoffgehalt werden auch Darmkatarrhe günstig beeinfluß. In ländlichen Gegenden gebraucht man das Motten- oder Wanzenkraut noch gegen Ungeziefer. In früherer Zeit wurde es dem Bier zugesetzt. Der wilde Rosmarin gehört zu den Pflanzen, die unter Naturschutz stehen. Deshalb verwendet man immer vom Fachmann zusammengestellte Tees oder andere fertige Spezialitäten. Tee wird als Aufguß mit $^1/_2$ Teelöffel Kraut auf 1 Tasse Wasser oder als Kaltauszug mit der gleichen Menge Droge, für 10–12 Stunden kalt angesetzt, hergestellt. Die Tagesdosis beträgt 1–2 Tassen, die schluckweise über den Tag verteilt zu trinken sind.

Rosmarin, wilder

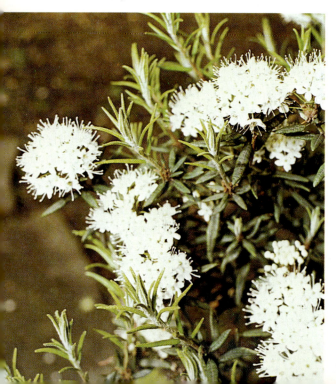

Roßkastanie
(Aesculus hippocastanum)

Roßkastanie wird von der Erfahrungsmedizin seit langem in verschiedenen Zubereitungsformen bei Krampfadern, Venenentzündungen und Durchblutungsstörungen verordnet. Das in der Droge enthaltene Saponin Aescin wirkt abschwellend, was man auch bei Blutergüssen, Quetschungen, Prellungen, ja sogar bei Hirnschwellung nach Schlaganfällen nutzt. Der Gerbstoffgehalt erklärt Erfolge bei Magen-Darm-Katarrhen und -Blutungen mit und ohne Durchfall sowie bei Entzündung und Verschleimung der Atemwege, die gerösteten Kastanien kann man zur Blutreinigung verwenden.

Kastanienbäume erreichen 20–25 m Höhe. Sie stammen aus Griechenland und kamen erst im 17. Jahrhundert auch in in unsere Breiten, inzwischen sind sie in ganz Europa heimisch. An langen Stielen trägt der Baum handförmige, große Blätter. Im Mai steht er mit pyramidenförmigen, rosa oder weißen Rispen in voller Blüte. Daraus gehen im Herbst die stachligen grünen Samen hervor, welche die bekannten dunkelbraunen Kastanien enthalten. Mit der Reife platzen die Schalen und geben die glänzenden Kastanien frei.

Die Heilkunde verwendet im Frühjahr und Herbst gesammelte Rinde, den reifen Samen und die Blüten. Außer Saponinen und Gerbstoffen enthält die Droge noch Glykoside, Bitterstoffe, Säuren, Enzyme und Öle.

Roßkastanie wird innerlich und äußerlich angewendet. Empfehlenswert sind die fertigen Spezialitäten aus der Apotheke, die man nach Anweisung gebraucht. Rinden- und Blütentee stellt man als Aufguß mit 1 Teelöffel auf 1 Tasse Wasser her und trinkt täglich schluckweise 2 Tassen. Kastanien werden nicht nur geröstet gegessen, sondern auch zerhackt abgekocht (1 kg auf 5 l Wasser) und dem Badewasser zugesetzt.

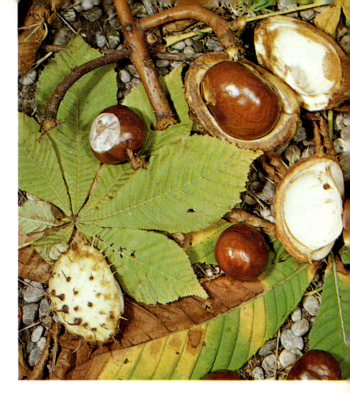

Roßkastanie

Safran
(Crocus sativus)

Sicher kennt fast jeder den Namen Safran aus jenem alten Kindervers, in dem es heißt: »Safran macht den Kuchen gel«. Aber nicht jeder wird Safran schon einmal gekostet haben, denn er ist das teuerste Gewürz der Erde. Das Schwertlilien- oder Irisgewächs stammt aus dem Orient. Aus seiner rundlichen Zwiebel, die der einer Herbstzeitlosen ähnelt, erhebt sich der 10–30 cm hohe Stengel. Im August und September trägt er eine große, lilienähnliche, rötliche bis blaßblaue Blüte mit lila Streifen an der Innenseite. Von dieser Blüte werden die Narbe mit den folgenden Griffelstücken (Stigmata Croci) verwendet, alle anderen Teile der Pflanze sind bedeutungslos. Daraus erklärt sich auch zum Teil der sehr hohe Preis für das Gewürz. Die Droge enthält unter anderem ätherische Öle und Vitamin-A-Vorstufen.

In der Heilkunde dient der echte Safran heute fast nur noch als geschmacksverbessernder Zusatz zu verschiedenen Heilmitteln. Früher nutzte man seine appetitanregende, schleimlösende, beruhigende und krampflindernde Wirkung oft bei Keuchhusten, Reizhusten, nervösen Störungen, Appetitlosigkeit, Verdauungsbeschwerden und Verkrampfungen. Eine Salbe mit Safranzusatz lindert gichtige Beschwerden an den Gelenken. Alte Kräuterbücher sagen der Droge noch nach, daß sie die Potenz steigert, diese Wirkung ist aber umstritten. Es gibt sicherer wirkende Aphrodisiaka (potenzsteigernde Mittel) als den Safran.

Wir werden den Safran heute vorwiegend im Haushalt zur Gelbfärbung von Back- und Zuckerwaren und als Gewürz verwenden. Der typische Safrangeruch entsteht erst beim Trocknen der Droge. Zu Heilzwecken gebraucht man fertige Zubereitungen aus dem Fachhandel. Wenn man nicht ganz auf die Droge verzichten will, empfiehlt es sich, ihren Gebrauch auf die Therapie von gichtigen Beschwerden zu beschränken und dazu eine Salbe in der Apotheke herstellen zu lassen. Gegen alle anderen Krankheiten, die durch Safran beeinflußt werden könnten, stehen uns andere, zuverlässigere und besser erforschte Drogen zur Verfügung, die zudem auch weit billiger als Safran sind.

In zu hoher Dosis kann Safran zu Vergiftungserscheinungen führen. Angesichts des stolzen Preises wird man allerdings kaum in Versuchung geraten, diese Droge so stark zu dosieren, daß unangenehme Nachwirkungen eintreten können.

Safran

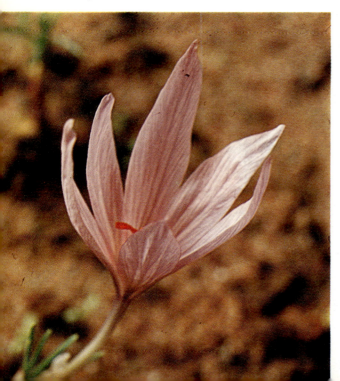

Salbei
(Salvia officinalis)

Noch im 19. Jahrhundert schützten sich viele Ärzte durch einen antiseptischen Kräuteressig, der unter anderem auch Salbei enthielt, vor Ansteckungen. Den alten Römern war der »Allesheilende« heilig. Am Tag der Salbeiernte feierten ihre Priester ein prunkvolles Fest. Zur Zeit der Pharaonen gab man in Ägypten jungen und schwangeren Ehefrauen Salbei für eine »glückliche Geburt«. Die exakte Arzneipflanzenforschung unserer Tage konnte die vielseitigen Wirkungen der Droge zum Teil schon bestätigen.

Die ausdauernde, immergrüne Heilpflanze breitete sich von Südfrankreich her über ganz Europa aus. Sie bevorzugt trockene, steinige, kalkreiche Böden an windgeschützten Plätzen. Häufig wird Salbei in Gärten und Arzneipflanzenplantagen angebaut.

Aus der holzigen, faserigen Wurzel strebt der vierkantige, behaarte Stengel 50–100 cm in die Höhe. Seine lanzettförmigen Blätter sind unscheinbar graugrünlich, an den Unterseiten filzig. An den Spitzen der Zweige blühen im Hochsommer die weißen, hellblauen oder hellvioletten Blütenähren. Das ganze Kraut duftet stark und angenehm.

Nach alter Überlieferung sollen die Blätter vor der Blütezeit gesammelt werden, am besten am Johannistag (24. Juni). Die Blattdroge enthält ätherische Öle, Gerb- und Bitterstoffe.

Äußerlich wird der Salbei zu Umschlägen bei Hautausschlägen und als Gurgelwasser gegen Mund-, Rachen-, Mandelentzündungen und Zahnfleischbluten empfohlen. Zusammen mit Klettenwurzel und Brennesseln kann er zur Haarpflege gebraucht werden.

Selbst schwerste Speisen verdaut man gut, wenn man sie mit Salbei würzt. Das Gewürz, aber auch der Tee, regen die Verdauung an und fördern die Tätigkeit von Leber und Gallenblase. Magen-Darm-Katarrhe und Durchfall werden gelindert, die harntreibende Wirkung nutzt man bei Nieren- und Blasenleiden.

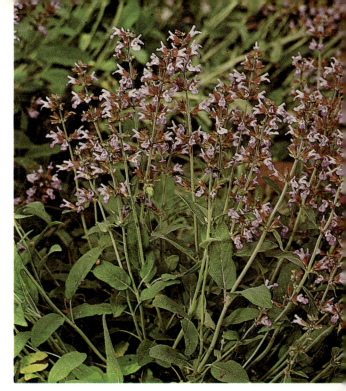

Salbei

Salbei stärkt und wirkt anregend auf das vegetative Nervensystem. Dieser Effekt wird besonders deutlich bei nervösem Schwitzen, wegen der Beeinflussung der Hormondrüsen auf dem Nervenweg, aber auch in der Pubertät und in den Wechseljahren der Frau. Die häufig seelisch bedingten Unterleibsbeschwerden während der Menstruation können günstig durch Salbei beeinflußt werden. Schließlich ist noch die vorbeugende und heilungsfördernde Wirkung bei Grippe und Erkältungskrankheiten zu nennen.

Tinkturen kauft man fertig in der Apotheke. Zum Aufguß überbrüht man 2 Teelöffel Droge auf 1 Tasse Wasser und trinkt täglich 2–3 Tassen.

Wegen der belebenden Wirkung kann man den Salbei wie Rosmarin auch morgens als Badezusatz benützen.

Salomonsiegel
(Polygonatum officinale)

In den »Märchen aus Tausendundeiner Nacht«, die Scheherazade dem Sultan Scheherban erzählt, spielt das Salomonsiegel oft eine Rolle. Der weise König Salomon soll der Pflanze einst sein Siegel aufgedrückt haben. Damit verlieh er ihr Macht über Dämonen und die Kraft, Felsen zu sprengen, so daß deren Schätze im Innern für die Augen der Sterblichen sichtbar werden. Dieses Märchen blieb auch im volkstümlichen Namen *Springwurz* lebendig. Wenn man den Wurzelstock genauer betrachtet, in denen man mit einiger Phantasie den Abdruck eines Siegels erkennt.

Das Liliengewächs ist in lichten, trockenen Wäldern zu Hause. Aus seiner weißen, dicken Wurzel, die im Boden fortkriecht, sprießen die schlanken Triebe. Sie tragen kurze, eiförmige, zugespitzte Blättchen, die denen des Maiglöckchens ähneln. Aus den Achseln dieser Blätter erscheinen im Mai und Juni kleine, weißlichgrüne Blütenglöckchen. Daraus gehen später die zunächst roten, dann blauschwarzen, giftigen Beerenfrüchte hervor.

Die Medizin verwendet die Wurzel, die nur der Fachmann im April und Mai sammeln soll. Neben fingerhutähnlichen Glykosiden enthält sie einen blutzuckersenkenden Wirkstoff und Schleimstoffe. Zur Behandlung kommen nur die fertigen Zubereitungen aus dem Fachhandel in Frage.

Heilanzeigen sind Hautleiden und Verletzungen, vor allem Blutergüsse und Quetschungen. Innerlich ist der Tee zur Anregung der Harnausscheidung angezeigt. Gegen Zuckerkrankheit darf er nur gegeben werden, wenn der Arzt zugestimmt hat.

Man stellt den Tee aus 1 Teelöffel auf 1 Tasse Wasser als Abkochung (5 Minuten kochen lassen) her. Als Wickelwasser bereitet man die stärkere Abkochung mit 2 Eßlöffeln auf $1/4$ l Wasser zu.

Salomonsiegel

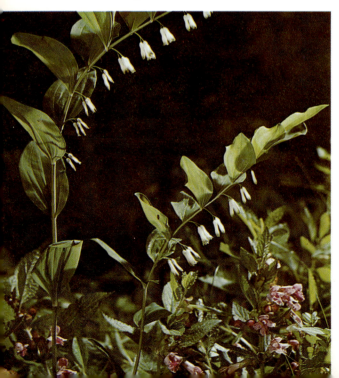

Sanddorn

(Hippophaë rhammoides)

Der Sand- oder *Seedorn* aus der Familie der Ölweidengewächse ist an steinigen Ufern klarer Alpenbäche ebenso verbreitet wie auf den sandigen Böden der Nord- und Ostsee, zum Teil wird er im Garten angebaut. Der dornige Busch erreicht bis zu 3 m Höhe. Seine silbergrünen, schmalen, lanzettförmigen Blätter ähneln denen der Silberweide. Die Zweige des Strauchs enden in einem spitzen Dorn. Von April bis Mai trägt er kleine gelbliche Blüten, aus denen im Hoch- und Spätsommer die leuchtenden roten oder dunkelgelben Eifrüchte hervorgehen. Vor den ersten Nachtfrösten müssen die reifen Beeren geerntet werden.

Sanddornfrüchte enthalten sehr viel Vitamin C, außerdem Säuren, Glykoside, Farbstoffe, Öl und Kalzium. Man schätzt die sauren Beeren vor allem zur Vorbeugung und Behandlung von Vitamin-C-Mangelzuständen, in erster Linie bei Frühjahrsmüdigkeit, allgemeiner Leistungsschwäche, erhöhter Infektionsanfälligkeit und Appetitlosigkeit. Auch bei Entzündungen und Blutungen des Zahnfleischs und erhöhter Durchlässigkeit der Blutkapillaren hat sich die Droge bewährt, sofern Vitamin-C-Mangel als Ursache vorliegt.

Im Reformhaus gibt es sehr empfehlenswerte, vitaminschonend zubereitete Sanddornsäfte. Man kann den Saft natürlich auch selbst in haushaltsüblicher Weise herstellen und wird ihn eßlöffelweise mit Honig gesüßt drei- bis viermal täglich einnehmen.

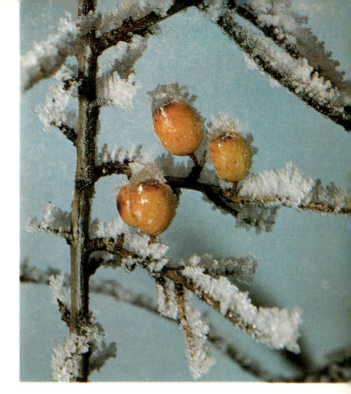

Sanddorn

Die Abkochung ist heute nicht mehr üblich, da zuviel Vitamin C dabei zerstört wird.

Sanikel

(Sanicula europaea)

Heilsanikel, Waldsanikel, Waldklette und *Wundsanikel* sind einige der Namen, die der Volksmund für diese Heilpflanze aus der Familie der Doldenblütler kennt. Das Kraut ist in Europa, Afrika und Nordasien verbreitet und bevorzugt schattige Standorte unter Laubbäumen.

Aus der kriechenden Wurzel treiben lange Stiele mit fünflappigen, am Rande gezähnten Blättern. Dazwischen sprießt im Mai und Juni der Blütenstiel empor. Er trägt kleine, teils weiße, teils rosarote Blütenkugeln.
Kraut und Wurzeln, vor der Blütezeit gesammelt, enthalten Gerb- und Bitterstoffe, Saponine und ätherische Öle. Daraus ergeben sich die heilenden Wirkungen der Droge bei Blutungen des Magen-Darm-Trakts, Bluthusten und Blutharnen. Mit gutem Erfolg wird das Kraut auch gegen Magen-, Darm- und Blasenkatarrhe eingesetzt. Äußerlich hat sich der Tee zu Umschlägen gegen Quetschungen, Geschwüre, Blutergüsse und Verstauchungen ausgezeichnet bewährt. Auch eitrige, blutende Wunden kann man damit behandeln, wie die Volksheilkunde vom Wundsanikel schon lange weiß. Das Gurgelwasser hilft gegen Entzündungen von Zahnfleisch, Mundschleimhaut und Rachen.
Man sagt der Droge nach, daß sie den Appetit anregt und die Verdauung verbessert. Diese Wirkung könnte sich aus dem Gehalt an Bitterstoffen erklären, wurde aber wissenschaftlich exakt noch nicht nachgewiesen. Ein Versuch kann in keinem Fall schaden.
Die Droge wird als Aufguß zubereitet. Dazu überbrüht man 1 Eßlöffel mit 1 Tasse kochendem Wasser und läßt vor dem Trinken noch 10 Minuten ziehen. Äußerlich gebraucht man den Aufguß mit 2 Eßlöffel Droge auf $1/4$ l Wasser und taucht in diesen Sud die Kompressen ein.

Sanikel

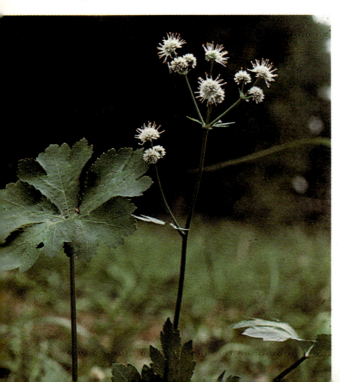

Sauerampfer
(*Rumex acetosa*)

Die Volksheilkunde nennt den Sauerampfer auch *Sauergras, Feld-* oder *Wiesenampfer*. Seit alters wird er als Bestandteil der entschlackenden Frühjahrskur empfohlen. Dazu bereitet man die Blätter am besten wie Löwenzahnblätter als Salat zu, mischt sie mit Quark zu einem wohlschmeckenden Brotaufstrich oder streut sie ähnlich wie Petersilie frisch auf Suppen und Gemüse. Während der Blutreinigungskur soll der Sauerampfer im täglichen Wechsel mit Löwenzahn und Brennesseln verabreicht werden.

202

Nicht zu empfehlen ist die Abkochung der Samen, wie alte Kräuterbücher zur Behandlung von Leber-, Gallenblasenleiden, Darmwürmern und Hautkrankheiten angeben. Dazu stehen uns heute wirksamere und vor allem unschädlichere Drogen zur Verfügung.
Sauerampfer enthält nämlich wie Rhabarber, mit dem zusammen er zur Familie der Knöterichgewächse gehört, reichlich Oxalsäure. Falsch angewendet führt Oxalsäure zu erheblichen Gesundheitsstörungen, wie Brechdurchfall und Reizungen der Magenschleimhaut. Nierenkranke müssen Sauerampfer in jedem Fall meiden.
Der 30–100 cm hohe Stengel trägt wenige, nach oben zu kleinere, pfeilförmige Blätter. Aus der Wurzel sprießen große, zur Rosette angeordnete, saftige Blätter, die man bevorzugt von Mai bis August sammelt. Im Mai und Juni erscheinen die rötlichen Blütenrispen. In ganz Mitteleuropa ist der Sauerampfer auf feuchten Böden verbreitet.

Sauerklee
(Oxalis acetosella)

Wie der Sauerampfer enthält auch der *Sauerklee* in allen Teilen Oxalsäure. In der Heilkunde spielt er nur noch eine geringe Rolle, da man seine Wirkungen auch mit anderen Drogen und meist zuverlässiger erzielen kann. In manchen Gegenden gebraucht man ihn gelegentlich noch als wohlschmeckendes Gemüse.
In schattigen Wäldern gedeiht die kleine Pflanze am besten. Aus ihrem fast waagrecht kriechenden Wurzelstock sprießen an kurzen Stielen die behaarten, herzförmigen Blättchen. Im April und Mai schmücken kleine weiße Blüten die Pflanze. Gesammelt werden die Blätter im Mai.
Der Fachhandel bietet fertige Säfte an, die wegen ihres Vitaminreichtums besonders im Frühjahr gegen Vitaminmangelzustände empfohlen werden können. Allerdings darf man den Saft nur mit Wasser verdünnt gebrauchen (1 Teil auf 3 Teile Wasser), sonst ist der Gehalt an Oxalsäure zu hoch.

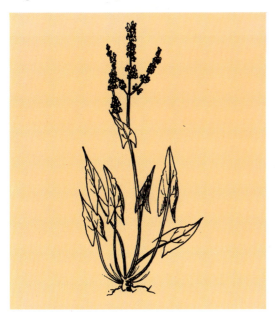

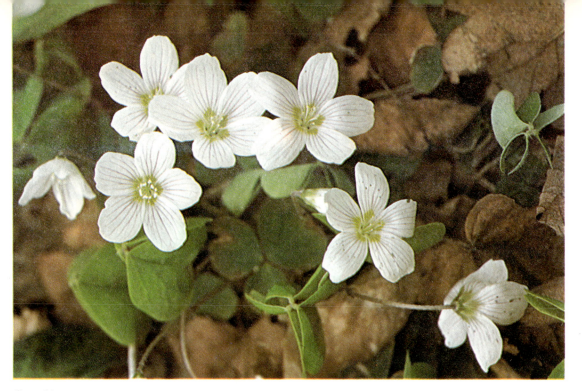

Sauerklee

Den Aufguß stellt man aus 1 Teelöffel Droge auf 1 Tasse Wasser her und trinkt ihn kalt. Die Tagesmenge soll 2 Tassen nicht übersteigen. Die Droge regt vor allem die Ausscheidung von Schlacken über die Nieren an. Wenig empfehlenswert ist der Versuch, durch Sauerklee das Übergewicht zu reduzieren. Zwar erzielt man durch die Entwässerung zunächst einen Anfangserfolg, der aber kaum von Dauer sein wird.

Sauerklee darf nicht mit dem *Wiesen-, Rot-* oder *Bienenklee* (Trifolium pratense) aus der Familie der Schmetterlingsblütler verwechselt werden. Dieser wird als Futterpflanze in weiten Teilen Euopas angebaut.

Seit alters gilt das Kleeblatt als Glücksbringer, der ähnlich wie das Hufeisen gegen böse Geister schützt und alles gelingen läßt, was man in die Hand nimmt. Heute, im Zeitalter der wissenschaftlich exakten Psychologie, wissen wir, daß der Glaube an die vermeintliche Wunderkraft des Glücksklees allein tatsächlich genügte, um dem, der davon überzeugt war, tatsächlich »Glück« zu bringen. Das ist keine Bestätigung des Aberglaubens, sondern eine nüchterne, durch zahlreiche Untersuchungen belegte Tatsache.

Von Mai bis September werden die kugeligen Blütenstände des Klees geerntet. Sein süßer Nektar lockt viele Bienen an, die daraus einen wohlschmeckenden Honig herstellen.

Kleeblüten enthalten Aromastoffe, ätherische Öle und Gerbstoffe. Die Volksheilkunde schätzt sie bei Husten und Verschleimung der Atemwege, Rheuma, Gicht und Ausfluß. Vor dem Gebrauch soll unbedingt der Fachmann konsultiert werden, besonders beim Ausfluß, der entscheiden wird, ob ein Versuch sinnvoll ist und in welcher Dosis und Zubereitungsform die Droge angewendet werden soll.

Schafgarbe
(Achillea millefolium)

Pfarrer Kneipp schätzte das *Bauchwehkraut*, wie er die Schafgarbe nannte, bei allen Beschwerden der Verdauungsorgane. Das Kraut enthält entzündungshemmende ätherische Öle (Azulen wie Kamillen), Gerbstoffe, das Bittermittel Achillein, Kieselsäure, die Spurenelemente Kalium und Schwefel, Asparagin, Säuren, Inulin und Harze.

Der 25–70 cm hohe Stengel strebt schon zeitig im Frühjahr empor. Er trägt hellgrüne, gefiederte Blätter. Ab Juni bis in den September hinein bilden sich am Ende der Stengel die weißen oder rosaroten Doldenblüten. Von Mai bis Oktober kann das Kraut gesammelt werden.

Die zahlreichen Inhaltsstoffe erklären die günstigen Wirkungen bei Appetitlosigkeit, Verdauungs- und Stoffwechselstörungen, Verkrampfungen der Bauchorgane und im Unterleib. Auch Entzündungen der Magenschleimhaut, Leber- und Gallenblasenleiden, Katarrhe der Nieren, Blase und Harnwege und Beschwerden während der Menstruation beeinflußt die Droge mit Erfolg. Äußerlich wird sie zu Kompressen gegen Rheuma, Gicht und Nervenschmerzen benutzt.

Bei dauerndem Gebrauch kann die Droge zu Vergiftungserscheinungen führen, deshalb darf der Tee nie zu lange und nicht zu reichlich eingenommen werden. Die Tagesdosis beträgt 2 Tassen, als Aufguß mit 2 Teelöffeln auf 1 Tasse zubereitet. Äußerlich gebraucht man den Aufguß mit 2 Eßlöffeln Droge auf 1 Tasse Wasser. Tropfen und Saft aus der Apotheke nimmt man nach Gebrauchsanweisung ein.

Schafgarbe

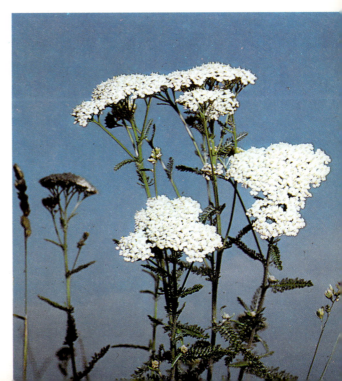

Schierling
(Conium maculatum)

Der berühmte griechische Philosoph Sokrates wurde nach alten Berichten im Jahre 399 v. Chr. wegen angeblicher Gottlosigkeit mit Schierlingskraut hingerichtet. Der Gefleckte Schierling enthält ein in geringer Dosis tödliches Alkaloid, das Coniin. Es ähnelt in seiner Wirkung dem Curare, einem Gift, mit dem die südamerikanischen Indios ihre Pfeilspitzen bestreichen. Der Tod tritt bei bis zuletzt erhaltenem Bewußtsein durch Lähmung des zentralen Nervensystems und daraus resultierendem Atemstillstand ein.

Der *Gefleckte Schierling* hat eine möhrenähnliche Wurzel, aus der ein hohler, dicker Stengel bis zu 2 m emporsteigt. An bräunlichen bis dunkelroten Flecken ist er leicht zu erkennen. Seine dunkelgrünen, glänzenden Blätter ähneln denen der Petersilie. Der Volksmund nennt ihn daher auch *Giftpetersilie*. Von Juni bis August tragen die Zweigspitzen weiße Blütendolden, aus denen runde Früchte hervorgehen. Die ganze Pflanze riecht unangenehm, zerriebene Blätter haben einen harnähnlichen Duft. In den gemäßigten Zonen der Erde ist der Doldenblütler an Uferböschungen und Gebüschen verbreitet.

Ähnlich giftig wirkt der verwandte *Wasserschierling* (Cicuta virosa), ein bis 1,50 m hohes Kraut, das wir in Sümpfen, Mooren und auf nassen Wiesen antreffen. Seine gefiederten, grasgrünen Blätter sind langgestielt. Im Juni und Juli erscheinen die weißen, zu einem großen Schirm angeordneten Blütendolden. Vor allem die Wurzel ist sehr giftig. Sie ähnelt der Selleriewurzel und enthält reichlich Cicutoxin, ein gallenbitter schmeckendes Gift.

Natürlich dürfen beide Drogen – wenn überhaupt – nur in fachmännischer Zubereitung nach Verordnung eingenommen werden, jede Selbstbehandlung könnte tödlich enden. Den Wasserschierling gebraucht man heute fast nur noch in starker homöopathischer Verdünnung. Dem Gefleckten Schierling sagt man beruhigende, krampflösende, schmerzstillende und harntreibende Wirkung nach, äußerlich wurde er als Bestandteil von Salben zur Hemmung von Entzündungen und Linderung von Schmerzen genutzt. Beweise für die Wirksamkeit der Droge bei krebsigen Hautgeschwüren gibt es bisher nicht.

Schierling

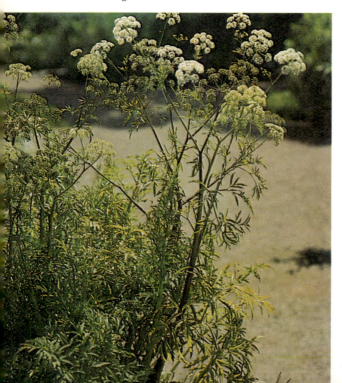

Fertige Spezialitäten aus der Apotheke wird der Arzt im Einzelfall bei Krampfhusten, Bronchialasthma, Koliken der Verdauungsorgane und Verkrampfungen der Harnorgane verordnen, andere Anwendungen sind heute nicht mehr üblich.

Beim Verdacht auf Schierlingsvergiftung muß unverzüglich der Arzt gerufen werden. Bis zu seinem Eintreffen reizt man mit dem Finger zum Erbrechen, gibt Abführmittel und starken schwarzen Kaffee.

Schlehdorn
(Prunus spinosa)

Die Schlehe ist ein winterharter Strauch, der in ganz Europa fast bis hinauf zum Nördlichen Polarkreis verbreitet ist. Er gehört zur Familie der Rosengewächse. Die Volksmedizin kennt das dornenbewehrte Gewächs auch als *Stechdorn* und wegen seiner schwärzlichen, glatten Rinde als *Schwarzdorn*.

Aus einer langen, kräftigen Wurzel streben die Stengel 2–3 m hoch empor. Sie tragen lanzettförmige, gezähnte Blättchen und von März bis Mai prächtige weiße, nach Mandeln duftende Blütenröschen. Daraus entstehen die angenehm säuerlich schmeckenden blauen Beeren.

Die Heilkunde verwendet während der Blütezeit gesammelte Blattdroge, Blüten, die im Herbst nach den ersten Frösten gesammelten Früchte, manchmal auch die mit den Beeren gesammelte Wurzelrinde. Die Droge

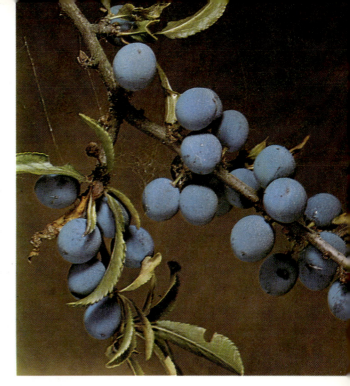

Schlehdorn

enthält Gerbstoffe, die denen der Eiche gleichen, sowie einige noch nicht genau bekannte andere Substanzen.

Aus den herb schmeckenden Früchten stellt man ein Mus her, das ungesüßt gegen Durchfall und Darmkatarrh hilft. Mit etwas Honig vermischt, wird es gegen allgemeine Leistungsschwäche zur Stärkung empfohlen. Gleichzeitig beeinflußt es unreine Haut, aber auch die Herz- und Kreislauffunktionen. Anstelle des Breis kann man mit 4 g getrockneten Früchten auf 1 Tasse Wasser auch eine Abkochung mit gleichen Heilanzeigen herstellen.

Der Blütenaufguß mit 3 g Droge auf 1 Tasse Wasser lindert Stuhlverstopfung und

Krämpfe, verstärkt die Harnausscheidung, regt den Stoffwechsel an und leitet Schlacken aus. Mit Honig oder Kandiszucker gesüßt kocht man Blüten dick ein und wendet diesen Sirup bei Husten und Heiserkeit an.

Blätteraufguß aus 1 Eßlöffel auf 1 Tasse Wasser ist vor allem bei Nierenleiden, Blasen- und Darmkatarrhen angezeigt, da seine Gerbstoffe die Schleimhäute zusammenziehen (adstringieren) und so entzündliche Veränderungen ausheilen.

Schließlich kann noch die starke Abkochung mit 10 g Wurzelrinde auf $1/4$ l Wasser zur Behandlung von Stuhlverstopfung, Magen-Darm-Katarrhen und Blasenentzündungen empfohlen werden.

Als Tageshöchstmengen gelten für alle Tees 3 Tassen, Mus nimmt man über den Tag verteilt ebenso wie Blütensirup mit 4–5 Eßlöffeln ein. In der Apotheke gibt es auch fertige Schlehdornzubereitungen.

Schlüsselblume
(Primula officinalis)

Mit Honig gesüßt gab Pfarrer Kneipp die Primel, volkstümlich auch als *Himmelsschlüssel* bekannt, gerne Kindern, die unter Husten und Verschleimung der Atemwege litten. Die Droge enthält Saponine und ätherische Öle, die den Schleim der Atemwege verflüssigen und sein Abhusten erleichtern. Wegen ihrer harntreibenden Wirkung wird die Schlüsselblume aber auch bei Rheuma, Gicht, Wassersucht und Hautleiden empfohlen.

Die *Primelwurzel,* fälschlich auch als *Veilchenwurzel* bezeichnet, steht unter Naturschutz. Nur der Fachmann darf sie mit Erlaubnis der Behörden zu Heilzwecken ausgraben. Auch Blätter und Blüten, während der Blütezeit gesammelt, können medizinisch genutzt werden.

In ganz Europa ist die Schlüsselblume in lichten Wäldern und auf Wiesen verbreitet. Aus ihrer bodennahen Rosette bis 10 cm langer, runzeliger, gekerbter, an der Unterseite behaarter Blätter erheben sich die kahlen Stengel, die 20 cm Höhe erreichen können. Von März bis Mai tragen sie gelbe Blütendolden.

Der Tee wird als Aufguß mit 2 Teelöffeln Droge auf 1 Tasse Wasser oder als Abkochung mit 1 Eßlöffel auf 1 Tasse zubereitet. Man süßt mit Honig oder Kandiszucker und trinkt täglich 3 Tassen. Tinktur verwendet man fertig zubereitet nach Gebrauchsanweisung.

Schnittlauch
(Allium schoenoprasum)

Diese milde Zwiebelart ist unsere wohl am meisten verbreitete Würzpflanze. Als Lauchart gehört sie zur Familie der Liliengewächse. Im zeitigen Frühjahr sät man den Schnittlauch auf kräftige, feuchte Böden an sonnigen Plätzen im Garten. Im ersten Jahr beschneidet man die röhrenförmigen, als Gewürz verwendeten Blätter noch nicht, damit sich die Wurzeln kräftigen können. Später erntet man das ganze Jahr über frisch für den täglichen Bedarf. Im Herbst kann man einige Wurzelklumpen aus der Erde nehmen, einige Wochen (bis nach den ersten Frösten) im Garten liegenlassen und danach mit sehr wenig Erde in enge Töpfe zwängen, die man den Winter über am Fenster aufstellt und häufig gießt. Nach einigen Jahren werden die Wurzeln geteilt und neu ausgepflanzt, ehe das Wachstum nachläßt. Die rötlichblauen, kugeligen Blütendolden, die im Sommer auf langen, kahlen Stengeln erscheinen, trennt man gleich wieder ab, damit die Blätter ihre Kraft behalten.

Zerhackt werden die Blätter wie Petersilie als Gewürz gebraucht. Man streut sie stets frisch über die angerichteten Speisen. Sie enthalten reichlich Vitamin A, B und C und sollten bei keinem Gericht als Vitaminersatz für die beim Kochen zerstörten Vitalstoffe fehlen.

Wie die verwandte Zwiebel, wirkt auch der Schnittlauch bakterienhemmend, regt Appetit und Verdauung an und reguliert schonend erhöhten Blutdruck. Nicht vergessen werden darf die harntreibende Wirkung, die man bei manchen Nierenleiden (Arzt fragen!) nutzt.

Schöllkraut
(Chelidonium majus)

Alle alten Kräuterbücher empfehlen das Schöllkraut als wirksames Mittel zur Behandlung von Leber- und Gallenblasenleiden. Bei den Alchemisten des Mittelalters

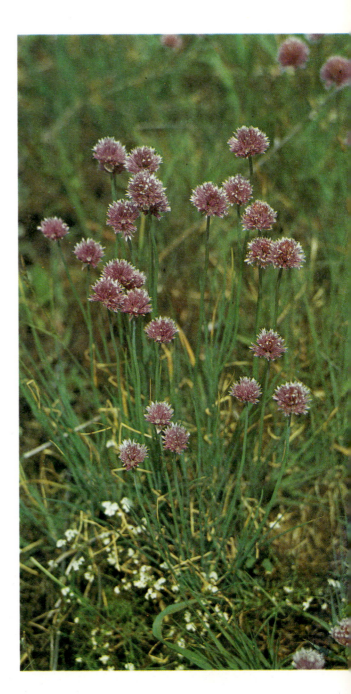

Schnittlauch

stand es in hohem Ansehen als Talisman und als der Stoff, aus dem der Stein der Weisen hergestellt werden sollte. Blinden verlieh das Kraut angeblich neues Augenlicht, in Zeiten verheerender Pestepidemien sagte man ihm Schutz vor Ansteckung nach.

Im Lichte exakter Forschungen konnte die günstige Wirkung auf Leber und Gallenblase ebenso bestehen wie die Anwendung gegen Bindehautentzündungen. Natürlich kann das Kraut Blinde nicht wieder sehend machen, und den Stein der Weisen hat bisher noch niemand gefunden.

Als Mohngewächs ist das Schöllkraut mit dem Opium und seinen chemischen Abkömmlingen verwandt. Ähnlich wie diese Rauschgifte wirkt es über das zentrale Nervensystem beruhigend und krampflösend. Daraus erklären sich die günstigen Wirkungen der Droge bei Gallenkoliken und Hustenkrämpfen. Gleichzeitig wird aber verständlich, daß nur vom Fachmann zubereitete Spezialitäten nach Verordnung eingenommen werden dürfen, das giftige Alkaloid der Pflanze könnte bei Selbstbehandlung tödlich wirken. Auch der Therapeut wird es innerlich meist nur in homöopathischer Verdünnung anwenden.

Auch äußerlich muß die Droge mit Vorsicht gebraucht werden. Keinesfalls darf man sie auf offene Wunden bringen, wie alte Kräuterbücher empfehlen, da die Giftstoffe auch auf diesem Weg in den Körper gelangen könnten. Der Gebrauch des Safts kann aber zu Auflagen gegen Warzen, Hühneraugen, Hautschwielen und Ekzemen angeraten

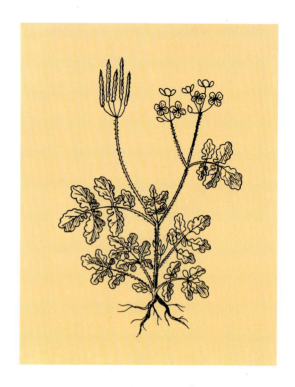

werden. Ehe man die Abkochung am Auge anwendet, muß unbedingt der Arzt befragt werden.

Das Kraut bevorzugt felsige und steinige Böden und wächst häufig auf Schuttplätzen, an Mauern und Hängen. Aus einer Rosette großer, gefiederter, gelappter Blätter wächst ein bis zu 60 cm hoher Stengel, der behaart ist. Goldgelbe Blüten schmücken die Staude von Mai bis August. Aus ihnen gehen die medizinisch wertlosen langen Schoten hervor.

Das junge Kraut wird von April bis Juni gesammelt.

Schwalbenwurz
(Cynanchum vincetoxicum)

Diese giftige Droge wird heute nur noch von Homöopathen verordnet. Sie nutzen ihre Wirkungen aus, um die Schweißbildung anzuregen und Störungen der Menstruation zu beeinflussen. Früher übliche Anwendungsgebiete, wie Wassersucht, Steinleiden und Geschwüre, kann man getrost vergessen.
Selbstversuche mit der Schwalbenwurz sind verboten, unsachgemäßer Gebrauch führt zu unangenehmen Vergiftungserscheinungen. Wenn der Therapeut einem Versuch zugestimmt hat, gebraucht man dazu ausschließlich die fertigen Zubereitungen aus dem Fachhandel genau nach Verordnung. Beim Verdacht auf Vergiftung wird unverzüglich der Arzt gerufen.
Die Schwalbenwurz wächst auf trockenen Böden in lichten Wäldern, an Gebüschen und Hügeln. Sie erreicht 80–100 cm Höhe. Die Zweige tragen dunkelgrüne, glänzende, herzförmige Blätter. An dünnen Stielen erscheinen von Juni bis August die angenehm duftenden weißlichgrünen Blüten. Aus ihnen gehen eiförmige Schoten hervor.
Die Heilkunde gebraucht nur die unangenehm riechenden Wurzeln, ab Juni bis Oktober gesammelt. Sie enthalten Alkaloide, ätherische Öle und Mineralsalze.

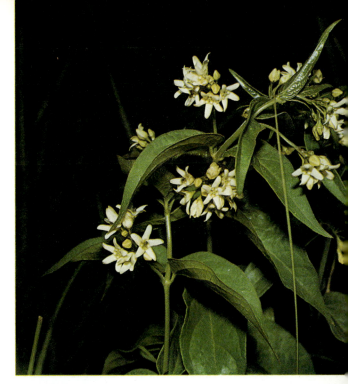

Schwalbenwurz

Schwertlilie
(Iris germanica)

Die *Iris* enthält reichlich Gerbsäure, Schleim, Glykoside, Fett, Stärke und Harz. Seit alters wird sie zahnenden Kindern zum Kauen gegeben, um sie zu beruhigen. Hauptsächlich gebraucht man die Droge aber bei Husten, Entzündungen und Verschleimung der Atemwege. Überdies wirkt die Wurzel harntreibend und regt die Tätigkeit von Leber, Gallenblase und Milz an.
Zur besseren Wirkung mischt man die Droge am besten mit Eibisch- oder Huflattichtee zu gleichen Teilen. Auch die Wurzel

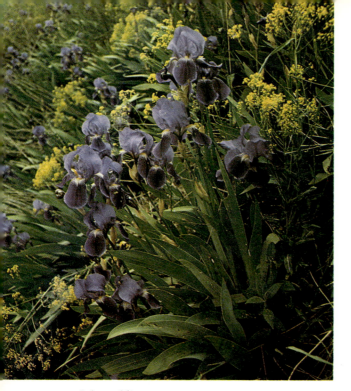

Schwertlilie

der Iris wird im Volksmund wegen ihres veilchenähnlichen Dufts oft zu Unrecht als *Veilchenwurzel* bezeichnet. Sie wird im März, April, September und Oktober gesammelt. Die Zubereitung erfolgt als Aufguß mit 1 Teelöffel Droge auf 1 Tasse Wasser, die Tagesdosis beträgt 3 Tassen.
Auf der nördlichen Halbkugel der Erde ist die Schwertlilie heimisch. Meist wird sie als Zierpflanze im Garten angebaut, zuweilen kommt sie aber auch verwildert vor. Ihr Name erklärt sich aus den langen, schwertähnlichen Blättern, aus denen sich der kräftige Stengel erhebt. Er trägt im Mai und Juni eine große, violette Blüte.

Seidelbast
(Daphne mezereum)

Der Seidelbast ist in Europa und Asien bis hinauf zum Polarkreis verbreitet. Der kleine Strauch wird durchschnittlich 80–120 cm hoch und etwa 25 Jahre alt. Die Zweige tragen lanzettförmige Blätter, zu Büscheln angeordnet, die erst nach der Blütezeit erscheinen. Die rosa- bis purpurroten Blüten duften angenehm nach Mandeln. Aus ihnen gehen die erbsengroßen, zunächst grünen, später roten, giftigen Beeren hervor.

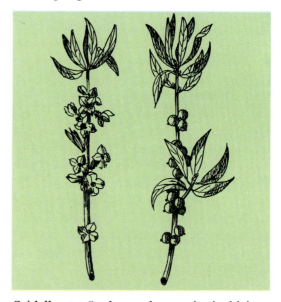

Seidelbaststräucher stehen meist in kleinen Gruppen an Gebüschen und in Wäldern. Heute ist die Droge fast nur noch in Form homöopathischer Verdünnungen in Gebrauch. Der Fachmann sammelt den Bast unter der Rinde, der Giftstoffe und Säuren sowie ein stark hautreizendes Harz enthält.

Jeder Selbstbehandlungsversuch mit der Giftpflanze ist strikt untersagt.

Als Heilanzeigen geben die Homöopathen in erster Linie Hautleiden an. Auch bei Infektionskrankheiten der Atemwege, zum Beispiel Erkältung und Grippe, und Verdauungsstörungen soll die fertige Zubereitung nützlich sein. Gegen Hautkrankheiten steht auch eine Salbe zur Verfügung, die der Arzt im Einzelfall verordnen kann. In der Schulmedizin ist der Seidelbast heute allerdings kaum mehr im Gebrauch.

Seifenkraut
(Saponaria officinalis)

In der Volksheilkunde ist dieses Kraut auch als *Waschkraut* bekannt. Dieser Name erklärt sich aus seinem Gehalt an Saponinen, das sind organische Substanzen, die in Wasser wie Seife aufschäumen. Zu Beginn des 19. Jahrhunderts wurden sie erstmals im Seifenkraut entdeckt, inzwischen kennt man auch andere saponinhaltige Heilkräuter.

Die Wirkung der Saponine ist noch nicht völlig aufgeklärt. In manchen Drogen dienen sie wahrscheinlich nur der besseren Aufnahme anderer Inhaltsstoffe, in anderen Pflanzen dagegen sind sie selbst der Wirkstoff. Saponinhaltige Kräuter werden vor allem zur Behandlung von Katarrhen der Atemwege (Bronchitis) mit Husten und Verschleimung empfohlen, da sie den Auswurf fördern. Unsicher dagegen ist die Wirksamkeit bei Magen- und Darmerkrankungen. Die harntreibende Wirkung nutzt man gelegentlich bei Rheuma, Gicht, Nierenleiden und Wassersucht.

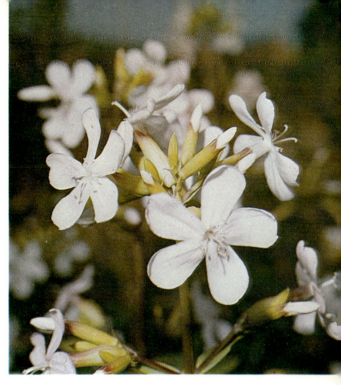

Seifenkraut

Täglich trinkt man 2 Tassen Tee, als Aufguß oder Abkochung zubereitet. Zum Aufguß überbrüht man 2 Teelöffel auf 1 Tasse Wasser, zur Abkochung setzt man 1 Teelöffel Droge auf 1 Tasse Wasser 8 Stunden lang kalt an und kocht dann 5 Minuten auf.

Das Seifenkraut gehört zur Familie der Nelkengewächse. Es ist in ganz Europa an Wegen, Hecken, auf Wiesen und an Uferböschungen verbreitet. Seine Blätter sind lanzettförmig und schmal. Weiße oder hellblaue Blüten, die angenehm duften, schmücken das Kraut im Sommer.

Von Mai bis zur Blütezeit sammelt man die saponinreichen Wurzeln.

Sellerie
(Apium graveolens)

Schon 400 Jahre vor Beginn unserer Zeitrechnung empfahl der griechische Arzt Hippokrates, der als Begründer der wissenschaftlich exakten Medizin gilt, den Sellerie gegen »zerrüttete Nerven« als Tonikum. Dies ist aber nur eine der zahlreichen Heilanzeigen. Seit alters gilt der Sellerie in der Volksheilkunde als potenzsteigernde Droge. Im Vordergrund steht aber zweifellos die stark harntreibende Wirkung, die man zur Behandlung von Nieren- und Blasenleiden, Gicht, Rheuma und zur Entschlackung im Frühjahr nutzt. Darüber hinaus regt der Sellerie Appetit, Verdauung, Stoffwechsel und Hormondrüsen an, lindert Leber-, Gallenblasenleiden und Gelbsucht, heilt Hautverletzungen und eignet sich zum Gurgeln bei Mund- und Rachenentzündung. Abkochungen werden zum Fußbad gegen Frostbeulen angeraten.

Dank seines erstaunlich hohen Gehalts an Mineralsalzen, Spurenelementen und Vitamin A, B und C überschwemmt er den Körper förmlich mit lebenswichtigen Vitalstoffen, was vor allem bei der Frühjahrskur sehr wichtig ist.

Gewöhnlich gebraucht man die Droge als Salat, der nach Geschmack zum Essen gereicht wird. Seltener werden getrocknete, zerriebene Blätter als Gewürz zu Suppen und Salaten verwendet.

Die Abkochung besteht aus 1 Eßlöffel Blattdroge auf 1 Tasse Wasser. Man trinkt davon täglich 2 Tassen. Zum Gurgeln gebraucht man die Mischung aus Selleriesaft und Wasser zu gleichen Teilen, zum Fußbad kocht man 500 g Blattdroge oder Knollensellerie auf 2 l Wasser mindestens 1 Stunde lang, läßt auf 40–42 °C abkühlen und badet die Füße darin 15 Minuten lang.

Sehr empfehlenswert ist eine entschlackende Frühjahrskur mit folgenden Frischpreßsäften aus der Apotheke: je 3 Tage lang Brennnessel-, Löwenzahn- und Selleriesaft, morgens 2, mittags und abends je 1 Eßlöffel in der 6fachen Menge Wasser ½ Stunde vor den Mahlzeiten eingenommen.

Der Sellerie gehört zur Familie der Doldenblütler. Verwildert wächst er an sumpfigen Stellen (Sumpfsellerie), meist wird er aber im Garten kultiviert. In Europa, Asien und Afrika ist die Heilpflanze bekannt. Ihr dicker, hohler, gerillter Stengel erreicht Höhen zwischen 60 und 100 cm. Die glänzen-

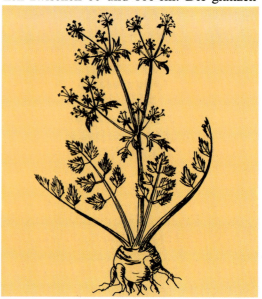

den, grünlichbraunen Blätter sind gefiedert, an den Rändern ausgezackt und duften angenehm. Wegen ihres würzig-scharfen Geschmacks kann man sie wie ein Gewürz gebrauchen. Sie sollen vor der Blütezeit geerntet werden. Von Juli bis in den Oktober hinein tragen die Stengel grünlichweiße Blütenschirme. Die weiße Wurzelknolle erntet man im Oktober und November.

Beim Sammeln der Blätter ist darauf zu achten, daß nie zu viele von einer Pflanze entfernt werden, sonst verkümmert die Wurzelknolle als eigentliche Droge.

Außer den schon genannten Wirkstoffen werden im Sellerie noch Glykoside, Aminosäuren, Kieselsäure und ätherische Öle nachgewiesen.

Senf
(Brassica nigra/Sinapis alba)

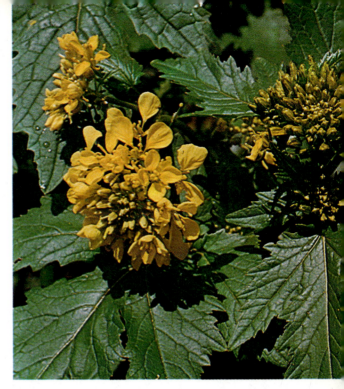

Senf

Senf ist vor allem als Speisesenf, auch *Mostrich* genannt, bekannt. Dieser dicke Brei besteht aus gemahlenen Senfkörnern in Essig, Most oder saurem Wein. Verschiedene Kräuterzusätze bestimmen den Geschmack der einzelnen Sorten. Mostrich dient als würzige Beilage zu vielen Speisen.

Weniger bekannt ist, daß der Senf seit der Antike auch als Heilmittel genutzt wird. Zwei Arten dieser Kreuzblütlergattung sind dabei von Bedeutung: Brassica nigra, der *Schwarze Senf,* und Sinapis alba, der *Weiße Senf.* Weißer Senf stammt aus dem Mittelmeerraum und wächst als Unkraut auf Feldern und Schuttplätzen. Seine Blüten sind weiß und unterscheiden sich damit von den gelblichen Kreuzblüten des Schwarzen Senfs. Die Wirkung von Weißem Senf ist etwas milder.

Der Schwarze Senf ist eine hochwüchsige Pflanze, die zum Teil angebaut wird, teils verwildert auf Schuttplätzen und an Uferböschungen vorkommt. Er stammt aus Asien, heute wird er dort ebenso wie in Amerika, Afrika, auf dem Balkan, in Italien, Holland und der Sowjetunion angebaut. Bei beiden Sorten dauert die Blütezeit von Juni bis Anfang August, die Schotenfrüchte sammelt man danach bis Ende September.

Die Samen enthalten Glykoside, Bitterstoffe, ätherische Öle und Enzyme, beim Kontakt mit Wasser entsteht enzymatisch

das hautreizende Senföl. Senfpulver, ein grünlichgelbes, von rötlichbraunen Partikeln durchsetztes feines Mehl, wird äußerlich als Packung, Senfpflaster und Senfbad zur Hautreizung gegen Rheuma, Bronchitis und Rippenfellentzündung gebraucht. Als Reaktion kommt es zur erwünschten starken Durchblutung, die man an der starken Hautrötung und dem Brennen erkennt.
Gegen Kopfschmerzen und Migräneanfälle hat sich eine Auflage des in Wasser getauchten Senfpapiers hinter den Ohren bewährt. Alle diese Anwendungen müssen vorher mit dem Arzt abgesprochen werden, Selbstbehandlung mit Senf ist nicht erlaubt.
Das gilt auch für den *Senfölspiritus*, den man als Einreibung und in Salben zur Hautreizung und Schmerzlinderung bei Rheuma verwendet.
Intern nützt man fertige Zubereitungen nach Rücksprache mit dem Arzt bei Verdauungsstörungen und zur Desinfektion der Harnwege, da die Droge als Antibiotikum wirkt. Zu den Mahlzeiten kann man auch 2× täglich je 1 Teelöffel Senfkörner in etwas Wasser zur bessseren Verdauung essen.
Strikt untersagt ist der Senf wegen seiner schleimhautreizenden Wirkung bei Magenkrankheiten, Blasenkartarrhen und wegen der Gefahr von Hautausschlägen bei bekannter Neigung zu allergischen Reaktionen und Akne. Überdosiert wirkt der Senf sogar giftig und muß nach ärztlicher Anweisung durch Abführmittel wieder aus dem Körper ausgeschieden werden.

Sennesstrauch
(Cassia acutifolia/angustifolia)

Die Blätter dieses in Ostindien, Westafrika, Arabien und im Sudan heimischen Strauchs enthalten Glykoside und ein Harz, das Krämpfe provozieren kann. Deshalb gebraucht man nur die entharzten fertigen Spezialitäten aus dem Fachhandel.
Anthrachinonglykoside, wie sie auch im Faulbaum enthalten sind, wirken mild, aber nachhaltig abführend. Die Droge fehlt in fast keinem fertigen Abführtee. Empfehlenswert sind Mischungen von Sennesblättern mit anderen abführenden und krampflösenden Drogen, zum Beispiel Faulbaum, Kamille und Fenchel. Manche Teemischungen zur entschlackenden Frühjahrskur enthalten gleichfalls neben anderen Kräutern auch Sennesblätter.
In der Apotheke erhält man einen recht wohlschmeckenden Brei (Senna-Latwerge) aus Sennesblättern, Tamarindenmus und Zuckersirup, der zur vorübergehenden Stuhlregulierung sehr zu empfehlen ist. Den Aufguß aus 1 Teelöffel Droge auf 1 Tasse Wasser trinkt man kalt, nicht mehr als 2 Tassen täglich.
Wie alle Abführmittel sollte auch Sennesdroge nie längere Zeit ununterbrochen verabreicht werden. Vielmehr muß der Darm so zur Pünktlichkeit »erzogen« werden, daß Abführmittel schließlich überflüssig sind.

Sonnenhut
(Echinacea)

In der modernen Medizin gilt Fieber nicht mehr so sehr als Krankheitszeichen, das bekämpft werden muß, sondern eher als Zeichen der gesteigerten Körperabwehr, die versucht, aus eigener Kraft mit der Erkrankung fertig zu werden. Auch nach Einnahme von Sonnenhutextrakten tritt oft vorübergehend Fieber als Zeichen des Wirkungseinstritts auf. Die Droge vermag die Abwehrkräfte unseres Organismus stark zu aktivieren und beugt dadurch vielen Infektionskrankheiten vor. In Zeiten erhöhter Erkältungs- und Grippegefahr verhindert sie zumeist zuverlässig den Ausbruch einer solchen Krankheit oder erstickt sie bei rechtzeitiger Einnahme noch im Keim.

Darüber hinaus ist der Sonnenhut auch zur unterstützenden Behandlung von Keuchhusten, Tuberkulose, chronischen Nasen- und Nebenhöhleninfektionen, entzündlichen Hauterscheinungen und Rheumatismus sehr empfehlenswert.

Die Heilpflanze aus der Familie der Korbblütler ist auf den Prärien Nordamerikas heimisch, in Mitteleuropa kommt sie nur gewerbsmäßig angebaut vor. Man verwendet stets die fertigen Zubereitungen aus dem Fachhandel nach Gebrauchsanweisung.

Intern werden Tropfen verabreicht, äußerlich verwendet man Echinaceasalben. Im Einzelfall kann der Therapeut auch Injektionslösungen einspritzen, die sich durch besonders rasche Wirkung auszeichnen.

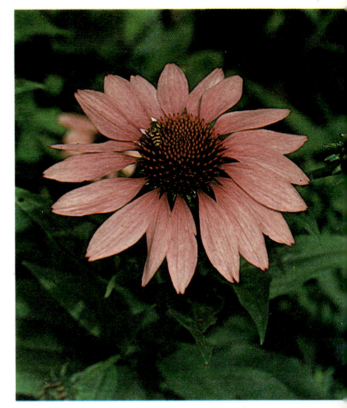

Sonnenhut

Wer in der kälteren Jahreszeit regelmäßig unter lästigen Erkältungskrankheiten zu leiden hat, sollte dem Übel zwar durch Echinaceatropfen vorbeugen, zugleich aber auch feststellen lassen, welches die Ursachen seiner Krankheitsanfälligkeit sind. Durch veränderte Ernährung und Lebensführung wird er dann bald darauf verzichten können, die Körperabwehr mit Drogen in Gang zu setzen.

Echinacea ist also nicht zum dauernden Gebrauch bestimmt, sondern soll akuten Gesundheitsstörungen wirksam begegnen. Allerdings sind auch bei längere Anwendung keine Nebenwirkungen zu befürchten. Die Heilpflanze soll nur nicht zur »Krücke« werden, mit der die Folgen falscher Gewohnheiten einige Zeit unterdrückt werden.

Die Staude wird 70–130 cm hoch. Aus der bodennahen Blattrosette steigen ihre langen Blütenstiele empor, die rötlichviolette Blütenkörbe tragen.

Sonnentau
(Drosera rotundifolia)

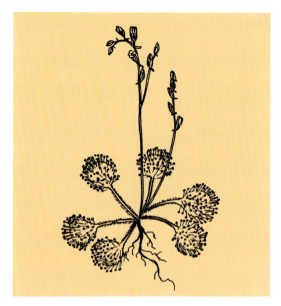

Seit dem Mittelalter empfiehlt die Erfahrungsmedizin den *Sonnenlöffel* gegen Lungentuberkulose. Heute stehen uns zur Tb-Behandlung zwar wirksamere Heilmittel zur Verfügung, zur unterstützenden Therapie hat sich das Kraut aber immer wieder gut bewährt. Da es günstig auf die Atmungsorgane wirkt, kann es auch bei Reiz- und Keuchhusten, Bronchialasthma und Heiserkeit gebraucht werden.

Äußerlich angewendet erzielt man gute Erfolge bei Hühneraugen und Warzen. Nicht nachgewiesen wurde bisher der Wert der Droge bei Sommersprossen. Ein Versuch mit dem Kraut bei Schwangerschaftserbrechen ist nur mit ärztlicher Zustimmung erlaubt.

Die Wirkstoffe dieser Heilpflanze sind noch nicht ausreichend erforscht. Entdeckt wurden organische Säuren, ätherische Öle, Gerbstoffe und ein eiweißverdauendes Enzym. Dieses Enzym ist für die fleischfressende Pflanze unentbehrlich. Mit ihren schwachen Wurzeln entzieht sie dem Boden kaum Nährstoffe. Sie ist deshalb auf Insektennahrung angewiesen. Wenn die Tierchen auf den langstieligen, löffelähnlichen Blättern landen, werden sie durch eine klebrige Masse festgehalten und von der Pflanze allmählich verdaut.

In Sümpfen, Mooren und auf torfigen Böden ist der Sonnentau in ganz Europa, Nordamerika und Asien heimisch. Er erreicht nur knapp 20 cm Höhe. Rötliche, behaarte Stiele tragen je 1 Blatt. Aus dieser bodennahen Rosette strebt der kahle Stengel empor, dessen weiße Blütenähren sich im Juli und August nur während der Mittagszeit öffnen.

Da alle Sorten geschützt sind, dürfen nur

vom Fachmann gesammelte Drogen verwendet werden.

Man bereitet das Kraut mit 1 Teelöffel auf 1 Tasse Wasser als Aufguß zu und trinkt täglich 2 Tassen. Fertige Zubereitungen gibt man nach Gebrauchsanweisung.

Die Dosis darf nicht eigenmächtig erhöht werden, um bessere oder schnellere Wirkungen zu erzwingen, das Gegenteil könnte der Fall sein.

Spitzwegerich
(Plantago lanceolata)

Die Wegerichgewächse sind auf der ganzen Erde heimisch. In der Heilkunde bevorzugt man den Spitzwegerich, der am zuverlässigsten wirkt. Aus seiner bodennahen Rosette lanzettförmiger, schmaler Blätter erheben sich die kahlen, bis 50 cm hohen Blütenstiele. Von Mai bis September schmücken sie sich mit gelblichweißen Blütenähren.

Der *Breitwegerich* unterscheidet sich von ihm durch seine deutlich breiteren Blätter. Er wird in gleicher Dosis bei den gleichen Gesundheitsstörungen verordnet.

Die Drogen werden als Aufguß mit 1 Teelöffel auf 1 Tasse zubereitet, Saft aus dem Fachhandel gibt man mit etwas Wasser vermischt. Äußerlich werden frische zerquetschte Blätter aufgelegt. Gesammelt wird die Blattdroge von April bis Juni.

Seit alters empfiehlt die Volksheilkunde die Wegerichgewächse gegen Erkrankungen der Atemwege, also Husten, Heiserkeit, Bronchialkatarrh, Bronchitis und Verschleimung. Dazu süßt man den Tee mit Honig oder Kandiszucker.

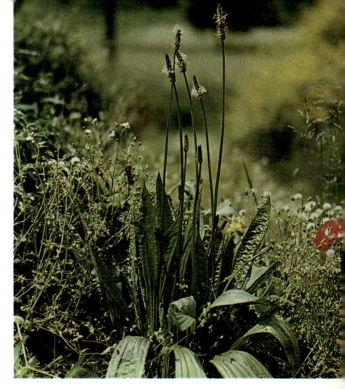

Spitzwegerich

Dank der Gerbstoffe der Droge werden aber auch Magen-Darm-Katarrhe mit und ohne Durchfall gelindert. Die harntreibende Wirkung erklärt Erfolge bei Nieren- und Blasenleiden und empfiehlt den Wegerich als Bestandteil des entschlackenden Blutreinigungstees. Äußerlich lohnt sich der Versuch bei Ekzemen, Hautentzündungen, schlecht heilenden Wunden und in Form von Gurgelwasser bei Mund-, Zahnfleisch- und Rachenentzündungen.

Die Tagesdosis beträgt 3 Tassen Tee oder 3 Eßlöffel Saft in Wasser. Umschläge wechselt man 4mal täglich, Gurgeln kann man bis zu 6mal am Tage.

Außer Gerbstoffen enthält die Droge noch

Enzyme, Glykoside, Mineralsalze, Kieselsäure, Schleim, Farbstoffe und Vitamin C. Sie ist auch Bestandteil zahlreicher fertiger Teemischungen gegen Husten.

Stechapfel
(Datura stramonium)

Wie die Tollkirsche und manches andere giftige Gewächs, gehört auch der Stechapfel zur Familie der Nachtschattengewächse. Er enthält die auch in der Tollkirsche nachgewiesenen giftigen Alkaloide Atropin und Hyoscyamin, ferner das giftige Scopolamin. Unsachgemäßer Gebrauch führt zur Vergiftung, die der nach Tollkirschengenuß ähnelt. Vor allem bei Kindern kann sie zum Tode führen. Warnzeichen sind trockener Hals und Sehstörungen, in schweren Fällen jagender Puls, gehetzte Atmung, heiße, gerötete Haut, Zittern, Krämpfe und Anfälle von Tobsucht.

Der Volksmund nennt die Pflanze wegen dieser Wirkung auch recht treffend *Tollkraut*. Beim Verdacht auf Vergiftung muß sofort der Arzt gerufen werden. Zur Soforthilfe läßt man den Vergifteten erbrechen und gibt ihm dann Tierkohle, die in keiner Hausapotheke fehlen sollte.

Der Stechapfel ist in Europa, Amerika und Asien heimisch. Seine bis 1,50 m hohen Stengel tragen gezähnte, eiförmige Blätter. Von Juni bis in den September hinein erscheinen seine weißen Trichterblüten, aus denen die Stachelfrüchte hervorgehen.

Seit dem Mittelalter ist die Droge als Heilmittel im Gebrauch. Ihre Giftstoffe wirken über das vegetative Nervensystem krampflösend. Deshalb eignet sie sich vor allem zur Therapie von Krampf- und Keuchhusten, Bronchialasthma, Spannungskopfschmerzen, Migräne, aber auch bei manchen neuralgischen und rheumatischen Beschwerden. Homöopathen gebrauchen den Stechapfel in starker Verdünnung.

Natürlich ist jede Selbstbehandlung mit der giftigen Pflanze untersagt. Nur der Arzt darf die fertigen Zubereitungen des Apothekers verwenden, seine Anweisungen sind strikt zu beachten. Das gilt auch für Asthmazigaretten und -räucherstäbchen aus der Droge, die man früher sogar selbst herstellte. Die pharmazeutische Industrie verwendet in manchen Arzneimitteln die aus dem Kraut extrahierten Alkaloide in reiner Form.

Stechapfel

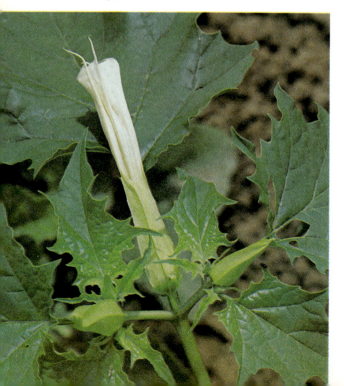

Steinsamen
(Lithospermum officinale)

Die Pflanze aus der Familie der Borretschgewächse ist in Europa und mit einer ähnlichen Art auch in Nordamerika auf steinigen, kargen Böden verbreitet. Der Volksmund kennt sie auch als *Stein-* oder *Ackerhirse*.
In den Samen, die im September und Oktober gesammelt werden, fand man außer Mineralsalzen und Gerbstoffen vor allem sehr viel Kieselsäure. Sie ist der Hauptwirkstoff und empfiehlt die Droge vorwiegend gegen Nieren- und Blasenleiden, Katarrhe der Atmungsorgane mit Verschleimung und Husten, als unterstützendes Mittel auch bei Lungenleiden, wenn der Arzt keine Einwände hat.

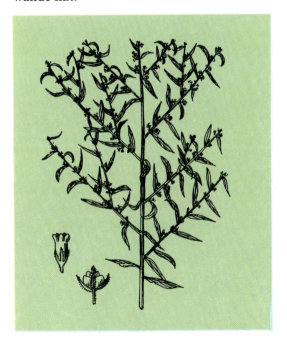

Die Kieselsäure kommt nur dann voll zur Wirkung, wenn man den Samen mindestens 10 Minuten lang kocht und diesen Aufguß dann noch $1/2$ Stunde lang ziehen läßt. Auf 1 Tasse Wasser gibt man 1 Eßlöffel Droge, die Tagesdosis liegt bei 2–3 Tassen.
Das Kraut trägt schmale, lanzettförmige Blätter. Aus ihren Achseln sprießen im Juni und Juli die kleinen weißen Blüten. Bis zum September gehen daraus je Blüte vier glänzende Früchte hervor. Nur der Fachmann sollte sie sammeln und zur Nutzung als Heilmittel entsprechend zubereiten.

Sternmiere
(Stellaria media)

Das Nelkengewächs ist als Unkraut in Gärten und auf Äckern weit verbreitet, zum Kummer der Hobbygärtner und Landwirte. Da Vögel gern davon fressen, nennt man die Pflanze auch *Vogelmiere*. Wegen ihrer auf der Erde kriechenden, knotigen Stengel hat der Volksmund ihr die Beinamen *Hühner-* und *Mäusedarm* verliehen.
Je zwei der eiförmigen, spitzen Blätter stehen einander am Stengel gegenüber. Von Mai bis August erscheinen die kleinen weißen Blüten, aus denen die Hülsenfrüchte mit dem Samen hervorgehen.
Die Heilkunde gebraucht das ab April bis in den Herbst hinein gesammelte Kraut. Man schätzt es seit langem vor allem zur Behandlung von Verschleimung und Katarrhen der Atemwege mit Husten. Gegen Lungentuberkulose lohnt sich der Versuch, allerdings ist

vorher der Therapeut zu befragen. Ob Blutungen des Magens mit Blutbrechen und Bluthusten tatsächlich durch die Sternmiere gestillt werden, kann nicht sicher bejaht oder verneint werden. Besser ist in solchen Fällen die Soforthilfe mit Tormentilltee, bis der Arzt eingreifen kann. Schließlich sagt man der Droge noch nach, daß sie gegen Nieren-, Blasenleiden und Hämorrhoiden wirksam ist und – äußerlich zu Auflagen benutzt – die Heilung von Geschwüren, Wunden und Hautausschlägen beschleunigt.

Die Zubereitung erfolgt in der Regel als Aufguß mit 1 Eßlöffel Droge auf 1 Tasse Wasser. Man trinkt davon täglich 2 Tassen. Im Fachhandel gibt es den stabilisierten Saft. Mit einer Fruchtpresse kann man ihn auch selbst herstellen. Er wird mit Honig gesüßt

Sternmiere

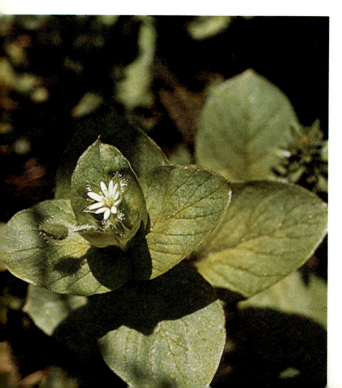

täglich mit 6 × 1 Teelöffel verabreicht. Äußerlich verwendet man den Aufguß, um Kompressen einzutauchen. Pfarrer Kneipp empfiehlt, bei Lungenleiden das Kraut nicht in Wasser, sondern in einer guten Fleischbrühe zu kochen.

Stiefmütterchen
(Viola tricolor)

Seit dem Mittelalter steht das zierliche Pflänzchen in der Volksheilkunde in hohem Ansehen. Es ist in ganz Europa verbreitet und erreicht kaum 25 cm Höhe. Die Wildpflanze finden wir auf Wiesen, Äckern und an Wegen, als Zierpflanze wird das Stiefmütterchen auch gerne im Garten angebaut. Zu Heilzwecken zieht man die wirksamere Wildpflanze vor.

An schwachen Ähren trägt die Pflanze zum Teil sehr verschiedene Blätter. Manche sind ei- oder herzförmig, am Rande gekerbt oder glattrandig, andere aber eher länglich oder gefiedert, oft weich behaart. Die Blüten sind nur selten einfarbig gelb, meist dreifarbig weiß, gelb, blau oder lila. Eines der fünf Blütenblätter ist stets zu einem Sporn ausgebildet. Von Mai bis Oktober steht das Kraut in Blüte, im Hochsommer wird es gesammelt.

Blühendes Kraut enthält entzündungshemmende, schmerzlindernde Salizylsäurevorstufen, Saponine, Schleim- und Gerbstoffe. Es wirkt harn- und schweißtreibend, löst Verschleimungen der Atemwege und fördert das Abhusten des Schleims. Daraus ergibt sich der therapeutische Nutzen bei Erkältung, Grippe, Husten und Bronchialkatarrhen. Ferner wird die Droge gegen Rheuma, Gicht und zur Entschlackung empfohlen. Frisches, zerquetschtes Kraut hat sich zu Kompressen bei Geschwüren, Ekzemen und Ausschlägen bewährt.

Am besten geeignet sind fertige Teemischungen, die neben Stiefmütterchen noch andere Kräuter enthalten. Man bereitet sie nach Anweisung zu. Die Droge allein wird mit 1 Eßlöffel Kraut auf 1 Tasse Wasser als Aufguß zubereitet, von dem man 2 Tassen täglich mit Honig gesüßt trinkt. Die Tagesdosis darf nicht überschritten werden, sonst droht Erbrechen.

Storchschnabel
(*Geranium robertianum*)

Der Volksmund kennt den Storchschnabel auch als *Ruprechtskraut*. Eine Abart dieses Gewächses, die Pelargonie, stammt aus Südafrika und ist bei uns wegen ihrer schönen Blüten als Balkonpflanze beliebt. Man nennt sie irrtümlich auch *Geranie*.

Der Storchschnabel erreicht Höhen zwischen 20 und 50 cm. Seine Stengel tragen ein bis zwei rote Blüten. Daneben kennen wir noch den *Wiesenstorchschnabel* mit blauen Blüten. Die Blütezeit dauert von Mai bis Oktober. An den Früchten erkennt man, worauf der seltsame Name zurückzuführen ist: Sie haben eine Art »Schnabel«, um den Samen fortzuschleudern. Der Storchschnabel liebt schattige, feuchte Standorte bei Hecken und Büschen, der Wiesenstorchschnabel tritt auf Wiesen und Weiden häufig auf.

Das blühende Kraut wird heute nur noch selten zu Heilzwecken verwendet. Da es Gerbstoffe, ätherische Öle und Bitterstoffe enthält, kann ein Versuch bei Magen-Darm-Katarrhen mit und ohne Durchfall sinnvoll sein. Auch gichtige Gelenkbeschwerden werden, wenn man alten Kräuterbüchern glauben darf, oft günstig beeinflußt.

Der Tee soll aus Aufguß oder Kaltauszug zubereitet werden. Zum Aufguß überbrüht man 1 Teelöffel mit 1 Tasse Wasser, läßt einige Minuten ziehen und trinkt dann

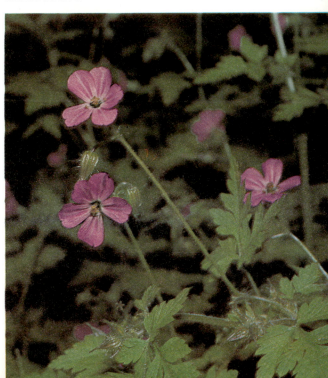

Storchschnabel

schluckweise über den Tag verteilt 1–2 Tassen. Der Kaltauszug mit 1 Eßlöffel Droge auf $^1/_4$ l Wasser als Tagesmenge muß 10–12 Stunden ziehen. Er wird gleichfalls schluckweise über den Tag verteilt eingenommen.

Tabak
(Nicotiana)

Der Tabak gehört zur Familie der Nachtschattengewächse. In seiner Heimat in Nordamerika ist er heute ebenso wie in Europa mit annähernd 100 Arten verbreitet. Bevorzugt baut man den Echten Virginischen Tabak *(Nicotiana tabacum)* an.
Nach der Entdeckung Amerikas kam der Tabak auch nach Europa. Die Sitte des Tabakrauchens schauten die Entdecker Amerikas den Indianern ab. Sir Walter Raleigh, der englische Seefahrer, der im Jahre 1585 in Nordamerika die erste englische Kolonie Virginia gründete, führte den zweifelhaften Genuß im 16. Jahrhundert zuerst in England ein. Im Laufe der nächsten Jahrhunderte wurde das Rauchen häufig verboten, aber alle Versuche, den »Teufel Nikotin« auszumerzen, scheiterten schließlich. Heute hat der Tabakkonsum, vorwiegend in Form der Zigarette, einen ungeheuren Umfang angenommen und bildet damit ein echtes volksgesundheitliches Problem.
Wirkstoff des Tabaks ist das Nikotin, so benannt nach dem französischen Diplomaten in Portugal, Jean Nicot. Er schickte im Jahre 1560 den aus Nordamerika nach Portugal importierten Tabaksamen weiter nach Paris.

In reiner Form ist Nikotin sehr giftig und wird deshalb als Pflanzenschutzmittel verwendet. 50 Milligramm dieses Giftes genügen schon, um den Tod herbeizuführen. Allerdings liegt Nikotin im Tabak in gebundener Form vor, tödliche Vergiftungen durch Lähmung des Atemzentrums entstehen daher nur dann, wenn das reine Alkaloid in Form eines Pflanzenschutzmittels versehentlich getrunken oder nach dem Versprühen auf Feldern eingeatmet wird.
Leichtere Formen einer Nikotinvergiftung mit Übelkeit, Erbrechen, Kopfschmerz, Herzklopfen, Schweißausbrüchen und allgemeiner Schwäche treten dagegen auch nach ungewohntem Tabakgenuß auf. Als Gegenmittel hilft starker schwarzer Kaffee und ein kalter Umschlag auf den Kopf.
Bei starken Gewohnheitsrauchern stellen sich nach Jahren Symptome der chronischen Nikotinvergiftung ein, wie Schlaflosigkeit, Muskelzittern, Geschwüre und Entzündungen der Magenschleimhaut, Durchblutungsstörungen vor allem der Glieder, aber auch der Herzkranzgefäße, bis hin zum Herzinfarkt (als Gefäßgift führt Nikotin zur Verkrampfung der Blutbahnen), und erhöhtes Lungenkrebsrisiko. Frauen werden bei übermäßigem Rauchen oft steril.
In der Regel führt der Tabakgenuß, das Rauchen, zur verminderten Lebenserwartung. Bekanntestes Risiko ist sicher der Lungenkrebs, der ebenso wie die anderen Folgen für die Gesundheit nicht allein auf das Nikotin, sondern auch auf die anderen Inhaltsstoffe im Tabak zurückzuführen ist. Allerdings unterscheidet die Medizin zwischen

dem mäßigen Rauchen mit Genuß, das zum Beispiel auf die Zigarette, Zigarre oder Pfeife nach Feierabend und am Sonntagnachmittag beschränkt bleibt und kaum zum Gesundheitsrisiko werden kann, und dem Gewohnheitsrauchen, bei dem der Genuß kaum mehr eine Rolle spielt. Harmloser ist auch das »Mundrauchen«, wobei auf Inhalieren in die Lungen verzichtet wird. Diese Form des Rauchens wird bevorzugt von Pfeifen- und Zigarrenrauchern praktiziert, bei denen sich zwar das Lungenkrebsrisiko merklich verringert, dafür aber die Gefahr von Mund-, Lippen- und Zungenkrebs ungleich höher als beim Nichtraucher wird.
Streng verboten ist das Rauchen in jeder Form bei allen Erkrankungen an Herz, Kreislaufsystem und Atmungsorganen.
Wer sich das Rauchen abgewöhnen will, greift am besten auf eines der im Fachhandel angebotenen Entwöhnungspräparate zurück. Sie erzeugen Widerwillen und Ekel gegen den Tabak. Auch durch Vorsatzformeln beim autogenen Training und einige andere, mehr oder minder wirksame Methoden kann man versuchen, dieses »Laster« in den Griff zu bekommen. Wem nichts anderes mehr hilft, wird mit seinem Arzt über das Problem sprechen, um vielleicht in der Hypnose oder Verhaltenstherapie Hilfe zu finden.
In der Medizin gebrauchte man den Tabak früher gegen Gicht und Zahnschmerzen. Heute ist er medizinisch wertlos und wird nur noch als Pflanzenschutzmittel in der eingangs schon erwähnten Form eingesetzt.

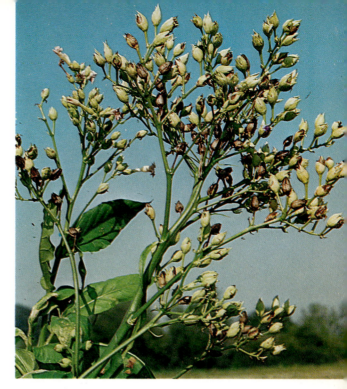

Tabak

Tanne
(Abies alba)

Tannen gehören zur Familie der Nadelhölzer und sind auf der ganzen nördlichen Halbkugel der Erde heimisch. Die Edeltanne stellt höhere Ansprüche an Klima und Boden als die Fichte und kommt deshalb seltener vor. Sie gedeiht am häufigsten zusammen mit Fichten und Rotbuchen, reine Tannenbestände findet man nicht so oft.

Der schlanke, bis 2 m dicke und 60–70 m hohe, immergrüne Nadelbaum wird 500 und mehr Jahre alt. Seine Nadeln sind flach und an der Spitze gekerbt. An der Unterseite erkennt man 2 weißliche Wachsstreifen, aus denen sich die volkstümlichen Namen *Weiß*- oder *Silbertanne* erklären. Auf Anhieb ist die Edeltanne an ihrer hellen Rinde von der Rottanne (Fichte) zu unterscheiden. Die hängenden, gelben Kätzchen sind männlich, die blaßgrünen, aufrechten Zapfen weiblich. Blütezeit ist von April bis Mai. Die aufrech-

Tanne

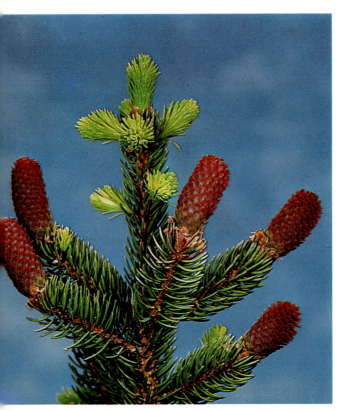

ten, reifen Zapfen werden etwa 15 cm lang. Sie zerfallen in Samen, Deck- und Samenschuppen, die Spindel bleibt allein zurück.
In der Medizin verwendet man Nadeln, Sprossen, Knospen und Harz, die man in fertiger Zubereitung beim Fachhändler kaufen kann.
Tee aus Nadeln und Zapfen wird als Aufguß nach Anweisung zubereitet. Er ist zur Blutreinigung, gegen Hautleiden, Rheuma und Gicht angezeigt.
Den Aufguß, besser noch das Öl, verwendet man auch zur Inhalation bei Entzündungen der Atemwege und zur Krampf- und Schleimlösung bei Bronchialasthma.
Äußerlich reibt man mit dem Tannenöl die erkrankten Körperzonen bei Gicht, Rheuma, Ischias und Nervenschmerzen ein.
Als Badezusatz gebraucht man Öl oder die Abkochung mit 1 kg Nadeln auf 2 l Wasser gegen Hautkrankheiten, Nervosität und nervöse Erschöpfung. Das Bad erfrischt und belebt, man fühlt sich danach entspannt. Wegen des intensiven Geruchs soll die Badedauer nie zu lange ausgedehnt werden, auch zu häufige Tannenbäder sind eher schädlich.

Taubnessel
(*Lamium album*)

Der Volksmund kennt diesen Lippenblütler auch als *Milde* oder *Zahme Nessel,* weil sie im Gegensatz zur Brennessel keine Brennhaare trägt. Als Unkraut ist die Taubnessel in den gemäßigten Klimazonen Europas auf

Schutthalden, Wiesen, Feldern und am Waldrand heimisch. Sie ähnelt im Aussehen zwar der Brennessel, ist aber nicht mit ihr verwandt.

An kurzen Stielen tragen die 30–60 cm hohen Stengel große, herzförmige, gesägte Blätter, die paarweise angeordnet und mit feinen Haaren besetzt sind. Ab April bis zum Oktober sprießen aus den Blattachseln die prächtigen weißen, gelb getupften Blüten. Kraut und Blüten sammelt man während der Blütezeit, am besten von Mai bis August.

Wirkstoffe der Pflanze sind Saponine, ätherische Öle, Gerb-, Schleimstoffe und ein Alkaloid.

Die Volksmedizin empfiehlt das Kraut wegen seiner schleimlösenden und entzündungshemmenden Wirkung vor allem gegen Husten, Bronchialkatarrh und Verschleimung der Atemwege. Auch Katarrhe von Magen und Blase werden gelindert. Bei Nierenleiden muß vor Gebrauch der Arzt befragt werden. Gemischt mit Brennesseln und Löwenzahn bereitet man mit den Blättern entschlackende, blutreinigende Salate zur Frühjahrskur zu. Nur mit ärztlicher Erlaubnis darf die Taubnessel bei Frauenleiden, insbesondere bei Ausfluß, gebraucht werden. Hier muß vor der Behandlung mit Tee zunächst vom Facharzt die Ursache festgestellt werden, damit keine ernste Krankheit übersehen wird.

Äußerlich nutzt man die in Taubnesseltee getauchten Kompressen gegen Krampfadern, Geschwüre und Entzündungen der Lymphgefäße.

Taubnesseltee wird als Aufguß mit 1 Teelöffel auf 1 Tasse Wasser zubereitet, die Tagesdosis beträgt 2 Tassen.

Tausendgüldenkraut
(Centaurium umbellatum/Erythraea centaurium)

Die *Erdgalle,* wie man die bittere Droge im Volksmund auch nennt, ist schon seit der Antike als Heilmittel bekannt. Ein Kentaur, eines jener Wesen mit Pferdeleib und männlichem Oberkörper, die als Boten in der griechischen Mythologie eine wichtige Rolle spielen, soll sie den Menschen einst geschenkt haben. Die Sage blieb bis heute im lateinischen Namen der Droge lebendig.

Das *Magenkraut* ist auf feuchten Lehm- oder Sandböden in Europa, Afrika und Asien heimisch. Es gehört zur Familie der Enziangewächse. Aus einer bodennahen Rosette eiförmiger Blätter erhebt sich der 20–40 cm hohe Stengel mit den gleichfalls eiförmigen, aber kleineren und spitzen Blättern. Von Juni bis Oktober steht das Kraut in Blüte. Die hellroten Blüten bilden am Ende der Stengel Trugdolden. Sie öffnen sich nur bei sonnigem Wetter.

Während der Blütezeit wird das bitter-scharfe Kraut gesammelt. Es enthält als Hauptwirkstoff das bittere Glykosid Erythaurin, außerdem Schleim, Mineralsalze und ätherische Öle.

Das Tausengüldenkraut gehört zu den wenigen Heilpflanzen, die seit über 2 000 Jahren ununterbrochen von Ärzten und von der

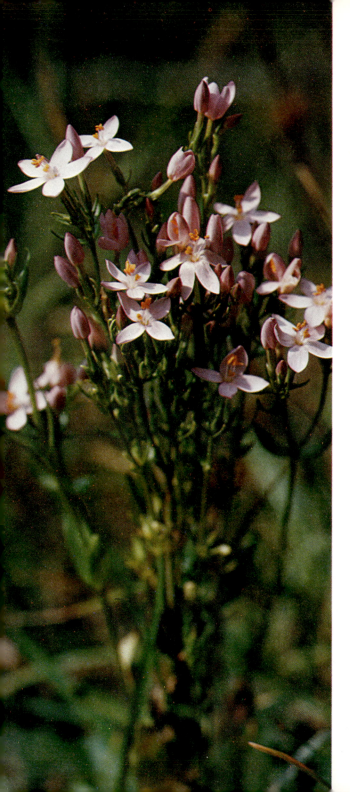

Volksmedizin verwendet werden. Auch heute noch steht es in der Medizin zu Recht in hohem Ansehen. Sein wichtigster Bestandteil erklärt die empfehlenswerte Anwendung bei Magenbeschwerden und Verdauungsstörungen.

Zufriedenstellende Heilerfolge erzielt man zum Beispiel bei Magenschleimhautentzündungen, Sodbrennen, Aufstoßen und Appetitlosigkeit. Zugleich regt die bittere Droge die Funktionen von Leber und Gallenblase an. Der besseren Verdauung entspricht eine Aktivierung des gesamten Stoffwechselgeschehens, das sich beispielsweise bei der Zuckerkrankheit positiv bemerkbar macht. Allerdings ist hier die ärztliche Zustimmung zur Behandlung mit der Droge notwendig.

Darüber hinaus kann die vielseitige Heilpflanze auch zur blutreinigenden Frühjahrskur, gegen Rheuma, Gicht und Nierenleiden genutzt werden. Selbst Blutarmut, Verschleimung und Entzündungen der Atemwege, Keuchhusten und nervöse Störungen werden durch das Kraut günstig beeinflußt. Die mild abführende Wirkung dient der schonenden Regulierung der Darmträgheit. Bei Katarrhen der Atemwege und zur Frühjahrskur wird man die Heilpflanze zweckmäßigerweise mit anderen Kräutern mischen.

Umschläge und Waschungen mit der Abkochung können manche Hautausschläge heilen und regen die Heilung von Wunden und Geschwüren an.

Tausendgüldenkraut

Mit diesem großen Wirkungsspektrum gehört die Droge zu unseren wertvollsten Heilpflanzen.

Zum internen Gebrauch bereitet man aus 1 Teelöffel Kraut auf 1 Tasse Wasser einen Aufguß zu oder setzt die gleiche Menge 8–10 Stunden lang als Kaltauszug an. Die Tagesdosis beträgt 2 Tassen. Äußerlich gebraucht man eine Abkochung aus 1 Eßlöffel Kraut auf 1 Tasse Wasser.

Teufelsabbiß
(Succisa pratensis)

Wurzeln und Kraut der *Guten Teufelswurzel* enthalten als Hauptwirkstoffe Saponine, Glykoside, Gerb- und Bitterstoffe. Die Droge hilft daher vor allem bei Magen-Darm-Schleimhautentzündungen mit und ohne Durchfall, regt die Leber- und Gallenblasenfunktionen an, stiegert Appetit und Verdauung und treibt manche Darmwürmer aus. Äußerlich angewendet soll sie wie Arnika gegen schlecht heilende Wunden angezeigt sein, eine etwas unsichere Heilanzeige, der man besser keine Beachtung schenkt. Dazu stehen uns andere, sicherer wirksame und wirklich unschädliche Mittel zur Verfügung.

Der Tee wird als Aufguß mit 1 Teelöffel Droge auf 1 Tasse Wasser zubereitet, die Tagesdosis beträgt 2–3 Tassen, am besten jeweils $1/2$ Stunde vor den Hauptmahlzeiten eingenommen.

Das Kraut ist auf feuchten Böden in ganz Europa verbreitet. Bevorzugte Standorte sind nasse Wiesen und lichte Wälder. Aus dem faserigen braunen Wurzelstock sprießen zunächst die glattrandigen, elliptischen Blätter der bodennahen Rosette hervor. Daraus erheben sich dann die Stengel, die nur wenige kleine, zugespitzte Blätter dort tragen, wo sie sich verzweigen. Diese Blätter stehen einander immer zu zweit gegenüber. Von Juli bis Oktober erscheinen blaue, hellviolette, manchmal weiße Blüten. Wurzeln sammelt man im April, September und Oktober, das Kraut vor der Blütezeit, am besten im Mai und Juni.

Thymian
(Thymus vulgaris)

Den Wilden Thymian oder Quendel lernten wir bereits kennen, Thymus vulgaris ist ein gezüchteter Bruder. Seine harten, holzigen, verzweigten Stengel werden nur 10–20 cm hoch. Sie tragen eiförmige oder mehr rundliche, kleine, manchmal weißliche Blätter, die stark duften. Ab Mai bis September schmückt sich der kleine Halbstrauch mit rosaroten, duftenden, zu Büscheln angeordneten, kleinen Lippenblüten.

Der Thymian kam aus dem Mittelmeerraum zu uns und ist inzwischen in Europa ebenso wie in Afrika und Amerika heimisch. Er braucht leichte, kalkhaltige, steinige und trockene Böden, um sich richtig entfalten zu können. Wir finden ihn auf Wiesen und Feldern, an Wegen und Schuttplätzen, oft wird er zu Heilzwecken angebaut oder im Garten kultiviert.

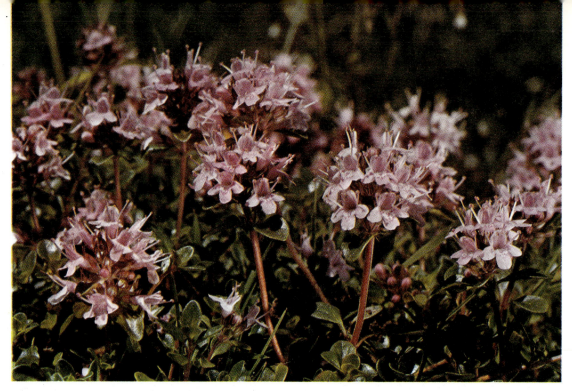

Thymian

Von April bis September sammelt man das Kraut. Seine Hauptbestandteile sind Gerb- und Bitterstoffe, ätherische Öle und das Thymolum, ein sehr wirksames Desinfektionsmittel, das selbst die stärksten chemischen Desinfektionsstoffe an Wirksamkeit übertrifft und obendrein weniger giftig als diese ist. Zu Recht schätzt die Erfahrungsmedizin ihn zur Vorbeugung von Infektionskrankheiten. Er soll sich gut bewährt haben, als im Mittelalter die furchtbaren Pestepidemien Europa entvölkerten.

Thymian ist eine sehr vielseitige Heilpflanze, die in der Hausapotheke nicht fehlen sollte. Zwar haben wir heute in unseren Breiten keine Pestepidemien mehr zu befürchten, wohl aber die im Frühjahr und Herbst grassierenden grippalen Infekte und die echte Grippe. Es gibt keinen besseren Schutz vor Grippe und Erkältung, sieht man einmal ab von der umstrittenen Grippeschutzimpfung, als Thymian. Natürlich kann er auch vorbeugend gegen andere Infektionsgefahren genutzt werden.

Auch wenn Thymian ganz allgemein vor Ansteckungen schützt, kennen wir doch einige Schwerpunkte seiner Wirkung. Dazu gehören zunächst Katarrhe der Atemwege mit Husten und Verschleimung sowie Entzündungen der Magen-Darm-Schleimhäute. Nicht nur Bakterien und Viren, auch Darmwürmer werden durch Thymian unschädlich gemacht. Gerade bei chronischen Darm- und Bronchialkatarrhen ist die Droge sehr erfolgreich.

Als Gewürz zu Suppen, Soßen, Salaten und Fleischgerichten gebraucht, regt er Appetit und Verdauung an, verhindert abnorme Eiweißfäulnis im Darm und beugt Blähungen, Krämpfen und Koliken vor.

Äußerlich wird der Thymian sehr für Inhalationen empfohlen. Er verstärkt die Wirkung des Kamillendampfs bei Nasen- und Nebenhöhleninfektionen, vermischt mit Eukalyptusöl kann die Thymianinhalation bei Bronchitis und Asthma angewendet werden. Das Gurgelwasser aus Salbei- und Thymiantee hat sich bei Mund-, Rachen- und Mandelentzündungen ausgezeichnet bewährt. Bei entzündlichen Hauterscheinungen, schlecht heilenden Wunden und Geschwüren, Insektenstichen und Krätze sind Thymiankompressen angezeigt.

Öl gebraucht man zur Einreibung rheumatisch veränderter Gelenke und Muskeln. Schließlich darf das Thymianbad nicht vergessen werden, das anregend und leistungssteigernd bei nervöser Schwäche wirkt, nach Krankheiten die Rekonvaleszenz beschleunigt und schwächliche Kinder oder ältere Menschen spürbar kräftigt.

Man gebraucht die Droge meist als Aufguß mit 1 Teelöffel auf 1 Tasse Wasser und trinkt täglich 2 Tassen. Zur Inhalation kann man entweder den Tee oder das fertige Öl aus der Apotheke gebrauchen. Äußerlich zieht man zum Gurgeln und zu Kompressen die stärkere Abkochung mit 1 Eßlöffel Thymian auf 1 Tasse Wasser vor, ausgenommen beim Rheumatismus, der am besten mit Öl behandelt wird. Als Gurgelwasser wird außer der Abkochung auch die nach Anweisung verdünnte fertige Tinktur gebraucht, die man auf Wunsch auch innerlich tropfenweise nach Vorschrift einnimmt. Als Badezusatz für 1 Vollbad stellt man aus 100 g Kraut auf 1 l Wasser eine Abkochung her, die man dem Badewasser zusetzt.

Speisen werden mit Thymian nach Geschmack gewürzt.

Tollkirsche
(Atropa belladonna)

Der lateinische Name »belladonna« bedeutet »schöne Frau«. Die moderne Verhaltensforschung liefert uns die Erklärung dafür. Nach ihren Erkenntnissen empfinden wir weit geöffnete Pupillen unbewußt als schön, weil sie auf sexuelle Erregung hinweisen. In der Antike nutzten die Frauen die pupillenerweiternde Wirkung der Tollkirsche, um auf Männer schöner und begehrenswerter zu wirken.

Selbstverständlich kann vom Gebrauch der Droge als Schönheitsmittel nur abgeraten werden. Der Volksmund weiß nämlich schon lange um die Giftigkeit dieses Nachtschattengewächses und hat ihm deshalb Namen wie *Teufelskirsche, Teufelsbeere, Wut-* und *Schwindelbeere* verliehen. Die giftigen Alkaloide der Tollkirsche lernten wir schon beim Stechapfel kennen: Atropin und Hyoscyamin. In chemisch reiner Form werden sie bis heute vom Augenfacharzt gebraucht, um

die Pupillen zu diagnostischen und therapeutischen Zwecken zu erweitern.
Vergiftungen äußern sich wie beim Stechapfel mit trockenem Hals und Sehstörungen infolge der Pupillenweitstellung, in schweren Fällen mit Zittern, Toben, Verwirrtheit, hetzender Atmung, jagendem Puls und heißer, geröteter Haut. Schon 5 Tollkirschen können genügen, um eine schwere Vergiftung auszulösen, vor allem bei Kindern. Allerdings enden Vergiftungen nur selten tödlich. Zur Soforthilfe reizt man mit dem Finger zum Erbrechen und gibt danach zur Bindung der restlichen Giftstoffe Tierkohle. Der Arzt muß umgehend verständigt werden.

Tollkirsche

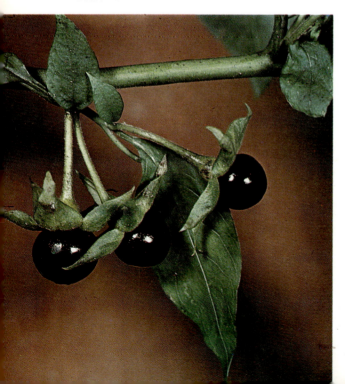

Die Tollkirsche ist ein 60–150 cm hohes, strauchähnliches Gewächs, das in Europa und Asien am Rand von Bergwäldern und auf Kahlschlägen wächst. Die ganze Pflanze enthält die giftigen Alkaloide, die besonders in Blättern und Früchten stark angereichert sind. Ihr bräunlicher, behaarter Stengel trägt an kurzen Stielen eiförmige, spitze Blätter, die paarweise angeordnet sind. Im Juni und Juli erscheinen die hängenden, bräunlichvioletten Blüten. Aus ihnen gehen schwarze, kirschenähnliche Früchte hervor, die von Kindern oft mit Kirschen verwechselt werden.
Die Droge wirkt als Gegenspieler des vegetativen Überträgerstoffs Acetylcholin, dämpft also die Erregbarkeit des Parasympathikusnerven. Dadurch kommt es zur Erweiterung der Pupillen, die Bewegungen von Magen und Darm (Peristaltik) werden gehemmt, Krämpfe von Bronchien, Darm, Gallenblase und Harnleitern gelöst, der Pulsschlag erhöht sich, die Produktion von Schweiß, Speichel, Magensaft und Bronchialschleim wird vermindert.
Nur der Arzt darf vom Fachmann hergestellte, fertige Zubereitungen verordnen. Außer am Auge werden Tollkirschenalkaloide zur Lösung von Krämpfen, bei Bronchialasthma, verschiedenen Magen-, Darm- und Gallenblasenkrankheiten, Nieren- und Gallenkoliken oder bestimmten Herzbeschwerden verabreicht. Die vom Therapeuten vorgeschriebene Dosis muß streng eingehalten werden, um Nebenwirkungen zu vermeiden. Tollkirschen und ihre chemisch reinen Alkaloide werden von der Schulmedizin

häufig verwendet, aber auch Homöopathen gebrauchen die Droge in starken Verdünnungen.

Tormentill
(*Potentilla erecta/tormentilla*)

Diese sehr gerbstoffhaltige Droge wird von der Volksmedizin als *Blutwurz* zur raschen Stillung von Magen-, Darm- und Zahnfleischbluten, als *Ruhrwurz* gegen heftige Durchfälle empfohlen. Natürlich wird man die eigentliche Ruhr nur unter ärztlicher Aufsicht mit wirkungsvolleren chemischen Arzneimitteln auskurieren müssen, die Tormentillwurzel begünstigt aber selbst bei dieser schweren Krankheit den Heilungsprozeß.
Abgesehen davon schätzt man die schleimhautadstringierende Wirkung bei akuten und chronischen Katarrhen des Magen-Darm-Trakts und als Gurgelwasser gegen Entzündungen der Mund- und Rachenschleimhäute und des Zahnfleisches.
Auflagen mit Tormentill sind angezeigt bei Ekzemen, Blutergüssen, Quetschungen und Wunden.
Noch nicht ausreichend erforscht wurde die Wirkung bei Erkrankungen der Lungen, Leber und Gallenblase, zu ihrer Behandlung stehen uns zuverlässiger wirkende andere Drogen zu Verfügung. Auch die angeblich fiebersenkende Wirkung konnte bisher nicht mit Sicherheit nachgewiesen werden.
Neben Gerbstoffen enthält die wirkstoffreiche Wurzel noch Harze, Stärke, Farbstoffe

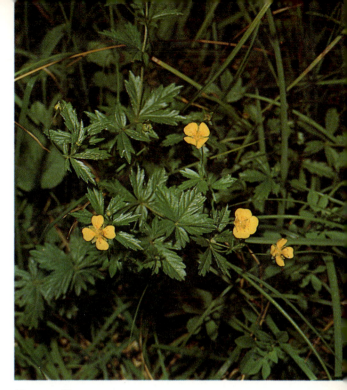

Tormentill

und ätherische Öle. Man bereitet sie als Abkochung mit 2 Teelöffeln auf 1 Tasse Wasser zu oder gibt fertige Tinkturen und Pulver aus der Apotheke.
Der Tormentill gehört zur Familie der Rosengewächse. Er ist in ganz Europa und Asien auf feuchtem Waldboden und Wiesen heimisch. Der schwarzbraune, walzenförmige Wurzelstock enthält ein rötliches Mark, das wie ein Stern angeordnet ist. Aus ihm sprießen die 15–30 cm hohen Stengel mit gesägten, drei- bis fünffingrigen Blättern. Von Mai bis August erscheinen kleine gelbe Blüten. Während dieser Zeit soll die aromatisch duftende Wurzel gesammelt werden.

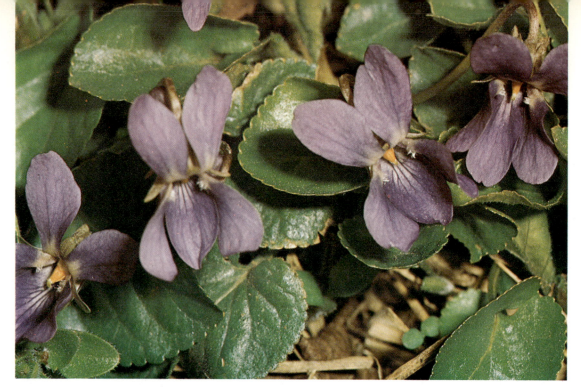

Veilchen

Veilchen
(Viola odorata)

Das als Zierpflanze beliebte Märzveilchen steht in der Volksheilkunde in hohem Ansehen. Die Droge enthält reichlich Schleim und Gerbstoffe, ätherische Öle, entzündungshemmende Salizylsäure und Saponine. Daraus ergeben sich ihre Hauptwirkungen bei Husten, Katarrhen und Verschleimung der Atemwege. Als Gurgelwasser gibt man die Droge gegen Schleimhautentzündungen im Mund und Rachen, Umschläge und Waschungen sind bei Rheuma, Gicht und Verletzungen wie Quetschung, Verrenkung und Verstauchung angezeigt.

Als Drogen werden Wurzeln, Blätter, Kraut und Blüten gebraucht. Überdosierung der Wurzel führt zum Brechreiz, Blütentee regt die Harnausscheidung an. Die beste Sammelzeit liegt zwischen März und April.

Zum internen Gebrauch verwendet man die Abkochung aus 1 Teelöffel Droge auf 1 Tasse Wasser, von der man 3 Tassen mit Honig gesüßt einnimmt. Die stärkere Abkochung mit 5 g Droge auf $1/4$ l Wasser ist zur äußerlichen Anwendung geeignet.

Das Veilchen ist in ganz Europa an Wegen, Rainen, Zäunen und angebaut in Gärten verbreitet. Der kriechenden Wurzel, die sich durch Ausläufer weiter verbreitet, entspringen die langgestielten, herzförmigen, gesägten Blätter. Dunkelblaue, violette, seltener weiße Blüten schmücken die zierlichen Stauden im zeitigen Frühjahr.

Wacholder
(Juniperus communis)

In Europa sind mehrere Wacholderarten heimisch, zum Beispiel der nur 1 m hohe, kriechende *Zwergwacholder* und der für Heilzwecke wichtige, 10–12 m hohe *Gemeine Wacholder,* ein strauch- oder baumartiges Zypressengewächs, das bis 500 Jahre alt werden kann. Der Strauch wächst auf sandigen und moorigen Böden, bevorzugt in Nadelwäldern und auf der Heide. Der verknorpelte Stamm ist mit einer rötlichbraunen, rauhen, oft aufgeplatzten Rinde überzogen. Immergrüne, nadelähnliche Blätter stehen immer zu dritt quirlförmig an den Zweigen. Von April bis Juni erscheinen grünlichgelbe Blüten. Aus den weiblichen entstehen die fleischigen, zunächst grünen, im Jahr darauf blauschwarzen Beeren, an denen drei Höcker als Reste der Fruchtblätter noch sichtbar sind. Ab September bis November sammelt man die reifen Beeren und das harzige, angenehm duftende Holz, aus dem Wacholderteer hergestellt wird.

Nicht nur Märchen und Legenden befassen sich seit alters mit dem Wacholder, auch die Volksmedizin kennt den *Machandel* seit langem. Er enthält ätherische Öle, Gerb- und Bitterstoffe, Spurenelemente, Mineralsalze und Zucker. Die Droge reizt die Nieren und darf von Gesunden nie länger als 4 bis maximal 6 Wochen eingenommen werden. Nierenkranke müssen, wenn der Arzt nichts anderes verordnet, die Heilpflanze ganz meiden.

Pfarrer Kneipp, der den Wacholder sehr schätzte, empfiehlt zur Wacholderbeerkur: am 1. Tag 4 Beeren, am 2. Tag 5 und so jeden Tag 1 Beere mehr, bis man am 12. Tag bei 15 Beeren angelangt ist. Vom 13. Tag an nimmt man jeden Tag 1 Beere weniger bis zum 23. Tag mit 4 Beeren. Einfacher ist es natürlich, 4 Wochen lang jeden Tag 7–10 Beeren zu kauen.

Zur Abkochung setzt man 1 Teelöffel Beeren oder fein zerschnittenes Holz auf 1 Tasse Wasser an und trinkt davon 3–4 Tassen. Die Zeitbeschränkung auf 4–6 Wochen gilt auch hier.

Die moderne Arzneipflanzenforschung wies zwei Hauptwirkungen des Wacholders nach: Er wirkt stark harntreibend, also entschlackend, und beeinflußt den Stoffwechsel günstig, insbesondere bei rheumatischen Stoffwechselstörungen der Gelenke und ihrer Umgebung. Daraus ergeben sich die Heilanzeigen Rheuma, Gicht, Wassersucht und entschlackende Blutreinigungskur. Zwar ist der Wacholder auch bei manchen Nieren- und Blasenleiden angezeigt, wegen der schon genannten Risiken allerdings nur mit ärztlicher Erlaubnis. Gleichzeitig regt die Droge Appetit und Verdauung an, lindert Leber- und Gallenblasenbeschwerden, treibt Blähungen ab und beugt dem Sodbrennen vor.

Äußerlich ist der Wacholder zu Auflagen bei Gicht, Rheuma, Geschwüren, Hautpilzkrankheiten und Krätze geeignet.

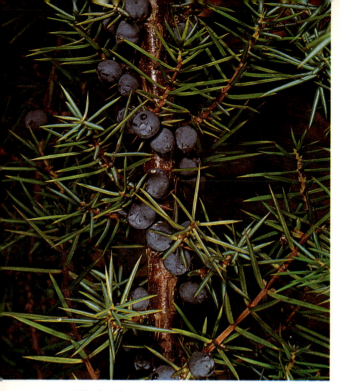

Wacholder

Alte Kräuterbücher nennen noch Asthma, chronischen Husten und andere Erkrankungen der Atmungsorgane, die Wirkung ist allerdings umstritten. Das gilt auch für die nerven- und hirnstärkende Wirkung des Holzes und Wacholderteers. Insgesamt gesehen steigert der Wacholder die Lebenskraft, insbesondere die Abwehrfunktionen. Seine schweißtreibende Wirkung unterstützt die Entschlackung und kann, zusammen mit anderen Kräutern, auch zur Vorbeugung und Behandlung von Erkältung und Grippe genutzt werden.

Zur Stoffwechselanregung und zur Linderung von Hautleiden, Rheuma, Gicht und Ischias wird das Wacholderbad empfohlen. Dazu bereitet man eine Abkochung aus 100 Beeren auf 1 l Wasser zu, die man dem Badewasser zusetzt. Verboten ist dieses Bad bei Nierenkrankheiten, wenn der Arzt es nicht ausdrücklich erlaubt.

Wacholderbeeren sollen nicht zu lange aufbewahrt werden, ihre Heilkraft läßt rasch nach. Dem kann man entgehen, indem man Wacholderöl, -saft oder -kapseln aus der Apotheke nach Gebrauchsanweisung einnimmt.

Waldmeister
(Asperula odorata)

Wir kennen den Waldmeister vor allem als Zusatz zur Maibowle und als Bestandteil von Likören und manchen Parfümen. In jüngster Zeit wurden Forschungsergebnisse bekannt, nach denen Waldmeister in hoher Dosierung Krebs erzeugen soll. Diese Ergebnisse sind allerdings noch sehr umstritten. Es kann jedoch nicht mit Sicherheit ausgeschlossen werden, daß langdauernder übermäßiger Gebrauch tatsächlich zu solchen Nebenwirkungen führt. Überdosiert erzeugt Waldmeister nämlich leichte Vergiftungen, die sich meist als Kopfschmerzen bemerkbar machen. Wenn vom Gebrauch der Droge auch nicht abgeraten werden soll, so muß doch nachdrücklich auf genaue Einhaltung der vorgeschriebenen Tageshöchstmengen gedrängt werden, um keine unnötigen Risiken einzugehen. Zum Dauergebrauch ist der Waldmeister nicht geeignet.

Das blühende Kraut, während der Blütezeit gesammelt, enthält Säuren, Gerb-, Bitterstoffe und als Hauptwirkstoff Cumaringlykoside. Beim Welken wird daraus Cumarin abgespalten, das dann den typischen Geruch ausmacht.

Die Volksmedizin schätzt den Waldmeister seit langem. Er beruhigt, löst Verkrampfungen und wirkt antibakteriell. Äußerlich gebraucht man ihn zu Umschlägen gegen Geschwüre und Kopfschmerzen. Innerlich hat er sich vor allem als Schlafhilfe, gegen Unruhe, Nervosität, Krämpfe und Koliken im Leib, Menstruationsstörungen und zur Blutreinigung bewährt. Die Waldmeisterbowle im Mai kann also sehr gut zur entschlackenden Frühjahrskur genutzt werden, selbstverständlich unterstützt durch andere Kräutertees. Die volkstümlichen Namen *Leberkraut* und *Herzensfreude* deuten auf seine Wirkung bei Leber- und Gallenblasenleiden und nervösen Herzbeschwerden hin. Auch Homöopathen gebrauchen das Kraut.

Zum Aufguß überbrüht man 2 Teelöffel Droge pro Tasse und läßt 30 Minuten ziehen. Zum Kaltauszug setzt man die gleiche Menge 10 Stunden lang an. Man nimmt täglich 2 Tassen ein. Der Fachhandel bietet Wein und andere fertige Spezialitäten an, die nach Anweisung verabreicht werden.

Als Gewürz gibt man die Blätter zu Süßspeisen, Obstsalaten und zur Bowle.

Der Waldmeister ist in Mitteleuropa auf dem Balkan und in Asien verbreitet. Er gehört zur Familie der Rötegewächse. Wegen seines knotigen Stengels wird er im Volksmund auch *Gliedkraut* genannt. Aus jedem Knoten sprießt ein Quirl von 6–9 gezähnten, lanzettförmigen Blättern. Im Mai und Juni

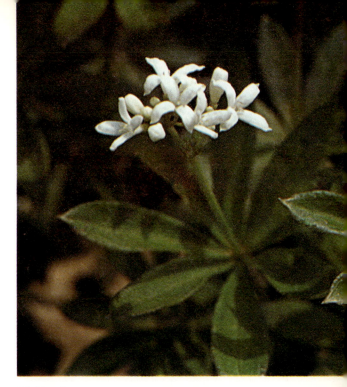

Waldmeister

schmücken die zur Dolde angeordneten weißen Blütensterne das Kraut. Waldmeister wächst in lichten Wäldern bis hinauf ins Gebirge.

Walnuß
(Juglans regia)

Vom Nußbaum verwendet die Heilkunde Blätter, grüne Schalen und die Nüsse selbst. Die Blätter enthalten reichlich Gerbsäure und ätherische Öle, in den Schalen, welche die harten Nüsse bis zur Reife umschließen, wurden Gerbstoffe und Säuren nachgewiesen. Die Nüsse schließlich enthalten wertvolle ungesättigte Fettsäuren, die im Körper lebenswichtige Schutz- und Reglerfunktionen ähnlich wie Vitamine haben und zum Beispiel vor Arteriosklerose schützen, außerdem hochwertige Eiweißstoffe.

Blattdroge wird mit 1 Teelöffel auf 1 Tasse Wasser als Abkochung zubereitet. Ihre Gerbstoffe lindern Magen-Darm-Katarrhe, stoppen Durchfälle und dienen der Blutreinigung. Äußerlich gebraucht man den Tee zu Umschlägen bei Flechten.

Walnuß

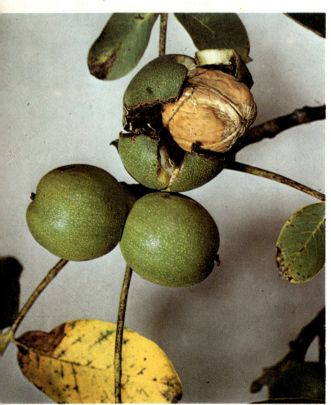

Die grünen Schalen, als Abkochung wie Blätter zubereitet, helfen gegen Entzündungen der Magen- und Darmschleimhäute mit und ohne Durchfall.

Walnüsse nutzt man in erster Linie als wertvolles Nahrungsmittel. Empfehlenswert ist das Bircher-Müsli aus 100–150 g auf einer Glasreibe geriebenen rohen Äpfeln oder anderen Früchten je nach Jahreszeit, die man mit 10–50 g über Nacht in Wasser eingeweichten Haferflocken, 1 Eßlöffel gezuckerter Dosenmilch, Saft einer halben Zitrone, Honig und geriebenen Nüssen mischt.

Nußöl kauft man fertig in der Apotheke und gebraucht es gegen Bandwürmer und zur Stärkung der Magenfunktionen. Äußerlich kann Nußöl zur Hautpflege und als Sonnenschutzmittel empfohlen werden.

Der Walnußbaum kam aus dem Orient zu uns und hat sich hier gut akklimatisiert. Er erreicht bis 25 m Höhe. Seine Blätter sind groß und gefiedert und riechen angenehm. Männliche Blütenkätzchen, anfangs grün, später schwarzbraun, hängen seitlich an den Zweigen, die Spitzen der Ästchen tragen die weiblichen Stempelblüten. Bis zur Reife sind die hellbraunen Walnüsse von den zunächst grünen, dann zunehmend bräunlichschwarzen, fleischigen Schalen umgeben. Mit der Reife der Nuß brechen sie auf, die Frucht fällt zur Erde.

Blätter sammelt man im Juni, Schalen und Nüsse je nach Reife im Herbst. Die Blütezeit dauert von Mai bis Juni. Nußbäume werden bei uns in Gärten, Parks und an Alleen kultiviert, in wärmeren Gegenden bilden sie ganze Wälder.

Wasserdost
(Eupatorium cannabinum)

Die Volksheilkunde kennt diese Heilpflanze auch unter Namen wie *Kunigundenkraut, Leberkraut* oder *Wasserhanf.* Sie gedeiht auf feuchten Böden in Auwäldern, an Ufern, Gräben und Böschungen. Die mit steifen Borsten besetzten Stengel werden 80–120 cm hoch. Sie tragen lanzettförmige, drei- bis fünfteilige, gesägte Blätter. Während der Blütezeit von Juni bis September erscheinen die purpurnen, zu Dolden angeordneten Blüten.

Die Heilkunde verwendet im Hochsommer gesammeltes blühendes Kraut. Es riecht sehr scharf und enthält Gerb-, Bitterstoffe und ätherische Öle.

Altbekannte Heilanzeigen sind Leber- und Gallenblasenleiden. Ferner werden Erkrankungen der Harnorgane, Hautausschläge und Menstruationsbeschwerden günstig beeinflußt.

Der Tee wird als Aufguß oder Kaltauszug zubereitet. Man gibt dazu 1 Teelöffel Droge auf 1 Tasse siedendes Wasser oder setzt die gleiche Dosis 10–12 Stunden kalt an. Die Tagesmenge beträgt 2 Tassen.

Trotz seines lateinischen Namens (cannabinum) hat der Wasserdost nichts mit Haschisch (Cannabis) zu tun, kann also unbedenklich ohne Suchtprobleme eingenommen werden.

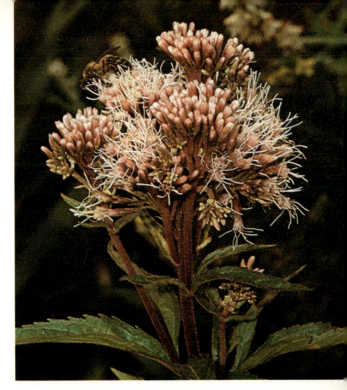
Wasserdost

Wasserfenchel
(Oenanthe aquatica)

Pferde, die zur Tränke geführt werden, naschen gerne vom Wasserfenchel. Daraus erklären sich seine volkstümlichen Namen *Pferdesaat, Roßfenchel* und *Roßkümmel.*
Das Kraut ähnelt dem angebauten Fenchel. Es gedeiht in Sümpfen, Gräben und im ufernahen Schlamm von Gewässern. Seine schmalen, lanzettförmigen Blätter stehen über dem Wasserspiegel. Die Pflanze kann

bis zu 1,5 m hoch werden. Im Juli und August erscheinen weiße Doldenblüten, später die kümmelähnlichen Früchte. Wasserfenchel soll unter keinen Umständen selbst gesammelt werden, da er dem sehr giftigen Wasserschierling ähnlich sieht. Der Fachmann sammelt im August und September den Samen, der reichlich Kieselsäure und ätherische Öle enthält.

Die Droge wird empfohlen gegen Entzündungen der Bronchien und Lungenleiden. Die Wirkung erklärt sich in diesen Fällen aus dem Gehalt an Kieselsäure. Äußerlich regt sie die Harnausscheidung an und lindert Blähungen. Gegen Erkältungen und ähnliche Infektionskrankheiten nutzt man die schweißtreibende Wirkung des Wasserfenchels.

Als Abkochung bereitet man aus 1 Teelöffel auf 1 Tasse Wasser einen leichten Tee, der 5 Minuten kochen soll. Zum Kaltauszug setzt man die gleiche Menge 10–12 Stunden kalt an. Die Tagesdosis liegt bei beiden Formen bei 2 Tassen. Fertige Zubereitungen aus dem Fachhandel gebraucht man nach Anweisung.

Wegtritt
(Polygonum aviculare)

Der Wegtritt oder *Vogelknöterich* ist ein sehr ausdauerndes Unkraut. Sein Name erklärt sich aus der Beobachtung, daß Vögel gern von diesem Knöterichgewächs fressen und es häufig sogar mitten auf Wegen gedeiht, so daß man darüber treten muß.

Wegtritt

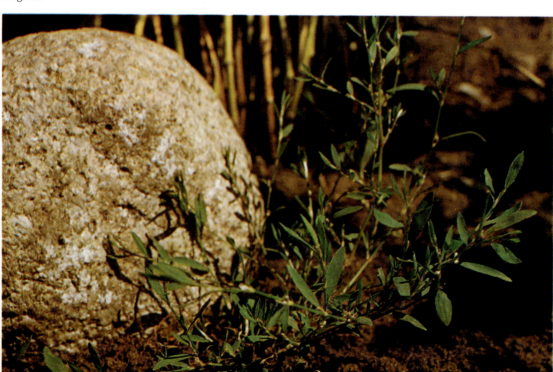

Die kieselsäurehaltige Droge ist insbesondere zur Anregung der Harnausscheidung bei Nieren- und Harnblasenleiden und gegen Husten mit Verschleimung der Atemwege angezeigt. Außerdem lindert sie Magen-Darm-Katarrhe mit und ohne Durchfall. Lungenkranke, insbesondere Tb-Patienten, nehmen die Droge mit ärztlicher Einwilligung zur unterstützenden Behandlung.

Je nach Standort erreicht das Kraut 15–50 cm Höhe. Die kriechenden Stengel tragen längliche kleine Blättchen. Ab Juni bis in den Oktober hinein sprießen aus den Blattachseln die kleinen, grünlichweißen Blüten. Später gehen daraus nußähnliche Früchte hervor. In der Heilkunde spielt nur das blühende Kraut eine Rolle.

Die Zubereitung erfolgt als Aufguß mit 1 Eßlöffel auf 1 Tasse Wasser. Bis zu 3 Tassen Tee werden über den Tag verteilt schluckweise getrunken.

Wegwarte
(Cichorium intybus)

Die Älteren unter uns werden sich gewiß noch an den Kaffee-Ersatz der Kriegs- und Nachkriegszeiten erinnern, den man auch »Blümchenkaffee« nannte. Er wurde aus der gerösteten Wurzel der Wegwarte hergestellt. Der Volksmund kennt die Heilpflanze auch als *Wilde Zichorie*.

In der Medizin gebraucht man Blätter, Blüten und Wurzeln, gesammelt im Hochsommer während der Blütezeit. Die Drogen enthalten Glykoside, Bitterstoffe, Spurenelemente, Fett und stärkeähnliches Inulin.

Als Bittermittel beeinflußt die Wegwarte vor allem die Verdauungsorgane. Die Leberfunktionen werden ebenso wie der Gallefluß stark angeregt, was sich in besserer Verdauung auch schwerer und fetter Speisen bemerkbar macht. Gleichzeitig wird der Appetit verbessert. Gegen Gelbsucht und Gallensteine darf die Droge erst nach Absprache mit dem Arzt gebraucht werden.

Weiter sagt man der Wegwarte nach, daß sie das Blut reinigt und seine Zusammensetzung verbessert, die Festigkeit der Knochen günstig beeinflußt und Muskeln und Nerven stärkt.

Äußerlich verwendet man in Zichorientee getauchte Kompressen gegen Hautentzündungen. Die Volksheilkunde gibt auch Entzündungen der Augen als Heilanzeige an, vor dem Augenbad wird man aber den Arzt fragen müssen.

Der Fachhandel bietet stabilisierte, haltbare Frischpreßsäfte an, die man nach Gebrauchsanweisung teelöffelweise in Wasser oder Milch einnimmt. Vom Tee, als Abkochung mit 1 Tasse Wasser zubereitet, werden 2 Tassen täglich getrunken.

Die Wilde Zichorie ist im Volksmund auch als *Verzauberte Jungfer* bekannt. Ein Märchen erzählt, daß sie verzaubert am Wegrand zurückblieb, als ihr Bräutigam als Kreuzritter ins Heilige Land zog, und nun auf seine Rückkehr wartet.

Heimat des Krauts sind die gemäßigten Zonen Europas und Asiens, wo es nicht nur an Wegrändern, sondern auch auf Wiesen, Feldern und kargem, steinigem Brachland gedeiht.

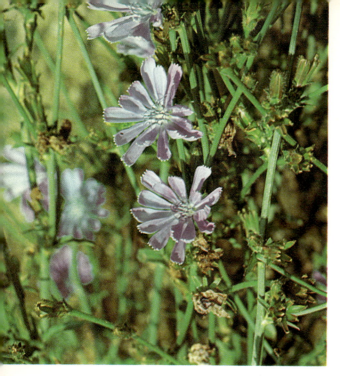

Wegwarte

Aus der kräftigen, tiefreichenden Wurzel sprießen die löwenzahnähnlichen, derben Blätter. Sie sind lanzettförmig und tief eingeschnitten. Der kräftige, zähe Stengel, der aus dieser Blattrosette sprießt, trägt dagegen nur wenige, kleinere Blätter. Mit dem Aufgang der Sonne entfalten sich im Juli und August täglich neue blaue Blütenkörbe, die bis zum Abend schon wieder verwelkt sind.

Weide
(Salix alba)

Die *Korb*- oder *Silberweide* ist in ganz Europa auf nassen Wiesen, an Bächen und Seeufern heimisch. Sie spielt in der Volksheilkunde seit alters eine wichtige Rolle, da sie den Wirkstoff Salizin enthält, der im Körper zur wirksamen Salizylsäure umgebaut wird.

Äußerlich wirkt Salizylsäure bakterientötend und hornhautlösend. Durch die Poren dringt sie tiefer in den Körper vor und lindert Juckreiz. Innerlich gibt man Salizylsäure zur Linderung von Schmerzen, Hemmung entzündlicher Erscheinungen und Fiebersenkung. Reine Salizylsäure und ihr chemischer Abkömmling, die Azetylsalizylsäure, sind Bestandteil vieler Arzneimittelspezialitäten, zum Beispiel der bekannten Aspirin-Tabletten.

Auch in höherer Dosis wird die Salizylsäure recht gut vertragen. Erst bei extremer Überdosierung, etwa ab 20 g Tagesmenge, treten Nebenwirkungen, wie Ohrensausen und Störungen der Nierenfunktionen, in schweren Fällen Säurevergiftung mit Schläfrigkeit und abnorm tiefer (Kußmaulscher) Atmung auf. Der Arzt wird sie mit säureneutralisierenden Substanzen behandeln.

Im Haushalt verwendet man Salizylsäure als Konservierungsmittel, das Schimmel auf Marmelade und Säften verhindert.

Fertige Zubereitungen aus der Apotheke sind geeignet zur Behandlung von Hautkrankheiten, insbesondere zur milden Schälung der obersten Hautschichten bei Akne. Auch gegen Hühneraugen und Schwielen gibt es empfehlenswerte fertige Spezialitäten im Fachhandel, die man nach Anweisung gebraucht.

Den Rindenabsud nutzt man bei Neigung zu

übermäßigem Hand- und Fußschweiß. Dazu setzt man 100 g Droge auf 1 l Wasser 8 Stunden lang kalt an und kocht dann 10–15 Minuten ab. Hände und/oder Füße sollten 3mal täglich darin gebadet werden.

Zum internen Gebrauch stellt man mit 5 g Droge je Tasse eine Abkochung oder den Aufguß her. Der Aufguß muß mindestens 10 Minuten kochen, zur Abkochung wird die Droge vor dem Kochen 6–8 Stunden kalt angesetzt. Die Tagesdosis liegt bei 3 Tassen. Angezeigt ist der Tee vor allem bei Rheuma und Gicht.

Seine fiebersenkende Wirkung nutzt man gegen Grippe und Erkältung, wenn das Fieber als Abwehrmechanismus zu lange dauert oder zu hoch steigt (Arzt fragen!). Auch bei Harnblasenkatarrhen macht sich die desinfizierende Wirkung der Weidenrinde günstig bemerkbar.

Tabletten sollen innerlich nur kurzfristig gebraucht werden. Nie darf man Schmerztabletten dazu mißbrauchen, Schmerzen längere Zeit zu unterdrücken, ohne die Ursachen durch den Arzt feststellen und zweckmäßig behandeln zu lassen.

Abkochungen können auch zum Gurgeln bei Mund- und Rachenentzündungen vier- bis sechsmal täglich gebraucht werden.

Magenempfindliche Patienten leiden nach Einnahme von Tee oder Fertigpräparaten häufig unter zwar nicht gefährlichen, aber unangenehmen Beschwerden. Sie sollten vorher den Fachmann fragen und wenn möglich auf die Salizylsäure verzichten.

Weidenbäume werden bis 25 m hoch, 1 m dick und 150 Jahre alt. Wir kennen aber

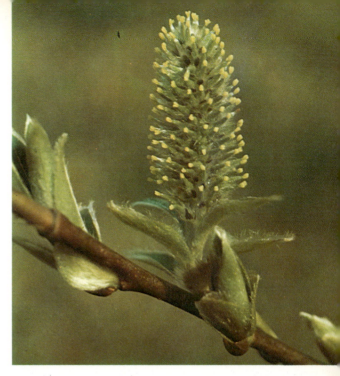

Weide

auch andere Arten, die als kriechende Zwergsträucher (Kriechweide) nur 40 cm Höhe erreichen. In ungünstigen Lagen bleibt der Strauch oder Baum mit 0,50–4 m auch noch recht klein. Die biegsamen Ruten werden zu Körben und anderem Flechtwerk verwendet, daran erinnert der volkstümliche Name *Korbweide*.

Die Blätter der Weide sind lanzettförmig, oft weich und silbrig behaart und am Rand gesägt. Schon im März erscheinen ihre bräunlichen Blütenkätzchen. Männliche und weibliche Blüten wachsen säuberlich getrennt auf verschiedenen Sträuchern und Bäumen.

Weinrebe
(Vitis vinifera)

Mit ihrer über 5000jährigen Entwicklung von der Wildrebe zu den heutigen zahlreichen Züchtungen gehört die Weinrebe zu unseren ältesten Kulturpflanzen. Der Weinstock braucht warme, sonnige Böden ohne extreme Temperaturschwankungen, um richtig zu gedeihen. Deshalb bleibt sein Anbau auf subtropische und gemäßigte Klimazonen der Erde beschränkt.

Ein Rebstock reicht mit seinen Wurzeln 12–16 m tief in den Boden. Er kann etwa 130 Jahre alt werden. Seine langen, kletternden Ranken tragen gelappte, fingerförmige Blätter. Im Juni blüht er mit angenehm duftenden grünlichen Rispen. Bis zum Spätsommer gehen daraus die gelben, grünen, blauen, blauvioletten oder braunroten, zur Traube angeordneten Beerenfrüchte hervor. Die Ernte ist sehr unterschiedlich. Manche Sorten bleiben bis Dezember oder Januar am Stock und werden zum hochwertigen Eiswein verarbeitet, andere erntet man schon zeitig im Oktober.

Wein ist der durch Hefen vergorene Saft frischer Weintrauben. Getrocknete Beeren kommen als Rosinen und Korinthen in den Handel.

Auch der passionierte Weintrinker wird wohl erstaunt sein, wenn er hört, daß der »Trank der Götter« schon bei den alten Ägyptern vor über 5 Jahrtausenden als Heilmittel galt. Den römischen Legionären wurde es sogar zur Pflicht gemacht, täglich eine genau vorgeschriebene Ration Wein zu trinken. Dabei ging es Cäsar sicher nicht darum, seine Soldaten bei guter Laune zu halten. Vielmehr hatte man schon in der Antike beobachtet, daß viele Krankheitserreger im Wein nicht überleben können, weil er ihnen, auch wenn unsere Zunge es nicht merkt, chemisch gesehen zu sauer ist. Indem die römischen Soldaten Wasser mit Wein mischten, schützten sie sich wirkungsvoll vor Darminfektionen. Sogar die Bibel sagt dem Wein nach, daß er »in Maßen genossen ein zweites Leben verleiht«.

Ob als Genußmittel oder als Heiltrunk gebraucht, immer bestimmt die Dosis, ob der Wein schadet oder nützt. Er enthält über 250 Wirkstoffe, darunter wertvolle Vitamine, Mineralsalze, Spurenelemente und Eiweißstoffe. Das mit Genuß getrunkene Glas Wein trägt also nicht nur zur Entspannung und inneren Harmonie bei, sondern beeinflußt tatsächlich unseren gesamten Organismus.

Ein südfranzösischer Landarzt hat vor kurzem ein Buch veröffentlicht, in dem er seine über 40jährigen Erfahrungen mit der Weinbehandlung niederlegte. Er ist davon überzeugt, daß fast jede Krankheit durch den richtig ausgewählten Wein gelindert werden kann. Aber auch namhafte deutsche Wissenschaftler, darunter auch Universitätsprofessoren und andere Kapazitäten, empfehlen nach sorgfältigen, langwierigen Untersuchungen den Wein als Heilmittel bei einer Reihe von Gesundheitsstörungen.

Am bekanntesten ist der Wein wohl als Anregungs- und Stärkungsmittel für schwächliche und ältere Menschen. Sogar Kindern,

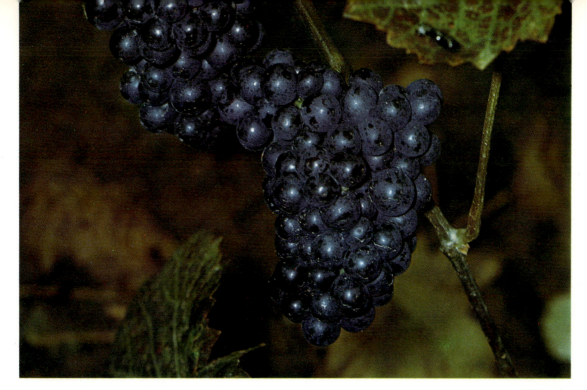

Weinrebe

die in ihrer Entwicklung zurückbleiben, kann er in entsprechend geringer Dosis gegeben werden. Die stärkende Wirkung erklärt sich aus dem Gehalt an Eisen und Phosphor, die aufbauend und kräftigend wirken und den Stoffwechsel aktivieren. Zugleich wirken die Phosphate auf das Nervensystem und können nervöse Störungen spürbar lindern. Andere Weine regen die Produktion von Verdauungssäften an und verbessern den Appetit. Die bakterienfeindliche Wirkung nützt man zum Beispiel bei Blasenentzündung und Halsschmerzen, die harntreibende Wirkung mancher Weine kann gegen die Gicht benutzt werden.

Es würde den Rahmen dieses Buches sprengen, wollte man alle Wirkungen im Detail nennen. Wer sich, angeregt durch diese kurze Einführung, näher mit der Behandlung durch Wein befassen will, dem werden die entsprechenden Bücher kompetenter Autoren empfohlen, die im Buchhandel bestellt werden können. Darin werden zum Beispiel als weitere Heilanzeigen noch Rheuma, Tuberkulose, Nierenentzündungen, Herzschwäche, Zuckerkrankheit, Gallensteine, Grippe und viele andere genannt. Die Lektüre lohnt sich, denn der Wein ist gegen fast jede Krankheit zur unterstützenden Behandlung geeignet. Es kommt immer darauf an, den richtigen Wein zu wählen. Die Volksheilkunde ist vom gesundheitlichen Wert des Rebensafts schon seit langem überzeugt. Sie rät sogar, ihn auch äußerlich zu Waschungen und Umschlägen bei schlecht heilenden Wunden und Geschwüren, Rheuma, Gicht und Insektenstichen zu gebrauchen. Die Wirksamkeit solcher Kompressen erklärt sich zum Teil daraus, daß die Wirkstoffe auch durch die Haut in den Körper gelangen können. Außerdem kommen seine bakterienhemmenden Eigenschaften zur Wirkung, wie man vor allem bei Wunden und Geschwüren deutlich feststellt.

Die Experten empfehlen als Tagesdosis meist zwei Achtel Wein, in bestimmten Fällen auch mehr, zu den Hauptmahlzeiten am Mittag und Abend getrunken. Wer sich an diese Regel hält, läuft nicht Gefahr, zum Alkoholiker zu werden, selbst wenn er den Wein dauernd trinkt. Allerdings darf die Gesundheit nicht zum Vorwand für den kritiklosen, übermäßigen Gebrauch dienen. Denn auch ein so wertvolles Heilmittel wie der Wein kann natürlich zum Suchtmittel werden, wenn er nicht verantwortungsbewußt eingenommen wird.

Ehe man mit einer »Weinkur« beginnt, sollte noch der Arzt befragt werden, da manche Erkrankungen den Genuß von Alkoholika in jeder Form verbieten.

Sicher verleiht uns der Wein kein »zweites Leben«, wie die Bibel verheißt. Aber viele hochbetagte Menschen, deren erstaunliche geistige Frische und Rüstigkeit überrascht, berichten, daß mäßiger Weingenuß eines ihrer »Rezepte« für ein hohes Alter war.

Rufen wir uns die beiden Grundregeln noch einmal in Erinnerung: richtige Auswahl des Weines nach Anweisung eines guten Buches oder des aufgeschlossenen und fachkundigen Therapeuten – und mäßiger Genuß.

Weißdorn
(Crataegus oxyacantha)

Dieses kräftige Rosengewächs ist in ganz Europa heimisch. Es bevorzugt lehmige, nicht zu feuchte Böden. Zum Teil wächst der Weißdorn für sich allein als kleiner Baum, oft aber auch in Hecken oder als eine Art lebender, wegen seiner spitzen Dornen sehr wirkungsvoller Zaun um Gärten und Grundstücke. Er wird 1,80–3 m hoch und gut 400 Jahre alt.

Als *Hagedorn* und *Mehlbeere* ist der Weißdorn seit Jahrhunderten in der Volksmedizin bekannt. Alte Rezepte sagen ihm nach, daß er Steine vertreibt und eingerissene Dornen wieder aus der Haut auszieht. In diesen Heilanzeigen spricht sicher viel Aberglaube mit. Die moderne Forschung dagegen hat ihn eindeutig als »Herzensfreund« bestätigt.

Weißdornzubereitungen beeinflussen alle nervösen Störungen der Herztätigkeit, aber auch leichtere Formen der Herzschwäche, insbesondere das Altersherz. Gleichzeitig regulieren sie den hohen Blutdruck, der ja häufig nervös mit verursacht wird.

Bei Arteriosklerose dichtet der Weißdorn die verhärteten, brüchigen Gefäßwände ab und lindert die Begleiterscheinungen, wie

Schlaflosigkeit, Gereiztheit, Unruhe und Atemnot. Es versteht sich von selbst, daß bei allen Herz- und Kreislaufstörungen zunächst ärztliche Untersuchung notwendig ist, ehe man mit Weißdorn behandelt, denn Herzglykoside wie die des Fingerhuts kann er natürlich nicht ersetzen.

Auch nervöse Störungen, die nicht mit Herz-Kreislauf-Störungen zusammenhängen, werden mit Weißdorn günstig beeinflußt. Zu nennen sind Angst, depressive Verstimmungen, Schlafstörungen und das vielgestaltige, unklare Symptomenbild, das der Volksmund als Nervosität oder Nervenschwäche bezeichnet. In solchen Fällen wirkt Weißdorn wie ein unschädliches Beruhigungsmittel. Schließlich ist er noch bei den Beschwerden angezeigt, die während der Menstruation und in den Wechseljahren auftreten und teilweise seelisch bedingt sind. Vor Anwendung ist auch hier Beratung durch den Fachmann erforderlich.

Empfehlenswert sind fertige Weißdornspezialitäten mit sicherem Wirkstoffgehalt, die man nach Gebrauchsanweisung einnimmt. Zum Aufguß mit 1 Eßlöffel Droge auf 1 Tasse Wasser wird eine Mischung mit Mistel und Zinnkraut zu gleichen Teilen empfohlen, die sich vor allem bei Arterienverkalkung gut bewährt hat. Die Tagesdosis beträgt 3 Tassen. Erst kurmäßige Anwendung über Monate hinweg führt zu dauerhaften Therapieerfolgen, Nebenwirkungen sind nicht zu befürchten.

Bei akuten Herzanfällen, zum Beispiel Angina pectoris, hat es sich bewährt, bis zum Eintreffen des Arztes Weißdorn nicht nur innerlich zu geben, sondern auch eine in den Tee getauchte Kompresse auf die Herzgegend zu legen.

Als Drogen werden Blüten, Blätter und Beeren gebraucht, die man von Mai bis August sammelt. Sie enthalten herz- und gefäßaktive Flavone, ätherische Öle, Gerbstoffe, Pektin und Crataegussäure.

Der hübsche Strauch trägt an dornigen Zweigen glänzendgrüne, gelappte, meist fünffingrige Blätter. Im Mai und Juni blüht er mit weißen oder rosa Blütenrosen, die zur Dolde angeordnet sind. Daraus gehen die länglichen gelben, roten oder schwarzen Beeren hervor.

Wermut
(Artemisia absinthium)

Der Wermut ist vor allem als Bestandteil des gleichnamigen bittersüßen Weins (Vermouth) bekannt. Verboten wurde dagegen der Absinth, ein über Wermut, Fenchel und Anis destillierter französischer Branntwein. Er darf in vielen europäischen Staaten nicht mehr hergestellt werden, weil regelmäßiger Absinthgenuß zu schweren Erkrankungen mit Lähmungen, Krämpfen und Verwirrtheit führte.

In der Heilkunde schätzt man die bei der Überdosierung giftige Droge zur Behandlung von Verdauungsbeschwerden. Sie regt den Appetit an, stärkt die Verdauungsorgane, lindert Sodbrennen, treibt Blähungen ab und regt die Funktionen von Leber und Gallenblase an. Darüber hinaus fördert der

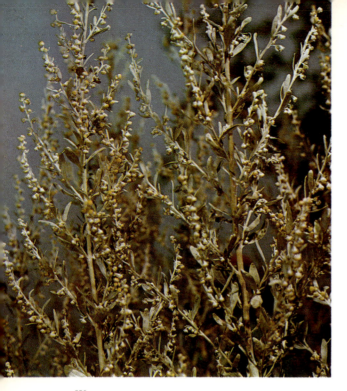

Wermut

Wermut die zu schwache Menstruation. In früherer Zeit nutzt man seine Wirkung auf die weiblichen Genitalien sogar zu illegalen Abtreibungen.

Äußerlich kann der Wermut zur Hautreizung empfohlen werden, um die lokale Durchblutung zu verstärken. Wegen der Gefahr einer Vergiftung ist dauernder Wermutgebrauch nicht erlaubt. Das ätherische Öl, das die Bitterglykoside Absinthin, Absinthiin und Anabsinthin enthält, wirkt als starkes Nervengift auf unser Zentralnervensystem. An weiteren Wirkstoffen wurden Gerbstoffe, Vitamine, Harze und Azulen (siehe Kamille) nachgewiesen.

Der Tee wird als Aufguß mit 1 Teelöffel auf 1 Tasse Wasser zubereitet. Davon trinkt man täglich nur 1 Tasse, schluckweise über den Tag verteilt, nie länger als 2 Wochen ununterbrochen, wenn nicht der Arzt etwas anderes erlaubt. In der Apotheke erhält man alkoholische Zubereitungen, die genau nach Anweisung einzunehmen sind. Die Vergiftung äußert sich nicht nur in zentralnervösen Störungen, sondern auch in einer Reizung der Nieren. Beim Verdacht muß sofort der Arzt aufgesucht und die Droge abgesetzt werden.

Wermut ist in Europa, Nordamerika, Afrika und Asien verbreitet. Er kam aus dem Mittelmeerraum zu uns und bevorzugt sonnige, leichte Böden mit reichlich Stickstoff. Zu Heilzwecken wird er teilweise auch gewerbsmäßig angebaut.

Der bis mannshohe Halbstrauch gehört zur Familie der Korbblütler. Seine gefiederten Blätter sind länglich, grauweiß oder silbrig und fühlen sich filzig an. Ab Juni bis September blüht er mit gelben Rispen. Das zu Heilzwecken geeignete Kraut sammelt der Fachmann von Mai bis Juli.

Wiesenflachs
(Linum catharticum)

Auf Wiesen und in öden Landstrichen gedeiht dieses etwa 20–30 cm hohe Kraut aus der Familie der Leingewächse. Der Volksmund kennt es auch als *Wiesenlein*.

Die dünnen Stengel tragen lanzettförmige bis rundliche Blätter. Von Juni bis Oktober erscheinen die kleinen weißen Blüten, aus denen die Fruchtkapsel hervorgeht.

Das blühende Kraut wird zu Heilzwecken verwendet. Es enthält ätherische Öle, Gerb-, Bitterstoffe und das Gift Linin. Dieser Giftstoff kann schon in geringen Dosen zu Vergiftungen mit Erbrechen und Magenkatarrhen führen, in seltenen Fällen endet die Vergiftung tödlich. Deshalb bleibt die Droge ärztlicher Verordnung vorbehalten.

Wie der Lein, dient auch der Wiesenflachs als Abführmittel. Dazu verwendet man die fertige Teemischung, die der Fachmann zusammengestellt hat, oder andere Spezialitäten nach Gebrauchsanweisung. Den Tee bereitet man als Aufguß mit 1 Teelöffel auf 1 Tasse Wasser zu, die Tagesmenge liegt bei 2 Tassen.

Wie für alle Abführmittel, gilt auch für diese Droge: Dauernde Anwendung ist nicht erlaubt, der Darm muß vielmehr durch schlackenreiche Kost und regelmäßige Entleerung zur Pünktlichkeit erzogen werden.

Wiesengeißbart
(Filipendula ulmaria)

Die *Spierstaude,* im Volksmund auch als *Ulmenspiere* und *Mädesüß* bekannt, gehört zur Familie der Rosengewächse. Sie braucht feuchte, sumpfige Standorte auf nassen Wiesen, an Uferböschungen und Seen. Man findet sie in ganz Europa und Asien.

In der Volksheilkunde wird die Droge wegen ihrer harntreibenden, blutreinigenden Wirkung geschätzt. Sie enthält Glykoside, ätherische Öle, Salizylsäurevorstufen und Vanillin. Heilanzeigen sind Wassersucht, Gicht,

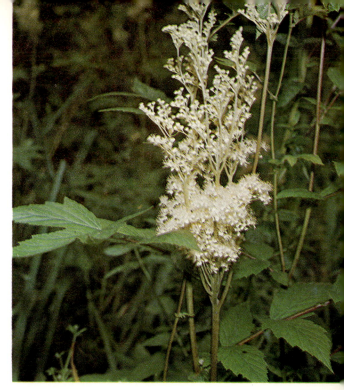

Wiesengeißbart

Rheuma und Erkrankungen der Nieren und Harnblase. Zur blutreinigenden Entschlackungskur vermischt man die Spierstaude mit anderen harntreibenden Kräutern, um eine stärkere Wirkung zu erzielen.

Ihr Gehalt an Salizylsäure erklärt auch die günstigen Wirkungen bei Erkältungskrankheiten. Dabei kommt auch der schweißtreibende Effekt zur Geltung.

Als Droge gebraucht man die Wurzeln, die vom Frühjahr bis in den Spätherbst gesammelt werden, sowie die Blüten. Die Zubereitung erfolgt als Aufguß mit 1 Teelöffel auf 1 Tasse Wasser. Täglich sind 3 Tassen erlaubt.

Aus dem kriechenden Wurzelstock, der in jedem Jahr ein Stück weiterwächst und aus seinen Knoten Wurzelfasern in den Boden schickt, sprießen die bräunlichgrünen, hohen Stengel. Sie tragen gefiederte, fingerförmige, gezähnte, grüne Blätter. Von Juni bis August, zur Zeit der Heuernte, steht das Kraut in voller Blüte. Die zur Trugdolde angeordneten Blütenröschen sind weißlichgelb und duften angenehm süßlich.

Wiesenknopf
(Sanguisorba officinalis/Poterium sanguisorba)

Wir unterscheiden zwei Arten dieser Pflanzen, die oft fälschlich als Bibernelle bezeichnet werden. Der *Kleine Wiesenknopf,* auch als *Becherblume* oder *Wilde Bibernelle* bekannt (Poterium sanguisorba), erreicht bis 50 cm Höhe. An grünlichroten Stengeln trägt er ziemlich lange, gefiederte Blätter und grünliche Blüten, die von Juni bis August erscheinen. Das Kraut gedeiht vor allem auf sonnigen, kalkreichen Böschungen, Abhängen und Hügeln. Blühendes Kraut enthält Saponine, Gerbstoffe und die vitaminähnlich wirkenden Flavone.

Dem äußerlich angewendeten Kraut sagt die Volksheilkunde blutstillende Wirkung bei Verletzungen nach. Darauf deutet auch der lateinische Name sanguisorba (sanguis = Blut) hin, den wir auch beim Großen Wiesenknopf finden.

Innerlich wird die Pflanze gegen Darmkatarrh mit und ohne Durchfall empfohlen.

Da die Blätter angenehm aromatisch duften und leicht nach Gurken schmecken, kann man sie auch als Gewürz zu Salaten und Suppen oder zum Einlegen von Gurken gebrauchen.

Die Droge wird mit 1 Teelöffel auf 1 Tasse Wasser als Abkochung zubereitet, die Tagesdosis beträgt 2 Tassen.

Der *Große Wiesenknopf* (Sanguisorba officinalis) erreicht bis zu 1 m Höhe. Er ist auf feuchten Wiesen in ganz Europa verbreitet. Aus einer bodennahen Rosette gefiederter Blätter erheben sich die kahlen Stengel mit bräunlichen Blütenköpfchen. Dadurch unterscheidet er sich deutlich vom Kleinen Wiesenknopf. Die Blütezeit dauert von Juli bis September, das blühende Kraut wird zu Heilzwecken benutzt.

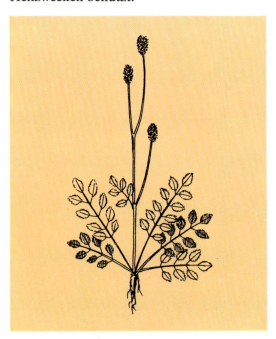

Gerbstoffe und Saponine sind die Wirkstoffe dieser Droge, die wie der Kleine Wiesenknopf vor allem zur Blutstillung und zur Behandlung von Darmkatarrh und Durchfall empfohlen wird. Außerdem soll sie Leber, Gallenblase und Nieren günstig beeinflussen und bei äußerlicher Anwendung zu Gesichtswaschungen gegen Hautleiden geeignet sein.

Der Große Wiesenknopf wird als Abkochung oder Kaltauszug zubereitet. Der Kaltauszug aus 1 Teelöffel Droge auf 1 Tasse Wasser muß mindestens 10 Stunden ziehen, zur Abkochung setzt man die gleiche Menge Droge auf 1 Tasse kalt auf den Herd und kocht mindestens 5 Minuten. Die Tagesdosis beträgt jeweils 2 Tassen, die schluckweise über den Tag verteilt getrunken werden.

Wolfstrapp
(Lycopus europaeus)

Seit alters ist diese Heilpflanze schon im Gebrauch. Man sagt ihr nach, daß sie nervöse Herzbeschwerden günstig beeinflußt, aber auch allgemein beruhigend und angstlösend wirkt. Gegen Angstzustände, die heute zu einer wahren Volksseuche zu werden drohen, scheint allerdings das Johanniskraut besser geeignet. Deshalb beschränkt man die Anwendung auf nervöse Unruhe. Homöopathen nennen noch andere Heilanzeigen.

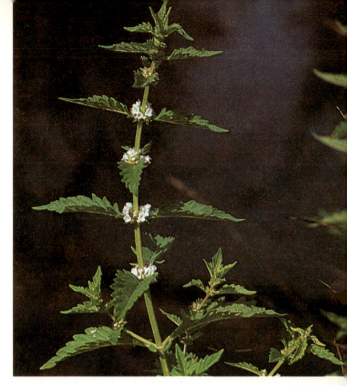

Wolfstrapp

Diese Anwendung bleibt aber ausschließlich dem Fachmann vorbehalten.

Die Erfahrungsmedizin sagt von der Droge, daß sie sich gegen die unangenehmen Folgen der Schilddrüsenüberfunktion gut bewährt. Zwar kann dies nicht verneint werden, die Entscheidung über die Form der Behandlung bleibt bei diesem Leiden aber ausschließlich dem Fachmann vorbehalten.

Das 70–110 cm hohe Kraut, im Volksmund noch als *Wolfs*- und *Zigeunerkraut* bekannt, trägt gesägte, längliche Blätter, die an eine Wolfsklaue erinnern. Die Blüten erscheinen um den Juli herum und schmücken bis spät in den September das Kraut. Sie sprießen quirlförmig aus den Blattachseln.

Wurmfarn
(Aspidium filix mas/Dryoteris filix mas)

Das Farngewächs kommt auf der nördlichen Halbkugel der Erde vor allem in schattigen Wäldern häufig vor. Der Volksmund kennt es unter verschiedenen Namen, zum Beispiel als *Bandwurmtod, Hexenkraut, Otternkraut* und *Teufelsklaue*. In allen diesen volkstümlichen Namen erkennt man die Gefährlichkeit der giftigen Droge, die nur auf Rezept in der Apotheke erhältlich ist.

Ihr Wurzelstock, den der Fachmann im Spätsommer und Herbst sammelt, enthält Gerbstoffe, Öle, Zucker, Stärke und als Hauptwirkstoffe Filmaron und Filixsäure. Sie lähmen die glatte Muskulatur der Darmwürmer, so daß sie sich nicht mehr mit dem Kopf an der Darmschleimhaut festklammern können und mit dem Stuhl ausgeschieden werden.

Solche Wurmkuren dürfen nur auf ärztliche Verordnung durchgeführt werden. Es ist wichtig, daß der Kopf des Parasiten mit abgeht, sonst war die Kur erfolglos. In diesem Fall muß die Behandlung nach einer Pause von mehreren Wochen wiederholt werden.

Vergiftungserscheinungen äußern sich in erster Linie in Leberschäden, in schwereren Fällen drohen Blindheit, Nerven- und Muskellähmungen, manchmal besteht Lebensgefahr. Man unterstützt die Wurmkur gewöhnlich durch Abführmittel, damit das Gift rasch wieder aus dem Darm ausgeschieden wird.

Wenn der Arzt nichts dagegen einwendet, sollte man zunächst versuchen, die Darmwürmer durch ungiftige Kürbiskerne oder Karotten abzutreiben. Während der Einnahme von Wurmfarn darf Alkohol in keiner Form genossen werden, das könnte zu gefährlichen Nebenwirkungen führen.

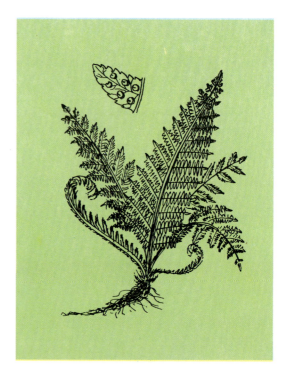

Nicht bewiesen ist, daß Bäder mit Wurmfarn Rheuma und Krampfadern beeinflussen, Selbstversuche ohne ärztliche Erlaubnis sind verboten.

Das Farngewächs erreicht 60–150 cm Höhe. Aus seinen bräunlichen Wurzelstöcken streben die gefiederten Büschel der Farnwedel empor. An ihrer Unterseite sitzen die Sporen, die vom Wind verbreitet werden.

Ysop
(Hyssopus officinalis)

Diese Heilpflanze wurde einst in Klostergärten kultiviert und in erster Linie als Gewürz und wurmtötendes Mittel gebraucht. Blätter ohne Stiele eignen sich getrocknet als aromatische Würze für Suppen, Salate und manche Soßen. Zur Wurmkur stehen uns bessere Drogen zur Verfügung. Statt dessen wird das Kraut inzwischen gegen eine Reihe anderer Gesundheitsstörungen empfohlen.
An erster Stelle zu nennen sind Katarrhe der Verdauungswege mit und ohne Durchfall. Auch Husten, Verschleimung und Entzündung der Atemwege werden günstig beeinflußt. Schließlich soll das Kraut innerlich noch gegen Nachtschweiß (Arzt fragen!) und Schwächezustände helfen und rheumatische Beschwerden lindern.
Äußerlich gebraucht man den Aufguß als Gurgelwasser bei Entzündungen des Zahnfleischs und der Mandeln und zu Umschlägen bei Rheuma. Am Auge (Bad) soll Ysop nur nach ärztlicher Erlaubnis angewendet werden.
Der Aufguß aus 1 Teelöffel Droge auf 1 Tasse Wasser muß 10 Minuten ziehen, die Tagesdosis beträgt 2 Tassen. Zum Gurgeln bereitet man den stärkeren Tee aus 1 Eßlöffel Droge zu und wendet bis 4mal täglich an.
Der Halbstrauch aus der Familie der Lippenblütler wird bis 50 cm hoch. Seine Stengel tragen lanzettförmige, spitze Blätter. Im Hochsommer blüht er weiß, rosarot, blau oder violett. Während der Blütezeit sammelt man Blätter und Blüten. Getrocknet riecht Ysop angenehm aromatisch.
Wirkstoffe sind vor allem seine ätherischen Öle, die vitaminähnlichen Flavone und Gerbstoffe.

Zaunrübe
(Bryonia alba/dioica)

Wir kennen zwei Arten der Zaunrübe, die rotbeerige Bryonia dioica und die schwarzbeerige Bryonia alba. Beide sind sehr giftig und werden deshalb meist nur in Form homöopathischer Verdünnungen gebraucht. In jedem Fall bleibt die Anwendung der Verordnung des Fachmanns vorbehalten. Er muß auch bestimmen, in welcher Dosis man die Droge einnimmt.
Die Heilanzeigen sind für beide Arten gleich: Sie wirken abführend. Als homöopathische Verdünnungen sollen sie aber auch Rheuma und Gicht günstig beeinflussen. Alle anderen Anwendungsgebiete, die den Drogen von der Volksheilkunde noch nachgesagt werden, sollte man vergessen.
Am auffälligsten unterscheiden sich die beiden Pflanzen durch ihre roten und schwarzen Beeren. Aus der weißen Rübenwurzel treiben kantige, weich behaarte Stengel, die 2–3 m Höhe erreichen. Die handförmigen Blätter fühlen sich rauh an. Als Stütze benötigen die rankenden Pflanzen Gebüsche und Hecken, an Ufern kriechen sie auch am Boden entlang. Im Juni und Juli erscheinen ihre traubenförmig angeordneten weißlichen

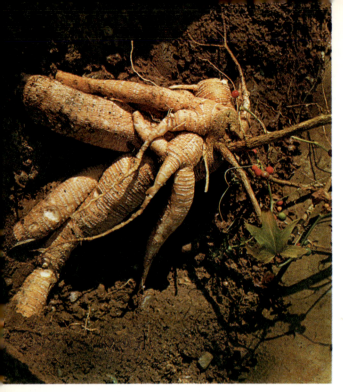

Zaunrübe

oder gelblichen Blüten, aus denen die erbsengroßen Beeren hervorgehen.
Der Fachmann sammelt im September und Oktober die Wurzeln als Drogen.

Zinnkraut
(Equisetum arvense)

Das Zinnkraut gehört zur Familie der Schachtelhalmgewächse und ist auch als *Ackerschachtelhalm* bekannt. Seine volkstümlichen Namen *Kannekraut* und *Scheuerkraut* weisen auf den Gebrauch zum Polieren von Zinnkannen und ähnlichem Hausrat hin.

Zinnkraut enthält als wichtigsten Wirkstoff die Kieselsäure, die in der Pflanzenheilkunde von großer Bedeutung ist. Sie beeinflußt die Elastizität der Gefäßwände günstig, die bei Arterienverkalkung immer verhärtet sind, wirkt harntreibend, schleimlösend, auswurffördernd, entzündungshemmend und regt die Körperabwehr an. Weitere Wirkstoffe sind Saponine, Vitamin C und Bitterstoffe.

Aus der Zusammensetzung der Droge ergeben sich vielfältige Anwendungen. Äußerlich zu Waschungen, Auflagen und Bädern gebraucht, lindert der Ackerschachtelhalm Ekzeme, Geschwüre, eiternde Wunden und das offene Bein (Krampfadergeschwür). Als Gurgelwasser wird der Tee bei Zahnkaries, Entzündungen des Zahnfleischs, der Mund- und Rachenschleimhäute und der Gaumenmandeln empfohlen.

Bei Lungenkrankheiten festigt das Kraut das elastische Lungengewebe und fördert die Vernarbung tuberkulöser Herde. Auch gegen Husten und Verschleimung der Atemwege ist der Ackerschachtelhalm angezeigt. Die harntreibende Wirkung kann bei Blasenleiden, Rheuma, Gicht, Bettnässen und Wassersucht genutzt werden.

Sitzbäder sollen die Unterleibsorgane kräftigen, Vollbäder eignen sich gegen Hautleiden, Rheuma und Gicht.

Nicht vergessen werden darf der günstige Einfluß auf arteriosklerotisch veränderte Blutgefäße. Dazu wird die Droge am besten mit Misteln und Weißdorn gemischt, um bessere Wirkungen zu erzielen.

Man verwendet Abkochungen mit 2–4 g

Kraut auf 1 Tasse Wasser oder den Aufguß mit der gleichen Menge. Täglich sind 2 Tassen erlaubt. Auflagen wechselt man 4mal täglich. Als Badezusatz bereitet man aus 150 g Kraut auf 5 l Wasser den Aufguß zu. Überdosierung kann zu unangenehmen Nebenwirkungen führen, die angegebene Tagesdosis muß daher genau eingehalten werden.

Der Schachtelhalm ist in Europa, Asien, Nordamerika und Afrika verbreitet. Er kommt als Unkraut an Wegen, auf Feldern, Wiesen und in feuchten Wäldern vor. Im Frühjahr erscheinen zunächst nur seine gelblichen, strohähnlichen Halme mit den Blattscheiden und fruchtbaren, keulenförmigen, bräunlichen Ähren. Die Blütezeit dauert von April bis Mai. Erst danach sprießen dann die unfruchtbaren grünen Sommerwedel, die von Juni bis September gesammelt werden. Nur diese Sommertriebe sind zu Heilzwecken geeignet, die Triebe der im Wald wachsenden Pflanze verwendet man grundsätzlich nicht.

Das Kraut erreicht 20–50 cm Höhe. In den Tropen werden manche Schachtelhalmgewächse bis zu 6 m hoch, fossile Schachtelhalmarten erreichten sogar 30 m Höhe.

Zwiebel
(Allium cepa)

Seit vielen Jahrhunderten gilt die Zwiebel nicht nur als fast unentbehrliches Gewürz und Gemüse in der Küche, sondern auch als wertvolles Heilmittel. Was beim verwandten Knoblauch gesagt wurde, gilt zum Teil auch für die Zwiebeln: Dort, wo die Menschen von Kindesbeinen an eine knoblauch- und zwiebelreiche Kost zu sich nehmen, erreichen sie auffallend oft ein hohes Alter in guter Gesundheit. Natürlich bewirken Knoblauch und Zwiebeln das nicht allein, man darf ihren Beitrag dazu aber nicht unterbewerten.

Zeichnungen an Tempelwänden der alten Ägypter beweisen, daß Zwiebeln und Knoblauch in ihren Kulthandlungen eine wichtige Rolle als Opfergaben spielten. Die Römer brachten das wahrscheinlich aus Innerasien stammende Liliengewächs dann nach Mitteleuropa. Zunächst galt es wegen seines intensiven Geruchs als Schutz vor bösem Zauber. Im Laufe der Zeit lehrte die Erfahrung dann ihren Nutzen als Heilmittel gegen die verschiedensten Krankheiten.

Zwiebel

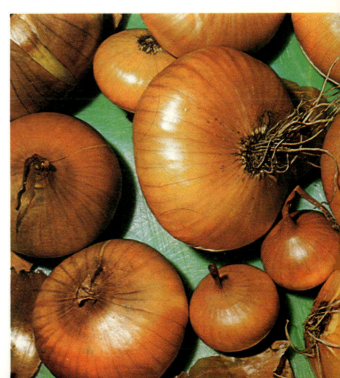

Hauptwirkstoff ist das schwefelhaltige ätherische Öl, das den scharfen, die Augen reizenden Geruch und Geschmack der Zwiebeln ausmacht. Ferner wurden Gerbstoffe, Vitamine, Mineralsalze und Fermente nachgewiesen. Daraus erklären sich die vielfältigen Anwendungsgebiete.

Seit alters schätzt man die desinfizierende, schleimlösende und auswurffördernde Wirkung der Zwiebel bei Katarrhen und Verschleimung der Atemwege mit Husten. Auch Halsentzündungen und Heiserkeit werden günstig beeinflußt. Im Magen-Darm-Bereich wird der Appetit durch Zwiebeln angeregt, die Verdauung gefördert und die Produktion von Gallensaft verstärkt. Blähungen werden verhindert oder ausgetrieben, durch bakterienfeindliche Wirkstoffe reguliert die Zwiebel die Darmflora.

Darüber hinaus wirken Zwiebeln ausgezeichnet auf Herz, Kreislauf und Blut. Sie fördern die Herztätigkeit, normalisieren schonend erhöhte Blutdruckwerte und senken die beim Zuckerkranken gesteigerten Blutzuckerwerte, ohne Insulin völlig ersetzen zu können.

Äußerlich gebraucht man Zwiebelscheiben roh oder gebraten gegen Verbrennungen, Erfrierungen, Frostbeulen, Insektenstiche und zum Halswickel. Auch zur Gelenkpackung bei Rheuma soll die Droge geeignet sein.

Tinktur, Saft und Sirup wird man am besten fertig im Fachhandel kaufen. Der wohlschmeckende Sirup, den Kinder gerne einnehmen, kann aber auch mit Kandiszucker selbst hergestellt werden. Der Fachhandel bietet auch verschiedene empfehlenswerte Weine und Liköre mit Zwiebeln an. Alle fertigen Zubereitungen nimmt man nach Gebrauchsanweisung ein.

Zur Abkochung setzt man 1 zerschnittene Zwiebel auf $^1/_4$ l Wasser an und kocht auf $^1/_8$ l ein, die Tagesdosis beträgt 4 Eßlöffel. Statt dessen kann man aus der gleichen Menge auch einen Kaltauszug zubereiten, der 24 Stunden ziehen muß, oder die Zwiebeln einfach roh essen. Wichtig ist, daß die Kur mindestens 1 Woche dauert, besser mehrere Wochen. Unbedenklich können Zwiebeln auch dauernd angewendet werden.

Umschläge aus gebratenen Zwiebeln werden zu Hals- und Gelenkwickeln empfohlen. Wie die Packung mit rohen Zwiebeln wechselt man sie 4mal täglich.

Mit verschiedenen Arten sind Zwiebeln in Europa, Asien, Amerika und Afrika verbreitet. Aus der mehrschaligen, rotbraunen Zwiebel strebt der Stengel 60–120 cm empor. Die 3–6 Blätter sind rundlich und hohl. Von Juni bis August blüht die Pflanze, nach der Blütezeit werden die reifen Zwiebeln geerntet.

Lexikon der Anwendungsmöglichkeiten bei Krankheiten

Abmagerung

Im Gegensatz zum Übergewicht, das meist Folge kalorienreicher Kost und des verbreiteten Bewegungsmangels ist, muß bei Abmagerung ohne erkennbaren Grund stets an eine ernste innere Krankheit gedacht werden. In Frage kommen zum Beispiel Zuckerkrankheit, Tuberkulose, bösartige Geschwülste, Nierenleiden, Magen-Darm-Erkrankungen, Blutkrankheiten oder Drüsenstörungen (Schilddrüse, Hirnanhangdrüse). Deshalb muß vor jeder Selbstbehandlung der Fachmann konsultiert werden. Nur er kann feststellen, ob eine solche organische Störung Ursache der Abmagerung ist.

Ergibt die Untersuchung keine Anhaltspunkte für innere Krankheiten, ist an seelische Ursachen, falsche, mangelhafte Kost oder Appetitlosigkeit zu denken. Maßnahmen zur Beseitigung des Appetitmangels werden später besprochen. Seelische Störungen bedürfen der Aussprache mit dem Therapeuten, zuweilen auch gezielter Psychotherapie.

Grundlage einer Mastkur, die bis zum Erreichen des Idealgewichts durchzuführen ist, bilden reichlich Milchprodukte, Eier und mageres Fleisch. Gewürze zur Anregung der Verdauung sind unentbehrlich, auf fette Speisen, wie Butter und Sahne, wird man zumindest anfangs verzichten müssen, damit der Patient keinen Widerwillen gegen die Nahrung entwickelt. Kleine, hübsch angerichtete Mahlzeiten, 5- bis 7mal täglich angeboten, sind den üblichen 3 großen Hauptmahlzeiten vorzuziehen.

Sehr gut bewährt hat sich das Frühstück mit 2–3 Eßlöffel Leinöl in 250 g Quark oder ein Müsli mit Leinsamen.

Der Arzt wird im Einzelfall entscheiden, wie die Abmagerung zu behandeln ist. Er kann je nach Ursachen auch eine Antibiotikamastkur mit dem Antibiotikum Aureomycin verordnen, das die Ausnützung der Eiweißstoffe verbessert.

Abszeß

Typisches Kennzeichen des Abszesses ist die wenig schmerzhafte, gerötete, harte Schwellung der Haut. Sie wird verursacht durch Infektion kleiner Wunden mit Eiterbakterien, manchmal werden die Erreger auch mit dem Blut von anderen Entzündungsherden im Körper verschleppt.

Kann der Abszeß nach außen durchbrechen, entleert sich der Eiter, und der Infektionsherd heilt unter Vernarbung ab. Gefährlich wird der Abszeß, wenn er sich keinen Ausgang nach außen verschaffen kann. Dann besteht nämlich die Gefahr, daß er sich ins Körperinnere entleert. Deshalb muß die Behandlung versuchen, den Abszeß zu erweichen. Dazu hat sich die feuchtheiße Auflage mit Bockshornklee oder Leinsamen bestens bewährt. Sie wird 4- bis 6mal täglich erneuert.

Wenn der Abszeß unter dieser Behandlung nicht bald aufbricht, muß der Arzt aufgesucht werden. Meist ist es dann notwendig, die Eiterbeule operativ zu eröffnen. Der Arzt kann aber auch hornhautlösende Zugsalben verordnen, um dem Eiter schmerzlos Abfluß zu schaffen. Zur Selbstbehandlung sind Zugsalben ungeeignet, weil sie in ungünstigen Fällen die Eiterausbreitung im Gewebe noch beschleunigen.

Wer häufig unter Abszessen leidet, sollte nach Rücksprache mit dem Fachmann Haferflocken und reichlich Rohkost essen. Licht und Luft können die Abwehrkraft ebenso wie Sonnenhutspezialitäten stärken und die Krankheitshäufigkeit spürbar reduzieren.

Abwehrschwäche

Die körpereigene Abwehr hat die Aufgabe, selbsttätig auf schädliche Einwirkungen zu reagieren, zum Beispiel auf Unterkühlung einzelner Körperabschnitte, das Eindringen von Krankheitserregern und andere Reize.

Zu den Abwehrmechanismen gehören die Bildung von Abwehrstoffen, Wärmeregulation (Fieber), Schwitzen, Entzündungen, Blutverteilung, Erbrechen und Durchfall. Die meisten akuten Krankheitssymptome sind Zeichen solcher Abwehrreaktionen und dürfen deshalb nicht zu stark gehemmt werden. Zu schwache oder gebremste Abwehr führt häufig zum Übergang ins zwar abgeschwächte, aber chronische Krankheitsstadium.

Es gibt verschiedene Methoden, mit denen die Naturheilkunde die Abwehr wieder in Gang bringt. Hier interessieren nur die Heilpflanzen.

An erster Stelle zu nennen sind Osterluzei und Sonnenhut.

Osterluzei aktiviert die Bildung von Freßzellen, die Erreger unschädlich machen. Man wendet diese Heilpflanze am besten in Form von Dragees aus der Apotheke nach Gebrauchsanweisung an. Vom Tee trinkt man täglich 2 Tassen, Abkochungen können auch äußerlich zu Auflagen gebraucht werden.

Der Sonnenhut wirkt so stark auf die Körperabwehr, daß sich die Körpertemperatur als Zeichen des Wirkungseintritts häufig für kurze Zeit erhöht. Diese Droge wird in Form fertiger Tropfen, Salben und Injektionslösungen nach Gebrauchsanweisung eingenommen.

Ginseng stärkt den gesamten Organismus und wirkt auf diese Weise umstimmend, das heißt, daß er die Selbstheilungskräfte des Organismus fördert. Voraussetzung für den Erfolg ist der kurmäßige Gebrauch von $1/2$–1 g täglich über mindestens 30 Tage.

Schließlich sind noch Alant, Angelika und Wacholder zu nennen. Die Alantwurzel soll nur mit ärztlicher Erlaubnis in fertiger Zubereitung nach Verordnung eingenommen werden. Sie hat sich besonders gut bei Katarrhen der Atem- und Harnwege, äußerlich bei entzündlichen Hauterscheinungen bewährt.

Angelika bietet guten Schutz vor Erkältungskrankheiten und Grippe in Zeiten erhöhter Infektionsgefahr. Allergiker sollen Angelikawurzel nicht einnehmen, da sie gegen Sonnenlicht überempfindlich macht. Wenn der Arzt dennoch Angelika verordnet, muß der Allergiker die Sonne während der Behandlung möglichst meiden. Angelika wird als Kaltauszug oder Abkochung nach der Anweisung auf Seite 9 zubereitet.

Wacholder stärkt allgemein den schwächlichen Organismus und erhöht seine Fähigkeit, schädliche Einflüsse abzuwehren. Verboten ist er bei Nierenkrankheiten, wenn der Arzt nichts anderes verordnet, da er die Nieren stark reizt. Am einfachsten kaut man 4 bis maximal 6 Wochen lang täglich 7–10 Wacholderbeeren.

Afterentzündung

Siehe unter Hautwolf.

Afterjucken

Siehe unter Juckreiz.

Akne

Ausgerechnet im Gesicht treten Mitesser, Pusteln und Knötchen auf, die das Symptombild der Akne bestimmen. Ausgerechnet in der Pubertät, wenn das Selbstvertrauen der jungen Menschen ohnehin schon stark beeinträchtigt ist, beginnt diese häufige Krankheit. Hormonelle Störungen, Stoffwechselveränderungen, unregelmäßiger Stuhlgang, bestimmte Nahrungsmittel und bakterielle Infektionen spielen gemeinsam eine Rolle im Krankheitsgeschehen.

Zwar sind in den Haarbälgen auch beim Gesunden Bakterien vorhanden, beim Aknepatienten aber bauen sie enzymatisch Talg ab. Daraus entwickeln sich entzündliche Erscheinungen. Poren und Talgdrüsenausgänge der Haut verstopfen, der Talg staut sich, von den sackartigen Zysten, die dabei in den Talgdrüsen entstehen, gehen immer neue Entzündungen aus. Im Haarbalg entstehen Mitesser, die sich durch Staub schwärzlich färben. Brechen Fettsäuren aus der Zyste ins Gewebe durch, treten entzündliche Knötchen auf.

Echte *Akne vulgaris* (juvenilis) heilt immer aus. Das ist ein schwacher Trost, denn sie kann über das 30. Lebensjahr hinaus andauern. Ähnliche Hauterscheinungen an anderen Körperstellen ohne Beziehung zur Pubertät entstehen durch Medikamente (Brom, Jod), Staub, Teer, Petroleum, symptomarme Herdinfektionen oder Erkrankungen der Entgiftungs- und Ausscheidungsorgane Leber, Darm und Nieren.

Aknetherapie verlangt vom Patienten viel

Geduld und Selbstdisziplin. Regelmäßige ärztliche Überwachung ist erforderlich, unsachgemäße Selbstbehandlung kann zu entstellender Vernarbung führen.

Im Vordergrund der Behandlung steht peinliche Sauberkeit. Morgens und abends wird das Gesicht mit lauwarmem Wasser und alkalifreier Seife gereinigt, dann reibt man mit alkoholfreiem Kampfer- oder Mentholgesichtswasser nach. Alkoholische Zubereitungen entfetten und reinigen zwar sehr gut, da sie aber stark austrocknen, können Mitesser danach noch schwerer entfernt werden. Zudem reagiert die Haut auf zu starke Entfettung bald mit erneuter, verstärkter Talgproduktion, da Hauttalg für die Gesundheit der Haut unentbehrlich ist. Mit ärztlicher Erlaubnis kann die Haut auch mit reizlosen Tensiden und Syndets gereinigt werden. Sie wirken so gut wie Seife, ihre rückfettenden Bestandteile verhindern zugleich eine zu starke Austrocknung.

Mitesser werden nach Unterweisung durch den Fachmann mit dem Komedonenquetscher (Fachhandel) ausgedrückt. Zuvor wendet man Gesichtsdämpfe mit Kamille, Johanniskraut, Salbei oder Zinnkraut an, die 10–30 Minuten dauern. Eiterpusteln werden vorsichtig mit den Kuppen der Zeigefinger ausgedrückt. Man schützt die Finger durch 2 ausgekochte Leinenläppchen. Zu beachten ist, daß kein Eiter auf die gesunde Haut gelangt und keine Verletzungen durch die Fingernägel entstehen. An nicht eiternden, harten Knoten darf nie gedrückt werden. Abschließend wäscht man das Gesicht mit Kamillenguß nach.

Zur Vorbeugung neuer Infektionen sind Kamillen- und Azulenwaschungen ebenso geeignet wie Sonnenhutsalben. Den häufigen Juckreiz lindert man durch Kleie, deren Schleimstoffe die Haut beruhigen. Kratzen ist zu unterlassen, auch wenn es schwerfällt, um Verletzungen und Verschleppung der Erreger zu vermeiden.

Wirsingkohlblätter entziehen der Haut Schlacken und Giftstoffe und verbessern bald das Erscheinungsbild des Aknekranken. Man entfernt vor Anwendung die harte Mittelrippe der Blätter und zerquetscht sie dann. Danach werden sie vorgewärmt in mehreren Lagen aufgelegt und mit einem Verband befestigt. Morgens und abends, in schwereren Fällen bis zu 4mal täglich, wird diese Packung erneuert.

Gegen graufettige, grobporige Haut trägt man den frischen Saft von Erdbeeren, Gurken, Tomaten oder Zitronen auf, läßt 10–15 Minuten einwirken und wäscht lauwarm ab. Statt dessen legt man auch dünne Erdbeer-, Gurken- oder Tomatenscheiben auf. Zunächst behandelt man in dieser Weise 3 Tage lang ununterbrochen, danach genügt die Packung 1- oder 2mal die Woche.

Bei zu trockener, unterernährter Haut hilft eine Gesichtsmaske, die wie folgt hergestellt wird: je 1 Handvoll Erdbeerblätter, Kamillen-, Lindenblüten, Salbei und zerhackte junge Fichtennadeln mit 1 l Wasser als Aufguß zubereitet, 10 Minuten ziehen lassen und abseihen. Pro Anwendung genügen 5 Eßlöffel des Absuds, die 10 Minuten lang einwirken sollen. Den Rest des Tees kann man einige Tage lang kühl aufbewahren.

Auch Honig, auf die gereinigte Haut aufgestrichen, lindert die Aknesymptome und erfrischt die Haut. Er wird nach dem Trocknen lauwarm abgespült. Nach allen warmen Anwendungen soll kurz kalt abgewaschen werden.

Auflagen und Gesichtsmasken beendet man, indem man sanft ein wenig Walnuß- oder Weizenkeimöl in die Haut einklopft. Es enthält reichlich Vitamin E, das die Hautdurchblutung fördert.

Intern unterstützt man die Aknetherapie durch eine entsprechende Diät, die schwere, stopfende und zu fette Speisen, Zucker, Kochsalz, scharfe Gewürze, Schokolade, Eier und alle Genußmittel meidet. Vitamin-A- und -E-reiche Kost in Form von Karotten, Kresse, Hagebutten, Spinat, Tomaten, Soja- und Keimölen erhöht die Widerstandskraft der Haut und regt ihre Durchblutung an.

Auch Isländisch Moos hat sich zur Aknetherapie gut bewährt.

Zur Entschlackung empfehlen sich vor allem Brennessel-, Löwenzahn- und Selleriesaft aus dem Reformhaus, aber auch alle anderen blutreinigenden Tees. Reichlich frisches Obst, Rohkost, Vollkornbrot, Quark und Buttermilch regulieren den Darm ebenso wie Leinsamen oder Trockenobst.

Fertige Aknespezialitäten sollen, auch wenn sie frei verkäuflich sind, nur mit ärztlicher Erlaubnis gebraucht werden.

Alterserscheinungen

Im volkstümlichen Sinne beginnt das Altern mit auffälligen Veränderungen im Aussehen, Verhalten und in der Leistungsfähigkeit, zum Beispiel schlaffer Haut, Gebrechlichkeit, Vergeßlichkeit, Gereiztheit, depressiver Verstimmung und allgemeiner Verlangsamung. Aus medizinischer Sicht altern einzelne Organe, etwa unser zentrales Nervensystem, aber schon bald nach der Geburt.

Für den Organismus insgesamt bedeutet der Eintritt ins 5. Lebensjahrzehnt Alter, da danach mehr Abbau- als Aufbauprozesse stattfinden. Absterbende Zellen werden nicht mehr durch gleichwertige ersetzt, wodurch die Leistungsfähigkeit vieler Organe nachläßt, die Haut wird dünner und trocken, Haare, Nägel und Knochen werden spröde, in verschiedenen Organen wird Kalk eingelagert.

Man unterscheidet 2 Formen von Alterserscheinungen: Beschwerden durch im Laufe eines Lebens häufig aufgetretene Belastungen und Erkrankungen, zum Beispiel Gelenkabnutzung, Lungenblähung, Bronchitis, Bluthochdruck, Arteriosklerose, Nieren- und Leberleiden sowie Beschwerden infolge verminderter Leistungsfähigkeit des alternden Organismus, insbesondere Herzschwäche, Gedächtnisschwund, Schwerhörigkeit, Sehstörungen und Schwund der Schleimhäute.

Gesunde, vernünftige Lebensführung kann die Alterserscheinungen verzögern, allerdings gibt es bisher noch keinen »Jungbrunnen«, auch wenn manche Arzneimittel gegen das Altern beinahe so angepriesen werden.

Die Behandlung verschiedener Alterskrankheiten, wie Bronchitis, Arteriosklerose und Gelenkbeschwerden, wird später unter dem jeweiligen Stichwort ausführlich besprochen. An dieser Stelle interessieren nur die Möglichkeiten, das Altern hinauszuschieben und die Leistungsfähigkeit und geistige Frische bis ins hohe Alter zu erhalten. Dazu haben sich Ginseng, Knoblauch, die verwandte Zwiebel und Weißdorn ausgezeichnet bewährt. Wichtig ist der kurmäßige Gebrauch über mehrere Monate im Jahr, noch besser dauernd und so früh wie möglich beginnend, ehe die ersten schon spürbaren Beschwerden auftreten.

Unterstützt werden die Heilpflanzen durch fett- und kohlenhydratarme, aber eiweiß- und vitaminreiche Kost, ausreichend Schlaf und Erholung, Gymnastik, Spaziergänge, Sport und sinnvolle Beschäftigung auch nach der Pensionierung.

Mäßiger Genuß von Kaffee und Wein kann, wenn dem keine organischen Krankheiten entgegenstehen (Arzt fragen), empfohlen werden.

Angina pectoris

Die Herzenge entsteht, wenn der Herzmuskel nicht mehr ausreichend mit Blut versorgt wird. Häufigste Ursachen sind Verengungen der Herzkranzgefäße durch nervöse Verkrampfungen oder Arterienverkalkung. Oft besteht zugleich Übergewicht und Bluthochdruck, zuweilen wird Blutarmut nachgewiesen. Die meisten der Patienten sind Raucher. Als Gefäßgift, das zu Verkrampfungen aller Blutgefäße führt, hat Nikotin oft eine verheerende Wirkung.

Typische Kennzeichen des Anfalls sind Schmerz, Enge und Beklemmung in der linken Brust mit Ausstrahlung in den linken Arm. Dauern die Anfälle sehr lange und sind sie mit unerträglichen Schmerzen und Todesangst verbunden, besteht dringender Verdacht auf Herzinfarkt. Allerdings rufen auch nervöse Ursachen zum Teil sehr heftige Anfälle hervor, die an schwerste organische Herzkrankheiten denken lassen. Eine sichere Unterscheidung in funktionelle und organische Anfälle ist nur dem Arzt möglich, der bei allen Herzbeschwerden konsultiert werden muß.

Die Grundbehandlung zielt darauf ab, die Häufigkeit und Schwere der Anfälle zu verringern. Streng verboten ist Nikotin. Seelische Ursachen werden durch autogenes Training oder Psychotherapie beeinflußt. Die Ernährung besteht aus reichlich Rohkost und Pflanzenfetten, tierische Fette sind soweit wie möglich einzuschränken, fette, blähende und schwere Speisen sollen ganz gemieden werden. Meist wird auch eine Reform falscher Lebensgewohnheiten und Verhaltensweisen notwendig. Das autogene Training unter Anleitung des Fachmanns kann diese Lebensänderung wirksam unterstützen. Anspannung und Erholung müssen einander in vernünftigem Rhythmus abwechseln, Dauerstreß und ständige Überlastungen sind zu meiden.

Große Bedeutung kommt der dosierten Bewegung und den verschiedenen Wasseran-

wendungen nach Pfarrer Kneipp zu. Sie werden stets mit dem behandelnden Fachmann abgesprochen, denn falsch durchgeführt verschlimmern sie das Leiden.
Unter den Heilpflanzen ist der Weißdorn hervorzuheben. Bei kurmäßigem Gebrauch lindert er die Beschwerden deutlich, vor allem bei nervösen Ursachen. Er sorgt dafür, daß Krämpfe der Herzkranzgefäße sich lösen und der Herzmuskel besser durchblutet wird. Arnika wird innerlich nur nach ärztlicher Verordnung eingenommen. Akute Anfälle kann man durch in Arnikatee getauchte Herzkompressen lindern.

Angstzustände

Angst ist, wie der Philosoph Martin Heidegger einmal sagte, eine »Grundbefindlichkeit« unserer Existenz. Wir müssen mit ihr leben und dürfen keinesfalls versuchen, sie zu verdrängen, sonst drohen ernste seelische Störungen.
Wenn die Angst so übermächtig wird, daß sie den ganzen Menschen beherrscht, wird eine fachärztliche Behandlung unumgänglich notwendig. Zum Glück sind solche übergroßen Angstzustände relativ selten.
Bei der heute verbreiteten Lebensangst, die zwar noch keine ernste seelische Störung darstellt, aber die Lebensfreude doch schon erheblich beeinträchtigt, haben sich 3 Heilkräuter gut bewährt: Baldrian, Basilikum und Weißdorn. Zwar können sie den Betroffenen ihre Angst nicht nehmen, sie helfen ihnen aber, ohne gesundheitliche Störungen mit ihr fertig zu werden. Angst kann nämlich nicht nur jede Lebenslust rauben, sondern auch zu organischen Beschwerden am Herzen, Kreislauf und Magen führen.
Vorschriften zur Dosierung der Drogen finden sich im I. Teil dieses Lexikons bei der jeweiligen Pflanze.
Wenn die Angst durch Krankheiten, wie Angina pectoris, oder durch Überlastung und Dauerstreß mit begleitenden nervösen Störungen hervorgerufen wird, ist zusätzliche Behandlung dieser Ursachen erforderlich. Helfen die Kräuter nicht bald, muß ein Gespräch mit dem Fachmann die weitere Behandlung erklären.
Depressionen werden häufig von Angstvorstellungen begleitet. In diesem Fall ist die kombinierte Behandlung mit den unter dem Stichwort Depression genannten Kräutern angezeigt.

Appetitlosigkeit

Anhaltende Appetitlosigkeit, vielleicht mit Widerwillen gegen bestimmte Speisen verbunden, legt den Verdacht auf eine organische Krankheit des Verdauungssystems, Blutarmut oder eine bösartige Geschwulst nahe. Ärztliche Untersuchung ist dann immer notwendig. Das gilt ganz besonders beim Widerwillen gegen Fleisch, der Warnzeichen des Magenkrebses sein kann.
Vorübergehende Appetitlosigkeit tritt häufig bei fiebrigen Infektionskrankheiten auf. Sie ist dann als sinnvolle Reaktion des Körpers zu verstehen, der sich gegen weitere Be-

lastungen durch Verdauung der Nahrung wehrt, um sich ganz auf die Abwehr der Krankheitserreger konzentrieren zu können.

In den meisten Fällen entsteht Appetitlosigkeit aus seelischen Ursachen, zum Beispiel Kränkungen, die »auf den Magen schlagen«.

Alle Bittermittel regen die Produktion von Magensäften und damit auch den Appetit an. An erster Stelle zu nennen sind Alant, Anis, Benediktenkraut, Bibernell, Bitterklee, Dill, Dost, Enzian, Fenchel, Kalmus, Koriander, Kümmel, Paprika, Rhabarber, Schafgarbe, Tausendgüldenkraut, Thymian, Wacholder, Wermut und Zwiebeln. Oft genügt es, sie als Gewürz zu den Speisen zu verwenden, um den Appetit zu locken. Manchmal wird man aber auch Tee oder fertige Zubereitungen gebrauchen müssen, deren Herstellung und Dosierung im I. Teil des Lexikons bei den einzelnen Kräutern beschrieben wurde.

Andere appetitanregende Kräuter sind Angelika, Basilikum, Berberitze, Isländisch Moos, Kerbel, Knoblauch, Kreuzblume, Lavendel, Meerrettich, Meisterwurz, Preiselbeere, Quendel, Raute, Rosmarin, Sanddorn, Schnittlauch, Sellerie, Wegwarte und schließlich das Achtel Wein vor den Hauptmahlzeiten am Mittag und Abend.

Für die Ernährung gilt, was schon bei Abmagerung gesagt wurde: nicht zu fett und schwer, appetitlich angerichtet und auf 5–7 kleinere Mahlzeiten am Tage verteilt. Zu Beginn der Therapie können sogar 1 oder 2 Fasttage, an denen nur Kräutertees getrunken werden (750 ccm über den Tag verteilt), angezeigt sein. Nie darf der Patient zum Essen gezwungen werden, das gilt auch für Kinder.

Wenn der Appetit sich nicht bald wieder einstellt, muß der Arzt die Ursache diagnostizieren und eine entsprechende Behandlung einleiten. Seelische Gründe können oft schon durch eine Aussprache mit einem verständnisvollen, vertrauenswürdigen Gesprächspartner behoben werden, manchmal ist Psychotherapie erforderlich.

Arterienverkalkung

Arteriosklerose steht an der Spitze der Todesursachen in allen Industriezivilisationen. Erste Gefäßveränderungen mit Verhärtung und Cholesterineinlagerungen werden heute oft schon mit Beginn des 3. Lebensjahrzehnts bei vielen Patienten nachgewiesen, nach dem 60. Lebensjahr leidet so gut wie jeder zumindest unter arteriosklerotischen Veränderungen der Hauptschlagader (Aorta).

Kennzeichnend für die Gefäßsklerose sind anfallsweise Herzschmerzen, Wadenschmerz beim Gehen, bläulichkalte oder weißliche Hände und Füße infolge der mangelhaften Durchblutung, Kopfschmerz, Konzentrations- und Gedächtnisschwäche, Schwindel, Reizbarkeit, rasche Ermüdbarkeit, Leistungsschwäche und Schlafstörungen. Als Folgen drohen vor allem Herzinfarkt und Schlaganfall, bei Hirnsklerose auch Persönlichkeitsveränderungen bis hin zum Schwachsinn.

Die arteriosklerotischen Gefäßveränderungen können nicht mehr rückgängig gemacht werden, nur den weiteren Verlauf kann man bremsen. Deshalb sind Vorbeugung und rechtzeitige Behandlung ungemein wichtig.

Zunächst gilt es, alle vermeidbaren Risikofaktoren auszuschalten. Dazu gehören dauernde Überanstrengungen, seelische Konflikte, Genußmittelmißbrauch (Nikotin), Bewegungsarmut und zu fette, kalorienreiche Kost. Bluthochdruck und Zuckerkrankheit als weitere wichtige Risiken müssen konsequent, meist lebenslang, unter ständiger ärztlicher Verlaufskontrolle behandelt werden. Leichte Gymnastik, viel Bewegung im Freien und Wasseranwendungen nach ärztlicher Anweisung unterstützen diese Grundbehandlung.

Unter den Heilpflanzen sind Knoblauch, Mistel, Weißdorn und Zinnkraut hervorzuheben. Gute Behandlungserfolge erzielt man aber auch mit Hafer, Ginseng, Artischocken und sogar mit dem alten Hausmittel Lindentee.

Sehr zu empfehlen ist der kurmäßige oder dauernde Gebrauch eines Mischtees aus 3 Teilen Mistel und je 2 Teilen Blasentang, Weißdorn und Zinnkraut, davon 1 Teelöffel je Tasse als Abkochung zubereitet, Tagesdosis 3 Tassen. Im Fachhandel gibt es auch fertige Spezialitäten, zum Beispiel Knoblauch- und Mistelkapseln oder das bessere Kombinationspräparat aus Knoblauch, Mistel und Weißdorn.

Bei Hirngefäßsklerose, an Schlafstörungen, Gereiztheit, Kopfschmerz und anderen nervösen Symptomen zu erkennen, wird man oft zusätzlich beruhigende und stimmungsaufhellende Teemischungen, wie Baldrian, Hopfen und Johanniskraut, einsetzen müssen.

Die Selbstbehandlung ersetzt nicht die regelmäßige Verlaufskontrolle durch den Fachmann, da nur er mögliche Folgekrankheiten rechtzeitig erkennen und zweckmäßig behandeln kann.

Aufstoßen

Das *Rülpsen* ist eine zwar unangenehme, meist aber harmlose Erscheinung. Verursacht wird es durch nervöses Luftschlucken, Genuß blähender Speisen oder durch eine Störung des Öffnungsreflexes zwischen Magen und Speiseröhre im Verlauf einer Magenschleimhautentzündung. Gelangt Magensaft mit dem Luftstrom in die Speiseröhre, dann sprechen wir vom *Sodbrennen*.

Für den Säugling ist das Aufstoßen nach dem Essen lebenswichtig, damit die Luft nicht Nahrung mitreißt, an der er im Schlaf ersticken könnte.

Wer zum Aufstoßen neigt, meide blähende Speisen, frisches Brot, Hefegebäck und scharfe Gewürze. Luftschlucken kann durch Selbstkontrolle, besser durch autogenes Training oder Beruhigungsmittel gelindert werden, wie sie unter dem Stichwort Nervosität beschrieben werden. Die Speisen sollen gut gekaut und eingespeichelt werden, hastiges Essen und Trinken verschlimmert das

Übel. Unter den Heilpflanzen sind Wermut und Pfefferminze zur Behandlung geeignet.

Hartnäckiges Aufstoßen noch Stunden nach dem Essen sollte immer der Fachmann untersuchen.

Augen, überanstrengte

Überanstrengung der Augen durch ungenügende oder zu grelle Beleuchtung, zu langes Lesen und Arbeiten, sehr feine Arbeiten und ähnliche Belastungen äußern sich im charakteristischen Druckgefühl und brennenden Schmerz.

Dagegen hilft nur eines: eine kurze Ruhepause, bei der man die Augen schließt und eine feuchte, kühle Kompresse auflegt, noch besser das kalte Augenbad. Wer die Warnzeichen seiner übermüdeten Augen nicht beachtet, schadet ihnen sehr, vor allem wenn es häufig zur Überanstrengung kommt.

Klingen die Beschwerden nicht nach kurzer Erholung ab, gehen sie vielleicht gar mit Kopfschmerz, Übelkeit, Erbrechen, Nebel- oder Regenbogensehen einher, kann ein akuter Glaukomanfall (Grüner Star) vorliegen, der umgehende fachärztliche Behandlung erfordert, um die Sehkraft zu retten.

Fachärztliche Untersuchung ist bei allen Störungen des Sehvermögens und Druck- oder Schmerzgefühlen am Auge notwendig, die nicht nach kurzer Pause verschwinden oder häufig wiederkehren. Das Augenlicht ist zu wertvoll, als daß man solche Symptome mißachten dürfte. Nicht nur Glaukomanfälle, auch Entzündungen, Geschwüre, Fremdkörper und Gefäßveränderungen können sich dahinter verbergen.

Zum Augenbad bei einfacher Überanstrengung der Augen haben sich Augentrost, Baldrian, Fenchel und Holunder gut bewährt. Der Tee, nach den bei den einzelnen Kräutern angegebenen Vorschriften zubereitet, wird sorgfältig durch ein feines Leinentuch abgeseiht, damit keine Fremdkörper ins Auge gelangen. Gewöhnlich verwendet man ihn kalt. Er wird in eine ausreichend große Waschschüssel gefüllt, das Gesicht eingetaucht und unter Wasser werden die Augen mehrmals geöffnet. Zum Atmen taucht man zwischendurch 2- bis 3mal auf.

Anstelle der Waschschüssel kann man auch eine besondere Augenbadewanne (Fachhandel) verwenden, bei der das Gesicht nicht eingetaucht werden muß.

Mit kaltem Tee getränkte Kompressen werden 10–30 Minuten auf die Augen gelegt.

Augenentzündung

Alle Entzündungen am Auge gehören in ärztliche, oft in fachärztliche Behandlung. Warnzeichen sind Sehstörungen, Schmerzen, Lichtscheu, Tränenfluß, Rötung und Schwellung der Lider oder Verklebungen mit gelblichen Borken. Im weiteren Sinne gehört auch die eitrige Entzündung der Lidranddrüsen, das *Gerstenkorn,* zu den Augenentzündungen und soll ärztlich behandelt werden.

Kompressen und Augenbäder dürfen bei

entzündlichen Erscheinungen nur mit ärztlicher Erlaubnis angewendet werden, meist zur Unterstützung anderer, vom Fachmann verordneter Heilmittel. Außer Augentrost, Baldrian, Fenchel und Holunder, die wir schon bei Überanstrengung der Augen aufführten, haben sich auch Absude mit Eisenkraut, Huflattich, Kamille, Löwenzahn, Schöllkraut, Wegwarte und Ysop bewährt. Der Arzt wird im Einzelfall entscheiden, welche dieser Drogen – wenn überhaupt – zur Behandlung angezeigt ist.

Bäder werden bis zu 4mal täglich durchgeführt, Kompressen wechselt man 4- bis 6mal täglich. Ausnahmsweise kann der Arzt bei Entzündungen auch einmal warme Augenbäder vorschreiben, während sonst nur der kalte Absud erlaubt ist.

Ausfluß

Glasiger oder weißlichtrüber Ausfluß *(Weißfluß)* ist Zeichen der Selbstreinigung der weiblichen Scheide. In der Schwangerschaft, bei Nervosität und Überfunktion der Schilddrüsen tritt er vermehrt auf. Käsiger bis schaumiggrünlicher, verstärkter Ausfluß ist meist Zeichen einer Infektion der Scheide oder Gebärmutter. Bei fleischwasserfarbenem oder blutigem Ausfluß muß immer an eine bösartige Geschwulst der Genitalien gedacht werden, die sofortige ärztliche Untersuchung erfordert. Schließlich kann veränderter Ausfluß noch durch Reizungen der Scheidenschleimhaut, Narben am Muttermund und Fremdkörper (Pessar) entstehen.

Ausfluß, der verstärkt oder in Farbe und Beschaffenheit verändert auftritt, ist in jedem Fall zwingender Anlaß zur fachärztlichen Untersuchung. Verboten, weil meist schädlich, sind Scheidenspülungen mit Wasser oder Desinfektionslösungen, wenn der Arzt sie nicht ausdrücklich verordnet hat. Gewöhlich reinigt sich die Scheide selbst und ihre Bakterienflora schützt vor Infektionen. Spülungen stören den Selbstreinigungsvorgang und können die Keimbesiedelung empfindlich verändern. Deshalb sind Scheidenspülungen nur in wenigen Ausnahmefällen angezeigt.

Es hängt von der ärztlichen Diagnose ab, ob Veränderungen des Ausflusses durch Frauenmantel oder Taubnessel behandelt werden dürfen. Jede Selbstbehandlung ist verboten, damit keine für den Arzt wichtigen Symptome zeitweise verdeckt und ernste Krankheiten dadurch erst zu spät diagnostiziert werden.

Ausschlag

Der allergische Hautausschlag macht sich anfangs durch vereinzelte, bis kirschkerngroße Hautblasen bemerkbar. Sie sind mit wäßrig-klarem Sekret gefüllt. Später können sie, zu kleinen Gruppen angeordnet oder generalisiert über den gesamten Körper ausgebreitet, auftreten. Typisch ist der quälende Juckreiz, der diese Hauterscheinungen begleitet.

Verursacht wird die *Allergie* durch Antikörper, die in den Gewebszellen gebildet werden, sobald der Körper mit einem allergieauslösenden Stoff (Allergen) in Kontakt kommt. Bei dieser Allergen-Antikörper-Reaktion entstehen Reizstoffe wie das Gewebshormon Histamin. Sie führen dann zu den sehr unangenehmen Hauterscheinungen, lösen aber auch Heuschnupfen, Bronchitis und eine Vielzahl anderer Symptome aus.

Allergien können anlagebedingt, also angeboren sein, häufiger werden sie im Laufe des Lebens erworben. Es gibt fast nichts, wogegen ein Mensch nicht allergisch werden kann, angefangen bei Farben, Wachs, Tapeten, Graspollen, Kosmetika, Krebsen und anderen Meerestieren, Erdbeeren und bestimmten Blumen (vor allem Primeln) bis hin zu Metallen, Druck, Licht und Wärme, die zum Glück seltener sind.

Allergische Reaktionen sind zu unterscheiden von gesundheitlichen Schäden durch solche Reizstoffe, auf die jeder Mensch mit Krankheitssymptomen reagiert.

Hautausschläge erfordern immer ärztliche Behandlung. Der Fachmann wird versuchen, im Test die Allergene festzustellen. Dann ist eine gezielte Desensibilisierung möglich, das bedeutet, daß dem Körper kleinste Dosen des zum Arzneimittel aufbereiteten Allergens injiziert werden. So gewöhnt er sich im Laufe der Zeit daran und reagiert schließlich auch auf stärkere Dosen, mit denen er im Alltag konfrontiert wird, nicht mehr überempfindlich.

Bekannte Allergene sollen soweit wie möglich gemieden werden. Ganz ist dies allerdings kaum möglich. Ein Leben in einer Art »Glaskasten«, das allein den Allergiker zuverlässig vor allen Allergenen schützen könnte, wäre nicht mehr lebenswert.

Wenn der Arzt zustimmt, gibt man innerlich zur unterstützenden Behandlung Tees aus Erdrauch und Stiefmütterchen. Äußerlich empfehlen sich Waschungen, Auflagen und Bäder mit Bockshornklee, Haferstroh, Kamillen und Zinnkraut.

Bartflechte

Die *tiefe Bartfleche* beschränkt sich nicht auf das behaarte Gesicht, sondern befällt auch die Kopfhaare. Sie entsteht durch Infektion mit Hautpilzen. Symptomatisch sind die bis kastaniengroßen, schmerzhaften Knoten.

Die *gemeine Bartflechte* dagegen geht einher mit kleinen, geröteten Erhebungen, auf deren Gipfel ein Eiterbläschen sichtbar ist. Verursacht wird sie durch Infektion der Haarbälge und Talgdrüsen der Barthaare, das Rasieren begünstigt durch Verschleppung der Bakterien diese Krankheit.

Vorbeugend wird man die Haut nach jeder Rasur mit einem guten Rasierwasser desinfizieren. Zur Desinfektion sind auch Kamillen- und Thymiantee gut geeignet. Bei leichten Hauterscheinungen genügen Kompressen, Waschungen und Gesichtsdämpfe mit Kamille, Zinnkraut oder Thymian. Schwerere Verlaufsformen, insbesondere die tiefe Bartflechte durch Hautpilze, muß der Arzt durch Antibiotika und gegen Pilzinfektionen gerichtete Antimykotika behandeln.

Basedowsche Krankheit

Den Basedowkranken erkennt auch der Laie einfach an seinen Glotzaugen, dem ängstlichen, gehetzten Gesichtsausdruck und dem Zittern seiner Hände. Der Patient magert stark ab, wirkt matt und erschöpft, leidet unter ständigem Durchfall und Schweißausbrüchen. Meist ist der Herzmuskel schwer geschädigt. Der Pulsschlag steigert sich auf über 100 in der Minute, die Körpertemperatur erhöht sich auf über 38 Grad.

Der echte Morbus Basedow ist relativ selten und beginnt plötzlich mit schweren Gesundheitsstörungen. Hervorgerufen wird das Leiden durch eine starke Überproduktion des Schilddrüsenhormons. Meist geht sie auf den Einfluß der Hirnanhangdrüse zurück, die ja das oberste Steuerungszentrum aller Hormondrüsen bildet. Die eigentlichen Ursachen der Krankheit sind bis heute unbekannt. Sie beginnt meist in der Pubertät oder in den Wechseljahren und tritt bevorzugt bei Frauen auf.

Zur Behandlung der Basedowschen Krankheit kann die Pflanzenheilkunde nur wenig beitragen. Am besten entfernt man die Schilddrüse operativ. Diese Operation erfordert meist wochenlange Vorbereitung, da der Herzschaden den Eingriff lebensgefährlich komplizieren kann. Jodhaltige Arzneimittel lindern die Beschwerden nur vorübergehend, nach kurzer Zeit schon droht ein schwerer Rückfall. Deshalb muß die kurze Phase der Besserung während der Jodtherapie unbedingt zur Operation genutzt werden. Wenn keine Operation möglich ist, darf auch kein Jod verabreicht werden.

Jede Selbstbehandlung ist strikt untersagt. Mit ärztlicher Erlaubnis darf der jodreiche Blasentang eingenommen werden, Dosierung und Dauer der Anwendung bestimmt der Arzt.

Wenn keine Operation möglich ist, können auch Bestrahlungen der Schilddrüse oder der Hirnanhangdrüse die Beschwerden lindern. Dabei kommt es zur Vernarbung und Verwachsung der Schilddrüse, die eine spätere Operation unmöglich machen. Deshalb sind Bestrahlungen immer nur der letzte Ausweg.

Auch leichtere Überfunktionen der Schilddrüse (siehe auch bei Kropf) können mit ärztlicher Zustimmung und nach Anweisung durch Blasentang behandelt werden.

Bechterewsche Krankheit

Siehe Knochenerkrankungen.

Bettnässen

Normalerweise spüren wir auch im Schlaf den Harndrang. Ab dem 3. Lebensjahr sollten Kinder das Harnlassen auch im Schlaf willentlich beherrschen können. Ist dies nicht der Fall, liegen dem Bettnässen häufig Erziehungsfehler, wie zu geringe Beachtung des Kindes oder zu strenge Erziehung, zugrunde.

Auch im späteren Leben kann es zum Bettnässen kommen, teils aus seelischen Ursachen, teils durch Mißbildungen der Harnwege, der Wirbelsäule oder bei Blasenkatarrhen. Im höheren Alter geht nicht selten die Kontrolle über den Harndrang verloren.

Ärztliche Diagnose der Ursachen ist unbedingt erforderlich. Beim kindlichen Bettnässen ohne organische Gründe hat sich das autogene Training und eine klärende Aussprache des Arztes mit den Eltern bewährt, genügt dies nicht, muß an Psychotherapie (Familientherapie) und Erziehungsberatung gedacht werden.

Ohne Rücksicht auf die Ursachen wird dem Patienten eine reiz- und flüssigkeitsarme Kost verabreicht, die man mit dem Fachmann bespricht. Spätestens ab 16 Uhr darf keine Flüssigkeit mehr aufgenommen werden. Wenn das Bettnässen nicht schon dadurch behoben wird, muß in der Nacht zu festen Zeiten zum Harnlassen geweckt werden.

Unterstützend gibt man Kräutertee oder fertige Zubereitungen aus Bärentraube, Eiche, Johanniskraut, Pappel und Zinnkraut.

Alle vorbeugenden Maßnahmen ersetzen natürlich nicht die Therapie körperlicher oder seelischer Ursachen, die Aufgabe des Fachmanns ist, überbrücken aber die Zeit bis zur Wirkung solcher gezielten Maßnahmen. Immer falsch sind Strafen und Spott, die das Übel meist verschlimmern oder andere Symptome provozieren.

Bindegewebsentzündung

Die Binde- oder *Zellgewebsentzündung*, auch als *Phlegmone* bekannt, äußert sich in geröteten, schmerzhaften Schwellungen und Störungen des Allgemeinbefindens mit Fieber, Kopfschmerz und Mattigkeit. Verursacht werden sie durch bakterielle Infektionen. Lokal begrenzte Entzündungen dieser Art wurden schon als Abszesse besprochen.

Die Erreger dringen durch kleinste Risse und Wunden der Haut ins Gewebe vor. Im weiteren Verlauf der Entzündung können auf der Haut Eiterbläschen erscheinen und die Eiterung kann gleichzeitig in die Tiefe vordringen. Bald erscheint auch der rote Streifen auf der Haut als Zeichen einer Lymphgefäßentzündung, die zu den Lymphknoten fortschreitet und diese schmerzhaft anschwellen läßt.

Fehlen die meist heftigen Schmerzen, dann besteht die Gefahr, daß das betroffene Gewebe gefühllos wird und die Entzündung in den gefürchteten *Brand* übergeht, die Zellen also absterben. Das andere große Risiko einer Bindegewebsentzündung ist der Durchbruch von Eitererregern in die Blutbahn, der zur Blutvergiftung (Sepsis) führt.

Immer erfordert die Bindegewebsentzündung fachmännischen Rat, um die schlimmstenfalls tödlichen Gefahren auszuschalten. Bei Eiterungen ist meist operative Eröffnung notwendig. Antibiotika, rechtzeitig verabreicht, können den Krankheitsverlauf bedeutend verkürzen und von vornherein die genannten Risiken vermindern.

Ärztliche Maßnahmen werden durch Auflegen mit Bockshornklee oder Zinnkraut unterstützt, wenn der behandelnde Fachmann nichts dagegen einwendet.

Bindehautentzündung

Siehe Augenentzündung.

Blähungen

Die sehr unangenehmen Blähungen entstehen aus unterschiedlichen Gründen. Am bekanntesten ist sicher die Wirkung blähender Speisen, wie Kohl, Linsen und ähnlichen. Sie enthalten seifenähnlich aufschäumende Saponine, die im Darm die Gase in Blasen binden, so daß sie nicht durch die Darmwand entweichen oder nach außen abgetrieben werden können. Auch Verkrampfungen der Verdauungswege verhindern den Abgang von Darmgasen. Häufig stellt man mangelnde Produktion von Verdauungssäften fest. Dadurch beginnt der Speisebrei im Darm zu schäumen und zu gären, wie nach dem Genuß blähender Speisen werden die Gase in Blasen gebunden.

Häufigste Ursache der Blähungen ist aber das nervöse Luftschlucken, verbunden mit nervösen Eigenbewegungen der Speiseröhre, die zusätzlich Luft in den Magen pumpen. Zwar ist Luftschlucken normal, weil die Verdauungsorgane auch nüchtern eine gewisse Füllung benötigen, um ihre Spannung (Tonus) aufrechtzuerhalten. Der Nervöse schluckt aber zuviel Luft und leidet deshalb unter schmerzhaften Verkrampfungen der Speiseröhre unter dem Brustbein, Kloßgefühl im Hals und Blähsuchtanfällen mit schmerzhaft aufgetriebenem Leib. Lungen und Herz werden dabei so stark nach oben gedrängt, daß Herzanfälle und Atemnot (Roemheldscher Symptomenkomplex) auftreten können.

Lebensgefährlich ist die plötzliche Gasbildung im Leib bei völliger Wind- und Stuhlverhaltung, die den *Darmverschluß* kennzeichnet. Sie erfordert gewöhnlich sofortige Operation.

Nerventees, wie sie im Kapitel Nervosität besprochen werden, autogenes Training, je nach Ursachen auch Psychotherapie, verringern das nervöse Luftschlucken.

Reicht das nicht aus oder liegen andere Ursachen vor, behandelt man mit Kräutertees, die nicht nur Blähungen abtreiben, sondern gleichzeitig Krämpfe lösen und die Produktion von Verdauungssäften anregen.

Dazu gehören fast alle Würzkräuter. An erster Stelle zu nennen sind Anis, Basilikum, Dill, Fenchel, Kalmus, Kümmel, Majoran, Pfefferminze, Wermut und Zwiebeln. Auch mit Angelika, Benediktenkraut, Bohnenkraut, Gänsefingerkraut, Kamille, Knoblauch, Koriander, Lavendel, Linde, Muskat, Paprika, Piment, Rettich, Rosmarin, Thymian und Wacholder können die quälenden Beschwerden gut gelindert werden.

Empfehlenswerte Teemischungen bestehen aus Fenchel, Kümmel und Anis oder Fenchel, Kamille, Kümmel und Pfefferminze. Die Zubereitung erfolgt als Aufguß mit 1

Teelöffel der Mischung je Tasse, der Tee soll 10–20 Minuten ziehen.

Den akuten Blähsuchtanfall lindert die Abkochung aus Fenchel und Kümmel in heißer Milch (1 Teelöffel pro Tasse) oder Kümmelöl (8 Tropfen) in 1 Tasse heißem Wasser.

Wer häufig unter Blähungen leidet, muß den Arzt aufsuchen, damit die genauen Ursachen behandelt werden.

Blasenkatarrh

Entzündungen der Blasenschleimhaut werden oft verharmlost und unzureichend oder überhaupt nicht behandelt. Dann droht der Übergang ins chronische Stadium oder gar die Verschleppung von Erregern in die Nieren, eine unter Umständen lebensgefährliche Komplikation. Deshalb erfordert der Blasenkatarrh immer ärztliche Überwachung.

Symptomatisch für die meist durch Eitererreger erzeugten Entzündungen sind häufiger Harndrang. Schmerzen beim Urinieren, die gegen Ende des Wasserlassens zunehmen, Brennen in der Harnröhre und trüber oder blutiger Urin. Kopfschmerz und allgemeine Mattigkeit beeinträchtigen das Allgemeinbefinden, der Appetit ist vermindert, die Zunge belegt, unter den Augen fallen die tiefen Ringe auf.

Harntreibende und desinfizierende Kräutertees sind in leichteren Fällen zur Alleinbehandlung ausreichend. Besonders bewährt haben sich Bärentraube, Birke, Hauhechel, Heckenrose, Kamille, Odermennig, Petersilie, Sellerie, Weide und Zinnkraut. Wacholderbeeren können in manchen Fällen angezeigt sein, das kann nur der Fachmann entscheiden.

In anderen Fällen genügen Kräutertees nicht und werden dann gerne zur unterstützenden Therapie eingesetzt. Meist wird der Arzt verschiedene Antibiotika und Desinfektionsmittel verordnen, damit die Erreger sich nicht daran gewöhnen und überleben können. Die Behandlungsdauer beträgt oft bis zu 3 Monaten, in Ausnahmefällen sogar Jahre.

Neben den genannten Heilpflanzen werden zur Therapieunterstützung noch Alant, Apfelmost und Apfelwein, Berberitze, Bitterklee, Bittersüß, Bohnen, Bruchkraut, Ehrenpreis, Eibisch, Erdbeeren, Ginster, Goldrute, Liebstöckel, Löwenzahn, Lungenkraut, Pappel, Preiselbeere, Quecke, Rainfarn, Salbei, Schafgarbe, Schlehe, Spitzwegerich, bestimmte Weine und der Wiesengeißbart empfohlen.

Darüber hinaus ist eine Diät einzuhalten, die vor allem Bier, Kaffee, schwarzen Tee und andere Alkoholika außer einigen Weinen (Arzt fragen), schleimhautreizende Gewürze und säurereiche Nahrungsmittel, wie Essig, Zitronen, Orangen, Senf, Pfeffer, Zwiebeln, meidet.

Wenn es im Verlauf der Blasenentzündung zu Kreuzschmerzen kommt, hat sich der Katarrh über die Harnleiter ins Nierenbecken fortgesetzt. Der behandelnde Arzt muß von dieser Komplikation so schnell wie möglich unterrichtet werden.

Bleichsucht

Als Bleichsucht bezeichnet man eine Sonderform der Blutarmut, die früher bei jungen Mädchen sehr häufig auftrat. Der wachsende Organismus benötigt mehr Eisen als der erwachsene. Dieser Bedarf wird mit der Nahrung oft nicht vollständig gedeckt. Die ersten Monatsblutungen junger Mädchen verschlimmern den Mangelzustand noch.

Symptomatisch sind Blässe, Leistungsschwäche, Müdigkeit, behinderter Schlaf, spröde Haut, Haare und Nägel, Stuhlverstopfung, Herzschmerzen, Entzündungen der Magenschleimhäute, veränderter Ausfluß und schmerzhafte Menstruation. Unzweckmäßige Ernährung verschlechtert den Zustand weiter.

Vorbeugend gibt man reichlich Rohkost und viel Spinat, Brennesseln, Möhren und Sauerampfer (Vorsicht!). Der Arzt wird zusätzlich Eisenpräparate verordnen, in schweren Fällen kann er Eisen injizieren.

Zusätzlich werden Tees mit Andorn, Angelika, Benediktenkraut, Huflattich, Tausendgüldenkraut, Tormentill und Wermut sowie Brennessel-, Löwenzahn- und Möhrensäfte empfohlen.

Blutarmut

Sichere Diagnose der *Anämie* ist nur dem Fachmann möglich, nachdem er ein Blutbild angefertigt hat. Blasse Haut kann, muß aber nicht immer auf Blutarmut hinweisen. Verminderte Leistungsfähigkeit, Appetitmangel, kalte Hände und Füße, Kopfschmerz, Schwindel und Abmagerung legen den Verdacht auf Anämie nahe. In jedem Fall ist ärztliche Untersuchung und Überwachung des Krankheitsverlaufs erforderlich.

Als Blutarmut bezeichnet man eine Verringerung der roten Blutkörperchen und des Blutfarbstoffgehalts. Sie kann durch dauernde geringe oder plötzliche große Blutverluste, durch erhöhten Abbau oder verstärkte Zerstörung roter Blutkörperchen, verminderte Neubildung von Erythrozyten, falsche Ernährung und Lebensweise oder chronische Magenkrankheiten mit ungenügender Verwertung der Nahrung hervorgerufen werden. Der Fachmann wird die Ursachen aufklären, nach denen sich die Therapie richtet.

Schwere Fälle von Anämie verlangen Behandlung mit verschiedenen Injektionslösungen, Vitamin B_{12} und Leberpräparaten. In weniger gravierenden Fällen können Tabletten und eine entsprechende Ernährung ausreichen. Wichtig ist die Rohkost mit roter Bete, Spinat, Karotten, Sauerampfer, Löwenzahn und Brennesseln. Die Volksheilkunde empfiehlt auch halbrohe Leber und frische, ungewürzte Blutwurst. Sonnen- und Luftbäder regen die Blutbildung an.

Außer den schon genannten Heilpflanzen haben sich Hafer, Lauch, Tausendgüldenkraut, Traubensaft, Wacholder und Wermut gut bewährt. Eichentee und Enzian sind vor allem bei Blutarmut infolge von Magenleiden angezeigt, wenn der Arzt nichts dagegen einwendet. Schließlich sind noch Eisenkraut, Königskerze, Schafgarbe und die

Ginsengwurzel zur unterstützenden Therapie zu nennen.

Blutbrechen

Erbrochenes rotes Blut stammt meist aus Krampfadern der Speiseröhre, wie sie bei Leberzirrhose entstehen, oder aus den Atemwegen. Werden dagegen bräunlichschwarze, kaffeesatzähnliche Massen erbrochen, dann liegt der Blutungsherd im Magen selbst (Geschwür, Geschwulst), oder es wurde Blut aus dem Nasen-Rachen-Raum zunächst verschluckt, vom Magensaft zersetzt und dann durch die Speiseröhre wieder ausgeschieden.
Der Patient soll flach und möglichst ruhig liegen, bis der Arzt eintrifft. Er wird die Ursachen diagnostizieren und entsprechend behandeln. Zur Soforthilfe flößt man dem Kranken eine Abkochung aus Eichenrinde oder Tormentillwurzel ein, die er schluckweise kalt trinken muß. Wegen der Erstickungsgefahr darf der Tee aber nur verabreicht werden, wenn keine Bewußtseinstrübung vorliegt.

Bluterguß

Hämatome entstehen durch stumpfe Gewalteinwirkung, bei der Blutgefäße beschädigt werden, ohne daß es zu offenen Verletzungen kommt, oder durch Brüchigkeit und erhöhte Durchlässigkeit der Gefäßwände, wie sie bei Arteriosklerose vorliegt. Häufige Blutergüsse deuten schließlich auch auf eine Gerinnungsstörung (Bluterkrankheit) hin. Durch Abbau des Blutfarbstoffs färbt sich der zunächst bläuliche Erguß grünlich und gelb, bis er vom Gewebe vollends aufgesaugt wird.
Selbstbehandlung ist nur bei offensichtlich harmlosen Blutergüssen nach einfachen Verletzungen erlaubt. Bewährt haben sich dazu Kompressen, die in Arnika-, Lavendel-, Melissen- oder Tormentilltee getaucht wurden, der Kartoffelbreisack oder eine Salbe mit Roßkastanienextrakt. Sie unterstützen auch in andern Fällen die Abheilung des Ergusses, dann ist aber fachmännische Diagnose und zusätzliche Therapie der Ursachen erforderlich.
Hämatome bei Knochenbrüchen fördern die Vernarbung der Bruchstellen, in allen andern Fällen ist der Erguß ohne heilende Wirkung. Blutergüsse in Körperhöhlen oder Gelenken wird der Arzt oft punktieren müssen, ehe sie innere Organe beengen oder die Gelenkkapseln überdehnen und das Gelenk verkleben.

Blutharnen

Blutharnen ist immer ein ernstes Symptom und muß ärztlich untersucht werden, auch wenn die Blutbeimischung nur einmal auftritt. Zur Diagnose muß der Arzt wissen, ob der Urin gleichmäßig blutig war oder ob die Blutung zu Beginn oder erst gegen Ende des Wasserlassens auftrat. Nieren- und Harnleitererkrankungen machen sich durch gleich-

mäßig blutigen Urin bemerkbar, bei Verletzungen der Harnröhre tritt Blutharnen gewöhnlich gleich zu Beginn des Urinierens auf, bei Blasenkatarrhen erst gegen Ende.
Die Behandlung ist Aufgabe des Fachmanns und richtet sich nach den Ursachen. Zur Soforthilfe hat sich besonders die Tormentillabkochung bewährt. Auch eine Teemischung aus 3 Teilen Tormentill und je 2 Teilen Brennessel und Bärentraube, mit 1 Teelöffel auf 1 Tasse einige Minuten gekocht, kann den Blutabgang stillen.

Bluthochdruck

Erhöhte Blutdruckwerte sind zu einer Zivilisationsseuche geworden. Die Krankheit ist wegen ihres symptomarmen Verlaufs und der drohenden Komplikationen besonders heimtückisch. Deshalb gehört die Messung des Blutdrucks zur Routineuntersuchung bei jedem Arztbesuch. Wer ein übriges zur Gesundheit und Vorsorge tun will, kann den Blutdruck selbst regelmäßig kontrollieren, um bei Abweichungen von der Norm den Arzt rechtzeitig aufzusuchen.
Der optimale Blutdruckwert in der Oberarmarterie liegt bei 120/80 mm/Hg. Mit zunehmendem Alter erhöhen sich diese Werte bei den meisten Menschen.
Im 1. Stadium des Hochdrucks treten gelegentlich Kopfschmerzen und Schwindelanfälle auf, die Hauptgefäße können stark erweitert sein (rotes Gesicht), die Atmung ist kurz. Unbehandelt werden bald die Nieren in Mitleidenschaft gezogen. Sie sondern eine Substanz ab, die zur Verkrampfung der Blutgefäße führt. Als Folge verringert sich die Durchblutung, und die Haut wird blaß. Schwindel und Kopfschmerz treten jetzt häufiger auf, hinzu kommen rasche Ermüdung, Leistungsschwäche, Gedächtnis- und Konzentrationsstörungen und Ohrensausen. Das dauernd überlastete Herz reagiert mit ersten Schwächeerscheinungen, die sich in Knöchelschwellungen am Abend, Kurzatmigkeit, nächtlichem Harndrang bei verringertem Harnlassen am Tag, beschleunigtem Herzschlag, der sich in Ruhe nur langsam wieder normalisiert, und bläulichen Lippen äußern.
Häufigste Ursachen sind dauernde Überbeanspruchung (Streß), verdrängte Konflikte, Aufregungen, Reizüberflutung am Arbeitsplatz und in der Freizeit, Nikotinmißbrauch, Bewegungsmangel und Übergewicht durch zu kalorienreiche Kost, vorwiegend also nervös-seelische Störungen oder Fehler in der Lebensweise.
Als organische Ursachen sind Nierenleiden, chronische Infektionen an Zähnen, Mandeln, Nasennebenhöhlen und Gallenblase und hormonelle Veränderungen in der Pubertät und während der Wechseljahre zu nennen. Arterienverkalkung als Ursache des Bluthochdrucks ist heute sehr umstritten, weil viele Untersuchungsergebnisse darauf hinweisen, daß der Bluthochdruck erst die Arteriosklerose begünstigt.
Zur erfolgreichen Behandlung der Hypertonie ist meist eine tiefgreifende Reform der Lebens- und Ernährungsgewohnheiten erforderlich. Das Leben muß im natürlichen

Wechsel von Anspannung und Erholung verlaufen, die Diät ist salz- und gewürzarm, enthält reichlich Rohkost und soll das häufige Übergewicht schonend normalisieren. Streng verboten ist Nikotin als Gefäßgift, das zur Verkrampfung der Adern führt, über den mäßigen Genuß von Kaffee und Alkohol wird der Arzt entscheiden, mit dem ohnehin alle Maßnahmen abgesprochen werden müssen.
Bei überwiegend seelischen und vegetativen Ursachen können Atemgymnastik und autogenes Training nach Anweisung des Fachmanns den Blutdruck regulieren. Konflikte, die ungelöst verdrängt wurden und aus dem Unterbewußten weiteren Schaden anrichten, erfordern oft psychotherapeutische Maßnahmen.
Unterstützend gibt man bei vegetativen Ursachen die unter dem Stichwort Nervosität genannten Kräutertees, welche die Blutgefäße entspannen und erweitern.
Spezielle Heilpflanzen gegen Hypertonie stehen uns in Knoblauch, Mistel, Rosmarin, Weißdorn und Zwiebeln zur Verfügung. Auch Ginseng und der Schnittlauch regulieren schonend erhöhte Blutdruckwerte. Die indische Schlangenwurzel (Rauwolfia serpentina) wird nur nach ärztlicher Verordnung angewendet.
Äpfel gebraucht man zusammen mit Reis und Zucker zu entlastenden, entwässernden Diättagen. Für den Hausgebrauch wird zu 1 Apfel-Reis-Tag wöchentlich geraten, an dem man über den Tag verteilt 1 kg gekochte Äpfel, 300 g gekochten Reis und 100–150 g Zucker ißt. Die 3wöchige Apfel-Reis-Kur bleibt ärztlicher Verordnung und laufender Kontrolle zur Vermeidung von Nebenwirkungen überlassen.

Bluthusten

Ausgehustetes Blut ist hellrot-schaumig, da es mit Schleim und Luft aus den tieferen Teilen des Atmungssystems stammt. Immer besteht Verdacht auf bösartige Geschwülste, chronisch-eitrige oder tuberkulöse Krankheitsprozesse. Manchmal stammt das Blut aber auch aus dem Nasen-Rachen-Raum. Es empfiehlt sich, den blutigen Auswurf auf ein Glas- oder Porzellanplättchen auszustreichen und dem Arzt zur Untersuchung vorzulegen.
Wenn mit einem plötzlichen Hustenstoß reichlich Blut aus dem Mund strömt, spricht man vom Blutsturz. Er entsteht durch Reißen eines größeren Gefäßes des Kehlkopfs, der Speiseröhre, Lungen oder des Magens.
Bei blutigem Auswurf wird der Arzt sobald wie möglich aufgesucht. Patienten, die einen Blutsturz erlitten, müssen mit leicht erhöhtem Oberkörper völlig ruhig liegen und erhalten eine Eisblase auf die Brust, bis der Arzt eintrifft. Zur Soforthilfe kann man in beiden Fällen Eichen- oder Lungenkrauttee verabreichen, vorausgesetzt, daß der Kranke bei vollem Bewußtsein ist.

Blutreinigung

Blutreinigungskuren führt man traditionell

im Frühjahr durch. Als Folge der vitalstoffärmeren Kost und des Bewegungsmangels während der kalten Jahreszeit haben sich reichlich Schlacken in den Geweben angehäuft und Mangelerscheinungen treten auf, die der Volksmund als *Frühjahrsmüdigkeit* bezeichnet.

Zwei Aufgaben hat die Frühjahrskur: Ausscheidung von Schlacken und Zufuhr von Vitaminen, Mineralsalzen und Spurenelementen. Außerdem soll der »Winterspeck« abgebaut werden.

Die Liste der Heilpflanzen, die geeignet sind, ist sehr lang. Deshalb sollen hier nur die bewährtesten aufgeführt werden, nämlich rote Bete, Bibernell, Birke, Brennessel, Brunnenkresse, Erdbeere, Gurke, Heckenrose, Holunder, Kerbel, Klette, Löwenzahn, Sauerampfer, Sellerie, Taubnessel, Wacholder (Vorsicht) und Wegwarte. Man trinkt davon 4 Wochen lang täglich etwa 2–3 Tassen Tee.

Ausgezeichnet wirksam ist die 9-Tages-Kur, bei der man je 3 Tage lang Brennessel-, Löwenzahn- und Selleriesaft einnimmt, morgens 2 Eßlöffel, mittags und abends je 1 Eßlöffel in der 6fachen Menge Wasser $1/2$ Stunde vor den Mahlzeiten.

Als Badezusätze werden Fichtennadeln, Kalmus, Melisse und Rosmarin empfohlen.

Unterstützt wird die Kur durch eine fett-, zucker- und fleischarme Diät, welche die Bildung neuer Schlacken vermindert, das Gewicht normalisiert und den Organismus förmlich mit Vitalstoffen überschwemmt. Auf Weißmehlprodukte, Zucker, Alkohol und Räucherwaren soll während der Kur ganz verzichtet werden. Morgens nimmt man anstelle von Brot ein Bircher-Müsli (Zubereitung siehe bei Hafer). An einem Tag der Woche ißt man nur Pellkartoffeln mit reichlich Salaten, zum Beispiel Brennessel, Gurke, Karotte, Kresse, Löwenzahn, roten Rüben und Sauerkraut, oder trinkt nur 750 ccm Kräutertees oder Obst- und Gemüsesäfte, in mehreren Portionen über den Tag verteilt. Berufstätige werden dazu am besten das freie Wochenende wählen.

Ergänzend bewegt man sich täglich mindestens 1 Stunde lang im Freien und treibt morgens unter geöffnetem Fenster 10 Minuten Gymnastik, die mit einer Bürstenmassage der Haut (herzwärts) beendet wird. Die durch trockene Luft, Lichtmangel und schwere Kleidung im Winter strapazierte Haut muß jetzt besonders gepflegt werden (siehe Hautpflege).

Blutungen

Siehe Wunde.

Blutunterdruck

Die Symptome des zu geringen Blutdrucks ähneln denen des Hochdrucks: Schwindel, Kopfschmerz, rasche Ermüdung, Leistungsschwäche, Neigung zur Ohnmacht. Charakteristisch ist die Besserung der Beschwerden im Liegen. Hier wird deutlich, daß das Säugetier Mensch die Entwicklungsphase, in der es sich zum geraden Gang aufrichtete, bis heute noch nicht ganz bewältigt hat.

Im Gegensatz zu den Beschwerden des Hochdruckpatienten sind die Symptome der Hypotonie zwar unangenehm, aber ungefährlich. Durch die Schonung von Herz und Kreislauf hat der Hypotoniker eine überdurchschnittlich hohe Lebenserwartung.

Die Therapie des arteriellen Unterdrucks (unter 100 mm/Hg systolisch) ist meist schwierig. Oft ist die Neigung angeboren, also nicht krankhaft, und kann kaum nachhaltig beeinflußt werden. Andere Ursachen sind hormonelle und nervöse Regulationsstörungen, seelische Belastungen, Aufregung, unzulängliche Ernährung, Blutarmut und allgemeine Schwäche und Erschöpfung.

Im Vordergrund der Therapie stehen Gymnastik, Wasseranwendungen, Bürstenmassage und autogenes Training nach ärztlicher Anleitung. Auch mäßiger Kaffee- oder Sektgenuß ist zur Kreislaufanregung erlaubt, wenn dem keine anderen Krankheiten entgegenstehen.

An Heilpflanzen zu nennen sind Ginseng, Ginster und die auch zur Hochdrucktherapie geeigneten Knoblauch-, Mistel- und Weißdornzubereitungen. Schließlich wirkt auch das Rosmarinbad zufriedenstellend auf den Kreislauf.

Brechdurchfall

Siehe Darmkatarrh.

Bronchialasthma

Asthmaanfälle gehen einher mit ziehender Einatmung und stark behinderter, pfeifender Ausatmung. Die Patienten leiden unter quälendem Lufthunger. Weitere Symptome sind bläuliche Lippen, kalte Hände und Füße, Schwitzen und heftiger Husten mit glasigem, zähem Schleim, der erst gegen Ende des Anfalles oder danach auftritt. Da Bronchialasthma zu den allergischen Krankheiten zählt, findet man in der Krankheitsvorgeschichte häufig andere Allergien, insbesondere Heuschnupfen und Ekzem.

Es gibt unzählige Substanzen, die eine Allergie mit Asthmaanfall provozieren können. Am häufigsten werden in Tests Blütenpollen, Schimmelpilze, Staub, Hausstaubmilben, Federn, Mehl und Farben nachgewiesen. Im Verlauf des Leidens reagieren viele Patienten auch auf seelische Belastungen mit Anfällen, die eigentlichen Ursachen sind dann meist nicht mehr festzustellen.

Sicherste Form der Therapie ist die Desensibilisierung. Dabei werden dem Asthmatiker kleinste Dosen der allergieauslösenden Stoffe injiziert. Sein Organismus gewöhnt sich allmählich daran und reagiert dann nicht mehr überempfindlich. Allerdings setzt dies voraus, daß die Allergene im Test einwandfrei nachgewiesen werden konnten.

Gelingt dies nicht, dann bleibt nur die Beeinflussung der Symptome oder ein Versuch mit unspezifischen Reizmitteln, wie hochverdünntem Bienengift oder Mistelextrakten in homöopathischer Zubereitung. Die

Behandlung erfolgt immer unter ärztlicher Verlaufskontrolle.

Wirksame Unterstützung der Asthmatherapie erzielt man durch eine Reihe von Heilpflanzen, die allerdings teils sehr giftig sind (Bilsenkraut, Schierling, Stechapfel, Tollkirsche) und dann nur vom Arzt verordnet werden dürfen.

Zur Selbstbehandlung geeignet sind Alant, Bittersüß, Bohnenkraut, Eukalyptus, Fichte, Gänsefingerkraut, Gundermann, Huflattich, Kerbel, Lavendel, Majoran, Sonnentau, Tanne und Thymian. Auch Eibisch, Fenchel, Lindenblüten, Lungenkraut und Veilchen können empfohlen werden.

Zusätzlich sind Abhärtung, Wasseranwendungen, rohkostreiche Diät, Sonnenbäder und Klimakuren nach ärztlicher Anweisung angezeigt.

Bronchialkatarrh, Bronchitis

Entzündungen der Bronchialschleimhaut treten häufig als Begleiterscheinung von Grippe, Erkältung und anderen Infektionskrankheiten auf. Auch Rauch (Nikotin), Staub, zu trockene Luft (Zentralheizung) und chemische Schadstoffe provozieren einen Bronchialkatarrh.

Typisch sind Schmerzen hinter dem Brustbein und trockener Husten. Morgens wird lange gehustet, um den Schleim zu entfernen, der sich während der Nacht ansammelte. Im weiteren Verlauf kommen Rasselgeräusche beim Atmen, mäßiges Fieber und glasiger oder weißlicher, zäher Auswurf hinzu.

Aus chronischen Bronchialkatarrhen kann sich eine Bronchitis entwickeln. Sie wird auch durch dauernde Reizung der Bronchialschleimhaut (Rauch, Staub, Chemikalien), in der akuten Form meist durch bakterielle Infektion hervorgerufen. Kennzeichen der akuten Bronchitis sind Schüttelfrost, hohes Fieber und Husten mit gelblichem bis dunkelgrünem Auswurf. Chronische Bronchitis geht mit leichtem Fieber, Reizhusten und beeinträchtigtem Allgemeinbefinden einher. Unbehandelt droht die Entwicklung eines Lungenemphysems (Lungenblähung) oder des Bronchialabszesses.

Die Behandlung richtet sich nach den verschiedenen Ursachen. Reizungen der Bronchialschleimhaut, insbesondere das Rauchen, sind zu vermeiden, auslösende Infektionskrankheiten müssen entsprechend behandelt werden.

Einfache akute Bronchialkatarrhe müssen nicht unbedingt vom Fachmann therapiert werden. Bronchitis und alle chronischen Erkrankungen der Bronchien dagegen erfordern zur Vermeidung von Komplikationen immer sachkundige Diagnose und Verlaufskontrolle.

Beide Krankheitsbilder machen Bettruhe notwendig.

Beim *Bronchialkatarrh* haben sich Inhalationen mit Kamillendampf und Thymian gut bewährt. Zum Schwitzen gibt man kräftigen Patienten Lindenblüten- und Holundertee. Schwächliche, kreislaufabile Kranke dürfen erst nach ärztlicher Erlaubnis Schwitzpackungen durchführen. Intern gibt man Hustentees, wobei sich vor allem Anis, Eibisch, Eukalyptus, Fenchel, Isländisch Moos, Lungenkraut, Malve, Pfefferminze, Seifenkraut, Spitzwegerich und Zwiebelsaft bewährt haben.

Eitrige *Bronchitis* muß meist durch Sulfonamide und Antibiotika behandelt werden. Kamillendampf mit Thymianzusatz unterstützt deren Wirkung und kann verhindern, daß die Erreger resistent werden, also die Chemotherapie überleben. In hartnäckigen Fällen eitriger Bronchitis hat sich der Knoblauch ausgezeichnet bewährt, dessen bakterienhemmende Wirkstoffe zum Teil über die Lungen ausgeschieden werden. Intern gibt man die beim Bronchialkatarrh genannten Hustentees und Säfte. Mit ärztlicher Erlaubnis können auch fertige Zubereitungen aus Efeu oder Senfbrustwickel gebraucht werden.

Weitere Heilpflanzen zur Behandlung von Bronchialkatarrhen und Bronchitis sind Angelika, Beinwell, Benediktenkraut, Bockshornklee, Borretsch, Dost, Ehrenpreis, Eisenkraut, Fichte, Gänseblümchen, Gundermann, Honigklee, Kerbel, Kiefer, Königskerze, Lakritzenwurzel, Lavendel, Liebstöckel, Pappel, Quendel, Roßkastanie, Schwertlilie, Tanne, Taubnessel, Veilchen und Ysop. Sie sollten unterstützend zu den genannten Hauptmitteln gebraucht werden.

Cellulite

Siehe Orangenhaut.

Darmblutung

Hellrotes Blut im Stuhl kommt aus den unteren Darmabschnitten und weist auf Hämorrhoiden, Geschwüre, Geschwülste oder Verletzungen des Dickdarms hin. Schwarzbraune Blutstühle dagegen kennzeichnen Blutungen im Magen und oberen Darmabschnitt. Das Blut wurde dabei durch die Verdauungssäfte zersetzt. Harmlos sind Teerstühle, die während einer Eisenbehandlung auftreten; hier bewirkt das Arzneimittel die Stuhlverfärbung.

Alle Darmblutungen müssen sobald wie möglich vom Arzt untersucht werden. Zur Soforthilfe gibt man blutstillende Abkochungen aus Eichenrinde, Tormentillwurzel oder Roßkastanie. Damit ist es aber nicht getan, nicht das Symptom Darmblutung, sondern die Ursachen der Blutung bedürfen in erster Linie der Behandlung.

Darmkatarrh

Häufigste Ursachen der Entzündung der Darmschleimhaut sind Infektionen und Ernährungsfehler. Bei chronischen Katarrhen muß immer an eine Störung der Darmflora gedacht werden. Seltener entstehen Darmkatarrhe durch Leberleiden, Stoffwechselkrankheiten, Allergie, Sonnenstich, Hirnschäden und Vergiftungen. Oft gehen sie mit Entzündungen der Magen- und Dickdarmschleimhaut einher.

Symptomatisch sind Durchfälle, Bauchschmerzen, Fieber, manchmal Erbrechen, in chronischen Fällen auch Stuhlverstopfung und Blähungen.

Hinter einem Darmkatarrh können sich ernste Infektionskrankheiten verbergen. Deshalb ist die Selbstbehandlung nur in leichten Fällen durch harmlose Diätfehler oder banala Infektionen erlaubt. Wenn die Symptome nicht binnen 2–3 Tagen abklingen oder das Allgemeinbefinden stärker beeinträchtigt ist, muß der Arzt gerufen werden. Hohes Fieber ist immer ein Warnzeichen einer schwereren Infektion (sofort Arzt). Auch chronische Katarrhe müssen vom Fachmann behandelt werden.

Zur Selbsthilfe beim einfachen Katarrh werden viele Heilpflanzen empfohlen. An erster Stelle zu nennen sind Beinwell, Bohnenkraut, Borretsch, Eibisch, Eiche, Hafer, Heidelbeere, Kamille, Knoblauch, Lein, Linde, Malve, Pfefferminze, Salbei, Seifenkraut, Thymian, Tormentill, Walnuß und Zwiebeln.

Sehr empfehlenswert ist die Apfelkur mit täglich 1 kg Äpfeln, in 5 Portionen jeweils frisch auf einer Glasreibe gerieben. Sobald der Durchfall steht, ißt man noch 2 Tage lang nur diese Apfelrohkost und kehrt dann allmählich zur Normalkost zurück.

Milchdiät und Tabletten mit gesunden Darmkeimen, die nach ärztlicher Anweisung verabreicht werden, lindern die chronischen Beschwerden bei gestörter Darmflora.

Schließlich werden noch Augentrost, Ehrenpreis, Frauenmantel, Gänsefingerkraut, Hauswurz, Heckenrose, Labkraut, Nelke, Pappel, Piment, Quendel, Roßkastanie, Spitzwegerich, Taubnessel, Wiesenknopf, Ysop, Brombeer- und Himbeerblätter sowie manche Weinsorten zur unterstützenden Behandlung empfohlen.

Depressive Verstimmung

Nach heutigem Wissen können Depressionen mit hormonellen und Stoffwechselstörungen zusammenhängen, Ausdruck einer Gemütskrankheit (Psychose) oder neurotischen Störung sein, durch Blutarmut entstehen oder auf Veranlagung beruhen. Derartige Zustände erfordern selbstverständlich fachmännische Therapie, manchmal auch stationäre Behandlung, ganz besonders bei Selbstmordgefahr.

Hier interessieren nur jene depressiven Verstimmungen, die durch äußere Umstände wie Mißerfolge, Kränkungen, Verlust nahestehender Personen, berufliche und private Konflikte oder dauernde nervös-seelische Überlastung hervorgerufen werden.

Hauptmittel gegen solche Störungen ist das Johanniskraut, dessen Wirkung schon nach 10–14 Tagen einsetzt und die Stimmungslage deutlich aufhellt. Zur Stabilisierung des Therapieerfolgs soll die Kur mindestens 6–8 Wochen dauern.

Ebenso gut geeignet ist eine 3-Monats-Kur mit Hafer. Die Mistel kann mit ausgezeichnetem Erfolg in Form von Injektionen angewendet werden, die natürlich Sache des Fachmanns sind. Baldrian, Ginseng und Weißdorn schließlich hemmen die ungünstigen Folgen widriger äußerer Umstände, die depressive Reaktionen, wie Schwermut, Niedergeschlagenheit, Angst, Pessimismus, Schlafstörungen, Appetitlosigkeit, Stuhlverstopfung und Blutunterdruck, auslösen können.

Diabetes

Siehe Zuckerkrankheit.

Dickdarmentzündung

Entzündungen der Dickdarmschleimhaut entstehen akut durch Infektionen (Ruhr). Beim chronischen Verlauf stehen allergische Reaktionen im Vordergrund, fast immer spielen aber auch seelische Ursachen dabei eine Rolle. Kennzeichnend sind Durchfall oder Verstopfung, manchmal wechselt Durchfall mit Verstopfung ab. Auf dem Kot findet man Schleim oder Blut. Diagnose und Behandlung sind stets Aufgabe des Arztes. Die Krankheit kann sehr langwierig sein, zuweilen wird es notwendig, einen künstlichen Darmausgang anzulegen, um den Dickdarm einige Zeit stillzulegen.
Der Anteil tierischer Fette und Eiweiße in der Diät muß so gering wie möglich gehalten werden. Empfehlenswert ist die Kost mit Apfel- und Bananenkuren, unterstützt durch Joghurt. Einzelheiten der Diät wird der Arzt vorschreiben.
Unterstützt wird die Behandlung durch gerbsäurereiche Tees, wie Eichenrinde, Tormentill oder Walnußblätter. Psychische Ursachen beeinflußt man durch autogenes Training oder gezielte Psychotherapie.

Durchfall

Durchfälle, die länger als 2 oder 3 Tage anhalten, können zum lebensbedrohlichen Verlust an Flüssigkeit und Salzen im Organismus führen oder eine chronische, kaum mehr ausheilbare Darmentzündung nach sich ziehen. In solchen Fällen muß der Arzt zugezogen werden. Wenn infolge des Salzverlusts plötzlich Krämpfe auftreten, ist das Leben des Patienten akut bedroht. Meist hilft dann nur noch die stationäre Behandlung. Gehen Durchfälle mit hohem Fieber und schwerem Krankheitsgefühl einher, kann eine ernste Infektionskrankheit vorliegen, die sofortige ärztliche Untersuchung verlangt.
Selbstbehandlung ist nur in leichen Fällen erlaubt. Kräftigen Patienten wird man zunächst 1–2 Eßlöffel Rizinusöl geben, um den Darm von allen Giftstoffen zu reinigen. Dann beginnt man die Behandlung mit einer Apfelkur (täglich 1 kg rohe Äpfel, frisch gerieben) oder ungesüßtem Kräutertee. Erst wenn der Durchfall 2 Tage steht, baut man allmählich wieder die gewohnte Kost auf.
Geeignete Heilpflanzen sind Beifuß, Beinwell, Bibernell, Bohnenkraut, Ebereschenmus, Eiche, Hafer, Heidelbeeren, Knoblauch, Lein, Lungenkraut, Malve, Pappel, Raute, Rhabarber, Salbei, Tormentill, Wal-

nuß und Ysop. Bei Infektionen des Darms haben sich vor allem bakterientötende Kamillen- und Thymianzubereitungen gut bewährt.

Bei Bedarf kann die Wirkung dieser Drogen durch Baldrian (Klistier; Arzt fragen), Bittersüß, Brombeerblätter, Erdbeeren, Frauenmantel, Gänsefingerkraut, Heckenrose, Königskerze, Piment, Quendel, Roßkastanie, Schlehe und den Wiesenknopf unterstützt werden.

Bestimmte Krankheiten gehen mit typischen Veränderungen des Stuhls einher, die für den Arzt diagnostisch von Bedeutung sind: Cholera erkennt man am grauweißlichen Reiswasserstuhl, Ruhr an blutig-wäßrigem Durchfall, bei schleimig-eitrigen Stühlen liegen tuberkulöse Erkrankungen oder Geschwülste vor. Unvollständige Verdauung führt zu fetten, gärenden, übelriechenden Stühlen, Erbsbreistuhl von hellgelber Farbe entsteht bei Gallenmangel.

Weitere Ursachen des Durchfalls sind nervöse Reize, wie Angst und Schreck, Schilddrüsenüberfunktionen, allergische Reaktionen auf bestimmte Nahrungsmittel, bakterielle oder Virusinfektionen, Gifte und verdorbene Nahrung.

Nach Abschluß der Behandlung ernährt sich der Genesende zunächst mit Haferschleim, Zwieback, später Karottengemüse, leicht verdaulichen Fleisch- und Fischgerichten, erst nach einigen Tagen kehrt man zur normalen Vollkost zurück.

Kommt es als Reaktion zur Stuhlverstopfung, gibt man viel Rohkost, Buttermilch und Leinsamen, aber niemals Abführmittel.

Ekzem

Oft sind Ekzeme die erste Station auf dem Weg zum Heuschnupfen oder Bronchialasthma. Sie treten in unterschiedlichen Symptombildern auf, allen gemeinsam ist der Juckreiz. Wirken die auslösenden Ursachen von außen auf die Haut ein, kommt es zur umschriebenen, brennenden Rötung der Haut. Innere Ursachen, beispielsweise Nahrung, Medikamente oder Genußgifte, äußern sich zunächst meist in Nesselsucht (siehe dort), aus der ein Ekzem hervorgeht. Im weiteren Verlauf treten Flecken, Quaddeln, Blasen, Pusteln, Knoten, rote oder blasse Streifen, Hautentfärbung, manchmal auch Schuppen, Borken, Krusten, Risse, Schrunden und andere Hautblüten auf. Im Endstadium entwickelt sich meist die Hautflechte mit Schuppen und Eiterbläschen.

Ekzemneigung kann angeboren sein, als allergische Reaktion entstehen oder durch dauernde Reizungen und Hautpilze auftreten. Auch wenn die Hauterscheinungen abgeheilt sind, bleibt die Neigung zu heftigen Rückfällen bei geringsten Reizen häufig lebenslang bestehen.

Der Arzt sollte jedes Ekzem behandeln, um häßliche, entstellende, bleibende Hautveränderungen zu vermeiden. Manchmal gelingt es, eine Desensibilisierung durchzuführen, oft wird man sich aber mit symptomatischer Therapie und Meidung der auslösenden Reize begnügen müssen. Seifen dürfen nicht verwendet werden, geeignet zur Hautreinigung sind nur reizlose Tenside und Syndets nach ärztlicher Anweisung.

Unterstützt wird die Behandlung durch Waschungen und Auflagen mit Eichenrinde, Kamillen, Malve, Spitzwegerich, Stiefmütterchen, Tormentill und Zinnkraut. Schöllkraut darf auch äußerlich nur mit ärztlicher Erlaubnis gegen Ekzeme gebraucht werden.

Entschlackung

Siehe Blutreinigung.

Entwässerung

Siehe Wassersucht.

Erbrechen

Erbrechen ist häufig eine sinnvolle Reaktion des Körpers, mit der Giftstoffe rasch wieder ausgeschieden werden sollen. Harmlos ist das kurzdauernde Erbrechen durch Bewegungen (See-, Flug-, Autokrankheit) und nach Ekel und ähnlichen seelischen Reizen. Schwangerschaftserbrechen kann auf eine Vergiftung durch Abbauprodukte des ungeborenen Kindes zurückgehen, muß also immer vom Arzt untersucht werden. Selbstbehandlung ist strikt untersagt. Schließlich kann Erbrechen noch durch Krämpfe und Koliken im Bauchraum, Darmverschluß, -verschlingung und -geschwülste, Stoffwechselstörungen und Gehirnerschütterungen hervorgerufen werden.
Häufiges Erbrechen muß immer Anlaß zur ärztlichen Behandlung sein, damit keine ernste Krankheit übersehen wird. Immer besteht bei anhaltendem Erbrechen wie beim Durchfall die Gefahr des lebensbedrohlichen Flüssigkeits- und Salzverlustes. Wenn der Brechreiz nicht binnen 2 Tagen abgeklungen ist, muß in jedem Fall ärztliche Hilfe in Anspruch genommen werden.
Arzneimittel gegen Erbrechen sollen nur auf Verordnung eingenommen werden. Eine Ausnahme bilden Tabletten gegen Reisekrankheit. Da sie ermüden und damit die Verkehrstüchtigkeit verringern können, darf der Führer eines Fahrzeugs sie nie gebrauchen (strafbar).
Zur Selbsthilfe in leichten Fällen wird Teefasten mit Baldrian, Beifuß, Hauswurz, Kamille, Melisse, Tausendgüldenkraut empfohlen. Ein bewährtes Hausmittel ist auch das rohe Ei, mit reichlich geriebener Muskatnuß bestreut.

Erfrierung, örtliche

Wie bei Verbrennungen unterscheidet man auch bei lokalen Erfrierungen 3 Schweregrade:
1. Grad – weiße, später rötlich anschwellende Haut;
2. Grad – Blasen und Geschwüre;
3. Grad – absterbendes, zerfallendes Gewebe.
Die Symptome können noch Stunden bis Tage nach der Erfrierung auftreten.
Nur bei Erfrierungen 1. Grades ist die Selbstbehandlung mit Eichenrinde, Möhren

oder Zwiebelscheiben erlaubt. Alle anderen Fälle muß der Arzt behandeln, um Komplikationen zu vermeiden. Sehr schwere Erfrierungen können sogar Amputationen notwendig machen.

Erkältung

Abhärtung im Sommer ist der beste Schutz vor Erkältung im Herbst und Winter, denn es dauert eine gewisse Zeit, bis die Abhärtung wirksam wird. Die wichtigsten vorbeugenden Maßnahmen sind Schlafen bei offenem Fenster auch im Winter, kalte Waschungen, Tau- und Wassertreten, viel Bewegung im Freien und vernünftige, rohkost- und schlackenreiche Ernährung. Bei bekannter Erkältungsanfälligkeit regt man die Körperabwehr zusätzlich durch Osterluzei, Sonnenhut und die anderen unter dem Stichwort Abwehrschwäche genannten Kräuter an.

Hat es einen doch erwischt, hängt die Therapie vor allem vom Allgemeinzustand des Patienten an. Schon vorher kränkelnde, schwächliche Menschen werden oft nicht ohne Medikamente mit der Krankheit fertig. Sie begeben sich deshalb in ärztliche Behandlung, damit nicht aus der banalen Erkältung eine ernste Krankheit wird. Alle anderen Patienten dagegen sollen die Erkrankung aus eigener Kraft überwinden. Meist geht das schneller und bietet zudem für einige Zeit Schutz vor neuen Infektionen.

Zur Unterstützung der Körperabwehr haben sich eine ganze Reihe von Kräutern gut bewährt. Die wichtigsten sind Angelika, Anis, Berberitze, Bibernell, Bitterklee, Fenchel, Heckenrose, Holunder, Lavendel, Linde, Salbei, Thymian, Wacholder und Weide.

Von der oft ähnlich verlaufenden Grippe unterscheidet sich die einfache Erkältung durch das kaum gestörte Allgemeinbefinden und nur mäßiges Fieber.

Halsweh, Husten, Schnupfen und Kopfschmerz kennzeichnen die Erkältung, seltener werden Nieren und Blase in Mitleidenschaft gezogen.

Erregtheit

Abnorme Erregungszustände treten teils durch Überarbeitung, Dauerstreß, Lärm oder Angst auf, können Zeichen von Schilddrüsenüberfunktionen, Epilepsie und Hirnerkrankungen sein, auf eine seelische Krankheit hinweisen oder sind ganz einfach anlagebedingt wie beim Choleriker. Reizbarkeit, Unruhe, Schlafstörungen, Schweißausbrüche, Zittern und Herzklopfen, in schweren Fällen Euphorie, Überschwenglichkeit, Gedankenflucht, Verschwendungssucht und Größenwahn treten als typische Symptome auf.

Bei organischen Ursachen richtet sich die ärztliche Behandlung nach dem Grundleiden. Seelische Ursachen erfordern Psychotherapie oder autogenes Training nach Anweisung des Fachmanns. Wenn der Patient selbst oder seine Umwelt durch die Erregtheit unzumutbar zu leiden haben, kann nur der Facharzt helfen.

Selbsthilfe ist möglich und notwendig, wenn ungünstige Arbeitsbedingungen (Schichtarbeit, Unzufriedenheit, Überarbeitung) oder Lärm, Koffeinmißbrauch und falsche Lebensgewohnheiten die abnorme Erregbarkeit verursachen. Ein Umzug in eine neue Wohnung, ein neuer Arbeitsplatz mit geregelter Arbeitszeit, der den Neigungen und Wünschen entspricht, auch wenn die Bezahlung vielleicht geringer ist, Verzicht auf Reizgifte und die Besinnung auf die wahren Werte des Lebens wirken in solchen Fällen oft Wunder.

Unterstützend nimmt man Baldrian, Melisse, Raute, Waldmeister oder Weißdorn ein. Als Badezusätze sind Baldrian, Lavendel und Melisse gut geeignet.

Erschöpfung

Für Erschöpfungszustände gibt es stets nur eine Ursache: körperliche, geistige oder seelische Überbeanspruchung. Sie entwickelt sich aus der Ermüdung, die nicht beachtet wurde. Besonders schwere Erschöpfungszustände drohen, wenn die Ermüdung durch Anregungsmittel für einige Zeit überspielt wurde, weil dann die Leistungsreserven des Körpers vollends aufgebraucht werden. Zwar helfen Anregungsmittel einige Zeit, danach stellt sich aber eine desto stärkere Übermüdung und Leistungsschwäche ein, die eine ungleich längere Phase der Entspannung und Erholung erfordert als die gewöhnliche Ermüdung.

Am Steuer eines Fahrzeugs kann die Einnahme von Aufputschmitteln zum Beispiel bei Nachtfahrten bis zur Verkehrsuntüchtigkeit führen und das eigene Leben und andere gefährden.

Nur der Arzt darf in wenigen begründeten Ausnahmefällen Anregungsmittel verordnen. Der Erschöpfung beugt man sicher vor, indem man Ermüdungserscheinungen nicht übergeht, sondern eine ausreichend lange Ruhepause einlegt. Gute Erholung in kurzer Zeit erzielt man durch die Tiefentspannung im autogenen Training. Auch Training der Leistungsfähigkeit kann der Erschöpfung begegnen und die notwendige Erholungszeit abkürzen.

Ist die Erschöpfung erst eingetreten, dann bleibt als einzige Hilfe nur noch ausreichend Ruhe mit viel Schlaf, ausgleichender Bewegung an frischer Luft und völlige Entspannung und Lösung von den Alltagsproblemen, bis die Kräfte sich wieder einstellen.

Unterstützt wird die Regeneration durch Baldrian, Bohnenkraut, Ginseng, Johanniskraut, Kiefer, Pfefferminze und Rosmarin. Im Gegensatz zu chemischen Aufputschmitteln wirken diese Heilkräuter schonend und verkürzen die Dauer der Erholung, ohne das gesunde Ermüdungsgefühl zu überspielen.

Fettsucht

Siehe Übergewicht.

Fieber

Fieber ist zunächst als nützlicher Abwehrmechanismus des Körpers zu verstehen. Es regt die Funktionen der Abwehrsysteme an und macht viele Krankheitserreger empfindlicher für Abwehrstoffe und Arzneimittel. Bei manchen Krankheiten wird Fieber sogar künstlich erzeugt, um die Heilung zu begünstigen.

Deshalb soll Fieber nur bekämpft werden, wenn es zu lange dauert oder zu stark wird, also den Organismus zu sehr belastet. Eine Entscheidung kann nur der Arzt treffen.

Fieberkranke müssen immer im Bett bleiben. Zur Entlastung des Stoffwechsels, dessen Veränderung zur Temperaturerhöhung führt, gibt man nur Obst und Säfte. Gut geeignet sind Apfel-, Brombeer- und Himbeersaft, Preiselbeeren und Tee von Apfelschalen und Apfelblüten.

Kräftige Patienten, bei denen keine Kreislaufbeschwerden zu befürchten sind, sollen Schwitzkuren durchführen (Arzt fragen). Unterstützt wird der Schweißausbruch durch Holunder- und Lindenblütentee.

Fiebersenkende Arzneimittel nimmt man nur auf ärztliche Anweisung ein. Fiebersenkend wirken vor allem die ableitenden Wadenwickel, ein altbewährtes Hausmittel. Unter den Heilkräutern ist die salizylhaltige Weidenrinde an erster Stelle zu nennen. Außerdem erzielt man befriedigende Wirkungen mit· Berberitze, Bibernelle und Borretsch.

Fingerentzündung

Siehe Umlauf.

Fisteln

Der Name Fistel stammt aus dem Lateinischen (Fistulua = Röhre). Man bezeichnet damit abnorme Verbindungen zwischen Organen oder dem Körperinnern und der Außenwelt. Manche Fisteln sind angeboren, andere entstehen durch Erkrankungen, wie Knochenmarkentzündung oder Tuberkulose, und bei Verletzungen, schließlich kennen wir künstlich (operativ) angelegte Fisteln, zum Beispiel die Verbindung vom Magen nach außen zur künstlichen Ernährung.

Meist können Fisteln nur operativ dauerhaft verschlossen werden. Im Einzelfall ist mit ärztlicher Enwilligung ein Versuch mit Akelei angezeigt.

Flechten

Die Hautflechte geht einher mit warziger Verdickung der Oberhaut und Verhornung der Haarbälge, manchmal kommt es zu bräunlichgelben Knötchen, juckenden, blauroten, bis markstückgroßen Flecken, bis handtellergroßen, warzenartigen Verhornungen oder rundlichen, entfärbten Hautblüten. Die Ursachen können oft nicht einwandfrei festgestellt werden, manchmal treten Flechten bei Verdauungsstörungen und chronischen anderen Hautleiden auf.

Ärztliche Behandlung ist immer erforderlich. Verdauungsstörungen müssen gezielt behandelt werden. Äußerlich wendet man nach Verordnung hornlösende Salben und

Seifen, UV-Bestrahlungen und Auflagen mit Ehrenpreis, Eisenkraut, Kamille, Klette, Königskerze, Linde, Ringelblume, Roßkastanie, Spitzwegerich, Walnuß und Zinnkraut an. Auch Antibiotika können im Einzelfall notwendig werden.

Frostbeulen

Mit Frost, also Erfrierung, haben die Frostbeulen trotz ihres Namens nichts zu tun. Sie entstehen, wenn die Durchblutung der Füße gestört wird und gleichzeitig feuchte Kälte einwirkt, zum Beispiel bei naßkaltem Wetter im Herbst und Winter. Hauptursachen sind zu enge Schuhe in denen die Füße eingezwängt werden.
Kennzeichen der Frostbeulen sind blaurote, teigige Schwellungen über den Zehengrundgliedern, seltener an Knöcheln oder an den Fingern. Sie schmerzen bei Kälte und jucken bei Wärme. Blasen und Geschwüre können dazukommen. Bei der Abheilung bleiben oft dauernde Verfärbungen der Haut zurück.
Massagen und Wechselbäder (warm–kalt) mit Eichenrinde, Kalmus, Kerbel, Königskerze, Roßkastanie und Zinnkraut sind angezeigt. Gut bewährt haben sich Sellerie- und Zwiebelsaft, auch dem Knoblauch sagt man heilende Wirkung nach. Eiternde Frostbeulen bedürfen ärztlicher Behandlung, unterstützend gibt man Kamillen und Osterluzei zu den schon genannten Kräutern.
Vorbeugend achte man auf gut sitzendes Schuhwerk.

Frühjahrsmüdigkeit

Siehe Blutreinigung.

Furunkel

Entzündungen der Haarbälge entstehen, wenn Bakterien, seltener Hautpilze, von der Hautoberfläche entlang der Haare in die Tiefe vordringen. Dabei entstehen schmerzhafte, gerötete Schwellungen.
Furunkel sind eine schwere Form dieser Haarbalgentzündung mit größeren, harten, stärker schmerzenden, hochroten Schwellungen, auf deren Gipfel ein Eiterpünktchen sitzt. Zuweilen kommt es zu Fieber und Entzündung lokaler Lymphknoten, schlimmstenfalls zur Blutvergiftung. Nasen- und Oberlippenfurunkel können sich sehr rasch ausbreiten und zur Hirnhautentzündung führen. Furunkel können häufig wiederkehren (Furunkulose) oder zusammenfließen und einen Karbunkel (siehe dort) bilden.
Die einfache Haarbalgentzündung behandelt man durch Bockshornklee- und Leinsamenkompressen, unterstützt durch Waschungen mit Kamillentee. Geht die Schwellung nicht bald zurück, muß der Arzt konsultiert werden.
Oberlippen- und Nasenfurunkel erfordern wegen der möglichen Verschleppung von Erregern ins Gesicht immer ärztliche Überwachung. Auch ständig wiederkehrende Furunkel sind Anlaß zur fachmännischen Behandlung.
In einfachen Fällen ohne Lymphknoten-

schwellung kann man zunächst äußerlich und innerlich mit Bockshornklee, Honigklee, Kamille, Knoblauch, Königskerze, Leinsamen und Malve behandeln. Unterstützend gibt man reizarme, rohkostreiche Diät, Hefeflocken (Reformhaus), blutreinigende Tees und Sonnen- und Luftbäder. Genügt dies nicht, muß der Furunkel mit Antibiotika behandelt oder operativ eröffnet werden.

Als Ursachen kommen übertriebene Reinlichkeit, Berufskrankheiten durch ständigen Kontakt mit Benzin, Öl und anderen Schadstoffen, nicht selten auch Stoffwechselleiden (Zuckerkrankheit) in Frage. Sie müssen ausgeschaltet werden, um einen dauernden Therapieerfolg zu erzielen.

Fußschweiß

Siehe Schwitzen, übermäßiges.

Gallenblasenleiden

Entzündliche Erkrankungen der Gallenblase treten bei Frauen ungleich häufiger als bei Männern auf, vor allem bei Müttern mehrerer Kinder. Sie gelten als wichtigste Ursache des späteren Gallenblasenkrebses. Deshalb müssen sie unter ärztlicher Verlaufskontrolle vollständig ausgeheilt werden. Unter Umständen wird die operative Entfernung der Gallenblase notwendig, da sie nicht nur Krebs erzeugen, sondern auch als chronischer Infektionsherd weitere Gesundheitsstörungen an Herz, Nieren und Gelenken provozieren kann. Bei akuten eitrigen Entzündungen hilft meist nur die sofortige Operation, ehe die Gallenblase durchbricht und Eiter in den Bauchraum gelangt (Bauchfellentzündung).

Gallenblasenentzündungen verlaufen zum Teil symptomarm. Verdächtig sind dauernder Druck unter dem rechten Rippenbogen, leichtes Fieber, manchmal Gelbsucht und Erbrechen. Kolikartige Schmerzen treten auf, wenn die Gallenblase durch chronische Entzündungen geschrumpft ist und sich auf Nahrungsreize hin verkrampft oder wenn Gallensteine vorliegen.

Verursacht wird die Entzündung durch Erreger, die mit dem Blut oder aus dem Darm über die Gallenabflußwege aufsteigend in das Organ gelangen. Auch dauernde Reizung durch Grieß und Steine kann zur Entzündung führen. Umgekehrt werden Gallensteine aber auch durch Gallenblasenentzündungen erzeugt.

Als Hauptmittel wird – mit ärztlicher Zustimmung – der Schwarze Rettich empfohlen. Er kann auch vorbeugend regelmäßig verabreicht werden und verhindert dann meist zuverlässig Entzündungen, Grieß und Steine. Eitrige Entzündungen dagegen können auch mit Rettichsaft nicht mehr ausgeheilt werden.

Den Gallefluß regen alle Bittermittel stark an. Dazu gehören Artischocken, Benediktenkraut, Bitterklee, Enzian, Odermennig, Salbei, Schafgarbe, Sellerie, Tausendgüldenkraut, Wacholder, Wegwarte und Wermut. Durch die vermehrte Absonderung von

Galle bessern sich gleichzeitig die begleitenden Verdauungsstörungen.
Schließlich sind zur unterstützenden Behandlung noch Andorn, Berberitze, rote Bete, Brunnenkresse, Erdrauch, Faulbaum, Kamille, Königskerze, Pfefferminze, Quecke, Quendel, Ringelblume, Schwertlilie, Waldmeister, Großer Wiesenknopf und Zwiebeln zu nennen. Bei Koliken kann der Arzt das giftige Schöllkraut oder die Tollkirsche anwenden, Selbstbehandlung ist verboten.
Die reizarme Diät soll reichlich Obst und Rohkost enthalten.

Gallensteine

Gallensteine erreichen Sandkorn- bis Eiergröße. Sie bestehen aus Stoffen, die aus der eingedickten Galle ausgefüllt wurden. Dazu müssen bestimmte Voraussetzungen vorliegen, zum Beispiel Entzündungen der Gallenblase. Nach ihren Bestandteilen unterscheidet man Eiweiß-, Bilirubin- (Gallenfarbstoff) und Cholesterinsteine.
Die meisten Menschen wissen nichts von ihrer symptomarmen Krankheit, bis ein größerer Stein eingeklemmt wird, den Abfluß behindert und die gestaute Galle ins Blut übertritt. Dann treten die sehr heftigen Gallensteinkoliken und Gelbsucht auf. Auch Gallensteine sind bei Frauen deutlich häufiger als bei Männern und können ein Gallenblasenkarzinom hervorrufen.
Zur Vorbeugung wird die regelmäßige Rettichsaftkur empfohlen. Wenn die Steine erst einmal größer sind und eingeklemmt wurden, helfen oft nur noch schmerz- und krampflösende Arzneimittel (Opiate), die der Arzt injiziert, denn Gallensteinkoliken gehören zu den heftigsten Schmerzen überhaupt.
Meist müssen größere Steine operativ entfernt werden, die Entscheidung bleibt dem Arzt vorbehalten. Kleinere Steine können manchmal durch die unter dem Stichwort Rettich beschriebene Öl-Rettich-Kur ausgetrieben werden.
des Arztes legt man heiße Heublumensäcke auf. Intern gibt man nur Tee aus Gundermann, Pfefferminze, Tausendgüldenkraut oder Wermut.

Gedächtnisschwäche

Unser Gedächtnis besteht aus 3 Anteilen:
Das eigentliche Gedächtnis, also die Summe aller Erinnerungen und Erfahrungen, die gespeichert wurden.
Die Merkfähigkeit, also die Fähigkeit, neue Einsichten und Erfahrungen aufzunehmen und zu behalten, eine Voraussetzung des Lernens.
Die Reproduktionsfähigkeit, das heißt, die Fähigkeit, bestimmte Gedächtnisinhalte bei Bedarf wieder bewußt zu machen.
Sitz des Gedächtnisses ist das Gehirn, vor allem die Großhirnrinde.
Gedächtnisschwäche entsteht aus sehr unterschiedlichen Ursachen. Am bekanntesten ist sicher die Vergeßlichkeit im Alter. Dabei wird zunächst die Merkfähigkeit, das Neu-

gedächtnis, betroffen. Das Altgedächtnis dagegen bleibt noch lange intakt. Deshalb erinnern sich ältere Menschen meist noch sehr gut an Erlebnisse aus ihrer Kindheit und Jugend, während sie Ereignisse aus der nächsten Vergangenheit schon vergessen haben.

Organische Hirnkrankheiten und Verletzungen des Gehirns führen ebenfalls zu charakteristischen Gedächtnisausfällen. Bekannt ist die zeitlich begrenzte Gedächtnislücke oder Amnesie, die zum Beispiel nach einer Gehirnerschütterung auftritt.

Schließlich muß noch berücksichtigt werden, daß auch der Gefühlswert einzelner Erlebnisse das Behalten im Gedächtnis mitbestimmt. Unbequeme Erinnerungen oder Kränkungen werden oft unbewußt verdrängt und können dann zur Ursache seelischer Krankheiten werden. Zuweilen bleiben derartige Erlebnisse aber noch nach langer Zeit quälend bewußt und zerstören das ganze Leben durch ihre Nachwirkungen. Ein typisches Beispiel dafür ist das Versagen des Mannes beim ersten Geschlechtsverkehr, das unter Umständen zur lebenslangen Impotenz führt.

Hier kann nur die verminderte Merkfähigkeit als Alterserscheinung interessieren, alle anderen Störungen bleiben ärztlicher Behandlung vorbehalten. Von zwei Heilpflanzen darf in solchen Fällen spürbare Wirkung erwartet werden: Ginseng und Hafer. Voraussetzung des Erfolgs ist der kurmäßige Gebrauch, Ginseng mindestens 1 Monat, Hafer mindestens $1/4$ Jahr lang.

Autogenes Training kann bei bestimmten psychisch bedingten Gedächtnisstörungen nach Anleitung durch den Fachmann nützlich sein.

Gelbsucht

Die Ursachen einer Gelbsucht sind so unterschiedlich, daß nur ärztliche Untersuchung Klarheit bringt. Die Gelbfärbung der Haut und der Lederhaut der Augen deutet immer auf einen erhöhten Bilirubin-(Gallenfarbstoff-)Gehalt des Blutes hin. Da Bilirubin über die Nieren ausgeschieden wird, färbt sich der Harn meist dunkelbraun. Der Stuhl kann grauweiß sein, wenn durch Verschluß der Gallenwege keine Galle mehr in den Darm gelangt.

Als Ursachen sind zu nennen: Leberfunktionsstörungen durch Infektionen, Vergiftungen, Schock oder Durchblutungsstörungen, Verschluß der Gallenwege durch Steine, gesteigerter Blutzerfall mit vermehrter Bilirubinbildung aus roten Blutkörperchen und schließlich die Blutgruppen-Unverträglichkeit zwischen Mutter und Neugeborenem.

Olivgrüne Hautfarbe deutet auf Leberschäder Gallenwege oder Leberentzündungen, zitronengelbes Hautkolorit spricht für erhöhten Blutkörperchenabbau.

Die Therapie richtet sich nach den Ursachen und ist Aufgabe des Arztes. Bettruhe, fett- und reizarme Kost mit viel Milcheiweiß und zuckerreichem Obst bilden die Grundlage der Behandlung. Auf die Lebergegend legt man Haferstrohauflagen, Juckreiz wird durch Kleie-, Essig- oder Zitronenwaschungen gelindert.

Die Einnahme von Kräutertees muß mit dem Arzt besprochen werden. Geeignet sind Akelei, Andorn, Angelika, Augentrost, Eisenkraut, Erdrauch, Kerbel, Majoran, Odermennig, Petersilie, Pfefferminze, Quecke, Ringelblume, Sellerie und Wegwarte.

Gelenkentzündung

Kennzeichen der Gelenkentzündung sind Schmerzen, Schwellungen, Rötung und Hitzegefühl an einem oder mehreren Gelenken, manchmal verbunden mit Fieber. Verursacht wird die *Arthritis* durch Entzündungen des Knochenmarks, Gelenktuberkulose, häufiger durch Verschleppung von Erregern aus anderen Infektionsherden (Zähne, Mandeln) und Rheumatismus.
Ärztliche Behandlung ist notwendig, sonst droht eine bleibende Schädigung des Gelenkknorpels, die in die Arthrosis deformans übergeht. Zur unterstützenden Behandlung eignen sich in erster Linie Kartoffelbreisäcke und Weidenrindenabkochungen. Auch Honigklee und Zwiebeln haben sich gut bewährt. Güsse, Waschungen, Massage und Bewegungstherapie vervollständigen die Palette ärztlich verordneter Maßnahmen.
Nicht richtig ausgeheilte Gelenkentzündungen führen ebenso wie Verletzungen, Rheuma und übermäßiger Verschleiß durch Fehl- und Überbelastungen zur degenerativen Veränderung des Gelenkknorpels (Arthrosis deformans). Naturgemäß leiden darunter vor allem ältere Menschen.

Symptomatisch sind ziehende Schmerzen im Gelenk, die allmählich (im Laufe von Monaten) zunehmen, nur leichte Schwellungen, bei Bewegungen knirscht das Gelenk deutlich hörbar.
Auch hier muß die Behandlung vom Arzt überwacht werden. Zusätzlich sind Kartoffelbreisäcke, Brennessel-, Löwenzahntee, Wacholderbeerkuren, Weidenrindenabkochungen und Zwiebelkompressen angezeigt. Bestrahlungen, Lehm-, Moorbäder, Schwitzkuren und Salben begünstigen die Linderung der Krankheit, die als Degeneration zwar aufgehalten, aber nicht mehr rückgängig gemacht werden kann.

Gereiztheit

Siehe Erregtheit.

Gerstenkorn

Siehe Augenentzündung.

Geschwür

Als Geschwür bezeichnet man einen Defekt der Haut oder Schleimhaut, der im Gegensatz zur Wunde nicht durch Gewalteinwirkung, sondern durch Zerfall des Gewebes entsteht. Als Ursachen sind an erster Stelle lokale Durchblutungsstörungen durch Krampfadern, Gefäßkrämpfe und arteriosklerotische Veränderungen der Gefäßwände zu nennen. Als weitere auslösende Ursachen kommen Entzündungen, Infektionen und Geschwülste in Frage.

Dauernde Ausheilung ist nur von einer kombinierten lokalen und ursächlichen Therapie zu erwarten. Der Arzt sollte vor allem bei Schleimhautgeschwüren im Magen und Darm oder bei größeren Defekten der Haut (Unterschenkelgeschwür) den Verlauf überwachen.

Zur lokalen Anwendung sind Bockshornklee-, Osterluzei-, Zinnkraut- und Zwiebelauflagen bestens geeignet. Zusätzlich werden Andorn, Bibernell, Bitterklee, Eiche, Eisenkraut, Frauenmantel, Honigklee, Hopfen, Huflattich, Johanniskraut, Kamille, Klette, Kohl, Lein, Majoran, Möhre, Odermennig, Raute, Ringelblume, Stiefmütterchen, Taubnessel, Thymian, Wacholder und Waldmeister empfohlen.

Zur Behandlung von Magen-, Zwölffingerdarm- und Unterschenkelgeschwüren wird auf die entsprechenden späteren Kapitel verwiesen.

Gesichtspflege

Siehe Hautpflege.

Gicht

Die Zahl der Gichtkranken steigt seit einiger Zeit wieder beängstigend schnell an. Ursache ist unsere überreichliche Ernährung, denn die meisten Gichtkranken sind mehr oder weniger übergewichtig. Zwar ist die Gicht als Stoffwechselstörung erblich, wird aber durch Überernährung begünstigt. Vor allem Kaffee, Alkohol, Schokolade und das harnsäurereiche dunkle Fleisch spielen eine wichtige Rolle. Bei bekannter Veranlagung oder beim Auftreten der ersten Gichtsymptome muß auf diese Nahrungs- und Genußmittel lebenslang verzichtet werden.

Beim Gichtkranken wird die Harnsäure nur unvollständig über die Nieren ausgeschieden. Sie lagert sich in verschiedenen Organen und Geweben ab, bevorzugt im Knorpel. Daraus erklären sich die heftigen Gelenkschmerzen, die ohne Vorwarnung meist nachts im Grundgelenk der großen Zehe beginnen. Später lagert sich die Harnsäure auch im Knorpel des Ohrläppchens und in den kleinen Gelenken der Finger und Zehen ab. Diese Gichtknoten können geschwürig zerfallen und die Gelenke bis zur Gebrauchsunfähigkeit verkrümmen.

Harnsäureeinlagerungen in Darm und Nieren führen zu Koliken, Entzündungen und Nierensteinen.

Sehr viele Heilpflanzen sind mehr oder weniger gut zur Therapie geeignet. Akute Anfälle lindert der Arzt durch das Gift der Herbstzeitlosen sofort. Zur Dauerbehandlung ist dieses Hauptmittel aber wegen seiner Giftigkeit ungeeignet. Unter den andern Kräutern sind praktisch alle harntreibenden Drogen geeignet, welche die Harnsäureausscheidung erhöhen. Ihre Zahl ist zu groß, als daß sie alle hier aufgeführt werden könnten. Genannt seien die wichtigsten, nämlich Apfelwein, Apfelschalentee, Birke, Bohne, Eh-

renpreis, Gichtkraut, Ginster, Gundermann, Heckenrose, Holunder, Kartoffelkochwasser, Klette, Löwenzahn, Petersilie, Raute, Schafgarbe, Sellerie, Veilchen, Wacholder, Weide, Wiesengeißbart und Zinnkraut. Zu Auflagen werden Arnika und Kartoffelbrei empfohlen.
Als Badezusatz gebraucht man Haferstroh, Rosmarin, Wacholder und Zinnkraut.
Der Verlauf wird vom Arzt überwacht, der bei Bedarf noch verschiedene Arzneimittel verordnen kann. Zusätzlich wird er einen genauen Diätplan aufstellen, der auch das Gewicht normalisiert, und Kneippsche Wasseranwendungen verordnen.

Grauer Star

Die Behandlung des Grauen Stars ist stets Aufgabe des Facharztes. Deshalb dürfen in keinem Fall therapiestützende Heilpflanzen verwendet werden, wenn zuvor nicht der behandelnde Arzt seine Zustimmung gegeben hat.
Der Graue Star ist eine Augenerkrankung, die bevorzugt im höheren Lebensalter beginnt, meist zwischen dem 50. und 60. Lebensjahr. Als Berufskrankheit, entstanden durch die hohen Temperaturen, denen beispielsweise Glasbläser und Stahlarbeiter an Hochöfen ausgesetzt sind, kann das Leiden aber auch schon früher beginnen.
Als Ursachen kommt meist eine altersbedingte Stoffwechselstörung in Frage. Allerdings tritt er auch häufig bei Diabetikern (Zuckerkranken) auf oder entsteht durch Verletzungen (Fremdkörper aus Eisen oder Kupfer im Auge) und im Gefolge anderer Augenkrankheiten.
In seltenen Fällen kann schon das neugeborene Kind unter einem Grauen Star leiden. Meist geht er mit anderen Mißbildungen einher. Dabei kann es sich um eine erbliche Entwicklungsstörung oder die Folge einer Infektionskrankheit (Röteln) der Mutter während der ersten drei Monate der Schwangerschaft handeln.
Grauer Star bedeutet eine Trübung der Augenlinse. Der Name erklärt sich aus der grauen Verfärbung der Pupille. Die Folge sind Sehstörungen, die immer mehr zunehmen. Schließlich nimmt der Patient nur noch Hell-Dunkel-Unterschiede seiner Umgebung wahr. Besonders ausgeprägt sind diese Symptome, wenn das Licht direkt von vorn ins Auge fällt. Bei verminderter, mehr seitlicher Beleuchtung nimmt die Sehkraft dagegen wieder zu.
Hilfe ist nur von der Operation des »reifen« Katarakts zu erwarten, das heißt spätestens in dem Stadium, in dem nur noch Hell-Dunkel-Differenzen wahrgenommen werden. Dabei entfernt man die Linse und stellt durch eine spezielle Brille das Sehvermögen wieder her. Später, wenn der Star »überreif« geworden ist, also die Linse schrumpft, verkalkt, sich teilweise verflüssigt oder einreißt, sind die Erfolgsaussichten einer Operation geringer.
Von den Heilpflanzen darf man keine Heilung erwarten, sondern allenfalls eine Verzögerung des Krankheitsverlaufs. Wenn der Augenarzt es für sinnvoll hält, kann man

dazu Augentrosttee zu Augenbädern und -waschungen verwenden. Selbstbehandlung ohne seine Zustimmung ist strikt verboten! Die Volksheilkunde nennt neben dem Augentrost zwar noch eine Reihe anderer Heilkräuter, die angeblich beim Grauen Star wirksam sein sollen, darauf wird man aber besser verzichten.

Der Graue Star darf nicht mit dem *Grünen Star (Glaukom)* verwechselt werden. Das Glaukom entsteht, wenn der Abfluß des Augenkammerwassers behindert ist oder zuviel Kammerwasser produziert wird. Dadurch steigt der Druck im Augeninnern stark an, Sehnervenfasern und die Sinneszellen der Netzhaut werden geschädigt. Unbehandelt droht die völlige Erblindung.

Das Glaukom muß nicht immer durch einen akuten Anfall mit heftigem Stirn-Augen-Kopfschmerz, Erbrechen, Übelkeit und Nebelsehen auf sich aufmerksam machen. Oft verläuft es schleichend und symptomarm. Deshalb sollte man ab dem 40. Lebensjahr jährlich einmal den Augenarzt aufsuchen, um vorbeugend den Augeninnendruck messen zu lassen. Dies ist eine schmerzlose und einfache Untersuchung.

Grind

Im Volksmund gebraucht man den Begriff Grind mit sehr unterschiedlicher Bedeutung. Medizinisch bedeutet er zunächst soviel wie Kruste, die durch Blut, Eiter oder Gewebsflüssigkeit auf der Oberfläche der Haut entsteht. Meist ist dieser Grind Folge oberflächlicher Hautverletzungen und darf nicht abgerissen werden, damit keine häßlichen Narben zurückbleiben.

Außerdem kennen wir noch den *Kopf-* oder *Erbgrind,* eine ansteckende Hautpilzkrankheit. Sie geht einher mit wabenartigen dicken Auflagerungen, die meist auf den behaarten Kopf beschränkt bleiben. Betupft man den Grind mit Alkohol, wird der typische gelbliche Farbton deutlich sichtbar.

Erbgrind kann häßliche Narben und dauernden Haarverlust hinterlassen. Deshalb muß ärztliche Behandlung dringend angeraten werden. Es gibt spezielle Lösungen und Salben gegen die Krankheit, die der Fachmann verordnet. Durch Birke, Erdrauch und Klettenwurzel kann man ihre Wirkung unterstützen.

Grippe

Im Gegensatz zur ähnlichen Erkältung ist die echte Grippe (Influenza epidemica) immer eine ernste Erkrankung. Besonders gefährdet sind schon kränkelnde, ältere und schwächliche Menschen, bei denen durch zusätzliche bakterielle Infektionen häufig Komplikationen, wie Bronchitis und Lungenentzündung, auftreten und auch die Grippe selbst besonders schwer verläuft.

Krankheitsgefühl, Mattigkeit, Kreuz-, Glieder- und Kopfschmerzen sowie Fieber bis 40 Grad legen den Verdacht auf Grippe nahe. Nach dem weiteren Verlauf unterscheidet man:

Katarrhalische Grippe mit Husten, Schnupfen, Halsschmerzen und Bronchialkatarrh;

Darmgrippe mit Übelkeit und Brechdurchfall;
rheumatische Grippe mit Muskel-, Gelenk- und Gliederschmerzen;
Kopfgrippe mit Schwindel, Benommenheit, heftigem Kopfschmerz und Brechreiz;
toxische Grippe mit schwer beeinträchtigtem Allgemeinbefinden, hohem Fieber, Kopf- und Gliederschmerz.

Nach überstandener Grippe bleiben allgemeine Schwäche, Blutunterdruck, Schwindel, Herz- und Darmbeschwerden sowie Nervosität und depressive Verstimmungen oft noch wochenlang bestehen.

Die Grippe ist eine Virusinfektionskrankheit. Deshalb gibt es keine Medikamente gegen die Erreger, etwa den Antibiotika gegen Bakterien vergleichbar. Antibiotika und Sulfonamide sind nur dann angezeigt, wenn bakterielle Superinfektionen drohen. Die Entscheidung über ihren Einsatz bleibt dem Arzt vorbehalten, in eigener Verantwortung dürfen Restbestände solcher Arzneimittel aus der Hausapotheke nie eingenommen werden.

Die einzige gezielte Vorbeugung, die wir bis heute kennen, ist die jährliche Grippeschutzimpfung. Sie geriet durch Berichte von angeblichen Nebenwirkungen inzwischen ins Zwielicht. Die Diskussion soll hier nicht fortgeführt werden. In jedem Fall sollten sich besonders gefährdete Menschen gegen Grippe einmal jährlich impfen lassen. Das gilt besonders für ältere, vorher schon kränkelnde, geschwächte Personen und solche, die beruflich mit vielen Menschen zusammenkommen, denn die Grippe wird durch Virus-Tröpfchen-Infektion (Husten, Niesen) verbreitet.

Uneingeschränkt zu empfehlen sind die Maßnahmen, die wir unter dem Stichwort Abwehrschwäche besprachen.

Grippekranke sollen so lange Bettruhe einhalten, bis sie 2 Tage lang fieberfrei bleiben, sonst drohen Rückfälle und Komplikationen. Der Arzt sollte den Verlauf immer überwachen.

Für die grundsätzlich empfehlenswerte Schwitzkur gilt, was schon bei der Erkältung gesagt wurde: Nur kräftige, kreislaufstabile Patienten dürfen sie anwenden, alle anderen müssen zuvor den Arzt fragen. Unterstützt wird das Schwitzen durch Lindenblüten-, Holundertee oder Glühwein.

Die Kost soll leicht sein und reichlich vitaminreiche Fruchtsäfte (Orangen, Zitronen, Grapefruits) enthalten.

Unter den Heilpflanzen eignen sich vor allem Angelika, Berberitze, rote Bete, Bitterklee, Fenchel, Heckenrose, Lavendel, Linde, Meisterwurz, Salbei, Sonnenhut, Stiefmütterchen, Thymian, Wacholder und die Weide zur Grippebehandlung. Bei Katarrhen der Atemwege gibt man zusätzlich Hustentees (Eibisch, Lungenkraut, Seifenkraut und andere) und inhaliert mit einer Kamillen-Thymian-Mischung.

Im Gegensatz zu den meisten anderen Infektionskrankheiten hinterläßt die Grippe keine lebenslange Immunität.

Gürtelrose

Erreger der Gürtelrose ist das Virus, das bei

Kindern Windpocken erzeugt. Zwischen der Infektion und dem Ausbruch der Krankheit vergehen 3–5 Wochen. Zunächst tritt uncharakteristische Müdigkeit mit Gliederschmerzen und Fieber auf. Plötzlich folgen heftige, fast immer einseitige Schmerzen, die dem Versorgungsgebiet eines Nerven entsprechen. Nach 2 Tagen erscheinen in diesem Gebiet Gruppen roter Bläschen. Unbehandelt können sie vereitern und hinterlassen dann häßliche Narben. Die Blasen treten mehrere Tage lang auf, nach etwa 14 Tagen sind sie abgeheilt. Die Schmerzen können noch mehrere Monate lang andauern.

Die Behandlung der Gürtelrose ist Aufgabe des Arztes. Gegen den quälenden Schmerz wird er Vitamin B_{12} oder Mutterkornspezialitäten (Gift des auf Gräsern wachsenden Pilzes Claviceps purpurea) verordnen. Wenn Vereiterung der Hautbläschen droht, sind bakterienhemmende Salben angezeigt.

Die Pflanzenheilkunde empfiehlt zur unterstützenden Behandlung vor allem das Bohnenmehl, das man wie Puder auf die Blasen aufträgt. Vereiterungen beugt man wirksam durch Auflagen und Waschungen mit Kamille, Thymian und Zinnkraut vor, wenn der behandelnde Arzt keine Einwände erhebt.

Haarausfall

Der teilweise, selten vollständige Haarausfall tritt bei Männer ungleich häufiger und ausgeprägter als bei Frauen auf. Geheimratsecken und Glatze werden bei Männern in erster Linie durch Erbfaktoren bestimmt. Weitere Ursachen sind Drüsenfunktionsstörungen (Schilddrüse, Keimdrüse), Infektionskrankheiten (Typhus, Grippe und andere), übermäßige Talgproduktion der Kopfhaut (Seborrhöe), Erkrankungen der Kopfhaut (Grind, Ekzem) und altersbedingtes Lichten der Haare. Viele Sünden gegen die Haargesundheit werden bei der Haarpflege begangen, bei Frauen spielen unsachgemäße Dauerwellen und Tönungen der Haare eine Rolle.

Schließlich muß noch der scharf begrenzte, kreisförmige Haarausfall genannt werden, der nicht nur die Kopfhaare, sondern auch Bart und Augenbrauen befallen kann. Seine Ursachen sind noch nicht restlos geklärt. Meist heilt die Krankheit nach einiger Zeit spontan aus, wobei die Haare zunächst erst weiß nachwachsen können und später wieder in der Naturfarbe erscheinen.

Bei Veranlagung helfen auch die angepriesenen »Wundermittel« kaum. Allenfalls kann der Verlauf des Haarausfalls gebremst werden. Dazu genügen aber auch die einfachen und billigen Mittel der Naturheilkunde. Die Betroffenen sollen möglichst keine Kopfbedeckung tragen. Täglich wird die Kopfhaut kräftig massiert, um die Durchblutung anzuregen. Dem gleichen Zweck dienen kalte Kopfwaschungen mit anschließendem kräftigen Abfrottieren. Dreimal wöchentlich wird der Kopf mit einer Abkochung aus 1 Handvoll Brennesselblätter auf $/^1/_2$ l Wasser und $/^1/_2$ l Essig (10 Minuten am Kochen halten) gewaschen, danach reibt man kräftig trocken und massiert einige Tropfen Klettenwurzelöl ein.

Innerlich gibt man unterstützend Zinnkrauttee.
Der Arzt wird nach den Ursachen suchen und diese entsprechend behandeln.

Haarbalgentzündung

Siehe Furunkel.

Haarpflege

Haarpflege bedeutet in erster Linie Reinigung der Haare von Staub und Schuppen. Sie werden beim täglichen Kämmen und Bürsten gründlich entfernt, gleichzeitig verteilt sich dabei der Talg besser. Beim Ausbürsten ist darauf zu achten, daß die Richtung mehrmals gewechselt wird, um das Haar nicht einseitig durch Zug zu überlasten. Beim Kämmen darf die Kopfhaut nicht durch scharfe Zähne des Kamms verletzt werden.
Das Waschen der Haare kann zur unerwünscht starken Entfettung der Kopfhaut führen. Deshalb wird man in der Regel nur einmal wöchentlich das Haar mit milden Waschmitteln reinigen. Bei fettarmem Haarboden genügt eine Kopfwäsche alle 2 Wochen, bei sehr fettem Haar können zwei Kopfwäschen wöchentlich notwendig sein.
Nach der Reinigungswäsche nimmt man eine Nachwäsche vor, die sich nach der Beschaffenheit der Kopfhaut richtet. Bei fettarmen Haaren bevorzugt man Klettenwurzelöl, das den Fettverlust beim Waschen ausgleicht, gegen zu fettes Haar empfehlen sich alkoholhaltige Haarwässer.
Zur täglichen Massage der Kopfhaut eignen sich außer Klettenwurzeln auch Birkenwasser, Brennessel- und Salbeiabkochungen oder Rosmarinöl. Aufgabe der Massage ist es, die Blutzirkulation in der Kopfhaut anzuregen. Dazu setzt man die Fingerkuppen fest auf den Haarboden und faltet die Kopfhaut durch sanft schiebende Bewegungen gegeneinander. Dabei ist darauf zu achten, daß keine zu spitzen Fingernägel die Kopfhaut verletzen.
Krankheiten, die das Wachstum der Haare beeinträchtigen, muß natürlich der Arzt behandeln.

Hämorrhoiden

Afterjucken- und -brennen sind die ersten Symptome der Hämorrhoiden. Später kommt es zur entzündlichen Rötung, Blutung und Schmerzen. Viele Menschen fürchten den Schmerz bei der Stuhlentleerung so sehr, daß es als Reaktion zur Stuhlverstopfung kommt. Darum ist es wichtig, den Kot weich zu halten. Der Faulbaumtee eignet sich zu diesem Zweck, mit ärztlicher Einwilligung kann man ihn auch längere Zeit einnehmen. Besser ist es aber, den Stuhl durch schlackenreiche Kost weich zu halten.
Wenn Hämorrhoiden häufig bluten, droht eine akute Blutarmut, die der Arzt behandeln muß.
Zum Teil liegen die kirschkerngroßen, kno-

tigen Erweiterungen der Mastdarmvenen als innere Hämorrhoiden innerhalb des Afterschließmuskels, teils treten sie aus dem After hervor. Die Ursachen ähneln denen der Krampfadern: anlagebedingte Bindegewebsschwäche, Stuhlverstopfung, Venenstauungen bei Leberschrumpfung, häufiger Alkoholgenuß und Durchblutungsstörungen während der Schwangerschaft. Vorwiegend sitzende Arbeit und Bewegungsmangel in der Freizeit begünstigen das Leiden.

In manchen Fällen ist Operation notwendig, um die Hämorrhoiden auszuheilen. Vor kurzem berichtete ein Chirurg sogar von einem neuen, unblutigen Verfahren gegen Hämorrhoiden, wobei die Knoten einfach mit Gummiringen abgebunden werden und nach kurzer Zeit abfallen.

Zur Selbstbehandlung unter ärztlicher Verlaufskontrolle angezeigt sind Zubereitungen aus Angelika, Brennesseln, Eberesche, Eiche, Erdrauch, Kamille, Kerbel, Königskerze, Malve, Pappel und Ringelblume. Daneben haben sich Roßkastanienextrakte und Blutegelsalben aus dem Fachhandel gut bewährt. Zäpfchen, wie sie zum Teil rezeptfrei angeboten werden, sollten nur mit ärztlicher Genehmigung verwendet werden.

Es empfiehlt sich, nach der Stuhlentleerung den After mit Kamillen-, Zinnkrauttee oder Kaliumpermanganatlösung (1 Kristall auflösen, bis das Wasser sich rosa färbt) zu reinigen.

Halsentzündung

Siehe Rachenkatarrh.

Hautabschürfung

Oberflächliche Abschürfungen der Haut bis auf die Papillen der Lederhaut heilen oft schlechter als tiefere Wunden und sind sehr schmerzhaft. Häufig bluten sie nicht, sondern geben nur gelbliches Blutwasser ab, das an der Luft verkrustet.

Die Verletzung wird mit klarem Wasser abgewaschen und mit einem sauberen Leintuch abgetrocknet. Dann läßt man das Wundsekret an der Luft oder in der Sonne trocknen oder legt ein steriles Pflaster (Heftpflaster) auf. Jod und Penicillin dürfen nicht aufgetragen werden.

Da die Gefahr besteht, daß sich in den Wundrändern Tetanuserreger einnisten, kann eine Schutzimpfung gegen Wundstarrkrampf sinnvoll sein, das wird der Arzt entscheiden.

Eiternde Hautabschürfungen bedürfen immer der ärztlichen Behandlung.

Zur Unterstützung der Wundheilung legt man Arnikakompressen auf. Die Krusten dürfen nicht abgerissen, sondern – wenn überhaupt erforderlich – nur mit Vaseline oder Arnikawasser vorsichtig aufgelöst werden.

Hautleiden

Unsere Haut ist nicht nur die äußere Hülle des Körpers, sondern ein lebenswichtiges Organ mit zahlreichen Funktionen. Deshalb darf man Hautkrankheiten niemals auf die leichte Schulter nehmen. Zwar können sie harmlos sein, zuweilen sind sie aber auch Ausdruck schwerer oder gar lebensgefährlicher Krankheiten, man denke an die Pocken oder die zu Unrecht als harmlos eingestuften Masern.

Einige Hautkrankheiten werden in diesem Lexikon gesondert besprochen, zum Beispiel die Akne und die Nesselsucht. In diesem Kapitel befassen wir uns mit Ursachen und Therapie von 2 großen Gruppen: Hautentzündung und Hautausschlag.

Entzündungen der Haut beginnen stets mit Brennen und Rötung. Je nach Ursachen, kommt es danach zu Bläschen, Quaddeln, entzündlichen Knötchen, Eiterpusteln und anderen Hautblüten. Die entzündeten Hautpartien können nässen oder abschuppen. Zum Teil treten die Erscheinungen lokal begrenzt auf, wenn sie größere Hautflächen betreffen, wird auch das Allgemeinbefinden beeinträchtigt, Fieber und Schüttelfrost können sich einstellen.

Ursachen solcher Entzündungen sind Infektionen durch Bakterien, Viren, Pilze und andere Parasiten, Reizungen, wie Hitze, Kälte, Reibung, Schmutz und Chemikalien, innere Ursachen, wie Stoffwechselkrankheiten und Überempfindlichkeitsreaktionen.

Bei falscher Behandlung kann die Dermatitis chronisch werden und nicht nur den Patienten entstellen, sondern sogar bösartige Hautgeschwülste erzeugen. Deshalb ist Selbstbehandlung nur bei offensichtlich harmlosen, lokal begrenzten Erscheinungen erlaubt, in allen anderen Fällen muß der Arzt zugezogen werden.

Als *Ausschlag* bezeichnet man volkstümlich ausgedehnte entzündliche Hauterscheinungen. Sie können als Flecke, Bläschen und Knötchen herdförmig vorliegen oder sich als mehr oder weniger lückenlose Rötung ausbilden. Ursachen sind zum Beispiel Infektionen, chemische oder mechanische Einwirkungen, ja sogar Sonnenlicht.

Für die Behandlung des Ausschlags gilt das gleiche wie bei der Hautentzündung: Nur flüchtige, lokal begrenzte Ausschläge dürfen selbst behandelt werden. Sobald Ausschläge und Entzündungen mit Fieber und allgemeiner Mattigkeit und Schwäche einhergehen oder nicht binnen 3 Tagen deutlich zurückgegangen sind, ist in jedem Fall Konsultation des Arztes notwendig.

Häufige Hautleiden können ein Zeichen von »schlechtem Blut« sein, wie der Volksmund sagt. Deshalb sind zur Therapie alle blutreinigenden Kräuter geeignet. Die Zahl der geeigneten Heilpflanzen ist zu groß, als daß sie alle hier aufgeführt werden könnten. Bewährt haben sich vor allem die folgenden: Birke, Bohne, Brennessel, Brunnenkresse, Erdbeere, Gänseblümchen, Goldrute, Gurke, Heidelbeer- und Himbeerblätter, Klette, Königskerze, Liebstöckel, Linde, Löwenzahn, Malve, Möhre, Odermennig, Salbei, Schlüsselblume, Stiefmütterchen, Tausendgüldenkraut, Wacholder, Weide und Großer Wiesenknopf.

Zu Auflagen und Waschungen werden Erdbeeren, Gurken, Kamille, Kiefer, Lungenkraut, Malve, Spitzwegerich, Tanne, Thymian, Weide und Zinnkraut empfohlen. Als Badezusätze geeignet sind Eichenrinde, Haferstroh, Kamille, Wacholder und Zinnkraut. Den Sonnenhut wendet man in Form einer fertigen Salbe an.

Hautpflege

Pflege der Haut bedeutet in erster Linie tägliche gründliche, aber schonende Reinigung unter Vermeidung zu starker Entfettung. Das Waschwasser soll nicht zu kalkhaltig sein, Regenwasser hat sich gut bewährt. Die üblichen alkalischen Seifen zerstören den Säureschutzmantel der Haut und entfetten oft zu stark. Deshalb sollte man neutralen, reizlosen Seifen (Keratin, Tölzer, Teerschwefel, Speik) und Reinigungslösungen (Tenside, Syndets) den Vorzug geben. Am besten klärt man diese Fragen im Gespräch mit dem Arzt oder einer erfahrenen Kosmetikerin. Falsche Reinigung, die nicht dem Hauttyp entspricht, kann zur Ursache vieler Hautleiden werden.

Es hat sich bewährt, nach der Hautreinigung mit Essigwasser ($1/3$ Essig, $2/3$ Wasser) nachzuwaschen und bei trockener Haut mit natürlichen Pflanzenfetten nachzufetten.

Das billigste Hautpflegemittel ist ausreichender Schlaf. Auf Genußgifte, vor allem Nikotin, soll möglichst ganz verzichtet werden.

Zur besseren Durchblutung und Stoffwechselanregung werden viel Bewegung im Freien, vorsichtig dosierte Sonnenbäder und Trockenbürsten (herzwärts) empfohlen. Ein Spaziergang bei Nieselregen erfrischt die Haut ungemein.

Kosmetika sollen nur mäßig und nach sorgfältiger fachmännischer Beratung gebraucht werden, um der Haut nicht zu schaden. Auch nach jahrelangem Gebrauch ohne Nebenwirkungen kann es plötzlich zu Überempfindlichkeitsreaktionen kommen. Dann muß das Präparat sofort abgesetzt werden.

Der Fachhandel bietet zahlreiche Feuchtigkeits- und Pflegecremes an. Sie können empfohlen werden, wenn sie dem Hauttyp entsprechen. Natürlichen Hautpflegemitteln, wie sie die Reformhäuser anbieten, sollte man dabei den Vorzug geben. Dazu gehören Spezialitäten mit Efeu, Kerbel, Petersilie, Rosmarin und Walnuß, um nur die wichtigsten zu nennen.

Ein bedeutendes Teilgebiet der Hautpflege ist die *Gesichtspflege*. Es gibt zahllose »Geheimrezepte« der Volksheilkunde, die mehr oder weniger tauglich sind. Einige sollen hier genannt werden.

Trockene, schuppende Haut soll 2- bis 3mal wöchentlich mit frischer Vollmilch gereinigt werden. Danach trägt man Honig auf, läßt ihn trocknen und spült lauwarm ab.

Erfrischend wirkt eine Kräutermischung aus Kamillen, Lindenblüten, Kerbel und Petersilie. Man bereitet sie als Abkochung zu und läßt sie 10–20 Minuten einwirken.

Zu fette Haut mit groben Poren spricht besonders gut auf Abtupfen mit frischem Zitronensaft an. Zusätzlich kann man 1- bis 2mal wöchentlich Masken mit Erdbeersaft, Gurkenscheiben und Tomaten auflegen. Auch Kartoffelscheiben, Wirsingkohlblätter und Möhren sind geeignet. Im Anschluß an solche Masken wird lauwarm abgespült und kurz kalt begossen, dann reibt man vitamin-E-reiche Weizenkeim- oder Walnußöle ein, die zusätzlich die Hautdurchblutung fördern.

Gut wirken *Gesichtsdämpfe* mit Kamillen- und Zinnkrautzusatz. Sie sind auch bei unreiner Haut nützlich. Die Durchführung entspricht der Inhalation bei Schnupfen. Auf einem niedrigen Tisch oder Stuhl steht der Wassertopf. Der zu Behandelnde setzt sich davor, legt über Kopf, Schultern und Dampftopf ein Woll- oder Leintuch, damit kein Dampf nach außen entweichen kann, dann öffnet er den Topf und läßt die Dämpfe einwirken. Beendet wird mit einem kalten Gesichtsguß.

Der *Gesichtsguß* beginnt rechts unter der Schläfe. Der Strahl umkreist zunächst langsam das Gesicht, dann führt man ihn quer über die Stirn und in Längsstrichen von rechts nach links von der Stirn zum Kinn. Beendet wird mit einer ovalen Abgießung des Gesichts. Dieser Guß hat sich auch ausgezeichnet bei schlaffer und schlecht durchbluteter Haut bewährt.

Ein oft vernachlässigtes Gebiet der Hautpflege ist die *Pflege von Händen* und Füßen. Nach jedem Waschen der Hände, vor allem aber nach dem Kontakt mit Waschmitteln, sollen sie mit einer guten Hautcreme oder Öl gepflegt werden. Empfehlenswert sind vor allem Hautcremes mit Kamillenzusatz. Zur Reinigung der Nägel eignet sich am besten die Nagelbürste. Gebraucht man dazu eine Nagelfeile, ist darauf zu achten, daß sie nicht zu spitz und scharf ist und nicht zu nachdrücklich angewendet wird, sonst drückt man den Schmutz noch tiefer unter die Nägel. Die Fingernägel werden rund abgeschnitten. Das Nagelhäutchen schiebt man vorsichtig zurück und beschneidet es mit einer gebogenen Spezialschere. Am Abend sollen die Nägel eingefettet werden, das schützt vor Brüchigkeit und erhöht ihren Glanz. Zum Nagelschutz am Tag eignet sich farbloser Nagellack.

Die *Fußpflege* besteht vor allem im häufigen Waschen und Schneiden der Fußnägel. Sie müssen im Gegensatz zu den Fingernägeln gerade abgeschnitten werden, damit sie nicht am Rand einwachsen. Auf sorgfältiges Abtrocknen der Füße und Zehenzwischenräume ist besonders zu achten, sonst drohen Fußpilzinfektionen. Zusätzlich gehört zur Fußpflege die regelmäßige Fußgymnastik. Sie kann auch zeitsparend durch stundenweises Tragen von Fußgymnastiksandalen erzielt werden.

Maßnahmen der Pflanzenheilkunde gegen übermäßigen Hand- und Fußschweiß werden unter dem Stichwort Schwitzen besprochen.

Hautrötung

Die großflächige Rötung der Haut hat sehr unterschiedliche Ursachen. Harmlos ist die Schamröte, die das ganze Gesicht überzieht und Ausdruck des schlechten Gewissens oder der Schüchternheit sein kann. Andere Ursachen sind zu starke Sonnenbestrahlung und beginnende Entzündungen der Haut.

Die Therapie richtet sich nach den Ursachen, die oft nur der Arzt diagnostizieren kann. Ein Versuch mit Basilikum ist angezeigt. Wenn die Anwendung nichts nützt, soll der Fachmann konsultiert werden.
Gegen Hautrötung aus seelischen Gründen kann autogenes Training sinnvoll sein.

Hautschrunden

Als Schrunden bezeichnet man Einrisse in der Haut oder in den Schleimhäuten. Sie treten häufig am Übergang von Haut in Schleimhaut auf, zum Beispiel in den Mundwinkeln oder am After. Unbehandelt drohen Entzündungen, die meist ärztliche Therapie notwendig machen.
Verursacht werden Schrunden durch übermäßige Verhornung der Haut, Ekzeme, Vitaminmangelzustände und Fieber.
Ein Versuch mit Basilikum ist auch hier ratsam. Wenn das Leiden dadurch nicht bald beeinflußt wird, muß der Arzt zugezogen werden, um die Therapie nach den Ursachen durchzuführen.

Hauttuberkulose

Alle Formen der Tuberkulose sind vom Fachmann zu behandeln, auch die Hauttuberkulose. Sie tritt in vier verschiedenen Erscheinungsformen auf. Dabei spielt es wahrscheinlich eine wichtige Rolle, ob es sich um den Erreger der Menschen- oder der Rindertuberkulose handelt. Typisch für alle Formen der Haut-Tb sind die kleinen gelblichen Knötchen, die dann sichtbar werden, wenn man mit einem Glasspatel darauf drückt.
Der *Lupus vulgaris*, auch als Fressende oder Zehrflechte bekannt, beginnt meist nach der Pubertät. Symptomatisch sind die kleinen, geröteten, kaum schmerzhaften Knötchen. Sie erweitern sich allmählich zu flachen, schuppenden roten Herden. Im Zentrum der Herde heilt diese Form unter Schwund der Haut langsam ab. Unbehandelt kommt es im weiteren Verlauf zu schmerzlosen Geschwüren, die oft auf Augenlider und Nase übergreifen und den Patienten stark entstellen. Auffallend ist die Gleichgültigkeit, mit der die Kranken meist diese Verstümmelungen hinnehmen.
Die tuberkulösen Geschwüre der *Tuberculosis ulcerosa* beginnen mit kleinen, schmerzlosen Geschwüren der Haut und Schleimhäute, insbesondere der Zunge. Die Betroffenen leiden in der Regel schon an fortschreitender Tb der inneren Organe. Zur Tuberculosis ulcerosa (Ulcus-Geschwür) gehören auch die *Boecksche Krankheit* und der *Lupus pernio*. Bei der Boeckschen Krankheit treten unter der Haut kirschgroße, violette Knoten auf, bevorzugt am Unterschenkel. Erscheinen die Knoten an den Finger- und Zehenspitzen, dann erinnern sie an Frostbeulen. Dieser Lupus pernio kann aber auch im Gesicht lokalisiert sein.
Die *Schwindbeule* (Skrophuloderma) beginnt meist mit der eitrigen Einschmelzung von Lymphknoten, bevorzugt der unter dem Ohr gelegenen. Schon bei kleinen Kindern können diese schmerzlosen, sehr hartnäcki-

gen Eiterungen auftreten. Nach Wochen bis Monaten heilen sie unter Bildung sehr entstellender, derber Narben wieder ab, um an anderer Stelle erneut aufzubrechen. Schlimmstenfalls greifen sie auf Knochen und Sehnenscheiden über. Auch wenn die Schwindbeule scheinbar ganz abgeheilt ist, bricht sie im höheren Alter zuweilen wieder in Form des Lupus auf.

Schließlich kennen wir noch die *Tuberculosis cutis verrucosa* oder *Leichen-Tb* mit ihrer verwandten Erscheinungsform Erythema induratum (nicht von Leichen). Dabei erscheinen langsam wachsende, nässende, warzenähnliche Gebilde. Als Leichen-Tb bezeichnet man die eine Form, weil sie durch Infektion beim Kontakt mit verseuchten Leichen und Tierkadavern (Metzger) entsteht.

Trotz moderner Arzneimittel (Tuberkulostatika) ist die Behandlung der Tuberkulose noch immer problematisch. Durch verschiedene Heilpflanzen kann sie wirksam unterstützt werden. Allerdings sollten unter keinen Umständen derartige naturheilkundliche Maßnahmen ohne vorherige Einwilligung und Anleitung durch den behandelnden Arzt durchgeführt werden.

Lokal gebraucht man Tees aus Bockshornklee, Klettenwurzeln oder Walnußblättern zu Waschungen und Auflagen. Zusätzlich können UV-Bestrahlungen oder Sonnenbäder angezeigt sein. Die Ernährung ist reizarm, enthält aber reichlich Vitamine. Vor allem auf ausreichende Zufuhr von Vitamin D ist zu achten. Der Therapeut wird bei Bedarf zusätzliche Vitaminpräparate verordnen, Selbstbehandlung mit Vitamin D – außer beim Essen – ist dagegen verboten, obwohl es einige frei verkäufliche Vitamin-D-Spezialitäten gibt. Falsch angewendet können Vitamin-D-Präparate zu unangenehmen Nebenwirkungen führen.

Hautwolf

Das Wundsein am After, Damm und an den Innenseiten der Oberschenkel mit rohen, brennenden Flecken und offenen Stellen bezeichnet der Volksmund als Wolf. Verursacht wird diese schmerzende Hauterscheinung durch mechanische Reizung der Haut, beispielsweise beim ungewohnten Wandern, Marschieren (Soldaten) und Reiten.

Die Vorbeugung besteht in der Reinigung von Damm und Leistenfalte mit kaltem, klarem Wasser und nachfolgendem Einpudern (Talkum, Babypuder). Desodorantien sind wegen der zusätzlichen chemischen Reizung der Haut verboten.

Wenn es trotzdem zum Hautwolf kommt, sind zur Selbstbehandlung kühle Abwaschungen mit Kamillen- und Zinnkrauttee erlaubt. Sobald entzündliche Erscheinungen durch bakterielle oder Pilzinfektion auftreten, muß der Arzt die Behandlung übernehmen.

Heiserkeit

Heiserkeit entsteht meist im Gefolge eines Katarrhs der oberen Atemwege, zum Beispiel bei Erkältung und katarrhalischer Grippe. Dabei entzündet sich die Schleimhaut des Kehlkopfs, und die Stimme klingt belegt, klanglos und rauh. Andere Ursachen sind Reizungen durch Rauchen, Staub, Chemikalien, Überanstrengung der Stimme (Redner, Sänger, Schauspieler), Alkoholmißbrauch, Knoten und Geschwülste am Kehlkopf und an den Stimmbändern (Krebs!), Lähmungen des Stimmbandnerven und manche ernsten Infektionskrankheiten. Chronische Heiserkeit deutet auf Entzündungen der Mandeln, Nase, Nebenhöhlen oder Bronchien, Tuberkulose, Geschwülste und ständigen Nikotinmißbrauch hin oder entwickelt sich aus häufigen akuten Kehlkopfkatarrhen.

Die Behandlung richtet sich nach den Ursachen. Selbstbehandlung ist nur erlaubt, wenn die Heiserkeit offensichtlich akut durch Erkältungskrankheiten entstand. Alle anderen, unklaren Fälle, insbesondere die chronische Heiserkeit, müssen vom Fachmann untersucht werden. Wenn die Heiserkeit nicht binnen 3 Tagen spürbar nachläßt, ist in jedem Fall ärztliche Untersuchung angezeigt, damit keine ernste Krankheit im Frühstadium übersehen wird.

Die Grundbehandlung erfordert Verzicht auf Rauchen und Sprechen für einige Tage. Bei trockener Zimmerluft (Zentralheizung) werden Luftbefeuchter aufgestellt oder feuchte Tücher im Raum aufgehängt. Heiserkeit mit Fieber erfordert immer Bettruhe.

Zum Gurgeln sind Tees aus Arnika, Kamillen, Malve und Salbei zu empfehlen. Innerlich gibt man Anis, Apfelsaft, Benediktenkraut, Bibernell, Eibisch, Huflattich, Holunder, Kiefer, Königskerze, Lakritze, Lungenkraut, Möhren, Schlehe, Seifenkraut, Sonnentau, Spitzwegerich und Zwiebelsaft.

Unterstützend werden kalte Halswickel mit Lehm, Wadenwickel und Einreibungen der Brust mit Pinimenthol gebraucht.

Bei Rauchern kann chronische Heiserkeit mit ständigem Räusper- und Hustenzwang Warnzeichen des Kehlkopfkrebses sein.

Herzbeschwerden, nervöse

Nervöse Störungen der Herzfunktionen werden gekennzeichnet durch Herzjagen, Herzklopfen, Enge- und Hitzegefühle über dem Herzen und Atemnot. Fast immer bestehen gleichzeitig andere Symptome der Nervosität, wie Schlafbehinderungen, Zittern, Verdauungsstörungen, Gereiztheit oder nervöses Schwitzen.

Ursachen dieser Beschwerden sind zum Beispiel Dauerstreß, Sorgen, ungelöste Konflikte, Spannungen und neurotische Fehlhaltungen. Auch Überfunktion der Schilddrüse, Mangelkrankheiten und die hormonellen Umstellungen in Pubertät und Wechseljahren können zu ähnlichen Beschwerden führen.

Eine erste grobe Abgrenzung von organischen Herzleiden ist auch dem Laien möglich. Dazu fühlt man den Puls und beobachtet, ob er sich mit der Ausatmung beschleunigt und beim Einatmen verlangsamt. Ist das der Fall, liegt meist eine nervöse Funktionsstörung des Herzens vor. Das heißt aber nicht, daß auf ärztliche Untersuchung verzichtet werden könnte. Alle Beschwerden, die vom Herzen ausgehen, sind ein Anlaß zur baldigen fachmännischen Diagnose.

Ebenso wie organische Herzkrankheiten müssen auch die nervösen Störungen behandelt werden, um bleibende Schäden zu vermeiden. Dazu hat sich ganz besonders das autogene Training nach ärztlicher Anweisung bewährt. Unter den Heilpflanzen kann der Weißdorn an erster Stelle empfohlen werden. Daneben sind Baldrian, Herzgespann, Melisse und Waldmeister zu nennen. Ginseng wirkt ebenso wie die Mistelinjektion des Fachmanns allgemein bei nervösen Störungen und beeinflußt dabei auch das nervöse Herz. Schließlich sagt man noch dem Borretsch eine gute Wirkung nach.

Als Badezusätze geeignet sind Baldrian, Melisse und Rosmarin.

Der Arzt wird im Einzelfall noch Wasseranwendungen, Bewegungstherapie, Atemgymnastik, in schweren Fällen Psychotherapie verordnen.

Herzentzündungen

Entzündungen am Herzen können das gesamte Organ betreffen oder einzelne Teile befallen, und zwar die Herzinnenhaut, den Herzbeutel oder den Herzmuskel. In allen diesen Fällen ist ärztliche Behandlung zwingend notwendig. Nur mit Einwilligung des behandelnden Arztes dürfen die hier angegebenen zusätzlichen Maßnahmen der Naturheilkunde durchgeführt werden. Jede Selbstbehandlung ohne ärztliche Erlaubnis und Überwachung kann unter Umständen zu katastrophalen, schlimmstenfalls tödlichen Folgen führen.

Entzündungen der *Herzinnenhaut (Endokarditis)* betreffen vor allem die Herzklappen. Unterschieden werden rheumatische und infektiöse Formen. Die rheumatische Form verläuft langsamer als die infektiöse. Durch Bildung kleiner Knötchen und entzündlicher Defekte an den Herzklappen werden diese in ihren Funktionen mehr oder weniger stark beeinträchtigt. Sobald sie nicht mehr ganz dicht schließen, strömt das Blut zum Teil aus den Gefäßen, in die es während der Systole gepreßt wird, zurück in das Herz, der ganze Körper wird in Mitleidenschaft gezogen. An den entzündlichen Herden können sich Thromben bilden. Sie werden oft vom Blutstrom abgerissen und in die Gefäße von Nieren, Gehirn, Leber oder Milz getragen. Dort blockieren sie als *Embolien* die Blutversorgung der Organe, eine unter Umständen tödliche Komplikation.

Typische Symptome, die an eine Endokarditis denken lassen, sind Herzrhythmusstörungen, beschleunigter Herzschlag bis über 100 Schläge in der Minute, Schweißausbrüche, leichtes Fieber, das schubweise auftreten kann, allgemeine Mattigkeit und Leistungsschwäche, Blutarmut mit fahlgelber Hautfarbe, Blutbeimengungen im Harn, Haut- und Netzhautblutungen. Besonders bösartig verläuft die Endocarditis lenta, eine Form der Blutvergiftung (Sepsis), bei der sich die Erreger gezielt an den Herzklappen ansiedeln und sie unaufhaltsam zerstören.

Als häufige Ursachen stellt man Gelenkrheuma, Scharlach, Entzündungen der Mandeln und ähnliche chronische, selbst symptomarme Krankheitsherde im Körper fest. Auf dem Blutweg lösen sie die verhängnisvollen Folgen am Herzen aus. Deshalb ist vorbeugend darauf zu achten, daß alle chronischen Krankheiten und Infektionsherde, auch wenn sie kaum zu Beschwerden führen, entweder operativ oder in anderer geeigneter Weise saniert oder – wenn dies nicht möglich ist – zumindest fachgerecht behandelt und überwacht werden.

Die Behandlung versucht, durch hohe Dosen von Antibiotika die Erreger zu vernichten. Homöopathen verordnen gegen diese Form der Herzentzündung bestimmte hochverdünnte Arzneipflanzenspezialitäten, zum Beispiel Aconitum, den giftigen Eisenhut. Selbstversuche mit Aconitum und ähnlichen homöopathischen Zubereitungen sind strikt verboten!

Entzündungen des *Herzbeutels*, der den Herzmuskel als Außenhaut überzieht, äußern sich als Schmerzen in der Herzgegend, reibenden Geräuschen, die zum Teil auch ohne Stethoskop wahrnehmbar sind, und Atemnot. Dauert die Entzündung (Perikarditis) längere Zeit, dann entstehen oft schwierige Verwachsungen und Kalkeinlagerungen. Das Herz wird dabei förmlich eingepanzert und kann seine Funktionen nur noch zum Teil erfüllen.

Verursacht werden solche Entzündungen oft durch entzündliche Erkrankungen an anderen Teilen des Herzens oder durch Rippenfell- und Lungenentzündungen.

Wir unterscheiden zwei Formen der *Perikarditis:* die feuchte mit vermehrter Ansammlung von Flüssigkeit oder Eiter in dem Spalt zwischen Herzbeutel und Herzmuskel, und die trockene, besonders schmerzhafte mit Ausschwitzungen von Blutfaserstoff (Fibrin), der die Oberflächen aufrauht. Feuchte Perikarditis kann auch die Folge von Wassersucht sein, trockene entsteht zuweilen in rheumatischer Form.

Ärztliche Behandlung ist in jedem Fall erforderlich und richtet sich nicht nur nach den Symptomen, sondern versucht vor allem, das ursächliche Grundleiden auszuheilen. Herzbeutelentzündungen heilen allerdings nur selten vollständig aus, meist bleiben dauernde Schwielen und Narben zurück. Bei drohendem Panzerherzen durch Kalksalzeinlagerungen hilft meist nur noch die Operation.

Die Therapie des Fachmanns kann durch homöopathische Arzneimittel und eine Reihe anderer Pflanzenspezialitäten unterstützt werden, sofern der Therapeut keine Einwände hat. In der Homöopathie verordnet man auch bei dieser Herzentzündung häufig Aconitum, den giftigen Eisen- oder Sturmhut. Durch Seidelbastsalben und Senfpflaster, die der Arzt verordnen muß, kann die Haut über dem Herzen gereizt und so die Heilung beeinflußt werden. Gegen Herzbeutelwassersucht im Gefolge der Perikarditis gibt man entwässernde, harntreibende Tees.

Herzmuskelentzündungen (*Myokarditis*) treten oft aus nicht zu klärender Ursache auf. Sie können aber auch Begleiterschei-

nung oder Folgekrankheit von Infektionen sein, zum Beispiel Scharlach, Typhus, Diphtherie und Rheuma. Seltener liegen Vergiftungen durch Quecksilber oder Phosphor vor, die den Herzmuskel angreifen.
Symptomatisch sind Schmerzen und Leistungsschwäche des Herzens, Atemnot und Blässe. Das Herz schlägt meist unregelmäßig.
Gewöhnlich muß die Myokarditis – wie übrigens die meisten Herzentzündungen – stationär behandelt werden. Danach wird oft ein längerer Erholungsaufenthalt im Sanatorium unter ärztlicher Kontrolle notwendig. In jedem Fall, auch bei der Hauspflege, bestimmt der Fachmann die zweckmäßigste Therapie und überwacht den Verlauf der Krankheit. Auch zusätzliche naturheilkundliche Maßnahmen muß er vorher genehmigen. Angezeigt sind zum Beispiel Tees aus Fingerhut, Maiglöckchen, Adonis und Weißdorn, zur Entlastung gibt man oft zusätzlich entwässernde, harntreibende Drogen.

Herzrhythmusstörungen

Unregelmäßiger Herzschlag entsteht gewöhnlich durch Störungen der Reizbildung oder Reizleitung am Herzen. Dabei kann es zu anfallsweisem Herzjagen, Herzzwischenschlägen (Extrasystolen) oder zum Ausfall mancher Schläge kommen.
Die Ursachen solcher teils ungefährlichen, zum Teil aber sehr ernsten Störungen der Herztätigkeit kann nur der Arzt sicher diagnostizieren und sachgerecht behandeln. Manchmal liegen nervöse Störungen vor. Als weitere Gründe kommen Überanstrengung, Stoffwechselkrankheiten, fieberhafte Infektionskrankheiten, Überfunktionen der Schilddrüse, zu hohe Gallensäureblutspiegel oder Entzündungen und Vernarbungen am Herzen in Frage.
Selbstbehandlung ist in keinem Fall erlaubt. Der Arzt wird die Ursachen durch geeignete Arzneimittel beeinflussen. Zur Normalisierung der Herzunregelmäßigkeiten haben sich auch bestimmte Heilpflanzen gut bewährt, genannt seien Ginster und das Maiglöckchen.

Herzschwäche

Warnzeichen der verminderten Herzleistung sind beschleunigter Herzschlag bei Anstrengungen, der in Ruhe nur langsam zur Norm zurückkehrt, geschwollene Knöchel am Abend, verminderte Harnausscheidung am Tag durch mangelhafte Nierendurchblutung, dafür häufiges Wasserlassen bei Nacht, Kurzatmigkeit und blaue Lippen. Die weiteren Symptome hängen davon ab, ob die rechte oder linke Seite des Herzens betroffen ist. Linksinsuffizienz führt zu Blutstauungen im Lungenkreislauf, die sich als Reizhusten, Bronchitis und Herzasthma bemerkbar machen. Schwäche des rechten Herzanteils dagegen führt zu Stauungen im Körperkreislauf, beispielsweise Wassersucht, Milzschwellung, Leber- und Nierenstauungen. Sind beide Herzhälften betroffen, treten diese Symptome gemeinsam auf.

Auch unklare Erscheinungen, wie Kopfschmerz, Verdauungsbeschwerden mit Magendrücken und Durchfall oder Ohrensausen, lassen an eine Herzschwäche denken. Dagegen sind Herzschmerzen selten.

Das Herz vermag die Folgen seiner verminderten Leistung für einige Zeit auszugleichen. Dabei helfen vor allem fertige Spezialitäten aus Fingerhut, die aus der Therapie der Herzschwäche heute nicht mehr wegzudenken sind. Allerdings bleibt die Therapie stets Aufgabe des Arztes. Je nach Ursachen und Grad der Herzschwäche sind auch Adonisröschen, Butterblume, Ginster, Maiglöckchen, Oleander, Rosmarin, Weißdorn und Zwiebeln nach ärztlicher Verordnung angezeigt.

Die Ernährung muß kochsalzarm sein und soll bestehendes Übergewicht normalisieren. Der Arzt kann bei Bedarf Apfel-Reis-Tage oder Obst- und Saftfasttage zur Kreislaufentlastung verordnen. Nach seinen Anweisungen führt man auch verschiedene Wasseranwendungen durch.

Herzschwäche kann Folge verschiedener Herzkrankheiten oder eine Alterserscheinung sein.

Heuschnupfen

Der allergische Schnupfen wird in vielen Fällen am besten durch Desensibilisierung (siehe Bronchialasthma) behandelt, vorausgesetzt, es gelingt, die auslösenden Substanzen im Allergietest nachzuweisen. Ursachen sind Blütenpollen von Gräsern, Sträuchern und Bäumen, auf die der Patient überempfindlich mit heftigem Niesreiz, verlegter Nasenatmung, wäßriger Sekretion, Bindehautentzündung, Lichtscheu, Tränenfluß und Kopfschmerz reagiert. Die Krankheit tritt familiär gehäuft auf und beginnt oft schon vor der Pubertät, um erst jenseits des 50. Lebensjahrs nachzulassen. Heuschnupfen kann ein Schritt auf dem Weg zum Bronchialasthma sein. Deshalb ist die Therapie Aufgabe des Fachmanns.

Es ist kaum möglich, den Allergenen immer auszuweichen. Dennoch sollen die Patienten während der Blütezeit so selten wie möglich ausgehen, am besten nehmen sie in dieser Zeit ihren Urlaub und reisen ins Hochgebirge oder auf die Insel Helgoland, wo Blütenpollen seltener sind.

Arzneimittel lindern die akuten Symptome, manchem Kanken half schon die operative Begradigung der Nasenscheidewand. Unterstützt werden diese ärztlichen Maßnahmen durch flüssigkeits- und reizarme Kost mit viel rohem Obst und Gemüse, Spülungen der Nase mit Zinnkraut und Tees mit Augentrost, Bibernell, Lungenkraut, Ringelblume, Schlüsselblume, Wermut.

Hexenschuß

Der Hexenschuß macht immer ärztliche Untersuchung erforderlich. Zwar kann er durch Verkühlung und rheumatische Ursachen entstehen, oft ist er aber das erste Warnzeichen eines Bandscheibenschadens. Typisches Kennzeichen ist der plötzliche heftige

Schmerz im Kreuz, der sich beim Husten und Niesen verstärkt.
Bei rheumatischen Ursachen gibt man innerlich Birken-, Rauten- oder Weidenrindentee. Äußerlich sind in allen Fällen Kartoffelbreisäcke und Einreibungen mit Arnikatinktur und Johanniskrautöl angezeigt. Der Arzt kann zusätzliche Blutegel- und ähnliche Salben oder verschiedene andere Arzneimittel, manchmal auch ein stützendes Mieder verordnen. Manche Formen erfordern sogar operative Behandlung.

Hühneraugen

Hühneraugen heilen nur restlos aus, wenn die Ursachen beseitigt werden, sonst kommt es zu ständigen Rückfällen. Fast immer werden diese umschriebenen Verdickungen der Hornhaut, deren Zapfen bis zur Lederhaut reichen, durch zu enges Schuhwerk hervorgerufen. Starke Schmerzen treten auf, wenn die Hühneraugen sich entzünden oder der Zapfen auf die Knochenhaut drückt.
Die Volksheilkunde kennt einige Heilpflanzen, die sich gegen Hühneraugen bewährt haben. In erster Linie zu nennen ist die Weidenrinde, deren Salizylsäuregehalt die Verhornungen aufweicht. Außerdem werden Efeu, Hauswurz, Sonnentau, mit ärztlicher Erlaubnis auch Schöllkraut empfohlen. Häufiges Barfußlaufen oder Tragen offener Sandalen unterstützt die Behandlung.
Wenn diese Therapie nicht bald Erfolge zeigt, muß das Hühnerauge meist vom Fußpfleger oder Facharzt operativ entfernt werden, jede »Selbstoperation« ist untersagt.

Husten

Husten ist ein zweckmäßiger Selbstreinigungsvorgang, wenn dabei Schleim und Fremdkörper aus den Atemwegen entfernt werden. In solchen Fällen darf er nicht zu stark unterdrückt werden. Anders der Reizhusten durch Entzündung der Schleimhäute, kalte Luft, Dämpfe und ähnliche Reize. Er unterhält sich selbst und verschlimmert sich unter Umständen immer mehr, erfordert also energische Behandlung.
Grundsätzlich gilt: Jeder Husten, der durch Heilkräuter nicht binnen 3 Tagen deutlich gelindert wird, muß ärztlich behandelt werden. Wenn das Allgemeinbefinden stärker beeinträchtigt ist oder höheres Fieber auftritt, muß der Arzt sofort verständigt werden.
Unter den zahlreichen Kräutern gegen Husten sind besonders hervorzuheben: Bibernell, Eibisch, Eukalyptus, Holunder, Huflattich, Isländisch Moos, Königskerze, Lungenkraut, Pfefferminze, Seifenkraut, Spitzwegerich, Thymian, Zinnkraut und Zwiebeln. Auch Alant, Anis, Augentrost, Bohnenkraut, Eisenkraut, Fichte, Honigklee, Kiefer, Kümmel, Lakritze, Lavendel, Möhren, Quecke, Quendel, Rettich, Schlehe, Schlüsselblume, Schwertlilie, Sonnentau, Stiefmütterchen, Taubnessel, Veilchen und Ysop haben sich, gemischt mit den Hauptmitteln, gut bewährt. Ärztlicher Verordnung bleiben Bilsenkraut, Efeu, Schierling, Schöllkraut und codeinhaltige Hustentropfen vorbehalten.

Insektenstiche

Insektenstiche erzeugen gerötete, juckende Hautquaddeln, eine Reaktion auf das eingedrungene Gift. Meistens genügt es schon, die Schwellung mit Alkohol (Kölnisch Wasser), Salmiakgeist oder einer fertigen alkoholischen Zubereitung (Franzbranntwein, Melissengeist) zu betupfen. Auch Meerrettich- und Zwiebelscheiben oder Kompressen mit Hauswurz, Petersilie und Thymian sind angezeigt.

Ärztliche Hilfe wird notwendig, wenn der Körper überempfindlich auf das Insektengift reagiert. Dies macht sich in großflächiger Schwellung und Anzeichen des Schocks, wie Blässe, jagender Puls und Zittern, bemerkbar. Akute Lebensgefahr durch behinderte Atmung kann auch bei Stichen im Bereich der Atemwege auftreten.

Ein weiteres Risiko von Insektenstichen ist die Infektion. Sie macht sich in harter, roter Schwellung der Einstichstelle und der benachbarten Lymphknoten bemerkbar, die oft erst nach Tagen auftritt. Schlimmstenfalls entwickelt sich daraus eine Blutvergiftung, deshalb ist ärztliche Behandlung erforderlich.

Ischias

Der *Hüftschmerz*, wie der Volksmund diese Krankheit auch nennt, kann über den Ober- und Unterschenkel bis zu den Zehen ausstrahlen. Diagnostisch ist für den Arzt von Bedeutung, ob der Schmerz mehr an der Außenseite des Beins zur großen Zehe oder an der Rückseite in die Wade und zur Kleinzehe spürbar ist.

Als Ursachen kommen Entzündungen, Bandscheibenschäden (Lendenwirbel), Stoffwechselstörungen oder Verletzungen im Bereich der Nervenwurzeln des Ischiasnervs in Frage. Werden Nervenwurzeln gar abgedrückt, entstehen Lähmungen, die operativ zu behandeln sind. In allen anderen Fällen richtet sich die ärztliche Behandlung nach den Ursachen.

Unterstützend haben sich heiße Auflagen, insbesondere der Kartoffelbreisack, sowie Efeu, Gichtkraut, Gundermann, Meerrettich, Raute und Tanne bewährt. Einrenkung der Wirbelsäule (Chiropraktik) bleibt stets dem Fachmann vorbehalten, Selbstversuche können zu bleibenden Schäden führen.

Juckreiz

Das unter Umständen unerträgliche Jucken der Haut hat vielfältige Ursachen, die nur der Arzt mit Sicherheit feststellen kann. Dazu gehören Hautkrankheiten, Allergie, Gelbsucht, Nierenkrankheiten, Stoffwechselstörungen, hormonelle Umstellungen beispielsweise in der Schwangerschaft, Gicht, Stuhlverstopfung, beim Afterjucken auch Hämorrhoiden.

Verschlimmert wird der Juckreiz durch Nikotin, Kaffee, Gewürze und Arzneimittel, die den Kreislauf anregen. Auch wenn es sehr schwerfällt, ist Kratzen verboten, damit es nicht zu Hautinfektionen kommen kann.

Der Arzt wird die Ursachen diagnostizieren und behandeln. Selbstbehandlung ist nur bei vorübergehendem Juckreiz erlaubt. Tritt er häufiger auf, vor allem ohne erkennbare Hauterscheinungen als Ursache, kann jeder Selbstversuch schaden.
Geeignet sind vor allem Bohnenmehl und Eukalyptus, als Badezusätze werden Haferstroh, Zinnkraut oder Kleie empfohlen. Manchmal helfen auch blutreinigende Teemischungen. Die Kost soll reizarm sein, vor allem auf Gewürze und Genußgifte muß verzichtet werden.

Karbunkel

Der Karbunkel ist eine besonders schwere Verlaufsform der Haarbalgentzündung. Kennzeichnend sind mehrere Furunkel, die zu seiner harten, stark geröteten, schmerzhaften großen Schwellung zusammengeflossen sind. Auf den Gipfeln sitzen mehrere Eiterpfröpfe. Die Behandlung ist Aufgabe des Arztes. Oft kann operative Eröffnung der Eiterbeule nicht umgangen werden.
Wenn der Arzt nichts dagegen einwendet, kann man zunächst versuchen, den Karbunkel durch Bockshornklee-, Kamillen- und Leinsamenumschläge zu erweichen. Intern wird der Fachmann im Einzelfall Antibiotika verordnen.

Kehlkopfentzündung

Siehe Heiserkeit.

Keuchhusten

Der *Stickhusten* ist eine sehr ansteckende Infektionskrankheit, unter der vor allem Säuglinge und Kleinkinder leiden, während Erwachsene nur selten befallen werden. Todesfälle durch Keuchhusten sind meldepflichtig beim Gesundheitsamt.
Die Krankheit beginnt mit Halsschmerz, Fieber, Bronchialkatarrh. Allmählich steigern sich die Hustenanfälle bis zum regelrechten Hustenkrampf, der zur Atemnot und zum Erbrechen führen kann. Die Patienten laufen während der Anfälle oft blau an, was zum volkstümlichen Namen »blauer Husten« führte.
Isolierung der Kranken ist notwendig. Kinder müssen 12 Wochen lang der Schule fernbleiben.
Vorbeugend ist die Keuchhustenschutzimpfung zwischen dem 2. und 5. Lebensjahr dringend anzuraten. Sie verleiht dauernden Schutz vor Infektionen. Antibiotika kürzen den Verlauf oft so stark ab, daß sich überhaupt keine dauernde Immunität mehr entwickeln kann.
Natürlich ist die Behandlung des Keuchhustens Aufgabe des Arztes. Unterstützend empfehlen sich Tees aus Alant, Andorn, Bittersüß, Eibisch, Eisenkraut, Fichte, Isländisch Moos, Sonnenhut, Sonnentau und Tausendgüldenkraut. Hustenkrämpfe werden nach ärztlicher Verordnung durch Schierling, Stechapfel und ähnliche krampflösende Mittel gelindert. Auch Höhenflüge und Aufenthalte in Klimakammern können im Einzelfall angezeigt sein.

Gewöhnlich dauert die Krankheit 1–3 Monate. Die Neigung zum Krampfhusten aus psychischer Ursache dagegen kann noch Monate bis Jahre anhalten und erfordert dann heilpädagogische Behandlung.

Knochenerkrankungen

Entzündungen des Knochens *(Ostitis)* und der Knochenhaut *(Periostitis)* sind oft nicht eindeutig voneinander zu trennen und treten häufig auch gemeinsam auf.
Die Entzündung der Haut, die den Knochen überzieht, ist meist eine Folge äußerer Einwirkungen, zum Beispiel bei ständigem mechanischem Druck. Sie kann aber auch bei Vereiterungen der Knochen selbst oder im Gefolge anderer Infektionskrankheiten entstehen, wenn die Erreger auf dem Blut- oder Lymphweg verbreitet werden.
Knochenentzündungen treten in zwei verschiedenen Erscheinungsformen auf. Ältere Männer leiden häufiger unter der deformierenden Ostitis. Sie geht einher mit rheumaähnlichen Schmerzen, die vor allem nachts deutlich spürbar werden, mit Verdickungen der Knochen und erhöhter Brüchigkeit. In seltenen Fällen entwickelt sich daraus später eine bösartige Geschwulst am Knochen. Bei Frauen tritt die Knochenentzündung durch Störungen der Nebenschilddrüsentätigkeit öfter auf. Die Nebenschilddrüsen sind hauptsächlich für den Kalzium-(Kalk-) haushalt im Körper verantwortlich; Kalzium ist ein wichtiger Baustein für die Knochensubstanz. Deshalb führt diese Form der Ostitis zur Entkalkung mit auffälliger Neigung zu Knochenbrüchen.
Entzündliche Erscheinungen an den Knochen führen nicht selten zur Bildung von Eiter und Abszessen im Knochen. Der Eiter drängt an die Oberfläche und sammelt sich unter der Knochenhaut an. In Gelenknähe kann er sogar in das Gelenk durchbrechen und dort entzündliche Veränderungen hervorrufen. Symptomatisch sind schmerzhafte Schwellungen der betroffenen Körperpartien.
Alle diese Formen erfordern in jedem Fall Behandlung durch den Fachmann. In manchen Fällen ist eine operative Therapie unumgänglich notwendig, ehe der ganze Knochen zerstört wird. Nur mit ärztlicher Einwilligung darf man die Behandlung durch naturheilkundliche Maßnahmen unterstützen. Unter den Heilpflanzen hat sich das Zinnkraut ausgezeichnet bewährt, zusätzlich kann man kalte Lehmwickel gebrauchen.
Die *Knochentuberkulose* macht etwa ein Drittel aller außerhalb der Lungen auftretenden Tuberkulosefälle aus. Bei rund 50 % der Patienten ist die Wirbelsäule von der Knochen-Tb befallen. Auffälligerweise kommt es dabei oft zugleich zur Nieren-Tb. Die Frühdiagnose einer Knochen-Tb ist schwierig, weil deutliche Symptome fehlen. Lange Zeit werden die rheumatischen Schmerzen falsch beurteilt, zum Beispiel als Nervenentzündung. Auch allgemeine Mattigkeit und Abgeschlagenheit oder leichtes Fieber lassen oft an andere Krankheiten, nur nicht an die Knochen-Tb denken. Im-

mer verdächtig sind die »kalten Senkungsabzesse«, also Abszesse, die entlang der Muskeln und Sehnen absinken und an tiefergelegenen Körperstellen zum Vorschein kommen.

Verursacht wird die Knochentuberkulose meist durch Verschleppung von Tuberkuloseerregern mit dem Blut in die Knochen.

Die Zahl der Erkrankungen ist dank der Tb-Schutzimpfung deutlich zurückgegangen, wie überhaupt die Tuberkulose heute keine so große Rolle mehr spielt. Die Behandlung besteht in Gaben von speziellen Arzneimitteln gegen Tb-Erreger, zuweilen wird es notwendig, zerstörte Knochenabschnitte operativ zu entfernen, um ein Fortschreiten der krankhaften Prozesse auf gesundes Knochengewebe zu verhindern.

Günstig wird die Knochen-Tb durch Bestrahlungen mit UV-Strahlen, Sonnen- und Luftbäder, lokal durch Wickel und Auflagen mit Essigwasser, Lehm und Zinnkraut beeinflußt. Alle diese Maßnahmen bleiben der ärztlichen Erlaubnis vorbehalten, Selbstbehandlung ist zu unterlassen.

Verformung von Knochen und die Neigung zu spontanen Knochenbrüchen kann auf eine *Osteomalazie*, also eine Erweichung der Knochensubstanz, hindeuten. Sie tritt vor allem bei Schwangeren und in den Wechseljahren der Frau auf, weil als Ursache nach heutigem Wissen hormonelle Störungen anzunehmen sind. Zum Glück ist die Krankheit selten.

Knochenerweichung darf nur vom Fachmann behandelt werden. Warnzeichen, die Anlaß zur gründlichen Untersuchung sein sollten, sind Kreuz- und Rückenschmerzen, Formveränderungen von Becken, Beinen und Rückgrat.

Es gibt bei diesem Leiden kaum eine Möglichkeit, durch Heilpflanzen eine Besserung zu erzielen, vielmehr kommt es entscheidend darauf an, das Grundleiden zu erkennen. Danach muß sich dann die Therapie richten.

Entzündungen der Wirbelsäule gehen oft auf tuberkulöse Prozesse zurück. Dann sind sie am Senkungsabszeß erkennbar. Unbehandelt zerstört die Krankheit den betroffenen Wirbel, er bricht zusammen und es entsteht ein Gibbus (Buckel). Die Behandlung ist sehr schwierig und langwierig und erfordert von allen Beteiligten viel Geduld und Ausdauer. Ruhigstellung der Wirbelsäule kann erforderlich werden. Unterstützt wird die tuberkulöse Form der Wirbelsäulenentzündung durch die weiter oben unter Knochen-Tb genannten Maßnahmen.

Rheumatische Entzündungen der Wirbelsäule, die *Bechterewsche Krankheit*, führen zur Versteifung der Wirbelsäule (Bambusstab-Wirbelsäule). Sie beginnen im Lendenwirbelbereich und steigen unbehandelt immer weiter auf. Auffällig ist, daß die Stärke der Beschwerden stark mit dem Wetter in Zusammenhang steht. Wer derartige Zusammenhänge beobachtet, sollte so bald wie möglich den Arzt aufsuchen, um eine sichere Diagnose stellen zu lassen.

Zur Behandlung des Morbus Bechterew sind – außer den vom Arzt verordneten Maßnahmen – mit Einwilligung des Therapeuten die unter »Rheumatismus« beschriebenen Mittel der Naturheilkunde angezeigt.

Knollennase

Der Volksmund schreibt die Knollennase oder Kupferrose noch heute dem übermäßigen Alkoholkonsum zu. Richtig an diesem Vorurteil ist aber nur, daß kreislaufanregende Genußmittel, also auch der Alkohol, das Übel verschlimmern können. Eigentliche Ursachen sind aber Magensäuremangel, Störungen der Darmflora und der Keimdrüsen. Meist werden Männer um das 5. Lebensjahrzehnt davon befallen.

Die Krankheit beginnt mit roten Knötchen an Stirn, Nase und Kinn. Später kommt es dann zur unförmig angeschwollenen »Säufernase«.

Ärztliche Diagnose und Therapie der Ursachen sind erforderlich. Am besten wird man die Knollennase operativ abschälen. Manchmal helfen Antibiotika, Cortison und Vibrationsmassage. Salz und Gewürze sowie alle kreislaufanregenden Genußmittel und Medikamente sind zu meiden.

Unter den Heilkräutern werden alle blutreinigenden Drogen empfohlen, äußerlich ist ein Versuch mit Zinnkrautauflagen angezeigt.

Kolik

Das Wort Kolik leitet sich vom griechischen Colon (= Dickdarm) ab. Man versteht darunter alle anfallsweisen, krampfartigen Zusammenziehungen der glatten (nicht willkürlich zu beeinflussenden) Muskulatur im Bauchraum, also nicht nur des Darms, sondern auch des Magens, der Gallenblase, Bauchspeicheldrüse und der Harnwege. Schließlich kann einer Kolik auch eine eitrige Entzündung mit Reizung des Bauchfells zugrundeliegen.

Je nach Ursache strahlen die Schmerzen in typischer Weise in andere Körperzonen aus: Gallenblasenkolik in die rechte Schulter, Magen- und Bauchspeicheldrüsenkolik in den Rücken, Nierenkolik in die Harnblasengegend.

Heftige Koliken des Darms treten auch bei Blähungen auf.

Nur der Arzt kann die Ursachen feststellen und zweckmäßig behandeln. Er wird immer gerufen, auch wenn die Kolik rasch nachläßt, um Komplikationen, wie Nierenschäden, Gelbsucht oder Magendurchbruch, zu vermeiden. Die Patienten müssen ruhig liegen und erhalten nur Kräutertees, wie Anis, Baldrian, Gänsefingerkraut, Honigklee, Kümmel, Lavendel, Majoran, Pfefferminze, Waldmeister. Der Arzt kann zusätzlich Akelei, Bilsenkraut, Schierling oder Schöllkraut verordnen.

Heiße Auflagen lindern zwar den Schmerz, sind aber nur erlaubt, wenn mit Sicherheit keine Bauchfellentzündung vorliegt, sonst verschlimmert sich die Entzündung noch.

Zusätzliche spezielle Maßnahmen werden in den Kapiteln »Gallensteine«, »Nierensteine« und »Blähungen« besprochen.

Konzentrationsschwäche

Konzentration bedeutet, die Aufmerksamkeit willentlich auf einen ganz bestimmten

Vorgang hinzuwenden und sich durch nichts ablenken zu lassen. Sie entspricht also einer Einengung des Bewußtseins und ist Voraussetzung fast jeder Arbeit.

Viele Menschen klagen heute über Konzentrationsschwäche, die ihr Leistungsvermögen mehr oder minder stark beeinträchtigt. Diese Konzentrationsschwäche hat vielfältige Ursachen. Zum Teil hängt sie mit Reizüberflutung und seelischen Einflüssen zusammen, beispielsweise uninteressanter, ungeliebter Arbeit, Sorgen, Konflikten, Nervosität und Angst, im Alter kann sie durch organische Störungen der Hirntätigkeit hervorgerufen werden.

Konzentration kann systematisch trainiert werden. Dazu hat sich besonders das autogene Training bewährt, das ja nichts anderes als konzentrierte Selbstentspannung bedeutet.

Bei Alterserscheinungen dagegen empfehlen sich Ginseng, Hafer und Johanniskraut zur Behandlung. Erfolge darf man allerdings nur bei kurmäßigem Gebrauch der Drogen erwarten.

Kopfschmerz

Der Kopfschmerz, unter dem wohl jeder Mensch im Laufe seines Lebens einmal leidet, hat sehr verschiedene Ursachen. Häufig entsteht er aus psychisch-nervösen Gründen und klingt dann bald wieder ab. Ärger, Aufregung, Sorgen und Überanstrengung kommen dafür beispielsweise in Frage.

Allgemeiner Kopfschmerz, den der Volksmund als »Schädelbrummen« bezeichnet, entsteht häufig bei Grippe, Erkältung, Alkohol- und Nikotinmißbrauch und Stuhlverstopfung.

Hinterkopf- und Schädelschmerz, der mit Brechreiz und Sehstörungen einhergehen kann, weist oft auf Arterienverkalkung, Bluthochdruck, Nierenkrankheiten, Erkrankungen der Hirnhäute und des Gehirns oder Hirnreizung durch Fieber hin.

Schmerzen in der Stirn und im Nacken, zusätzlich vielleicht noch morgendlicher Hinterkopfschmerz, der oft nach 1–2 Stunden wieder vergeht, entsteht oft bei Rheuma der Halswirbelsäule, Verspannungen der Nackenmuskulatur, Zahn- und Kieferhöhlenerkrankungen.

Schließlich können Kopfschmerzen noch Zeichen beginnender schwerer Infektionskrankheiten, Hirnhautentzündungen und des Sonnenstichs sein. Treten sie blitzartig im Schläfengebiet auf, besteht Verdacht auf Entzündungen der Schläfenarterie (fast immer nur bei Rauchern), strahlen sie von einem Auge in die Schädelhälfte aus, besteht Verdacht auf einen akuten Glaukomanfall (Grüner Star).

Beim Verdacht auf Glaukom, Schläfenarterienentzündung, Hirnerkrankungen oder andere ernste organische Erkrankungen muß unverzüglich der Arzt konsultiert werden. Insbesondere beim Glaukom und der Schläfenarterienentzündung ist sofortige Behandlung erforderlich.

Bleiben Kopfschmerzen länger als 2–3 Tage bestehen oder wiederholen sie sich ständig, kann auf fachmännische Hilfe gleichfalls nicht verzichtet werden.

Selbstbehandlung ist eigentlich nur beim psychogenen (seelisch bedingten) Kopfschmerz erlaubt. Zur Selbstbehandlung und unterstützenden Therapie werden Baldrian, Kaffee, Kümmel, Melisse, Pfefferminze, Raute, Ringelblume, Waldmeister empfohlen. Senfauflagen und der Gebrauch des Stechapfels sind vorher unbedingt mit dem Arzt abzusprechen.

Ausgezeichnet sind Baldrian, Melisse und Rosmarin geeignet.

Frei verkäufliche Kopfschmerztabletten dürfen nur vorübergehend (1–2 Tabletten) dann gebraucht werden, wenn wirklich nichts anderes mehr hilft. Sie sollen die Zeit bis zum Besuch beim Arzt überbrücken helfen. Selbstverständlich ist der Arzt auch zu konsultieren, wenn die Tabletten wirkten, also keine Kopfschmerzen mehr bestehen. Sie beeinflussen zwar die Schmerzempfindung, aber nicht die Ursache. Häufiger Gebrauch von Schmerztabletten führt zur Gewöhnung, die Dosis muß gesteigert werden, um die gewünschte Wirkung zu erzielen, am Ende droht chronische Vergiftung mit schweren Nierenschäden.

Bis heute weiß man nicht genau, wie Kopfschmerzen entstehen, denn das menschliche Gehirn ist schmerzunempfindlich, wie zahlreiche operative Eingriffe beweisen. Schmerzen können nur die Hirnhäute und die Gefäße im Gehirn. Krampflösende Arzneimittel verschlimmern manchmal noch die Beschwerden. Deshalb geht man heute davon aus, daß nicht nur Hirngefäßkrämpfe, sondern auch erschlaffte Gefäße zu Kopfschmerzen führen können.

Zur Behandlung der Migräne wird auf das entsprechende spätere Kapitel verwiesen.

Krampfadern

Die Neigung zu Krampfadern ist meist angeboren und beruht dann auf Bindegewebsschwäche. Die Venenklappen schließen nicht mehr dicht, so daß ein Teil des Blutes in den unteren Extremitäten versackt. Dadurch erweitern und schlängeln sich die Blutgefäße. Allmählich verfärbt sich die mangelhaft durchblutete Haut der unteren Extremitäten blauviolett.

Schon im Anfangsstadium der Krankheit drohen Komplikationen, wie Venenentzündung, Thrombose oder die lebensgefährliche Embolie. Juckreiz weist auf das Stauungsekzem hin, das unbehandelt ins Krampfadergeschwür (volkstümlich »offenes Bein«) übergeht.

Durch Übergewicht, chronische Stuhlverstopfung, dauerndes, berufsbedingtes Stehen und häufige Schwangerschaft wird die Neigung zu Krampfadern verstärkt.

Wegen der für die Durchblutung ungünstigeren Verhältnisse im weiblichen Becken sind Frauen ungleich häufiger als Männer betroffen.

Die wirkungsvollste Vorbeugung und Behandlung besteht in häufiger Hochlagerung der Beine. Dann können die gestauten Venen sich wieder entleeren. Dazu hat sich am Tage die Schiefe Ebene ausgezeichnet bewährt, die man mit einem am Fußende um 20–40 cm erhöhten, 2 m langen und ausreichend breiten Brett herstellt und mehrmals täglich benutzt. Zusätzlich sollte das Bett am Fußende dauernd um etwa 30 cm erhöht werden. Beinwickel und Gimmistrümpfe dagegen sind wenig geeignet. Sie nehmen dem Bindegewebe jede Arbeit ab und verschlimmern häufig noch das Übel. Deshalb wird man darauf verzichten, wenn nicht der Arzt sie ausdrücklich verordnet hat.

Wichtiger und wirksamer ist die Beingymnastik, da bei Muskelarbeit die Krampfadern entleert werden können und die Durchblutung sich verbessert. Auch die Kneippschen Wasseranwendungen können sehr empfohlen werden. Zusätzlich sind Beinwell, Honigklee, Taubnessel und Mistelinjektionen anzuraten. Alle diese therapiestützenden Maßnahmen sollen mit dem Arzt abgesprochen werden. Er muß auch entscheiden, ob und wann eine Verödung notwendig ist.

Krampfadergeschwür

Siehe Unterschenkelgeschwür.

Krämpfe

Krämpfe sind unwillkürlich und meist anfallsweise auftretende Erscheinungen an der Muskulatur. Unterschieden wird der *klonische Krampf* mit raschem Wechsel von Zusammenziehung und Erschlaffung der Muskulatur vom *tonischen Krampf*, also der dauernden Muskelkontraktion. Solche Krämpfe können sich auf einzelne Muskelgruppen beschränken oder die gesamte Muskulatur befallen. Sie betreffen die quergestreifte, willkürliche Skelettmuskulatur ebenso wie die glatten Muskeln, die nicht unserem Willen unterliegen. Wenn sich die glatte Muskulatur von Hohlorganen verkrampft, spricht man von einer Kolik. Auch die Blutgefäße können sich verkrampfen. Dann wird die Durchblutung behindert, am Herzen entstehen die Symptome des Angina-pectoris-Anfalls.

Verursacht werden solche Spasmen und Krampi durch hirnorganische Krankheiten, wie Fallsucht (Epilepsie), Entzündungen von Nerven, psychische Gründe, zu lange und einseitige Beanspruchung (Schreibkrampf) oder Infektionskrankheiten, wie Wundstarrkrampf. Neigung zu Muskelkrämpfen wird als Tetanie, bei Kindern als Spasmophilie bezeichnet. Dazu gehören auch die sogenannten Zahnkrämpfe. Ursache von Tetanie und Spasmophilie ist ein zu geringer Kalzium- oder Magnesiumblutspiegel. Er kann durch Schädigung der Nebenschilddrüsen oder Vitaminmangel entstehen. Auch zu heftige Atmung bei übergroßer Erregung ruft Krämpfe hervor.

Diese vielfältigen Ursachen zeigen an, daß die Therapie von Krampfanfällen stets Aufgabe des Fachmanns ist. Sie richtet sich nach den nicht immer einfach zu diagnostizierenden Ursachen.

Selbstbehandlung ist nur zur Soforthilfe und bei kurzen, eindeutig psychisch bedingten Verkrampfungen erlaubt. Dazu werden zahlreiche Heilpflanzen empfohlen. An erster Stelle zu nennen sind Baldrian, Fenchel, Kamille, Lavendel, Melisse, Pfefferminze, Thymian und Waldmeister. Bewährt haben sich aber auch Benediktenkraut, Dill, Gänsefingerkraut, Kümmel, Linde, Majoran, Piment, Quendel, Rainfarn, Schafgarbe und Schlehdorn. Bilsenkraut, Schierling und Tollkirsche darf nur der Arzt verordnen. Manchmal lindern Kartoffelbreisäcke den Krampfanfall.

Seelische Ursachen beeinflußt man am besten durch Tiefatmung und autogenes Training nach Anleitung durch den Fachmann.

Krätze

Symptome dieser Krankheit sind juckende Bläschen und Knoten, beim Kratzen kann es zu Entzündungen, Ekzemen und Furunkeln kommen. Verursacht wird die Krätze durch das Weibchen der Krätzmilbe. Dieser Parasit bohrt sich in die weiche Haut ein und legt in diesen Gängen seine Eier ab. Am Ende des Gangs ist er als kleiner schwarzer Punkt sichtbar. Nur der Arzt sollte ihn mit einer Nadel herausheben, damit keine Infektion entsteht.

Andere Milbenarten kommen auf Lebensmitteln, in Polstermöbeln und Teppichen vor oder leben im Hausstaub. Sie sind für Allergiker gefährlich, da sie Nesselsucht, Heuschnupfen, Ekzeme und sogar Bronchialasthma provozieren. Schließlich gibt es noch eine Milbenart, die bevorzugt in Mitessern lebt und zu Hautentzündungen führt.

Die Behandlung all dieser Erkrankungen durch Parasiten bleibt dem Arzt vorbehalten. Unterstützend sind Anis, Birke, Erdrauch, Thymian und Wacholder angezeigt.

Krebs

Vor 50 Jahren betrug der Anteil tödlicher bösartiger Geschwülste an der Gesamtzahl aller Todesfälle erst knapp 10 %, heute stirbt schon jeder 5. an Krebs. Zunächst klingt das erschreckend. Allerdings muß zweierlei berücksichtigt werden:

Krebs ist eine Erkrankung, die bevorzugt im höheren Alter auftritt. Seit der Jahrhundertwende stieg unsere durchschnittliche Lebenserwartung von etwa 40 auf rund 70 Jahre an. Deshalb ist es nur natürlich, wenn heute mehr Menschen an Krebs leiden.

Außerdem wurden die Diagnosemethoden in den letzten 50 Jahren entscheidend verbessert und verfeinert. Viele Todesfälle können deshalb heute korrekt auf Krebsleiden zurückgeführt werden, während sie früher oft nicht richtig erkannt wurden.

Deshalb ist unklar, ob tatsächlich eine absolute Zunahme von Krebskrankheiten vorliegt. Zweifellos nehmen aber manche Krebsformen rapide zu, vor allem der Bronchialkrebs. Andere Formen dagegen werden seltener. So stellt man in Deutschland zum Beispiel seit einiger Zeit einen Rückgang der Magenkrebsfälle fest, ausgenommen im schwäbischen Oberland um Biberach, ein Phänomen, das noch nicht geklärt werden konnte.

Trotz weltweiter intensiver Forschung gelang es bisher noch nicht, die Entstehung bösartiger Geschwülste aufzuklären. Es scheint, daß eine Reihe ungünstiger Faktoren zusammenwirken muß, ehe eine Geschwulst entstehen kann. Wir kennen inzwischen über 300 krebserregende Substanzen, zum Beispiel Tabaksqualm, Teer und Abgase, die das Bronchialkarzinom begünstigen, außerdem Alkohol, Röstprodukte, hocherhitzte tierische Fette, Schimmelpilzgifte und Anilinfarbkörper. Hinzu kommen Störungen der Körperabwehr, Alterungsschäden an den Zellen und bestimmte, an sich harmlose Viren.

Grob unterscheidet man Geschwülste der Haut, Schleimhäute oder Drüsen, das eigentliche Karzinom, von Sarkomen der Muskeln und des Bindegewebes und Wucherungen des blutbildenden Systems und der Gefäßauskleidung. *Karzinome* treten beispielsweise auf der Haut, im Magen, Darm, Mund, in der Nase oder an Lunge und Lippen auf. *Sarkome* gehen meist von Knochen und Muskelgewebe aus, bei Geschwülsten des blutbildenden Systems wird die Zusammensetzung des Bluts und die Beschaffenheit der Blutkörperchen verändert. Alle Geschwülste neigen früher oder später zur Ausbreitung in andere Körpergebiete (Metastasen) auf dem Blut- oder Lymphweg.

Krebsbehandlung bedeutet immer kombinierte Therapie. Im Frühstadium ist fast immer die Operation angezeigt. Häufig werden Bestrahlungen verordnet, deren Technik heute schon so weit vervollkommnet wurde, daß gesundes Gewebe kaum noch geschädigt wird. Schließlich sind noch zellwachstumshemmende Arzneimittel zu nennen, die auch in inoperablen Fällen noch für einige Zeit helfen. Diese Therapiemöglichkeiten sind durchweg Sache des Arztes. Als schwere Krankheit darf der Krebs niemals in eigener Verantwortung behandelt werden.

Seit einiger Zeit wissen wir auch sicher, daß eine gewisse Diät dem Krebs vorbeugt und die Therapie wirkungsvoll unterstützt. Es gibt zahlreiche gute Bücher zu diesem Thema, die jedem Interessierten empfohlen werden können.

Größten Wert mißt man der regelmäßigen jährlichen Krebsvorsorgeuntersuchung bei, denn je zeitiger eine Geschwulst entdeckt wird, desto günstiger sind die Heilungsaussichten. Leider machen immer noch viel zu wenige Menschen von dieser Vorsorgeuntersuchung Gebrauch. Sicher spielt dabei die Furcht vor der positiven Diagnose eine Rolle, denn noch immer gilt die Diagnose Krebs bei vielen Menschen als Todesurteil. Krebs ist aber heilbar, wenn er im Frühstadium entdeckt wird. Auch bei fortgeschrittenen Geschwülsten besteht inzwischen die Chance, das Leben auf angenehme Weise noch einige Zeit zu verlängern, Zeit, in der neue Erkenntnisse der Wissenschaftler vielleicht neue Heilungsmethoden ermöglichen.

Der verhängnisvollste Fehler vieler Krebskranken ist die Selbstaufgabe, die den Überlebenswillen lähmt und die Abwehrkräfte vermindert. Zwar darf man keine falschen Hoffnungen wecken, denn es wird wohl noch lange dauern, ehe wir auch dieses heimtückische Leiden in den Griff bekommen, aber den Kampf auch nicht vorzeitig aufgeben.

Die Volksheilkunde kennt seit langem einige Heilpflanzen, die das Tumorwachstum hemmen und das Allgemeinbefinden der Patienten deutlich bessern. Für den Hausgebrauch ist die rote Rübe auch zur Vorbeugung sehr zu empfehlen. Das Gift der Herbstzeitlosen dagegen bleibt ebenso wie die Mistelinjektion Aufgabe des Fachmanns.

In manchen Fällen haben sich Blütenpollen mit Honig und Vitamin B_{12} gut bewährt. Im Jahre 1977 berichtete der zweifache amerikanische Nobelpreisträger Pauling während der internationalen Tagung der Nobelpreisträger am Bodensee von seinen Versuchen, Krebs durch hohe Dosen Vitamin C (täglich 10–50 g) zu heilen. Es bleibt abzuwarten, ob aus den vielversprechenden Experimenten einmal eine wirkungsvolle Therapie entwickelt werden kann.

Zur Krebsvorbeugung gehört selbstverständlich auch die Meidung aller Risikofaktoren, vor allem Verzicht auf Nikotin und übermäßigen Alkoholgenuß. Die Ernährung soll den Grundsätzen natürlicher Vollwertkost entsprechen, das heißt vor allem Verzicht auf künstlich gedüngte, mit Insektiziden besprühte, gefärbte oder auf andere Weise denaturierte Nahrungsmittel. Im Reformhaus werden zahlreiche wohlschmeckende Produkte angeboten, die diesen Ansprüchen gerecht werden.

Kreuzschmerz

Der Kreuzschmerz hat verschiedene, zum Teil sehr ernste Ursachen, die nur der Fachmann diagnostizieren kann. Häufig entsteht er durch Erkrankungen der Wirbelsäule. Bei Frauen muß an Unterleibskrankheiten gedacht werden, häufig begleiten ziehende Schmerzen im Kreuz die Menstruation. Als weitere Ursachen sind Erkrankungen des Darms, der Harnorgane und Geschwülste im Beckenraum zu nennen.

Nur der vorübergehende Kreuzschmerz darf zunächst einmal versuchsweise selbst behandelt werden. Kehrt er wieder oder läßt er nicht nach, ist ärztliche Untersuchung ebenso erforderlich wie bei chronischen, dauernd bestehenden Schmerzen im Kreuz.

Lokal gebraucht man heiße Kartoffelbreiauflagen und reibt mit Arnika ein. Alle anderen therapeutischen Maßnahmen richten sich nach den Ursachen und werden vom Arzt bestimmt. Kreuzschmerzen während der Menstruation sind ein Anlaß zur baldigen fachärztlichen Untersuchung.

Kropf

Nicht jeder Mensch mit einem dicken Hals leidet schon an einem Kropf. Erst die erhebliche, kugelförmige, sehr störende Vorwölbung wird als Struma bezeichnet. Umgekehrt gibt es auch den äußerlich kaum sichtbaren Kropf, der mehr nach innen reicht. Er ist besonders gefährlich, weil er auf die Luftröhre drückt und die Atmung behindert. Manchmal reicht er sogar bis unter das Brustbein und beeinträchtigt die Funktion des Herzens. Wenn er auf die großen Blutgefäße preßt, treten die gestauten Halsvenen deutlich hervor.

Ein Kropf entwickelt sich meist dann, wenn der Schilddrüse zu wenig Jod zur Verfügung steht oder sie dieses Spurenelement nicht richtig verwerten kann. Dann staut sich das Sekret der Drüse, weil daraus kein Hormon mehr hergestellt wird.

Es gibt regelrechte Kropfgegenden, wo der Kropf schon beim Kind oder Jugendlichen auftritt. Besonders gefährdet sind die Menschen in Hochgebirgsdörfern, wo das Trinkwasser ausgesprochen jodarm ist. In solchen Fällen wird der Arzt meist jodiertes Vollsalz verordnen (5 mg Jodkali auf 1 kg Salz). Zur Selbstbehandlung ist jodiertes Salz nicht geeignet, um keinen Jod-Basedow (siehe Basedowsche Krankheit) zu provozieren.

Andere Ursachen der Schilddrüsenvergrößerung sind Entzündungen des Organs, die mit Fieber einhergehen und zur Vereiterung neigen (Strumitis), schnell wachsende bösartige Geschwülste, Basedowsche Krankheit oder Autoaggressionsvorgänge, bei denen der Körper Antikörper gegen sein eigenes Gewebe entwickelt. Außerdem kennen wir noch vererbte Unterfunktionen der Schilddrüse.

Die Behandlung nach den Ursachen bleibt immer dem Arzt vorbehalten. Selbstversuche können lebensgefährlich sein. Oft hilft nur die Operation, insbesondere, wenn innere Organe behindert sind und die Atmung beeinträchtigt wird. Bei Kindern und Jugendlichen wird der Arzt zunächst verschiedene homöopathische Heilmittel anwenden, die teils recht erfolgreich wirken.

Zur unterstützenden Behandlung werden kalte Halswickel mit Eichenrinde oder Lehm empfohlen. Wenn der Arzt es erlaubt, kann auch ein Versuch mit dem jodhaltigen Blasentang angezeigt sein.

Leberentzündung

Entzündungen der Leber beginnen uncharakteristisch mit Symptomen, die denen einer Erkältung oder Grippe ähneln, zum Beispiel Schnupfen, Halsschmerz, Appetitlosigkeit, Völlegefühl und allgemeiner Mattigkeit. Der Stuhl kann weißlich bis hellgelb, der Urin braun sein. Gelbsucht fehlt oft, obwohl sie volkstümlich als typisches Symptom gilt.

Meist entsteht die schleichende Krankheit durch Virusinfektion (Hepatitis epidemica) und ist dann bei den Gesundheitsbehörden meldepflichtig. Nach jahrzehntelangem Verlauf kann sie in tödlicher Leberschrumpfung enden.

Die Therapie ist immer Aufgabe des Fachmanns. Er wird Leberschutzdiät verordnen, die streng einzuhalten ist. Nur mit ärztlicher Erlaubnis unterstützt man diese Behandlung durch Kräutertees. Geeignet sind Löwenzahn, Odermennig, Pfefferminze und die Wegwarte.

Leberschrumpfung

Chronische Gifteinwirkung, insbesondere Alkohol, aber auch Abgase, Nikotin und ähnliche Giftstoffe, sowie dauernde Infektionen und Entzündungen der Leber führen zur Zerstörung von Leberzellen. Zum Teil werden sie nur durch minderwertiges Bindegewebe ersetzt, das keine Funktionen der Leber erfüllen kann. Dabei vergrößert sich das Organ zunächst und wird durch die Vernarbungen höckrig-hart, später kommt es zur Leberschrumpfung (Zirrhose).
Anfangs führt die Krankheit zu unspezifischen Symptomen, wie Appetitlosigkeit, Blähungen und Völlegefühl. Mit zunehmender Schrumpfung wird die Durchblutung behindert, und die Venen der Bauchhaut schwellen sichtbar an (Medusenhaupt). In der Speiseröhre bilden sich Krampfadern, die platzen und zu heftigen Blutungen aus dem Mund führen können. Im Endstadium kommt es zur Bauchwassersucht, nach jahrzehntelanger Krankheit schließlich zum Tod im Leberkoma.
Mit der heute immer häufigeren Leberentzündung wurde auch die Leberzirrhose, die früher meist nur Alkoholiker betraf, zu einer verbreiteten Krankheit. Auch hier ist die Behandlung Aufgabe des Arztes. Mit seiner Erlaubnis kann sie durch verschiedene Kräutertees unterstützt werden. Geeignet sind vor allem Akelei, rote Bete, Johanniskraut, Löwenzahn, Pfefferminze, Schafgarbe, Tausengüldenkraut und Wermut.

Leberschwäche

Ungenügende Leistung der Leber macht sich in Appetitlosigkeit, allgemeiner Schwäche, Übelkeit, Ermattung schon nach kleinen Anstrengungen, weil der Zuckerstoffwechsel versagt, manchmal Juckreiz oder Gelbsucht bemerkbar. Unter Umständen besteht Abneigung gegen fette Speisen, die Appetitlosigkeit kann mit Heißhunger abwechseln.
Ursachen sind Leberschäden durch Entzündung, Vergiftung und ähnliche schädliche Einwirkungen, die nur der Arzt feststellen und richtig behandeln kann.
Zahllose Heilpflanzen werden zur Lebertherapie empfohlen. In jedem Fall muß der Arzt vor ihrer Anwendung befragt werden. Hauptmittel sind Artischocken, Benediktenkraut, Berberitze, rote Bete, Bitterklee, Enzian, Johanniskraut, Kerbel, Lein, Löwenzahn, Majoran, Odermennig, Petersilie, Pfefferminze, Ringelblume, Salbei, Schafgarbe, Sellerie, Tausendgüldenkraut, Wacholder, Wegwarte und Wermut. Zusätzlich eignen sich Andorn, Ehrenpreis, Eisenkraut, Erdrauch, Faulbaum, Gänseblümchen, Gundermann, Königskerze, Kreuzkraut, Labkraut, Quecke, Quendel, Schwertlilie, Waldmeister und großer Wiesenknopf. Der Arzt kann noch Akelei und Schöllkraut verordnen.
Unterstützende Leberdiät nach Anweisung muß oft jahrelang streng befolgt werden.

Leberschwellung

Schwellungen der Leber entstehen entweder durch Blutstauungen im Gefolge der Herzschwäche oder durch Erkrankungen der Leber selbst, beispielsweise Fettleber, Entzündungen und Geschwülste. Schließlich können noch manche Blutkrankheiten und krankhafte Ablagerungen von Stoffwechselprodukten (Speicherkrankheiten) zur Leberschwellung führen.

Symptomatisch ist der dumpfe Druck unter dem rechten Rippenbogen. Die Leber kann unterhalb der Rippen deutlich durch die Bauchdecken getastet werden, während sie gewöhnlich mit dem Rippenbogen abschließt. Der Arzt diagnostiziert die Ursachen, nach denen sich die Therapie richtet. Mit seiner Zustimmung werden Tees von Bitterklee, Johanniskraut, Schafgarbe, Schlehdorn, Tausendgüldenkraut, Wegwarte oder Zinnkraut zur unterstützenden Therapie getrunken.

Lippenentzündung

Schwellungen und Schmerzen an den Lippen kennzeichnen die Lippenentzündung. Sie ist häufige Folge lokaler Reizungen, insbesondere durch Pfeife oder Zigarette. Außerdem kann sie auf Vitaminmangel, Austrocknung, übermäßige Sonnenbestrahlung, Lymphstauungen und Mundschleimhautentzündungen hinweisen oder auf Alterserscheinungen zurückzuführen sein.

Zur Selbsthilfe versucht man zunächst, die Entzündung durch kalte Auflagen mit Bockshornklee- und Zinnkrautabkochung einzudämmen. Wenn das nicht genügt, muß der Arzt aufgesucht werden.

Das *Lippenekzem* entsteht häufig durch Zigarette, Pfeife oder Lippenstift. Da es sehr stark juckt, neigen die Patienten automatisch dazu, den Juckreiz durch ständiges Benagen zu lindern. Dadurch wird das Lippenekzem sehr hartnäckig. Die Behandlung wendet auch hier zunächst kalte Bockshornklee- und Zinnkrautabkochungen an. Genügt dies nicht, um die Krankheit binnen weniger Tage zum Abheilen zu bringen, wird der Arzt aufgesucht, der vor allem Cortison einsetzen muß.

Bei allen Formen von Lippenentzündung und Lippenekzem ist darauf zu achten, daß die Ursache zukünftig soweit wie möglich vermieden wird. Gelingt dies nicht, zum Beispiel dann, wenn der Raucher nicht auf sein Laster verzichten will, dann wird die Krankheit mit hoher Wahrscheinlichkeit immer wieder auftreten und kann dann immer schwieriger behandelt werden.

Eine warzenartige Schwellung oder weiße Schwiele an der Innenseite der Lippen ist stets ein Warnzeichen, das an eine Vorkrebskrankheit *(Lippenkrebs)* denken läßt. Besonders Pfeifenraucher sollten auf solche Erscheinungen achten. Die Weißschwiele oder Warze an der Lippe erfordert zumindest ständige Beobachtung durch den Fachmann, damit ein Übergang vom Vorkrebsstadium ins akute Krebsstadium rechtzeitig bemerkt wird. Besser ist es natürlich, die Schleimhautveränderung operativ auszuschneiden. Allerdings bietet dann auch nur der Verzicht auf das Rauchen Sicherheit, daß keine neue derartige Krankheit entsteht. Manche Kräuterbücher empfehlen, den Lippenvorkrebs, aber auch den wirklichen Lippenkrebs durch kalte Auflagen mit Angelika, Bockshornklee, Spitzwegerich, Zinnkraut oder Lehm zu behandeln. Dazu kann nur geraten werden, wenn der Arzt seine Zustimmung erteilt hat und den Verlauf überwacht. Selbstbehandlung in dieser Weise wäre unverantwortlicher Leichtsinn, denn die Weißschwiele oder Warze kann in den meisten Fällen einfach chirurgisch entfernt werden und bildet dann keine Gefahr mehr. Auch der Lippenkrebs selbst ist im Anfangsstadium, ehe er sich in die Umgebung ausbreitet oder gar Tochtergeschwülste entstanden sind, noch recht gut zu beeinflussen.

Lippenkrebs

Siehe Lippenentzündung.

Lungenentzündung

Entzündungen der Lungen entstehen primär durch bakterielle und Virusinfektionen oder durch Flüssigkeiten und reizende Gase, die versehentlich inhaliert werden. Aus der Zeit der Benzinknappheit im Herbst 1973 sind einige Fälle von schwerer Lungenentzündung durch Benzin bekannt. Die Patienten hatten versucht, Benzin mit Saugschläuchen aus Autotanks zu entwenden, und dabei Treibstoff eingeatmet. Meist entstehen derartige Pneumonien aber beim Ertrinken oder bei Ohnmacht, wenn der Bewußtlose Flüssigkeit (Blut) in die Lungen aufnimmt oder wenn unvernünftige Helfer versuchen, ihm Getränke einzuflößen. Sekundäre Pneumonien sind eine Folge von Lungenschäden durch Verletzungen, Rauchen, Lungenblähung oder Stauungen im Lungenkreislauf bei Herzschwäche.

Lungenentzündungen befallen Lappen, Segmente oder bilden dort Herde, wo die Bronchialäste in die Lungenflügel eintreten. Die Lungenbläschen sind durch Blut, Eiter oder entzündliches Sekret verschlossen.

Kruppöse Pneumonien entstehen durch bakterielle Infektionen (meist Pneumokokken). Symptomatisch sind plötzliches hohes Fieber mit Schüttelfrost und Seitenstechen, Kopfschmerzen; bei Kindern durch Zwerchfellreizung oft Bauchschmerz. Das Gesicht ist gerötet, die gelbliche Hautfarbe deutet auf eine Leberschädigung durch Bakteriengifte hin. Husten mit rostrotem Auswurf durch Blutbeimengungen stellt sich erst später ein, wenn die Entzündung sich löst. Die Entfieberung (Krisis) beginnt zwischen dem 7. und 9. Tag der Krankheit. In dieser Zeit kommt es oft zur Kreislaufschwäche, die gelegentlich zum Tode führt, da die Entzündung das Herz stark belastet. Als Komplikationen drohen auch Rippenfellentzündungen, Lungenabszesse und der Lungenbrand. Da Pneumokokken erst dann wirksam werden, wenn die Abwehrkräfte durch andere Infektionskrankheiten schon vermindert

sind, ist die bakterielle Pneumonie kaum ansteckend. Aus dem gleichen Grunde erzeugen gelegentlich auch andere Erreger eine Pneumonie, zum Beispiel Pest-, Keuchhusten- und Tuberkulosebazillen.
Schleichender Beginn mit mäßigem Fieber, Frösteln, zunehmender Atemnot, schmerzhaftem Husten mit eitrigem Auswurf, meist im Gefolge eines Bronchialkatarrhs bei Kindern und älteren Menschen, kennzeichnen die *Bronchopneumonie*. Sie befällt meist die hinteren unteren Lungenlappen und geht aus einem verschleppten Bronchialkatarrh hervor, der sich auf das umgebende Lungengewebe ausgedehnt hat. Auch als Folgekrankheit bei Keuchhusten, Masern, Scharlach oder Grippe kann diese Pneumonieform oft auftreten.
Schließlich kennen wir noch die *Viruspneumonie*, die meist weniger dramatisch verläuft. Gefährlich sind die Erreger des Queensland- (Q-) Fiebers und der Psittakose (Papageienkrankheit). Typisch ist, daß von Anfang an ein mäßiger trockener Husten besteht. Da es gegen Viren noch keine speziellen Arzneimittel gibt, beschränkt sich die Therapie auf kreislaufstützende, auswurffördernde, hustenreizlindernde Arzneimittel. Zusätzliche Gaben von Antibiotika verhindern, daß der Verlauf durch bakterielle »Superinfektionen« kompliziert wird. In jedem Fall muß eine Lungenentzündung vom Fachmann behandelt werden. Die Kranken müssen Bettruhe einhalten. Mit ärztlicher Erlaubnis unterstützt man die Therapie durch die Heilkräuter, die unter dem Stichwort »Husten« genannt werden. Insbesondere sind Eibisch, Huflattich, Spitzwegerich, Thymian, Lungenkraut, Anis, Kampfer- und Mentholzubereitungen geeignet.

Lungentuberkulose

Die Lungentuberkulose entsteht durch die von Robert Koch im Jahre 1882 erstmals nachgewiesenen Tuberkulosestäbchen. Dieser Bazillus tritt in verschiedenen Typen auf. Dem Menschen werden nicht nur die Menschenbazillen, sondern auch Rinder- und Hühnerbazillenarten gefährlich. Der Name Tuberkulose leitet sich ab vom lateinischen tuberculum (Knötchen) und erklärt sich aus der Reaktion des Körpers auf Infektionen.
Die Infektion erfolgt durch Tröpfchen beim Husten, Niesen und Sprechen, durch inhalierten, bakterienverseuchten Staub, durch Schmierinfektion oder durch Nahrungsmittel (Milch), die mit Bazillen verseucht sind.
Tuberkulose kann in praktisch allen Organen des Körpers entstehen, auch im Darm, den Nieren, den Knochen und an der Haut. Die Lungen-Tb ist die verbreiteste Form.
Bei weitem nicht jede Infektion führt zum Ausbruch der Krankheit. Vielmehr muß dazu noch eine besondere Anfälligkeit hinzukommen, wie sie zum Beispiel durch Unterernährung, Überanstrengung, psychische Störungen oder angeborene Abwehrschwäche gegeben sein kann. Besonders anfällig sind Säuglinge und junge Menschen während der Pubertät.
Die meisten Menschen machen einmal – meist schon in der Kindheit und Jugend –

eine erste Infektion durch. Man rechnet damit, daß bei den Zwanzigjährigen nur noch einer von zehn keine erste Tb-Infektion überstanden hat, in dichtbesiedelten Gegenden liegt diese Quote noch weit über 90 %.

In der Regel verläuft diese Erstinfektion unerkannt. Symptomatisch sind wochenlange Müdigkeit, Neigung zum Schwitzen (Nachtschweiß), Blässe, Stimmungslabilität, Kopfschmerzen, manchmal Gewichtsabnahme, die Körpertemperatur ist morgens oft leicht erhöht.

Bei dieser Erstinfektion entsteht in der Lunge ein kleiner Entzündungsherd, der nach einiger Zeit vernarbt und die Erreger einkapselt. Ein Teil der Bazillen gelangt allerdings vorher noch auf dem Lymphweg weiter zur Lungenwurzel (Eintrittsstelle von Bronchien, Gefäßen usw.), wird dort in gleicher Weise abgefangen und abgekapselt. Von den abgekapselten Erregern kann im späteren Leben eine Neuinfektion ausgehen, wenn der Körper einmal schwer in seiner Abwehrkraft beeinträchtigt ist.

Im Gegensatz zu vielen anderen Infektionskrankheiten hinterläßt die Erstinfektion nämlich keine absolute, sondern nur eine relative Immunität, das Leiden kann also wieder akut werden.

Diese relative Immunität geht einher mit einer Überempfindlichkeit gegen das Tuberkulosetoxin, die durch Hauttests nachgewiesen werden kann. Wenn 2–4 Tage nach Einreibung oder Injektion einer Testsubstanz kleine rote Knötchen auftreten, dann hat eine Infektion bereits stattgefunden. Wenn der Primärherd nicht ausheilt oder im Laufe des Lebens wieder aufbricht, dann dringen die Erreger im 2. Stadium der Krankheit auf dem Blut- und Lymphwege weiter vor. Damit wird die Tuberkulose zur sehr ernsten Krankheit.

Bei Aussaat der Erreger auf dem Blutweg kommt es zu einer Art »Blutvergiftung«, die als *Miliartuberkulose* bezeichnet wird. Sie kann zur stürmisch verlaufenden »galoppierenden Schwindsucht« mit Lungenentzündung führen, im Röntgenbild sind zahlreiche kleine Knötchen nachweisbar. Früher endete diese Form in kurzer Zeit meist tödlich, heute kann sie durch Medikamente am besten von allen Formen behandelt werden. Voraussetzung ist die rechtzeitige Diagnose. Trotzdem ist sie keinesfalls harmlos, denn die Ausbreitung der Erreger über die Blutbahnen kann zur Mitbeteiligung anderer Organe führen, wobei die tuberkulöse Hirnhautentzündung besonders gefürchtet ist.

Andere Verlaufsformen gehen einher mit Verkäsung (exsudative Form) oder Schrumpfung (produktive Form). Der scheinbar langsame, gutartige Verlauf der produktiven Tuberkulose täuscht. Es droht eine Lungengewebsschrumpfung, durch die schlechte Durchblutung der Herde können die Erreger nur schwer durch Arzneimittel erreicht werden. Deshalb wird der Arzt oft versuchen, durch Reizmittel vorübergehend den Übergang in die exsudative Form herbeizuführen. Dabei kommt es zur Einschmelzung von Lungengewebe mit Bildung von Höhlen (Kavernen) in der Lunge. Bricht eine solche Kaverne in einen Bronchus durch, wird Eiter ausgehustet, der reichlich Bazillen enthält *(offene Tb)*.

Die Frühdiagnose ist beim schleichenden Verlauf oft schwierig. Verdächtig sind anhaltende Appetitlosigkeit, Leistungsschwäche ohne erkennbare Ursachen, Nachtschweiß, Gewichtsabnahme, chronischer Husten (Hüsteln), feuchte Rippenfellentzündung, leichtes Fieber, Schmerzen treten fast nie auf. Der Arzt kann durch Abhören, Blutsenkung (erhöht) und Durchleuchtung den Verdacht erhärten oder ausschließen. Aus diesem Grunde werden auch regelmäßig Röntgenreihenuntersuchungen durchgeführt.

Die weiter oben beschriebene Tuberkulinprobe durch Hauttest ist nur bei Kleinkindern aussagefähig, später reagiert fast jeder Mensch mit Hauterscheinungen, weil er eine unbemerkte Primärentzündung überstanden hat. Je früher eine Lungentuberkulose erkannt wird, desto günstiger sind die Heilungsaussichten.

Vorbeugend werden Schluckimpfungen empfohlen, die zwar keinen vollständigen Schutz bieten, wohl aber einen deutlichen Rückgang der Krankheitshäufigkeit. Von früher Kindheit an soll die Abwehrkraft durch vollwertige Kost mit reichlich Milch und viel Bewegung und Abhärtung im Freien gestärkt werden. Das beugt nicht nur der Tuberkulose vor, sondern auch anderen Gesundheitsstörungen.

Moderne antibakterielle Arzneimittel (Tuberkulostatika) hemmen die Vermehrung der Erreger. Sie haben allerdings oft sehr unangenehme Nebenwirkungen und müssen wegen der Gefahr einer Resistenz (Unempfindlichkeit) der Bakterien häufig gewechselt oder kombiniert verabreicht werden. Deshalb erfolgt die Behandlung meist in Lungenheilstätten, zuweilen werden auch operative Eingriffe notwendig.

Bewährte Naturheilmittel können den Therapieerfolg nachhaltig fördern, insbesondere in den Fällen, in denen Arzneimittel wegen der verringerten Durchblutung der Krankheitsherde nur schwer an den Wirkungsort gebracht werden können. Sie bleiben aber immer ärztlicher Erlaubnis vorbehalten. Gut geeignet sind alle kieselsäurereichen Drogen, insbesondere Schachtelhalm (Zinnkraut), Knöterich und Hohlzahn.

Magenblutung

Blässe und schwarzbraune Stühle oder Erbrechen kaffeesatzähnlicher Massen sind Zeichen der Magenblutung. Im Einzelfall leiden die Patienten unter Magenschmerzen, das hängt von der Ursache der Blutung ab. Gründe einer Magenblutung sind Magengeschwüre oder geplatzte Venen.

In jedem Fall ist ärztliche Hilfe erforderlich. Beim Blutbrechen (siehe auch dort) muß meist im Krankenhaus die Ursache festgestellt und behandelt werden. Zur Soforthilfe erlaubt sind Eichen- und Tormentillabkochungen sowie feuchtkalte Auflagen auf die Magengegend.

Magendrücken

Siehe Magenschmerzen.

Magengeschwür

Es gibt kaum ein Magengeschwür, an dessen Entstehung nicht auch seelische Faktoren beteiligt waren. Das Ulcus ventriculi ist also eine psychosomatische Erkrankung. Deshalb hat es wenig Sinn, durch Diät, Kräuter und Medikamente allein zu behandeln. Dann erfaßt man zwar die Symptome, aber nicht die Ursachen und muß mit Rückfällen rechnen.

Gewöhnlich schützt der Schleim die Magenschleimhäute vor der Selbstverdauung. Erst wenn die Schleimhäute selbst erkranken, kann der Magensaft ein Geschwür fressen. Chronische Entzündungen mit Schwund der Magenschleimhaut sind die Voraussetzung vieler Geschwüre. Hinzu kommt ungenügende Durchblutung, hervorgerufen durch Gefäßkrämpfe bei dauernder Überlastung (Streß), Angst, Schreck, Problemen, Sorgen, ungelösten privaten oder beruflichen Konflikten, Alkohol- und Nikotinmißbrauch. Schließlich werden die Schleimhäute auch durch zu starkes Würzen oder zu kalte bzw. zu heiße Nahrung und Getränke vorgeschädigt.

Schmerzen treten bald nach dem Essen und im nüchternen Zustand auf und können in den linken Rücken ausstrahlen. Sobald der Patient etwas gegessen hat, lassen die Schmerzen vorübergehend nach. Häufig fehlen sie ganz, das Geschwür äußert sich dann in unklarem Krankheitsgefühl mit Kopf- und Rückenschmerzen.

Untersuchungen des Magensaftes ergeben meist eine Übersäuerung, manchmal aber auch Säuremangel. Im letzteren Fall liegt der Defekt meist im oberen Abschnitt des Magens und neigt zur krebsigen Entartung. Blutende Geschwüre können zu pechschwarzen Teerstühlen führen, oft wird das Blut aber nur chemisch nachweisbar sein.

Die Grundbehandlung des Magenulcus besteht in leichter, reizarmer, rohkostreicher Diät, wobei Kaffee, Süßigkeiten, Gewürze, Alkohol, Nikotin sowie blähende und fette Speisen verboten sind. Über den Tag verteilt gibt man 5–7 Mahlzeiten anstelle der üblichen 3 großen Hauptmahlzeiten. Gegessen wird in Ruhe, ohne Ablenkung durch Zeitungslesen oder Besprechung häuslicher Probleme und Sorgen. Die Speisen sind gut zu kauen und einzuspeicheln. Unterstützt wird diese Therapie durch autogenes Training, Hypnose oder Psychotherapie gegen die seelischen Ursachen. Nachweislich heilen Magengeschwüre bei strenger Diät auch nicht schneller aus als bei leichter Schonkost. Die noch vor wenigen Jahren übliche strenge Diät führte häufig zur Mangelernährung.

Seit langem sind *Rollkuren* aus der Therapie des Magengeschwürs nicht mehr wegzudenken. Dazu eignen sich vor allem Kamillen- und Malventee oder fertige Lösungen mit Silbereiweiß (Targesin) und Wismut (Dermatol). Die Rollkur wird wie folgt durchgeführt: Morgens nüchtern $1/4$ l Tee oder fertige Lösung nach Anweisung trinken, dann je 5 Minuten Rückenlage, linke Seite, Bauchlage, zum Schluß rechte Seite. Diese Reihenfolge muß genau eingehalten werden, damit auch die gesamte Schleimhautoberfläche des Magens mit dem Heilmittel in Berührung kommt. Es hat sich bewährt, nicht die ganze Spülflüssigkeit auf einmal zu trinken, sondern zunächst nur die Hälfte und dann vor jedem Lagewechsel einen weiteren Schluck. Bei Bedarf kann die Rollkur am Abend vor dem Einschlafen wiederholt werden.

Ausgezeichnet bewährt haben sich Frischpreßsäfte aus Kartoffeln und Kohl, die man in fertiger Zubereitung im Fachhandel kauft und nach Anweisung einnimmt. Erst seit kurzem ist bekannt, daß diese beiden Säfte besondere Wirkstoffe gegen Geschwüre enthalten. Kohlsaft kann zur Blähung führen, der man durch entsprechende Teemischungen vorbeugt.

Auch die Lakritze hat sich als Heilmittel ausgezeichnet bewährt. Da sie cortisonähnlich wirkt, ist der längere Gebrauch stets von ärztlicher Einwilligung abhängig, um unangenehme Nebenwirkungen zu vermeiden. Vor allem schlecht heilende chronische Geschwüre sprechen gut auf Süßholzsaft an.

Schließlich sind noch Tees von Eichenrinde, Kalmus, Königskerze und Ringelblume zu nennen.

Überhöhte Magensäurewerte dürfen unter keinen Umständen mit dem alten Hausmittel Natron behandelt werden. Durch chemische Reaktion des Natrons mit der Magensäure entsteht sonst Kohlendioxid, die Gase könnten zum Durchbruch des Geschwürs in die Bauchhöhle führen. Ungefährlich sind dagegen Aluminium- und Magnesiumverbindungen oder Wismutsalze, die der Arzt bei Bedarf verordnen wird. Von seiner Zustimmung hängt aber auch der kurmäßige Gebrauch von Pfefferminztee gegen übermäßige Produktion von Magensäure ab, da man der Pfefferminze bei längerer ununterbrochenen Einnahme schädliche Nebenwirkungen nachsagt.

Wenn Magengeschwüre häufig wiederkehren, muß auch an eine operative Behandlung gedacht werden.

Magenkrämpfe

Siehe Magenschmerzen.

Magensäuremangel

Häufig tritt Magensäuremangel zusammen mit Magensaftmangel auf. Die Nahrung kann nur noch unvollständig verwertet werden. Deshalb kommt es oft zu Blutarmut, Magendrücken und allgemeinen Mangelerscheinungen.

Verursacht wird die Krankheit durch chronische Magenkrankheiten, manche Magenoperationen, Alkoholmißbrauch oder zu reichlichen Genuß von Pfefferminztee. Bei der Perniziosa, einer besonders schweren, früher immer tödlichen Form der Blutarmut, liegen regelmäßig Magensaft- und Magensäuremangel vor.

Wenig bekannt ist, daß es auch bei Magensäuremangel zum Sodbrennen kommen kann. Sodbrennen entsteht immer durch eine Funktionsschwäche des Speiseröhrenschließmuskels. Dabei gelangt Mageninhalt zurück in die Speiseröhre. Bei Säuremangel entsteht das Brennen durch Enzyme und Galle im Magensaft, bei Übersäuerung durch den sauren Mageninhalt.

Die Behandlung der Krankheit obliegt dem Fachmann. Er kann Arzneimittel verordnen, deren Salzsäuregehalt den Mangel ausgleicht. Meist werden gleichzeitig pflanzliche Verdauungsenzyme verabreicht, wie sie zum Beispiel in Ananas und in der indischen Melonenart Carica papaya enthalten sind.

Unter den Heilkräutern sind Angelika, Benediktenkraut, Dill, Fenchel und Wermut hervorzuheben.

Magenschleimhautentzündung

Kennzeichnend für akute *Gastritis* sind Völlegefühl, Sodbrennen, Aufstoßen, Magendrücken, Widerwillen gegen Nahrung, belegte Zunge, Mundgeruch, zuweilen auch Erbrechen. Verursacht wird sie durch Infektionen, Alkohol-, Nikotinmißbrauch (Kater), Vergiftungen, zu hastiges, mangelhaft gekautes oder zu reichliches Essen und zu kalte oder zu heiße Speisen und Getränke.

Akute Entzündungen heilen in 2–3 Tagen ab, wenn der Patient nur Tee zu sich nimmt. Vergiftungen und Infektionskrankheiten machen meist ärztliche Hilfe notwendig.

Wenn die akute Gastritis nicht vollständig ausheilt, dann geht die Krankheit leicht ins chronische Stadium über. Dabei schwächen sich die Symptome zwar ab, die Funktion der Magendrüsen läßt aber nach, die Magenschleimhaut schwindet. Schließlich treten Mangelkrankheiten, Geschwüre oder bösartige Geschwülste auf.

An der chronischen Entzündung sind wie beim Magengeschwür häufig seelische Ursachen beteiligt. Auch chronischer Mißbrauch von Genußmitteln, dauernde Ernährungsfehler und schlechte oder fehlende Zähne, die ein regelrechtes Kauen nicht mehr zulassen, spielen im Einzelfall eine Rolle.

Wegen der Auswirkungen der chronischen Gastritis ist ärztliche Behandlung stets notwendig. Diät und Förderung der Nahrungsverwertung durch Enzympräparate stehen neben der Therapie der Ursachen im Vordergrund. Autogenes Training und Verzicht auf Genußgifte, vor allem auf Nikotin und »harte« Alkoholika, können vom Arzt verordnet werden. Die Krankheit muß vollständig ausheilen, damit keine Spätfolgen auftreten.

Unterstützt wird die ärztliche Behandlung durch zahlreiche Kräuter. An erster Stelle zu nennen sind Beifuß, Beinwell, Ehrenpreis, Eiche, Hafer, Honigklee, Kamille, Lein, Malve, Pfefferminze, Salbei, Schafgarbe, Taubnessel, Tausendgüldenkraut, Thymian, Tormentill und Walnuß. Infektionen werden durch eine Apfelkur günstig beeinflußt. Ferner haben sich Augentrost, Brombeerblätter, Eibisch, Frauenmantel, Gänsefingerkraut, Hauswurz, Himbeerblätter,

Kreuzblume, Labkraut, Preiselbeerblätter, Quecke, Quendel, Roßkastanie, Schlehdorn, Seifenkraut, Spitzwegerich und Ysop gut bewährt. Die zusätzliche Gabe von Kräutertee wird man immer mit dem Fachmann absprechen.

Magenschmerzen

Schmerzen in der Magengrube unterhalb des Brustbeins deuten auf eine Entzündung der Magenschleimhäute hin. Treten sie vor allem auf nüchternen Magen auf, dann besteht der Verdacht auf ein Magen- oder Zwölffingerdarmgeschwür. Dauernde Magenschmerzen entstehen bei Unter- oder Übersäuerung im Magen. Ähnliche Schmerzzustände werden durch Krankheiten benachbarter Organe hervorgerufen, zum Beispiel bei Entzündungen des Rippenfells, des Herzbeutels oder der Gallenblase. Die Schmerzen können in den Rücken ausstrahlen und lassen dann anfangs zunächst an andere Ursachen denken.

Die Behandlung ist Aufgabe des Arztes, der vor allem nach dem Grundleiden suchen muß. Selbsthilfe ist nur mit seiner Zustimmung und nach seinen Anweisungen erlaubt. Treten derartige Schmerzzustände akut auf, sollen die Patienten bis zur baldigen ärztlichen Untersuchung fasten, Melissentee trinken und warme Auflagen auf den Leib legen.

Magenkrämpfe können schon entstehen, wenn man zu hastig ißt und die Nahrung mangelhaft zerkleinert hinunterschlingt. Auch wer längere Zeit in gebeugter Haltung verharrt, muß unter Umständen mit Magenkrämpfen rechnen, weil dabei der Magen eingeengt wird. Weitere Ursachen sind nervöse Reize (Angst), Stoffwechselstörungen und allgemeine Krampfneigung (Tetanie) durch Störungen im Mineralhaushalt.

Gewöhnlich lösen sich derartige Verkrampfungen, sobald man einige tiefe Atemzüge durchführt. Wer autogenes Training erlernt hat, kann sich auch damit helfen. Reichen diese einfachen Maßnahmen nicht aus, dann wird eine ärztliche Untersuchung bald notwendig, damit keine ernste Krankheit im Anfangsstadium übersehen wird. Bis zur Konsultation des Fachmanns gibt man nur Melissentee und legt warme Auflagen auf die Magengegend.

Magendrücken, ein unangenehmes, schwer zu beschreibendes Gefühl in der Magengegend, kann Zeichen einer Überfüllung des Magens durch zu reichliche Nahrungsaufnahme sein. Es geht aber auch zuweilen dem Sodbrennen voraus. Solche kurzfristigen Mißempfindungen verschwinden, wenn man Melissentee, Melissengeist oder einen Magenbitter (Enzian, Wermut) trinkt. Auch Kamillentee lindert die Beschwerden in der Regel zuverlässig.

Dauerndes oder immer wiederkehrendes Magendrücken kann dagegen Warnzeichen einer ernsten Erkrankung des Magens sein und erfordert ärztliche Untersuchung sobald wie möglich.

Magenübersäuerung

Schon beim Magensäuremangel haben wir es erwähnt: Sodbrennen allein ist kein Beweis für Magenübersäuerung, sondern deutet auf eine Funktionsschwäche des Speiseröhrenschließmuskels hin. Deshalb soll Sodbrennen ohne ärztliche Untersuchung nie durch säurebindende Arzneimittel behandelt werden.

Wenn der Fachmann Säureüberschuß feststellt, wird er meist Aluminium- oder Magnesiumverbindungen verordnen. Natron führt durch chemische Reaktionen mit der Säure zu unangenehmen Blähungen, bei Magengeschwüren ist sein Gebrauch wegen der Gefahr eines Durchbruchs strikt untersagt.

Zur Behandlung sind Kalmus, Pfefferminze und Wermut geeignet.

Die Diät meidet alle stark gewürzten, blähenden und fetten Speisen, Koffein, Nikotin und Alkohol.

Soforthilfe gegen Sodbrennen wird im entsprechenden späteren Kapitel noch ausführlich besprochen.

Magenverstimmung

Verdorbene Speisen, Diätfehler, Erkältung oder fiebrige Infektionskrankheiten können zu plötzlichen Leibschmerzen, Blähungen, Brechdurchfall und Fieber führen. Die Symptome sind meist nur flüchtig. Bewährt haben sich Teefasten mit Bohnenkraut, Kamille und Kümmel, Apfeldiät oder der Genuß von Heidelbeeren und Heidelbeerwein. Giftstoffe werden durch Linden- oder Pappelholzkohle gebunden.

Die Patienten sollen 2–3 Tage Bettruhe einhalten und erhalten warme Auflagen auf den Bauch. Nur bei hartnäckigen Erscheinungen, hohem Fieber oder stark beeinträchtigtem Allgemeinbefinden wird ärztliche Untersuchung notwendig.

Mandelentzündung

Viele Menschen glauben, die Entzündung der Gaumenmandeln sei eine harmlose Krankheit, die selbst behandelt werden darf. Diese Auffassung ist falsch und kann schlimmstenfalls gefährlich werden, wenn ernste Folgekrankheiten an Herz, Nieren und Gelenken auftreten. Ärztliche Überwachung ist deshalb in jedem Fall angezeigt.

Zur *Angina* kommt es meist durch Erkältung und Infektionskrankheiten, wie Scharlach oder Drüsenfieber. Wenn die Mandeln von weißlichgelben Belägen überzogen sind und süßlich-widerlicher Mundgeruch besteht, dann liegt meist eine lebensbedrohliche Diphtherie vor. Ebenfalls lebensgefährlich ist die Angina mit geschwürigem Zerfall des Mandelgewebes. Sie entsteht durch Schwund der für die Körperabwehr unentbehrlichen weißen Blutkörperchen bei schweren Vergiftungen, Infektionen oder allergischen Reaktionen. Unter dieser Form leiden bevorzugt Mädchen und junge Frauen.

Mandelgeschwüre können auch auf die Syphilis hinweisen, eine Geschlechtskrankheit, die heute wieder häufiger auftritt. Schließlich kennen wir noch die bakterielle Angina, die mit hohem Fieber und schleierartigen Mandelbelägen einhergeht.

Wenn akute Entzündungen nicht richtig ausgeheilt werden und häufig wiederkehren, schwächen sich die Symptome ab, die Angina geht ins chronische Stadium über. Kennzeichnend dafür sind Eiterpfröpfe, die sich auf Druck entleeren. In diesem Stadium treten Herz-, Nieren- und Gelenkschäden besonders häufig auf.

Die Therapie bleibt also stets Aufgabe des Arztes, der unter Umständen auch auf Antibiotika und Sulfonamide zurückgreifen muß. Reste solcher Arzneimittel aus der Hausapotheke dürfen unter keinen Umständen in eigener Verantwortung eingenommen werden.

Zur Selbstbehandlung empfehlen sich zahlreiche Heilkräuter. An erster Stelle sind Angelika, Arnika, Holunder, Kamille, Salbei, Thymian und Zinnkraut zu nennen, zusätzlich eignen sich Bibernell, Bohnenkraut und Ysop. Sie werden teils als Gurgelwasser, teils innerlich angewendet.

Bei chronischen Mandelentzündungen kann operative Entfernung erforderlich werden, um Komplikationen zu vermeiden.

Menstruationsstöungen

Allgemeines Unbehagen und Ziehen im Rücken und Unterleib begleiten häufig die Menstruation, ohne daß krankhafte Veränderungen vorliegen. Von Zeit zu Zeit ist in solchen Fällen allerdings eine fachärztliche Kontrolle erforderlich, weil sich hinter derartigen Beschwerden auch einmal beginnende ernste Krankheiten verbergen können. Autogenes Training beeinflußt die Mißempfindungen meist günstig, Schmerztabletten sollen nur auf dem Höhepunkt der Beschwerden und nie ohne ärztliche Erlaubnis eingenommen werden.

Einer Reihe von Heilpflanzen sagt man positive Wirkungen gegen das Unbehagen während der Monatsblutung nach. Unbedenklich können Dill, Dost, Eisenkraut, Fenchel, Frauenmantel, Gänsefingerkraut, Herzgespann, Johanniskraut, Kamille, Liebstöckel, Majoran, Melisse, Osterluzei, Salbei, Schafgarbe, Waldmeister, Weißdorn und Wermut verabreicht werden. Butterblume, Petersilie und häufiger Pfefferminzgenuß dagegen bleiben ärztlicher Erlaubnis vorbehalten.

Unterstützend sind noch Bewegung im Freien, Moorbäder und Regulierung der häufigen Stuhlverstopfung notwendig.

Während bei den als »normal« angesehenen Menstruationsbeschwerden regelmäßige ärztliche Kontrollen ausreichen, müssen alle andern Erscheinungen, die über dieses unbedenkliche Maß hinausgehen, insbesondere die Leistungsfähigkeit ungewöhnlich stark mindern, ärztlich untersucht und behandelt werden.

Dysmenorrhoe mit krampfartigen Schmerzen entsteht häufig bei Mädchen und jungen Frauen, deren Gebärmutter unterentwickelt ist. In anderen Fällen deuten sie auf Vorfall und Senkung der Gebärmutter oder Myome (gutartige Geschwülste) hin.

Menorrhagie, die verstärkte, zu heftige oder zu lange dauernde Monatsblutung, kann auf Myome und Entzündungen im Unterleib oder zu schwach entwickelte Gebärmuttermuskulatur durch Veranlagung oder Alter hinweisen. Wenn der Arzt es erlaubt, kann man versuchen, die Beschwerden durch Kreuzkraut und Zinnkraut zu lindern.

Die zu seltene oder ganz ausbleibende Menstruation, als *Oligo-* oder *Amenorrhoe* bezeichnet, die nicht auf Schwangerschaft oder Klimakterium zurückzuführen ist, hat häufig seelisch-nervöse Ursachen. Weitere Gründe sind Blutarmut und unterentwickelte Eierstöcke. Auch hier ist Klärung der Ursachen durch den Fachmann erforderlich.

Migräne

Der typische Migräneanfall geht einher mit heftigen, meist einseitigen Schmerzen in Stirn, Schläfen und Augenhöhlen. Er wird begleitet von Übelkeit, Brechreiz, Blässe oder Rötung des Gesichts, Überempfindlichkeit gegen Licht und Geräusche, seltener Doppeltsehen, Sprachstörungen und verstärkter Harnausscheidung. Der Anfall kann Stunden bis Tage dauern. Manchmal kündigt er sich durch Gereiztheit, Müdigkeit und Flimmern vor den Augen an.

Die Ursachen sind noch nicht vollständig bekannt. Bei Frauen treten Migräneanfälle ungleich häufiger als bei Männern auf. Eine wesentliche Ursache sind wahrscheinlich Hirngefäßkrämpfe oder -erschlaffungen, ähnlich wie beim gewöhnlichen Kopfschmerz, hinzu kommen nervöse, allergische und hormonelle Störungen sowie Erbanlagen, denn Migräne tritt familiär gehäuft auf.

Aus noch unbekannten Ursachen entsteht die *Menièresche Krankheit,* bei der die Migräneanfälle von einseitiger Schwerhörigkeit und Drehschwindel begleitet werden. Man vermutet krankhafte Veränderungen im Innenohr als Gründe.

Wenn die Wirbellöcher der Halswirbelsäule, aus denen Nerven austreten, durch krankhafte Prozesse verengt sind, erzeugen sie migräneähnliche Kopfschmerzen, die sogenannte Migraine cervicale. Typisch für diese Form ist, daß die Schmerzen deutlich von den Bewegungen der Halswirbelsäule abhängig sind.

Die Behandlung aller Migräneformen ist grundsätzlich Aufgabe des Fachmanns. Bei heftigen Schmerzattacken helfen oft nur Schmerztabletten, die der Arzt verordnet. Wegen der Lärm- und Lichtüberempfindlichkeit sollen die Patienten in einem stillen, abgedunkelten Zimmer ruhen, bis der Anfall vorüber ist.

In vielen Fällen kann Diät mit viel Rohkost, Rückkehr zur naturgemäßen, vernünftigen Lebensführung mit ausreichend Erholung und Schlaf ohne Dauerstreß und Überanstrengung oder das autogene Training die Häufigkeit der Anfälle deutlich mindern. Ohrkrankheiten und Veränderungen an der Halswirbelsäule müssen sachgerecht behandelt werden.

Im akuten Anfall gibt man starken schwarzen Kaffee mit Zitronensaft. Vorbeugend und lindernd wirken auch Baldrian, Pfefferminze und Betupfen der Stirn mit Kölnisch Wasser. Dem Arzt bleibt die Verordnung von Eisenhut und Stechapfel oder die Anwendung von feuchtem Senfpapier hinter den Ohren vorbehalten, da bei unsachgemäßer Anwendung unangenehme Nebenwirkungen drohen.

Milchschorf

Milchschorf hat mit der Ernährung nichts zu tun, wie der Name vermuten läßt. Da die Erkrankung aber schon bei Säuglingen auftritt, hat sich dieser volkstümliche Name eingebürgert.
Die schwere Hautkrankheit ist Zeichen der angeborenen Ekzembereitschaft. Sie befällt vor allem den Kopf, später auch Arm- und Kniebeugen. Die Symptome ähneln denen des Ekzems (siehe dort), der Juckreiz kann unerträglich quälend werden.
Ärztliche Behandlung ist unbedingt erforderlich.
Oft heilt die Krankheit spontan aus, wenn man den Patienten in Mittelgebirgslagen über 1 100 m bringt. Die zusätzliche medikamentöse Therapie bestimmt der Fachmann. Wenn er keine Einwände erhebt, kann man versuchen, das Leiden durch Birkenwasser unterstützend zu behandeln.

Mitesser

Siehe Akne.

Mittelohrentzündung

Akute Entzündungen des Mittelohrs, die häufigste Ohrkrankheit überhaupt, entstehen durch Erreger, die meist durch die Ohrtrompete aus dem Nasen-Rachen-Raum ins Mittelohr gelangen. Gelegentlich entsteht die *Otitis media* auch durch Infektion durch eine Öffnung im Trommelfell hindurch oder durch Erreger, die auf dem Blutweg verschleppt wurden.
Voraussetzungen sind, daß die Abwehrkräfte des Körpers verringert und die Schleimhäute konstitutionell (anlagebedingt) überempfindlich für Infektionen sind. Wenn eine massive bakterielle Infektion auf eine minderwertige Schleimhaut trifft und zudem noch die Körperabwehr nicht auf der Höhe ist, dann wird auch eine schwere Form der Mittelohrentzündung eintreten. Andererseits kann die intakte Körperabwehr auch bei massiven Infektionen verhindern, daß die Krankheit ausbricht, wenn auch die Struktur der Schleimhaut weniger anfällig für Entzündungen ist. Immer bestimmen diese drei Faktoren, ob überhaupt und wenn in welchem Maße sich die Erkrankung bemerkbar macht.
Zu den vorbeugenden Maßnahmen gehört neben der gezielten Abhärtung und Steigerung der Körperabwehr von Kindheit an auch, daß man beispielsweise heftiges Schneuzen unterläßt, damit keine Erreger durch die Ohrtrompete ins Mittelohr gepreßt werden, und Erkrankungen im Nasen-Rachen-Bereich vollständig ausheilen.
Akute Mittelohrentzündungen beginnen

spontan mit drückenden, stechenden oder an- und abschwellenden Schmerzen im Ohr, Schwerhörigkeit, raschem Fieberanstieg, allgemeinen Symptomen, wie Appetitlosigkeit, Übelkeit und Brechreiz, zuweilen gleichzeitig Schnupfen und Katarrhe der Atemwege. Unbehandelt entsteht im Mittelohr eine Eiterung. Durch den Druck des Eiters reißt das Trommelfell ein, wenn der Arzt dem Eiter nicht vorher durch einen kleinen Einschnitt Abfluß verschafft. Sobald der Eiter aus dem Ohr abfließen kann, klingen Schmerzen und Fieber deutlich ab. Anfangs ist dieser Ausfluß mehr wäßrig, später eitrig und schleimig. Er dauert gewöhnlich bis zu 14 Tagen. Danach heilt die Öffnung im Trommelfell wieder zu, die Erkrankung ist überstanden.

Die Patienten sollen Bettruhe einhalten und in jedem Fall nach ärztlicher Anweisung behandelt werden. Antibiotika, schmerzlindernde Mittel und Ohrtropfen dürfen nur vom Fachmann verordnet werden. Seine Therapie wird unterstützt durch Bockshornkleeauflagen, Rotlichtbestrahlungen, Heizkissen und leichte, vitaminreiche Kost.

Durch den Ausfluß kann es zur Entzündung der Ohrmuschel kommen. Vorbeugend schützt man deshalb diesen Abschnitt des Ohrs mit Borsalbe und säubert den Gehörgang regelmäßig mit warmem Kamillentee.

Fast immer wird die Mittelohrentzündung von Druckschmerzen hinter dem Ohr als Zeichen einer Entzündung der Schleimhäute der Warzenfortsatzzellen begleitet. Bedrohlich wird der Zustand erst, wenn sich Eiter im Warzenfortsatzknochen entwickelt. Dann besteht die Gefahr, daß der Eiter durch den Knochen durchbricht, was sich in einer Schwellung vor, hinter, über oder unter dem Ohr äußert. Den mehr schleichenden Verlauf einer *Warzenfortsatzeiterung* erkennt man am Ohrlaufen, das zwischen dem 14. und 21. Tag noch immer nicht aufhört. Meist ist bei Warzenfortsatzeiterungen die operative Ausräumung der Zellen notwendig. Unbehandelt geht die Eiterung der Warzenfortsatzzellen ebenso wie die Mittelohreiterung selbst manchmal auf das Innenohr über oder ruft im Gehirn und an den Hirnhäuten Entzündungen hervor.

Bei der *chronischen Mittelohrentzündung* unterscheiden wir zwei Formen, die verschieden gefährlich sind. Ihre Symptome ähneln einander. Über Jahre hinweg wechseln Phasen völliger Trockenheit mit mehr oder weniger starker Sekretion. Das Sekret ist bei der einen Form (Schleimhautreizung) oft geruchlos, bei der anderen (Knocheneiterung) fast immer stinkend wie Aas. Schmerzen treten selten auf, Schwerhörigkeit ist in verschiedenen Schweregraden vorhanden.

Der Arzt kann die Art der Erkrankung daran erkennen, wo das Trommelfell perforiert ist. Perforationen in der Mitte des Trommelfells deuten auf einfache Schleimhauteiterungen hin. Sie spielen sich in der Mitte der Paukenhöhle ab. Die gefährliche Knocheneiterung dagegen macht sich durch Perforation am Trommelfellrand bemerkbar. Sie sitzt im oberen Teil der Paukenhöhle. Die Gehörknöchelchen (Hammer, Amboß, Steigbügel) werden bei dieser Form langsam immer weiter zerstört.

Bei der Knocheneiterung bilden sich durch Wucherungen der Schleimhaut Polypen. Der Eiter kann ins Innenohr durchbrechen oder zum Gehirn verschleppt werden, durch Druck auf die Nervenwurzeln wird zuweilen der Gesichtsnerv (Facialis) gelähmt.
Die Naturheilkunde kann wenig zur Heilung der chronischen Mittelohrentzündung beitragen. Bei der harmloseren Schleimhauteiterung legt man vor allem Wert auf eine Ausheilung von Grundleiden, zum Beispiel Nasen- und Nebenhöhlenentzündungen, chronischen Vereiterungen der Gaumenmandeln oder Begradigungen einer verbogenen Nasenscheidewand. Wenn die Entzündung vollständig abgeheilt ist, kann das Loch im Trommelfell durch einen kleinen Eingriff wieder verschlossen werden. Da keine Sekretion mehr zu erwarten ist, wurde auch dieser Abfluß überflüssig.
Bei der Knocheneiterung dagegen kommt man meist nicht an einer Radialoperation vorbei. Dabei wird das Innenohr aufgemeißelt, und man entfernt alle krankhaft veränderten Teile. Meist wird eine Trommelfellplastik eingesetzt, um das Hörvermögen zu verbessern. Nur wenn der Allgemeinzustand des Patienten eine Operation nicht zuläßt, kann der Facharzt durch Medikamente versuchen, eine Heilung zu erzielen.
Grundsätzlich gehört jede chronische Entzündung des Ohrs in fachärztliche Behandlung. Das gilt auch für die *Innenohrentzündung*, die sich meist aus einer chronischen oder falsch behandelten Mittelohrentzündung entwickelt. Durch den inneren Gehörgang kann diese Labyrinthitis rasch auf das Gehirn übergreifen. Warnzeichen sind Schwerhörigkeit bis zur Taubheit, Gleichgewichtsstörungen, Augenzittern und Brechreiz. Die Innenohrentzündung kann gewöhnlich nur durch Operation ausgeheilt werden.

Mundgeruch

In der Regel kann kein Mundgeruch entstehen, wenn Zähne, Zahnfleisch und Mundhöhle regelmäßig richtig gepflegt werden. Dazu gehört auch, daß der Zahnstein einmal jährlich vom Zahnarzt entfernt wird, der dann auch gleich auf den Zustand der Zähne und des Zahnfleisches achtet.
Ursachen des Mundgeruchs sind in erster Linie krankhafte Prozesse in der Mundhöhle und ihrer näheren Umgebung, also Entzündungen von Zähnen, Zahnfleisch, Mundschleimhaut, Mandeln oder Nasennebenhöhlen. Insbesondere die lebensgefährliche Diphterie kann auch vom Laien meist an dem widerlich-süßlichen Mundgeruch erkannt werden.
Als andere Ursachen kommen Erkrankungen der Speiseröhre, des Magens, der Leber, Lungen, Stoffwechselkrankheiten wie die Zuckerkrankheit (fruchtartiger Azetongeruch) und Harnvergiftung (Ammoniakgeruch) in Frage. Auch manche Arzneimittel können zum Mundgeruch führen.
Jeder Mundgeruch, der trotz sorgfältiger Mund- und Zahnpflege anhält oder wiederkehrt, muß ärztlich untersucht werden, damit keine ernste Krankheit im Frühstadium

übersehen wird. Der Arzt diagnostiziert das Grundleiden und behandelt entsprechend. Zur Soforthilfe haben sich Spülungen und Gurgeln mit Eisenkraut, Kamille, Linde, Pfefferminze, Salbei und Wermut bewährt.

Mundschleimhautentzündung

Enzündungen der Mundschleimhaut beginnen meist zwischen den Zähnen. Symptomatisch sind Rötungen und Blutungen des Zahnfleischs. Allmählich dehnt sich die Entzündung aus, Bläschen, Geschwüre, Speichelfluß, manchmal Fieber und Schwellung der zugehörigen Lymphknoten stellen sich ein.

Zum Teil entstehen solche Entzündungen durch dauernde Reize, beispielsweise schlechte Zähne oder Rauchen. Andere Ursachen sind Vitaminmangel (Skorbut), Infektionen, Hormon- und Stoffwechselstörungen, schließlich auch manche Vergiftungen (Kupfer, Quecksilber).

Ärztliche oder zahnärztliche Verlaufskontrolle ist auch in leichteren Fällen ratsam. Angezeigt sind Spülungen mit entzündungshemmenden gerbstoffreichen Kräutertees. Besonders geeignet sind Angelika, Berberitze, Ehrenpreis, Eibisch, Eiche, Eukalyptus, Gänsefingerkraut, Heidelbeerblätter, Huflattich, Lein, Malve, Möhre, Salbei, Sellerie, Spitzwegerich, Tormentill, Thymian, Veilchen, Weide und Zinnkraut. Genügt dies nicht, wird der behandelnde Arzt zusätzlich gerbende, zusammenziehende, gefäßverengende, in schweren Fällen auch antibiotische Arzneimittel verordnen.

Unterstützt wird die Therapie durch vitaminreiche Rohkost und Obstsäfte.

Nachtblindheit

Nachtblindheit ist meist die Folge von Vitamin-A-Mangel, wie er durch falsche Ernährung oder ungenügende Aufnahme des Vitamins bei Magen-, Darm- und Leberleiden entsteht. Seltener werden Erkrankungen der Augen selbst als Ursache nachgewiesen, zum Beispiel Schwund des Sehnervs. In manchen Fällen liegt eine unheilbare, angeborene Minderwertigkeit der Netzhautstäbchen vor, die von den gesunden Töchtern kranker Väter auf die männlichen Nachkommen übertragen wird. Am Tage sehen die Patienten normal, mit beginnender Dämmerung aber wird ihre Sehkraft zunehmend geschwächt, weil das Auge sich nicht an die Dunkelheit anpassen kann.

Ein Versuch mit vitaminreicher Rohkost, vor allem Möhren, die sehr viel Vitamin-A-Vorstufen enthalten, ist angezeigt, wenn der Arzt keine organischen Ursachen feststellte. In diesem Zusammenhang ist wichtig, daß häufiges und langes Fernsehen den Vitamin-A-Bedarf der Augen so steigert, daß die Zufuhr mit der üblichen Kost nicht mehr genügt und Mangelerscheinungen auftreten. In solchen Fällen hilft nur eine Umstellung der Fernsehgewohnheiten mit gleichzeitig erhöhter Vitamin-A-Zufuhr.

Nachtschweiß

Nächtliche Schweißausbrüche dürfen nie auf die leichte Schulter genommen werden. Zwar sind sie häufig Symptom der Nervosität oder Überanstrengung, aber auch schwere Lungenleiden, Schilddrüsenüberfunktion, Zuckerkrankheit und andere ernstere Gesundheitsstörungen können sich durch Nachtschweiß bemerkbar machen. Deshalb ist bei starkem und wiederkehrendem Nachtschweiß stets gründliche Untersuchung durch den Fachmann erforderlich. Nach seiner Diagnose muß sich die Therapie richten.

Unter den Heilpflanzen werden vor allem Linde, Salbei und Ysop empfohlen, zusätzlich kann man Baldrian und Hopfen einnehmen, um den Schlaf zu vertiefen. Am Abend soll auf Getränke möglichst ganz verzichtet werden, zumindest aber auf Alkohol, Kaffee und Tee.

Abreibungen des ganzen Körpers mit Essigwasser (1 Teil Essig auf 2 Teile Wasser) unterstützen äußerlich die Behandlung.

Nagelbetteiterung

Siehe Umlauf.

Nasenbluten

Gegen akute Blutungen aus der Nase hilft das Aufschnupfen von Beinwell-, Eichenrinden-, Quendel- oder Tormentilltee. Der Kopf wird nach vorn gebeugt, damit man kein Blut schluckt, in den Nacken legt man ein naßkaltes Tuch. Bei den häufiger auftretenden Blutungen aus dem vorderen Nasenabschnitt hat es sich gut bewährt, die Nasenflügel gegen die Nasenscheidewand zu pressen. Meist kommen die Blutungen durch diese Behandlung rasch zum Stehen.

Genügen die beschriebenen Maßnahmen nicht oder wiederholt sich das Nasenbluten häufiger, ist immer ärztliche Untersuchung erforderlich. Zwar kann Nasenbluten harmlos sein, zum Beispiel als Folge des Nasenbohrens, zuweilen deutet es aber auch auf Schwund der Nasenschleimhaut bei chronischem Schnupfen, Arteriosklerose, Bluthochdruck, Gerinnungsstörungen, Leber- und Nierenleiden hin. Blutiger, schleimigeitriger Ausfluß aus der Nase kann auf Geschwülste in der Nasenhöhle hinweisen.

Nasennebenhöhlenentzündung

Entzündungen der Nebenhöhlen unserer Nase entstehen meist durch länger dauernden oder chronischen Schnupfen, der auf die Nebenhöhlen übergreift. Druck in Stirn und Oberkiefer deutet allerdings noch nicht auf Nebenhöhlenprozesse hin. Vielmehr sind erst die Öffnungen zu den Nebenhöhlen verschwollen, die Luft der Hohlräume wird allmählich aufgesaugt, und es kommt zu derartigen Begleiterscheinungen.

Kennzeichen akuter Nebenhöhlenentzündungen sind Klopfen und Schmerzen über der Nasenwurzel und unter dem Wangenknochen, die beim Bücken zunehmen. Leichtes Fieber kann auftreten, manchmal sind Nase und Wangen sichtbar verschwollen. Chronische Entzündungen verlaufen symptomärmer, typisch sind dauernde Heiserkeit, Mundgeruch und behinderte Nasenatmung durch Wucherung der Schleimhaut (Polypen).

Am häufigsten erkranken die Kieferhöhlen, weil die Erreger leichter seitlich als nach oben wandern und die Öffnungen zu den Stirnhöhlen enger sind. Nur selten werden Keilbeinhöhlen und Siebbeinzellen befallen.

Nebenhöhlenentzündungen können lebensgefährlich werden, wenn Eiter durch die dünnen Knochen ins Gehirn oder in die Augen durchzubrechen droht. Deshalb soll vorsorglich jeder Schnupfen, der nicht binnen 10 Tagen ausheilt, vom Arzt untersucht werden, ehe es zu solchen Komplikationen überhaupt kommen kann.

Die Durchblutung der Nasen- und Nebenhöhlenschleimhäute wird durch die Füße reflektorisch beeinflußt, wie zahlreiche Experimente beweisen. Deshalb achte man stets auf warme Füße (Wechselfußbäder). Die Ernährung soll flüssigkeitsarm sein und reichlich Rohkost enthalten. Mit ärztlicher Erlaubnis sind Kopfdämpfe mit Kamillen, Majoran und Thymian angezeigt. Zusätzlich empfiehlt die Pflanzenheilkunde Basilikum, Dost, Efeu, Sonnenhut und Eukalyptus- oder Latschenkieferöle. Den Erfolg der Therapie überwacht der Fachmann, der zusätzlich operative Maßnahmen einleiten kann. Spülungen und Sanierung der Nebenhöhlen durch Operation sind vor allem dann notwendig, wenn der Eiter sich in die Umgebung ausbreitet oder ein chronischer Infektionsherd entsteht, der zu Herz-, Nieren- und Gelenkkrankheiten führen kann.

In manchen Fällen entwickelt sich eine Entzündung der Kieferhöhlen auch aus vereiterten Zahnwurzeln, die an den Boden der Nebenhöhlen angrenzen. In solchen Fällen wird zahnärztliche Therapie der Ursachen notwendig.

Nervenentzündung

Entzündungen eines oder mehrerer Nerven entstehen durch lokale Schädigung (Druck), Infektionskrankheiten, Vitaminmangel, Allergie, Stoffwechselstörungen, wie die Zuckerkrankheit, oder Gifte, wie Alkohol und Blei. Im Versorgungsgebiet des Nervs kommt es zur Taubheit, Lähmung, Kribbeln oder Schmerzen.

Immer ist ärztliche Behandlung erforderlich, die sich nach den Ursachen richtet. In den meisten Fällen hilft das »Nervenvitamin B« zuverlässig. Zusätzlich sind nach ärztlicher Anweisung Massagen, Gymnastik, elektrische Reiztherapie, Wasser- und Dampfanwendungen angezeigt. Unterstützend gebraucht man Eukalyptus-, Pfefferminz- oder Fenchelöl zu Einreibungen.

Nervenschmerz

Nervenschmerzen entstehen zum Teil aus nicht sicher nachweisbaren Ursachen, teils durch Druck, Rheuma, Infektionsherde, Stoffwechselstörungen, Gifte, wie Blei und Alkohol, Blutarmut oder hormonelle Umstellungen während der Wechseljahre. Besonders häufig schmerzen Gesichts- (Trigeminus-), Ischias- und Zwischenrippennerven. Auch im Verlauf der Gürtelrose treten die heftigen, bohrenden oder ziehenden Schmerzen eines oder mehrerer Nerven auf.

Grundsätzlich gilt: Hände weg von Schmerztabletten, wenn sie nicht vom behandelnden Arzt verordnet wurden. Er allein kann die Ursachen diagnostizieren und danach die sachgerechte Therapie einleiten. Wenn die Schulmedizin versagt, kann ein Versuch mit der chinesischen Akupunktur oder Akupressur angezeigt sein, die oft zu erstaunlichen Heilerfolgen führen.

Unterstützend sind Fichten-, Lavendel- und Tannennadelbäder, Einreibungen mit Eukalyptus-, Johanniskraut- und Pfefferminzöl sowie Tees von Angelika, Baldrian, Beifuß, Gundermann, Holunder, Melisse, Petersilie, Raute angezeigt. Mistelinjektionen, Eisenhut, Stechapfel und Meerettichauflagen bleiben ärztlicher Erlaubnis vorbehalten.

Nervosität

In der medizinischen Fachsprache gebraucht man den unklaren Begriff Nervosität nur noch selten. Zu viele verschiedene Gesundheitsstörungen verbergen sich dahinter. Im Volksmund versteht man darunter Aufgeregtheit, Unrast, Unruhe, Gereiztheit, Überempfindlichkeit, nervöse Erschöpfung, vermehrtes Schwitzen und Funktionsstörungen innerer Organe, insbesondere am Herzen und Magen.

Übersteigerte Empfindsamkeit mit nervösen Erscheinungen kann schon angeboren sein und ist dann nicht krankhaft, also auch kaum therapeutisch zu beeinflussen. In solchen Fällen hilft nur eine geregelte, vernünftige Lebensweise. Autogenes Training kann die nervöse Veranlagung günstig beeinflussen.

Andere Ursachen sind dauernde Überanstrengung und Überlastung, negative Erlebnisse in der Kindheit und Jugend, übersteigerter Ehrgeiz, Konflikte, Sorgen, Probleme, neurotische Fehlhaltungen und Mißbrauch von Genußgiften. Schließlich treten nervöse Störungen in der Pubertät und in den Wechseljahren, im Verlauf schwerer Krankheiten und bei seelischen Leiden (Psychosen) auf.

Zur Therapie ist zunächst ärztliche Untersuchung erforderlich, um die Ursachen genau zu diagnostizieren. Körperliche und seelische Erkrankungen werden vom Fachmann behandelt, falsche Gewohnheiten müssen konsequent ausgemerzt werden, Genußgifte sind zu meiden. In allen Fällen helfen autogenes Training, Joga, Tiefatmung und entspannende andere Übungen.

Zahlreiche Kräuter sind zur Behandlung angezeigt. Im Vordergrund stehen Baldrian, Herzgespann, Hopfen, Lavendel, Melisse, Waldmeister und Weißdorn. Zusätzlich sind Borretsch, Erdbeere, Fichte, Ginseng, Honigklee, Kümmel, Nelke, Raute, Ringelblume, Sellerie, Tanne und Tausendgüldenkraut zu empfehlen. Ärztlicher Verordnung bleiben Efeu und Mistelinjektionen vorbehalten. Als Badezusätze gebraucht man Baldrian, Fichtennadeln, Lavendel, Melisse und Rosmarin.

Nesselsucht

Als Nesselausschlag bezeichnet man plötzlich auftretende rote, heftig juckende Hautflecke, die häufig linienförmig entlang eines Nervenverlaufs, seltener am ganzen Körper auftreten. In der Regel verschwinden sie bald wieder, manchmal fließen sie aber zu großflächigen Schwellungen zusammen, im Rachen können solche Ödeme die Atmung behindern. Leichtes Nesselfieber kann die Hauterscheinungen begleiten.
Die häufigsten Ursachen sind Erdbeeren, Meerestiere (Hummer, Krebs u. a.) und Milch. Aber so gut wie jedes andere Nahrungs- und Genußmittel kann auch einen Nesselausschlag provozieren. Er entsteht, weil durch eine allergische Reaktion in der Haut Histamin freigesetzt wird. Auf dieses Gewebshormon reagiert der Körper dann in der beschriebenen Weise.
Wenn es gelingt, die Ursachen der Allergie einwandfrei nachzuweisen, dann ist die Desensibilisierung möglich. In andern Fällen muß man sich mit symptomatischer Therapie begnügen. Dazu haben sich insbesondere Kalzium, Magnesium und Antihistamine bewährt.

Durch Vollbäder mit Zinnkrautzusatz, reizarme Kost und Verzicht auf Genußgifte wird diese ärztliche Therapie wirkungsvoll unterstützt.

Nierenentzündung

Alle Erkrankungen an den Nieren müssen vom Fachmann untersucht und behandelt werden, um lebensgefährliche Komplikationen zu vermeiden. Deshalb dienen Kräuter immer nur der unterstützenden Behandlung und sind stets von ärztlicher Erlaubnis abhängig.
Entzündungen der Nieren selbst machen sich mit verminderter Harnausscheidung und Wassersucht bemerkbar, da die Urinproduktion beeinträchtigt wird. Die Erkrankung beginnt plötzlich oder schleichend, fast immer ist der Blutdruck erhöht. Warnzeichen sind Schwellungen im Gesicht, Müdigkeit, Appetitmangel, Kopf-, Rücken- und Gliederschmerzen, Atemnot, Herzbeschwerden und spärlicher, trüber bis blutiger Urin.
Oft treten diese Symptome im Verlauf anderer Infektionskrankheiten auf, beispielsweise Scharlach, Diphterie und Masern oder chronischen Herdinfektionen an Mandeln, Zähnen und in den Nasennebenhöhlen. Als andere Ursachen kommen Zugluft, Abkühlung und Durchnässung in Frage.
Davon unterscheidet man die Entzündung des Nierenbeckens. Sie beginnt akut mit Fieber, Schüttelfrost, heftigem Schmerz im Kreuz und trübem Harn, bei chronischen

Entzündungen kann das Fieber fallen, und die übrigen Symptome sind schwächer ausgeprägt. Verursacht wird die Nierenbeckenentzündung durch Nierensteine, Ausbreitung von Entzündungen der Blase und Harnleiter nach oben, Erkältung, Durchnässung, Nierenschäden durch Stuhlverstopfung oder Schwangerschaft.

Alle entzündlichen Erscheinungen an den Nieren können diese lebenswichtigen Ausscheidungsorgane schleichend zerstören. Deshalb ist schon beim bloßen Verdacht rasche ärztliche Hilfe erforderlich, ehe bleibende Schäden entstehen. Meist ist strenge Bettruhe oder klinische Behandlung angezeigt. Zur Entlastung der Nieren und Normalisierung des Hochdrucks kann der Fachmann im Einzelfall auch die Apfel-Reis-Kur verordnen.

Penicillin, Sulfonamide, notfalls Cortison und andere stark wirkende Arzneimittel unterstützt man durch eine Diät nach ärztlicher Anweisung. Wenn der Arzt keine Einwände erhebt, gibt man zusätzlich Tees aus Bärentraube, Birke, Bohnen, Hauhechel, Heckenrose, Holunder, Löwenzahn und Odermennig. Auch Apfelmost und -wein, Basilikum, Berberitze, Bitterklee, Brunnenkresse, Goldrute, Heidelbeerblätter, Labkraut, Liebstöckel oder Erdbeeren haben sich gut bewährt. Streng zu meiden sind Alkohol, Nikotin und die meisten Gewürze. Haferstrohvollbäder und andere Wasseranwendungen können die Heilung beschleunigen.

Nierensteine

Der Urin enthält in hoher Konzentration verschiedene ausscheidungspflichtige Salze. Sie bleiben gewöhnlich gelöst. Erst wenn sie vorzeitig schon in den Nieren ausgefällt werden, entstehen die verschieden großen, teils weichen, rundlichen, zum Teil aber scharfkantigen, harten Nierensteine. Häufige Ursachen sind Schleimhaut- und Zellreste, wie sie nach Entzündungen in den Nieren zurückbleiben. Sie wirken als Kondensationskerne, das heißt, daß um sie herum die Salze zu Grieß und Steinen kristallisieren können.

Nierensteine bleiben lange Zeit symptomarm, lediglich dumpfer Druck im Kreuz, gelegentlich auch einmal blutiger Harn, deuten auf das Leiden hin. Große Steine verdrängen aber das Nierengewebe, durch Harnrückstau werden die Nieren wie ein Ballon aufgetrieben, ihr Gewebe geht zugrunde. Zur typischen Kolik kommt es, wenn ein Stein in den Harnleiter gespült wird und sich dort verklemmt.

Beim Verdacht auf Nierensteine, aber auch schon beim schmerzlosen Abgang von Nierengrieß, soll immer so bald wie möglich der Fachmann konsultiert werden. Akute Koliken erfordern schon wegen der heftigen Schmerzen sofortige ärztliche Hilfe.

Es gibt verschiedene Möglichkeiten, um Nierensteine auszutreiben. Manchmal gelingt es sogar, sie völlig aufzulösen. Alle diese Maßnahmen bleiben ärztlicher Verordnung vorbehalten. Mit dem Fachmann bespricht man auch, ob und welche Kräutertees angewendet werden sollen. Bewährt haben sich Bärentraube, Eisenkraut, Goldrute, Gundermann, Heckenrose, Löwenzahn, Petersilie, Quecke, Salbei, Schafgarbe, Schlehe, Schnittlauch, Seifenkraut, Sellerie, Spitzwegerich, Taubnessel, Tausendgüldenkraut, Wiesengeißbart und der Wiesenknopf. Die krampflösende Tollkirsche kann nur der Arzt verordnen.

Wenn diese Maßnahmen nicht genügen, kann operative Entfernung der Steine erforderlich werden, um dauernden Nierenschäden vorzubeugen.

Neubildung von Steinen wird durch eine Diät vermieden, die der Arzt nach der Zusammensetzung der Steine (zum Beispiel Kalzium-Oxalat- oder Harnsäuresteine) festlegt. Gleichzeitig sorgt man durch reichlichen Teegenuß (Hagebutten, täglich 1 bis 1,5 l) dafür, daß der Harn nicht zu stark konzentriert wird und rasch ausgeschieden werden kann, ehe sich erneut Ablagerungen in den Nieren bilden.

Ohrtrompetenkatarrh

Das Mittelohr steht durch die Ohrtrompete, auch als Tube oder Eustachische Röhre bekannt, mit dem Nasen-Rachen-Raum in Verbindung. Durch diese Verbindung wird ein Luftdruckausgleich zwischen Mittelohr und Luftdruck der Außenwelt möglich.

Schleimhautentzündungen der Tuben entstehen häufig im Gefolge von Schnupfen und Katarrhen der Rachenschleimhäute. Weitere Ursache ist das zu heftige Schneuzen durch beide Nasenlöcher zugleich. Dabei wird Sekret aus der Nase in die Tuben gepreßt. Deshalb sollte man sich angewöhnen – und auch die Kinder entsprechend erziehen – immer nur durch ein Nasenloch und nicht zu heftig zu schneuzen.

Die Schleimhautschwellung in den Tuben verhindert den Druckausgleich zwischen Mittelohr und Umgebung. Dadurch kommt es zum dumpfen Druckgefühl im Ohr mit Schwerhörigkeit.

Die Behandlung erfolgt durch Maßnahmen, die zur Abschwellung der Schleimhäute führen. Dazu sind alle Verfahren geeignet, die auch ein Abschwellen der Nasenschleimhaut bewirken. Zusätzlich wendet man heiße Bockshornkleeauflagen und Rotlichtbestrahlungen an. Zum Druckausgleich eignet sich die Ohrluftdusche, das heißt die Einblasung von Luft über die Ohrtrompeten in die Paukenhöhle des Mittelohrs.

Für den Hausgebrauch ist nur der Valsalva-Versuch erlaubt. Dazu preßt man bei geschlossenem Mund und zugehaltener Nase Luft durch die Tuben. Der Arzt kann mit Hilfe eines Gummiballons oder durch Einführen eines Katheters durch die Nase direkt in die Tuben eine Ohrluftdusche durchführen.

Wenn die Beschwerden nicht binnen weniger Tage deutlich nachlassen, muß der Arzt aufgesucht werden, da aus der vergleichsweise harmlosen Schwellung der Tubenschleimhaut eine Mittelohrentzündung entstehen kann.

Orangenhaut

Häufig liest man noch immer die Bezeichnung Cellulitis. Sie ist falsch, denn die Endung -itis bedeutet in der Fachsprache der Mediziner in Verbindung mit einer Vorsilbe stets Entzündung. Mit Entzündungen hat die Orangenhaut aber überhaupt nichts zu tun. Richtig ist daher nur der Fachausdruck *Cellulite.*

Die Ursachen einer Cellulite sind bis heute noch nicht sicher bekannt. Es gibt einige Theorien dazu, die teils von Hormon- und Fettstoffwechselstörungen ausgehen, zum Teil auch degenerative Veränderungen des Gewebes annehmen. Keine Theorie kann völlig befriedigen. Für hormonelle Störungen spricht zwar, daß Männer ungleich seltener als Frauen unter Cellulite leiden, das kann sich aber auch durch das anders strukturierte männliche Bindegewebe erklären. Mit einiger Gewißheit können wir annehmen, daß Fettkammern in der Haut und die Neigung zur erhöhten Wasserbindung an der Entstehung der Cellulite mitbeteiligt sind.

Unzählige »Wundermittel« und »Geheimrezepte« werden gegen Cellulite angepriesen. Auf längere Sicht bleibt aber jede Behandlung erfolglos, wenn man nicht die Eßgewohnheiten so verändert, daß man das Idealgewicht erreicht und lebenslang konstant hält. Dieses Idealgewicht errechnet sich nach der Formel: Körpergröße in cm minus 100, davon 10–15% abgezogen, ergibt das Idealgewicht in kg.

Kräftige Muskulatur und gut durchblutete Haut lassen der Cellulite kaum eine Chance. Deshalb stehen neben der Normalisierung des Körpergewichts Gymnastik und Massage im Vordergrund. Die Gymnastik soll täglich rund 20 Minuten dauern, im Anschluß daran führt man etwa 5 Minuten lang eine Massage durch, die sich zum Teil auf die cellulitisch veränderten Hautpartien konzentriert, aber teilweise auch den übrigen Organismus beeinflußt.

Es gibt verschiedene gymnastische Übungen und Massagetechniken, die sich speziell gegen die Cellulite richten. Bücher mit genauen Angaben erhält man in jeder guten Buchhandlung.

Zusätzlich wird das ansteigende warme Vollbad empfohlen. Es beginnt mit einer Wassertemperatur von 35 °C (Indifferenzpunkt), allmählich läßt man so viel heißes Wasser nachfließen, bis eine gleichmäßige Wassertemperatur zwischen 39 und 41 °C erreicht ist. Sobald der Schweiß ausbricht, beendet man das Bad und geht kurz unter die kalte Dusche oder wäscht den ganzen Körper kalt ab. Danach soll noch 1 Stunde lang im Bett ausgeruht werden.

Mit ärztlicher Erlaubnis kann man auch regelmäßig die Sauna besuchen. Schwimmen, Radfahren, auf ärztliche Verordnung auch Kurzwellenbestrahlungen, unterstützen diese Behandlung wirkungsvoll.

Unter den Heilkräutern werden äußerlich Kompressen und Salben mit Efeu (Arzt fragen), innerlich Salbei- und Anistee im täglichen Wechsel, dazu am Morgen nüchtern Kressesaft mit Karottensaft empfohlen.

Potenzstörungen

Trotz der in den letzten beiden Jahrzehnten zunehmend freizügigeren, von Tabus und falscher Scham befreiten Einstellung zur Sexualität sind Potenzstörungen bei Mann und Frau heute recht häufig geworden. In der Mehrzahl der Fälle liegen seelisch-nervöse Ursachen vor, beispielsweise Erziehungsfehler, falsche Einstellungen, Dauerstreß, körperliche oder geistige Überanstrengung, Verlust der Erlebnisfähigkeit und des Wir-Gefühls oder die verbreiteten neurotischen Störungen.

Es würde an dieser Stelle zu weit führen, auf die Gründe und verschiedenen Symptome solcher Potenzstörungen weiter einzugehen. Am Anfang der Behandlung muß in jedem Fall die gründliche ärztliche Untersuchung stehen, die organische Ursachen ausschließt. In Fällen schwerer psychischer Störungen kann eine langwierige Psychotherapie erforderlich werden.

Die Volksheilkunde sagt seit alters manchen Pflanzen eine potenzanregende Wirkung nach. Wenn der Arzt zustimmt, kann ein Versuch bei allen nervösen Potenzstörungen empfohlen werden, ehe man andere Therapiemaßnahmen ins Auge faßt. In vielen Fällen haben sich Bockshornklee, Bohnenkraut, Knoblauch, Pfefferminze, Rosmarin und Sellerie ausgezeichnet bewährt. Das gilt besonders dann, wenn die Potenzstörung Folge der Erschöpfung durch dauernde Überanstrengungen ist.

Organische Gründe, beispielsweise Mißbildungen oder Verletzungen, können diese Kräuter natürlich ebenso wenig wie ernstere seelische Störungen beeinflussen. Ohnehin darf man von keiner Heilpflanze Wunder erwarten, auch wenn die Behandlungserfolge manchmal erstaunlich sind.

Prostatavergrößerung

Knapp $2/3$ aller Männer über 50 leiden unter einer Vergrößerung der Vorsteherdrüse, deren Ursachen noch wenig bekannt sind. Man vermutet einen Zusammenhang mit der nachlassenden Produktion von Geschlechtshormonen.

Die Vergrößerung der Drüse ist gutartig und macht sich vor allem in einer Behinderung des Harnlassens bemerkbar, da die Drüse unmittelbar an die Harnblase angrenzt. Warnzeichen sind häufiger Harndrang mit nur dünnem Harnstrahl vor allem nachts. Zeiten der Besserung wechseln mit Verschlechterung des Zustands, vor allem Bier und Stuhlverstopfung lösen schwere Rückfälle aus.

Ärztliche Überwachung des Patienten ist immer notwendig, da es zu Komplikationen an den Harnorganen und völliger Harnverhaltung kommen kann. Außerdem vermag nur der Arzt das gutartige Adenom von der ähnlichen krebsigen Geschwulst zu unterscheiden.

Reizarme Kost ohne Alkohol, die genügend Schlacken enthält, um der Stuhlverstopfung vorzubeugen, unterstützt die ärztlichen Maßnahmen ebenso wie Sitzbäder, Wassertreten zum Training der Gefäße am Fuß, da kalte Füße immer schaden, und viel Bewegung. Wer beruflich lange sitzen muß, soll häufig eine kurze Pause zur Gymnastik einlegen, wenn er keine andere Arbeitsmöglichkeit findet.

An erster Stelle der Heilpflanzen sind Kürbissamen zu nennen. Aber auch Bärentraube, Leinsamen und Liebstöckel sind geeignete Kräuter, deren Gebrauch man immer mit dem Fachmann abspricht.

In manchen Fällen ist operative Behandlung unumgänglich notwendig.

Quetschung

Durch stumpfe Gewalteinwirkung auf den Körper kommt es zu Quetschungen, ohne daß eine offene Verletzung entstehen muß. Wenn dabei Blutgefäße beschädigt werden, entsteht unter der Haut ein Bluterguß.

Zur Behandlung werden hauptsächlich Arnika, Beinwell, Roßkastanie und Tormentill empfohlen. Auch Fenchel, Lavendel, Melisse, Pfefferminze, Ringelblume und das Veilchen sind nützlich. Großflächige Quetschungen erfordern ärztliche Hilfe. Offene Quetschwunden behandelt man zusätzlich wie alle Wunden (siehe dort).

Nach Möglichkeit soll der betroffene Körperteil ruhiggestellt werden.

Rachenkatarrh

Brennen und Kratzen im Hals, Schmerzen beim Schlucken, Wundgefühl und Rötung der Rachenschleimhaut kennzeichnen die akute Entzündung. Sie entsteht meist bei Erkältungskrankheiten mit Schnupfen und Husten. Raucher leiden häufig unter Rachenkatarrhen. Schließlich kennen wir noch die Reizung der Rachenschleimhaut nach übermäßigem Alkoholgenuß, durch Staub und Chemikalien.

Wirken die auslösenden Reize ständig ein, entwickelt sich ein chronisches Leiden mit abgeschwächten Symptomen, wobei häufig Kopfschmerzen hinzukommen. Auch bei behinderter Nasenatmung durch chronischen Schnupfen oder Nebenhöhlenerkrankungen entzündet sich die Schleimhaut des Rachens.

Akute Katarrhe, die mit Fieber einhergehen, werden durch Bettruhe, Halswickel und Gurgeln behandelt. Heilt die Entzündung nicht bald aus, muß der Arzt aufgesucht werden. Heilung ist nur möglich, wenn man die Reizung der Schleimhaut ausschaltet, also auf das Rauchen verzichtet, chemische Dämpfe meidet und Nasenerkrankungen mitbehandelt.

Selbstbehandlung ist erlaubt bei einfachen Katarrhen, wie sie im Gefolge von Erkältungen entstehen, in allen andern Fällen bespricht man die Therapie mit dem Fachmann.

Zahlreiche Heilkräuter haben sich gut bewährt. An erster Stelle sind Angelika, Arnika, Augentrost, Beinwell, Bibernell, Eibisch, Eukalyptus, Holunder, Huflattich, Kamille, Lungenkraut, Malve, Salbei, Spitzwegerich, Thymian, Tormentill, Weide, Zinnkraut und Zwiebeln zu nennen. Man gebraucht sie innerlich, als Gurgelwasser oder zu Halsumschlägen.

Empfehlenswert ist zusätzliche Behandlung mit Benediktenkraut, Ehrenpreis, Eisenkraut, Gänsefingerkraut, Goldrute, Gundermann, Heidelbeere, Lein, Liebstöckel, Möhren, Odermennig, Paprika, Sellerie und Veilchen. Zum Teil beeinflussen diese Drogen zugleich auch die anderen Symptome der Erkältung, wie Husten und Schnupfen, günstig. Das gilt besonders für Kamille und Thymian, die man gemischt zur Inhalation gebraucht.

Rachitis

Die Fachliteratur berichtete erstmals im 17. Jahrhundert aus den Elendsvierteln englischer Industriearbeiter von der »Englischen Krankheit«. Verursacht wird sie durch Mangel an Vitamin D. Schon zwischen dem 2. und 4. Lebensmonat macht sich die Mangelkrankheit durch Erweichung der hinteren Schädelknochen und Neigung zu starkem Schwitzen bemerkbar. Allmählich wird die Knochen-Knorpel-Grenze der Rippen zum »Rosenkranz« aufgetrieben. Daraus entwickelt sich unbehandelt die Hühner- oder Trichterbrust, das Wachstum der Lungen wird behindert. Gegen Ende des 1. Lebensjahrs verdicken sich die Arm- und Beingelenke auffällig, die Knochen verkrümmen sich, X- und O-Beine sowie Verbiegungen der Wirbelsäule kommen hinzu. Unspezifische Symptome sind Muskelschwäche, Krampfneigung, Appetitmangel und Durchfälle. An den Schneidezähnen entstehen die typischen Querfurchen.

Seit die Ursachen bekannt sind, ist die Vorbeugung und Therapie einfach. In den zivilisierten Staaten der Erde tritt die Krankheit heute nur noch selten auf.

Zur Vorbeugung wird häufiger Aufenthalt im Freien empfohlen, weil das Sonnenlicht die Vitamin-D-Vorstufen in der Haut in das eigentliche Vitamin D umwandelt. Vitaminpräparate und Lebertran sollen zur Vermeidung von Nebenwirkungen nur mit ärztlicher Erlaubnis verabreicht werden. Die Kost enthält reichlich rohe Milch und Keimöle. In der sonnenarmen Jahreszeit gleicht man den Lichtmangel durch UV-Bestrahlungen aus.

Die Volksheilkunde schätzt seit alters den Bockshornklee zur Rachitisbehandlung. Allerdings kann er ärztliche Verlaufskontrolle nicht überflüssig machen. Wenn der Fachmann zustimmt, ist auch ein Versuch mit Efeu angezeigt.

Rheumatismus

Unter den verkrüppelnden Krankheiten steht Rheuma auf der ganzen Erde mit Abstand an der ersten Stelle. Rund 4 % der Erdbevölkerung leiden unter Rheumatismus. Die gefürchtete Krankheit mit ihren Risiken macht viele Menschen schon im jugendlichen Alter zu Invaliden. Deshalb darf Rheuma niemals ohne ärztliche Verlaufskontrolle in eigener Verantwortung behandelt werden.

Wir kennen verschiedene Erkrankungen, die dem rheumatischen Formenkreis zugerechnet werden. Zum Teil sind ihre Ursachen noch unklar. Die Behandlung ist immer sehr langwierig und nicht immer vom erhofften Erfolg begleitet.

Weichteilrheumatismus tritt meist in Gelenknähe, an Sehnen, Muskeln, Sehnen- und Nervenscheiden, Schleimbeuteln oder am Rippenfell auf. Meist stellt man Reizung durch Bandscheibenschäden, Überlastung, Fehlbelastung oder Erkältung und Zugluft als Ursachen fest.

Die Behandlung ist Sache des Fachmanns. Salben, Bestrahlungen und Schmerztabletten bleiben oft unwirksam. Eher wirken bestimmte Wasseranwendungen, Schlagen der Haut mit Brennesselblättern, innerlich Pappel- und Weidenrindentee. Das betroffene Glied soll möglichst ruhig gestellt werden. Der Arzt überwacht den Krankheitsverlauf, damit keine bleibenden Schäden am Gewebe entstehen.

Akuter *Gelenkrheumatismus* beginnt spontan mit starken Schmerzen an mehreren Gelenken, die anschwellen und sich röten. Zugleich stellt sich unterschiedlich hohes Fieber ein. Unbehandelt bilden sich in Gelenken, Muskeln, Hirn und an den Herzklappen harte Rheumaknoten, die Entzündung kann auf Herz und Nieren übergreifen, die Herzklappen werden schwer geschädigt.

Nur die rechtzeitige und ausreichend lange Behandlung mit Antibiotika, manchmal auch Cortison, verhindert den lebensgefährlichen Übergang ins chronische Stadium mit all den beschriebenen Komplikationen.

Verursacht wird die akute Polyarthritis durch Bakterien, wie sie häufig beim Scharlach oder in chronischen Entzündungsherden (Zähne, Mandeln) auftreten.

Daneben kennen wir die von Anfang an chronische Verlaufsform des Gelenkrheumas. Sie beginnt schleichend mit Schwellung, Versteifung, später Verkrümmung kleiner Finger- und Zehengelenke. Meist erkranken Frauen im mittleren Alter, gelegentlich beginnt das Leiden schon im Schulalter und kann dann auch akut mit Fieber einsetzen. Die Ursachen sind noch unklar. Vermutet werden Stoffwechselstörungen des Bindegewebes und Antikörper, die der Organismus aus ungeklärter Ursache gegen sein eigenes Gewebe bildet (Autoaggressionskrankheit). Ein Zusammenhang mit chronischen Entzündungen könnte gleichfalls mit eine Rolle spielen.

Die Therapie richtet sich gegen die quälenden Symptome, also Schmerzen und Entzündung, eine ursächliche Behandlung ist so lange unmöglich, wie die genauen Gründe noch nicht sicher bekannt sind.

Gelenkrheumatismus kann operative Gelenkversteifung in günstiger Gebrauchsstellung, Entfernung der Gelenkinnenhaut oder Gelenkkopfersatz durch eine Kunststoff-, Metall- oder Keramikprothese erforderlich machen.

Der Arzt wird meist keine Einwände erheben, wenn seine therapeutischen Maßnahmen durch Heilpflanzen unterstützt werden. Gewöhnlich erzielt man mit einer solchen Kombination, oft aber schon allein mit Kräutern und Wasseranwendungen, gute

Behandlungserfolge. Antibiotika gegen bakterielle Infektionen können die Drogen allerdings nicht ersetzen.

Zahllose Kräuter werden von der Volksmedizin gegen Gelenkrheuma in verschiedenen Zubereitungen empfohlen. Als Hauptmittel sind zu nennen: Beinwell, Birke, Brennesseln, Gichtkraut, Heckenrose, Holunder, Johanniskraut, Kartoffelbreisäcke, Klettenwurzel, Lavendel, Löwenzahn, Meerrettich, Odermennig, Osterluzei, Paprika, Pfefferminzöl, Rosmarin, Sellerie, Sonnenhut, Thymian, Wacholder, Weide und Zinnkraut.

Als Badezusätze haben sich Fichten- und Tannennadeln, Haferstroh, Rosmarin, Wacholder und Zinnkraut gut bewährt.

Zusätzlich sind noch Angelika, Arnika, Beifuß, Bibernell, Bittersüß, Bohnen, Borretsch, Brunnenkresse, Eberesche, Ehrenpreis, Erdbeeren, Fenchel, Frauenmantel, Hauhechel, Heidelbeerblätter, Liebstöckel, Majoran, Meisterwurz, Melisse, Petersilie, Quecke, Raute, Schafgarbe, Schlüsselblume, Seifenkraut, Stiefmütterchen, Tausendgüldenkraut, Veilchen, Wiesengeißbart und Ysop zu nennen.

Nur der Arzt darf Bilsenkraut, Butterblume, Eisenhut, Ginster, Lorbeer, Mistelinjektionen, Senfpflaster und Stechapfel verordnen. Viele fertige Salben, Pflaster und Öle enthalten in empfehlenswerter Mischung verschiedene dieser Heilpflanzen, die sich in ihrer Wirkung ergänzen und verstärken. Die Entscheidung über die angemessene Therapie mit Heilkräutern bespricht man immer mit dem behandelnden Fachmann.

Rippenfellentzündung

Das Rippenfell kleidet den Spalt zwischen Brustwand und Lungen aus. Deshalb kommt es vor allem bei Lungenerkrankungen wie Tb, Entzündung oder Geschwülsten zur entzündlichen Beteiligung des Rippenfells. Häufig kann die Ursache nicht sicher festgestellt werden, dann liegt meist eine rheumatische Veränderung zugrunde. Auch Herz- und Nierenleiden führen gelegentlich zur Rippenfellentzündung.

Trockene Pleuritis ist schmerzhafter, weil sich Blutfaserstoff auf dem Rippenfell ablagert. Die Heilung erfolgt oft unter Bildung von Narben und Schwielen.

Feuchte Rippenfellentzündungen schmerzen weniger, behindern aber durch die Flüssigkeitsansammlung die Atmung stärker, reizen zu heftigem Husten und beeinträchtigen den Blutkreislauf. Wenn Bakterien in die Flüssigkeit gelangen, entwickelt sich eine eitrige Pleuritis.

Alle Verlaufsformen müssen ärztlich behandelt werden. Bei starken Ergüssen in den Rippenfellspalt kann die Abpunktion der Flüssigkeit durch eine Hohlnadel notwendig werden.

Zur Hautreizung verordnet der Arzt Auflagen mit Meerrettich, Paprika oder Senf, außerdem haben sich Efeu, Eisenhut in homöopathischer Zubereitung, bei eitriger Entzündung Bockshornkleeauflagen bewährt. Auch die unter dem Stichwort »Rheuma« genannten Kräuter können je nach Ursachen wirksam sein.

Schlafstörungen

Jeder zehnte Deutsche unter 30, jeder fünfte unter 60 und fast jeder zweite über 65 Jahren leidet heute schon unter Schlafstörungen. Manche Patienten schlafen zwar rasch ein, erwachen aber in der Nacht und finden dann keine Ruhe mehr. Andere wachen mehrmals in der Nacht auf, weil ihre Schlaftiefe ungenügend bleibt. Die dritte Gruppe schließlich liegt noch stundenlang wach, ehe sie Schlaf findet. Die Folgen sind Müdigkeit, Leistungsschwäche, Gereiztheit bis zur offenen Aggression, Störungen der Aufmerksamkeit und Konzentration, Tagträume, manchmal auch seelische Störungen durch das Traumschlafdefizit.

Private und berufliche Sorgen, Reizüberflutung, Dauerstreß, Lärm und nervöse Reizzustände sind die häufigsten Ursachen, gefolgt von falschen Lebensgewohnheiten, wie spannender Lektüre oder Fernsehmißbrauch oder übermäßigem Konsum von Genußmitteln.

Organische Antischlafmittel sind Schmerzen, Fieber, Hirnblutleere durch nächtlichen Blutdruckabfall, Arteriosklerose und Verdauungsstörungen. Manche Menschen leiden unter »Schlaflosigkeit«, wenn sie länger als 6–7 Stunden im Bett bleiben oder mittags 1 Stunde ruhen, weil ihr Schlafbedarf geringer ist. Andere erwachen früh am Morgen, werden aber schon am frühen Abend müde, oder finden am Morgen kaum aus den Federn, bleiben aber bis spät in die Nacht fit und leistungsfähig.

Schlafbedarf und -rhythmus sind individuell verschieden. Man muß sich soweit wie möglich nach diesen biologischen Rhythmen richten, sonst sind Schlafbehinderungen unvermeidlich. Leider ist das durch berufliche Zwänge oft unmöglich.

Viele der Betroffenen greifen unkritisch immer wieder zur Schlaftablette und vergiften sich so schleichend mit Schlafmitteln, ohne die Ursachen beeinflussen zu können. Da der Körper sich an das Arzneimittel gewöhnt, läßt die Wirkung nach, die Dosis muß gesteigert werden. Manche Patienten werden regelrecht schlafmittelsüchtig und vertragen Tablettendosen, die beim »Ungeübten« absolut tödlich wirkten.

Im künstlichen Tablettenschlaf finden die Patienten oft keine echte Erholung. Manche Schlafmittelgruppen behindern nämlich den Traumschlaf, zum Beispiel die häufig verwendeten Barbiturate. Gerade vom ausreichenden Traumschlaf während der Nacht wird aber die Erholung ganz entscheidend bestimmt.

Aus all diesen Gründen kann vor dem Schlafmittelgebrauch ohne ärztliche Verordnung und Überwachung nicht oft genug gewarnt werden. Unbedenklich zu empfehlen sind dagegen die vielen altbewährten Hausmittel. An erster Stelle zu nennen sind Baldrian, Hopfen, Lavendel, Melisse, Waldmeister und Weißdorn. Auch Basilikum, Ginseng, Honigklee, Johanniskraut und der Pfefferminze sagt man beruhigende, schlaffördernde Wirkung nach. Zusätzlich sind Bäder mit Fichte, Kiefer, Baldrian und Melisse angezeigt.

Unterstützt wird die Pflanzentherapie durch

ableitende Wasseranwendungen, beispielsweise kalte Arm- und Fußbäder, naßkalte Socken oder Wadenwickel, Güsse der Beine und Lendenwickel. Tiefatmung und autogenes Training nach Anweisung des Fachmanns ergänzen die therapeutischen Möglichkeiten der Naturheilkunde.

Schleimbeutelentzündung

Schleimbeutel befinden sich im Körper immer an den Stellen, wo Muskeln, Sehnen oder Haut über einen Knochen gleiten. Diese Beutel sind mit der gleichen Substanz angefüllt, die wir als Gelenkschmiere auch in den Gelenken finden. Entzündungen treten meist in Gelenknähe auf, bevorzugt am Knie oder in der Kniekehle. Verursacht werden sie durch Überlastungen, dauernden Druck oder verschleppte Entzündungen benachbarter Organe.
Symptomatisch sind schmerzhafte Rötungen und Schwellungen, gelegentlich tritt Fieber auf. Die Behandlung besteht in der Ruhigstellung des betroffenen Glieds mit Rotlichtbestrahlungen und kalten Essigwickeln. Wenn die Entzündung in eine Eiterung übergeht, wird ärztliche Behandlung erforderlich. Wenn der Fachmann nichts dagegen hat, unterstützt man in solchen Fällen die Heilung durch Auflagen mit Bockshornkleesamen.

Schluckauf

Der Schluckauf kommt durch eine rhythmische Verkrampfung der Zwerchfellmuskulatur zustande. Die Anfälle sind meist harmlos, Ursachen kann man nicht immer feststellen. In schweren Fällen muß an eine Bauchfellentzündung, an Magenkrebs oder an einen Zwerchfellbruch als Grundleiden gedacht werden. Deshalb ist jeder hartnäckige oder häufig auftretende Schluckauf Anlaß zur baldigen ärztlichen Untersuchung.
Den harmlosen Anfall lindert man durch Anhalten des Atems, kalte Getränke, einen Schlag auf den Rücken, Tiefatmung, autogenes Training, heiße Auflagen auf den Leib und 1 Tasse Pfefferminztee.
Schluckauf kann tödlich enden, wenn er lange Zeit unvermindert anhält. Dann kommt es zur Behinderung der Atmung mit Kreislauferschöpfung.

Schnupfen

Der Schnupfen ist gewöhnlich eine banale Virusinfektion, die binnen 7–10 Tagen völlig ausheilt. Das Virus, gegen das es bisher noch keine spezifischen Arzneimittel gibt, wird durch Tröpfcheninfektion (Anniesen) übertragen. Erkältung, Zugluft und Durchnässung begünstigen durch Störung der Abwehr die Erreger, rufen aber allein für sich noch keinen Schnupfen hervor, wie man oft annimmt.
Oft ist der Schnupfen Begleiterkrankung anderer Infektionen, insbesondere der Grippe. In seltenen Fällen entwickelt sich ein Katarrh der Nasenschleimhaut auch durch chemische Reizung.

Der typische Schnupfen beginnt mit Kitzeln in der Nase, Niesreiz und wäßriger Sekretion. Die Nasenatmung wird behindert, das Allgemeinbefinden ist nur unwesentlich beeinträchtigt. Manchmal stellt sich leichtes Fieber als Zeichen der Abwehr ein.

Chronischer Schnupfen kann Folge dauernder kalter Füße sein, die reflektorisch die Durchblutung der Nasenschleimhäute behindern. Zuweilen entsteht er durch nervöse Störungen, chronische Nebenhöhleninfektionen und Wucherungen der Schleimhäute (Polypen). Auch der ständige Gebrauch von Nasensprays und -tropfen führt zum chronischen Schnupfen. Kennzeichnend ist die behinderte Nasenatmung mit wechselnd starker Sekretion. Die Nasenschleimhaut wird dabei abgebaut und neigt zu Blutungen.

Akuten Schnupfen behandelt man selbst, wenn er nicht durch andere Krankheitszeichen kompliziert wird.

Chronischer Schnupfen erfordert immer ärztliche Untersuchung. Wenn der Schnupfen nicht nach etwa einer Woche ausgeheilt ist, soll zur Vermeidung von Komplikationen gleichfalls der Fachmann konsultiert werden.

Oft genügt es schon, wenn man 2 Tage lang nichts trinkt, um einen Schnupfen noch im Keim zu ersticken. Die Volksheilkunde empfiehlt seit alters Aufschnupfen von Zitronensaft oder 1 Tropfen Jodtinktur auf 1 Glas Wasser, davon 1 Teelöffel aufgezogen.

Für den Hausgebrauch besser geeignet sind aber Inhalationen mit Kamillentee, dem man Eukalyptus- oder Thymianöl zusetzt. Zusätzlich kann die Nase mit Kamillen- und Zinnkrauttee gespült werden. Dost und Majoran, als Tee oder zur Inhalation gebraucht, bewährten sich sehr gut gegen chronischen Schnupfen.

Zusätzlich werden gegen akute und chronische Katarrhe Apfelblüten, Augentrost, Basilikum, Holunder und Sonnenhutsalben verabreicht.

Spezielle Nasensalben, -sprays und -tropfen aus der Apotheke mit schleimhautabschwellenden, gefäßabdichtenden und desinfizierenden Wirkstoffen sind nur gegen akuten Schnupfen vorübergehend angezeigt. Dauergebrauch verschlimmert das Leiden und erfordert meist eine langwierige ärztliche Behandlung, die nicht immer ganz erfolgreich ist.

Schuppenflechte

Bis heute gibt dieses chronische, nicht ansteckende Hautleiden den Medizinern noch viele Rätsel auf. Merkwürdigerweise erkranken bevorzugt solche Menschen, die gewöhnlich vor Gesundheit und Vitalität strotzen. Die Krankheit verläuft völlig unberechenbar. Jahrelangen Ruhezeiten können Phasen längerer Krankheit folgen. Zuweilen entzünden sich die Gelenke ähnlich wie beim Rheumatismus, gelegentlich kommt es zur gefährlichen Kreislaufbelastung, wenn sich die Hauterscheinungen über den ganzen Körper ausbreiten.

In den meisten Fällen erkennt man die

Krankheit an den nadelstichfeinen Löchern in den Fingernägeln, die selbst dann nachweisbar sind, wenn keine Hauterscheinungen vorliegen. Gewöhnlich beginnt die Krankheit mit einzelnen kleinen, roten Flecken, vor allem in der Ellbogen- und Kniebeuge, aber auch am übrigen Körper und auf dem behaarten Kopf. Darauf bilden sich später silbrige, fest haftende Schuppen. Die zunächst stecknadelkopfgroßen Flecken fließen zu runden bis münzgroßen Herden zusammen, die anfangs leicht jucken können.

Als Ursachen vermutet man außer erblicher Veranlagung hormonelle Störungen, Infektionen, Ernährungsfehler, Fettstoffwechselstörungen, zuweilen auch chemische Reize und Hautverletzungen. Die gleichen Ursachen können allerdings das Leiden auch zur spontanen Ausheilung bringen.

Die Therapie, die dem Arzt vorbehalten bleibt, ist problematisch. Häufiger Wechsel der Arzneimittel ist meist nötig, weil sie im Verlauf der langwierigen Behandlung ihre Wirkung verlieren.

Quecksilber und Arsen gebraucht man heute kaum noch, statt dessen werden Corticosteroide (Cortison) und ätzende Salben sowie Sonnenbäder und UV-Bestrahlungen verordnet. Zusätzlich meidet man tierische Fette und Eiweiße und gibt reichlich Rohkost, Sauerkraut, Getreidezubereitungen und Milchsäure. Den Diätplan bespricht man immer mit dem Arzt.

Innerlich kann eine Teemischung aus je 2 Teilen Fenchel und Bittersüß und 3 Teilen Erdrauch empfohlen werden, als Aufguß mit 1 Teelöffel auf $1/2$ l Wasser zubereitet, davon täglich 3 Tassen.

Schwäche

Schwäche und Abgespanntheit sind normal nach körperlichen und geistigen Leistungen. Sie vergehen von selbst, wenn der Organismus genügend Zeit zur Erholung und Entspannung erhält. Eine besondere Behandlung ist nicht erforderlich. Vor allem darf man nie versuchen, die Schwäche durch aufputschende Anregungsmittel zu überspielen, sonst stellt sich rasch die völlige Erschöpfung der Leistungsreserven ein.

Schwäche und Abgeschlagenheit ohne erkennbaren Grund dagegen signalisieren eine behandlungsbedürftige Gesundheitsstörung. Manchmal liegen seelische Ursachen vor, zum Beispiel Sorgen, Konflikte oder eine ungeliebte Arbeit. Auch hormonelle Störungen und Nervosität erzeugen allgemeine Schwäche. Schließlich kann die Schwäche Warnzeichen einer schleichenden Erkrankung sein, besonders der Leber oder des Blutes (Blutarmut), auf zu niedrigen Blutdruck oder Blutzuckerspiegel hinweisen oder als Alterserscheinung und in den Wechseljahren auftreten.

Man kann zunächst versuchen, durch Kräutertees, ausreichend Schlaf und Entspannungsübungen (Tiefatmung, autogenes Training) die Schwäche zu überwinden. Geeignete Heilpflanzen sind Angelika, Beifuß, Bohnenkraut, Enzian, Ginseng, Knoblauch, Raute, Salbei, Sanddorn, Schlehe, Thymian

und Bäder mit Haferstroh oder Tannennadeln.
Wenn der Zustand sich dadurch nicht bald bessert, ist ärztliche Untersuchung notwendig, damit keine ernste Erkrankung im Frühstadium verschleppt wird.

Schwitzen, übermäßiges

In der Mehrzahl der Fälle ist das vermehrte Schwitzen seelisch-nervös bedingt. Das gilt insbesondere für die peinlichen »feuchten Hände« übernervöser Menschen.
Die Tätigkeit unserer Schweißdrüsen unterliegt der Steuerung durch das vegetative Nervensystem, das auf Angst, Streß, Ärger, Konflikte und andere negative Umstände ungemein empfindlich reagiert.
Nachtschweiß kann aus den gleichen Ursachen entstehen, manchmal deutet er aber auch auf Lungenleiden hin. Andere körperliche Ursachen sind Überfunktionen der Schilddrüse, lokale Nervenstörungen oder chronische, symptomarme, daher oft unbemerkte Infektionsherde an Mandeln, Zähnen oder Nasennebenhöhlen.
Gewöhnlich ist der Schweiß geruchlos. Der unangenehme Duft entsteht erst, wenn der Schweiß durch Bakterien zersetzt wird. Besonders deutlich tritt er in den Achselhöhlen und an den Füßen auf.
Heilung ist nur zu erwarten, wenn nicht nur lokal behandelt, sondern auch das Grundleiden beeinflußt wird. Beim nervösen Schwitzen empfehlen sich autogenes Training, manchmal auch Psychotherapie, beruhigende Tees mit Baldrian, Hopfen und Melisse, lokale Abkochungen und Bäder mit Eichen- und Weidenrinde oder Salbei. Schweißfüße behandelt man zusätzlich durch Wasser- und Tautreten, häufiges Barfußlaufen und (mindestens) täglichen Wechsel von Strümpfen und Schuhwerk.
Genügt diese Behandlung nicht, muß der Arzt aufgesucht werden, damit die Ursachen sachgerecht diagnostiziert und beeinflußt werden können. Nachtschweiß sollte stets Anlaß zur baldigen ärztlichen Untersuchung sein.

Sehnenscheidenentzündung

Gerötete Schwellungen, Schmerzen, Reiben und Knirschen bei der Bewegung kennzeichnen die Entzündung eines der Kanäle, durch die die langen Sehnen zum Teil ziehen. Häufig betroffen sind die Sehnenscheiden in der Nähe des Ellbogens.
Ursachen solcher Entzündungen sind in erster Linie Überanstrengungen, beispielsweise durch Tennisspielen oder Schreiben auf der Schreibmaschine. Außerdem kommen rheumatische Veränderungen, Infektionen von Wunden in der Nähe der Sehnenscheiden oder krankhafte Prozesse an der Halswirbelsäule als Gründe in Frage.
Das betroffene Glied muß ruhig gestellt werden. Bei Vereiterung kann der Arzt Antibiotika verordnen oder operativ behandeln.
Gewöhnlich genügen Güsse, Umschläge, Bestrahlungen und Jodanstrich über den entzündeten Sehnenscheiden zur Ausheil-

lung. Mit ärztlicher Erlaubnis können kühle Beinwellumschläge angelegt werden, die den Heilungsprozeß beschleunigen. Vorbeugend vermeide man jede einseitige Überlastung.

Sodbrennen

Das Brennen in der Kehle entsteht, wenn Mageninhalt in die Speiseröhre gelangt, weil der untere Schließmuskel nicht richtig funktioniert. Sodbrennen deutet zwar häufig auf zuviel Magensäure hin, kann aber auch bei Magensäuremangel auftreten. Deshalb ist die Behandlung mit säureabstumpfenden Arzneimitteln erst angezeigt, wenn der Arzt die Ursachen einwandfrei geklärt hat.
Zur Soforthilfe wird ein Schluck kaltes Wasser oder Milch empfohlen. Innerlich wendet man Pappel, Tausendgüldenkraut, Wacholder, Wermut oder Heilerde aus dem Fachhandel an.
Wenn eine Übersäuerung vorliegt, kann die Produktion von Magensäure durch längere Anwendung von Pfefferminztee gebremst werden. Dazu ist ärztliche Erlaubnis notwendig, weil der ununterbrochene Gebrauch von Pfefferminztee unter Umständen unangenehme Nebenwirkungen erzeugt.
Zur Abstumpfung der Säure durch chemische Reaktion stehen bewährte Aluminium- und Magnesiumverbindungen zur Verfügung. Im Gegensatz zum Natron rufen sie keine unangenehmen Blähungen hervor und führen nicht zur reaktiven Überproduktion von Magensäure, sobald ihre Wirkung nachläßt.

Der behandelnde Fachmann wird im Einzelfall bestimmen, ob und welche Arzneimittel angezeigt sind.

Sommersprossen

Veranlagung zu Sommersprossen ist erblich und läßt im höheren Alter nach. Besonders rothaarige Menschen mit weißer Haut leiden häufig unter solchen lokalen Farbstoffanhäufungen.
Die kleinen, gelblichen bis braunen Flecke verstärken sich im Sommer, in der sonnenärmeren Jahreszeit verblassen sie wieder.
Vorbeugend soll direkte Sonnenbestrahlung vermieden und die Haut durch eine gute Lichtschutzsalbe aus der Apotheke geschützt werden. Zwar kann man damit das Auftreten der harmlosen, aber kosmetisch störenden Sommersprossen nicht verhindern, sie kommen dann aber nicht so deutlich zum Vorschein.
Zur Behandlung werden Hauswurz, Sonnentau und Einreibungen mit Zitronensaft empfohlen. Bleichmittel wie Peroxid- und Quecksilbersalben sollten erst nach Rücksprache mit dem Arzt gebraucht werden.

Sonnenbrand

Der Sonnenbrand ist eine Verbrennung 1. Grades und entsteht durch zu lange, zu starke Einwirkung der Sonnenstrahlen. Durch Reflektion des Sonnenlichtes über spiegelnden Flächen, etwa über Wasser,

Schnee und Eis, entwickeln sich sogar Verbrennungen 2. Grades (Gletscherbrand) mit Eiterungen und großen Brandblasen.

Die Vorbeugung ist einfach: nicht stundenlang bewegungslos in der prallen Sonne »braten«, nur um rasch braun zu werden. Besser ist das Sonnenbad mit Bewegungen im Halbschatten, zum Beispiel bei Ballspielen, unterstützt durch gute Sonnenschutzmittel. Auch Vitamin K (Arzt fragen) hat sich zur Vorbeugung bestens bewährt.

Leichten Sonnenbrand behandelt man durch Johanniskrautöl oder Pfefferminzauflagen. Schwerere Verbrennungen, die unter Umständen mit Kopfschmerzen, Zittern, Blutdruckabfall und anderen Anzeichen eines Schocks einhergehen, müssen stets ärztlich behandelt werden.

Stoffwechselstörungen

Die bekanntesten und häufigsten Stoffwechselkrankheiten sind Zuckerkrankheit, Gicht, Fettsucht und Magersucht. Daneben gibt es noch eine Reihe seltener, zum Teil lebensgefährlicher Störungen der Stoffwechselfunktionen.

Allen gemeinsam ist, daß durch ein fehlerhaftes oder fehlendes Enzym oder Hormon eine Phase des Stoffwechsels gestört ist. Manchmal ist diese Störung harmlos und wird nur durch Zufall diagnostiziert. Andere Stoffwechselstörungen können schon bald nach der Geburt zu schweren Erkrankungen oder sogar zum Tode führen. Die Schwere der Krankheit hängt immer davon ab, ob eine wichtige oder relativ unbedeutende Phase des Gesamtstoffwechsels betroffen ist.

Natürlich bleibt die oft sehr komplizierte Diagnose und Behandlung stets dem Arzt vorbehalten. Es gibt aber einige Heilkräuter, die den Stoffwechsel günstig beeinflussen. Welche dieser Pflanzen angezeigt sind, entscheidet immer der Arzt, Selbstbehandlung könnte zu schweren Entgleisungen des Stoffwechsels führen und ist deshalb strikt untersagt.

Geeignete Kräuter sind Blasentang, Brunnenkresse, Gänseblümchen, Gundermann, Heckenrose, Isländisch Moos, Lavendel, Pfefferminze, Piment, Rosmarin, Schafgarbe, Schlehe, Sellerie, Tausendgüldenkraut und Wacholder.

Stuhlverstopfung

Durch verfeinerte, schlackenarme Kost und Bewegungsmangel ist die Stuhlverstopfung heute zu einer wahren Volkskrankheit geworden. Vor allem Frauen sind häufig davon betroffen.

Der Gebrauch von Abführmitteln ist nur ausnahmsweise erlaubt, dauernde Einnahme solcher Arzneimittel verschlimmert das Übel.

Weitere Gründe der Verstopfung sind seelische Einflüsse, Hämorrhoiden, die zur Furcht vor der schmerzhaften Stuhlentleerung führen, willkürliche Stuhlverhaltung aus vermeintlichem Zeitmangel und anderen Gründen oder abnorme Länge des Darms.

Im höheren Lebensalter kann die Stuhlverstopfung ohne erkennbare Ursachen auch einmal Warnzeichen einer bösartigen Geschwulst sein und sollte deshalb baldigst vom Fachmann untersucht werden.

Die seltene Entleerung zu harter Stühle wird begleitet von Kopfschmerzen, Appetitmangel, Völlegefühl, durch Stauungen im Leib können Hämorrhoiden, Krampfadern und Venenentzündungen hinzukommen. Gelegentlich werden Zusammenhänge zwischen Verstopfung und Nierenleiden festgestellt.

Eine Darmentleerung täglich gilt auch heute noch als die Norm. Von Verstopfung kann aber erst die Rede sein, wenn die Stuhlentleerung länger als 2 Tage ausbleibt. Dies erklärt sich aus der heute üblichen Ernährung, die weniger ausscheidungspflichtige Schlacken enthält.

Voraussetzung regelmäßiger Stuhlentleerung ist, daß man jeden Tag etwa um die gleiche Zeit die Toilette aufsucht, auch wenn anfangs kein Bedürfnis besteht. Der Organismus gewöhnt sich bald an diesen Rhythmus, der Darm wird praktisch zur Pünktlichkeit »erzogen«. Unterstützt wird dieses konsequente Vorbeugung durch vollwertige, schlackenreiche Kost mit viel Getreidezubereitungen, Vollkorn- und Leinsamenbrot, reichlich rohes Obst und Gemüse, Bewegung im Freien und Sport zum Ausgleich einer vorwiegend sitzenden Tätigkeit. Eingeweichte Backpflaumen oder Feigen, am Morgen nüchtern verzehrt, sind altbewährte, unschädliche Hausmittel.

Genügt dies nicht, kann vorübergehend auch einmal ein Abführtee notwendig werden. Besonders bewährt haben sich Faulbaum und Sennesblätter. Weiter sind Äpfel, Angelika, Basilikum, Berberitze, Eberesche, Gurken, Hafer, Heidelbeeren, Holunder, Kartoffelkochwasser, Kerbel, Kreuzdorn, Lein, Malve, Rhabarber, Rittersporn, Rizinus und Schlehdorn zu nennen.

Oft muß der Darm nicht angeregt, sondern eher beruhigt werden, weil übersteigerte Darmperistaltik zu Verkrampfungen führt, die eine Stuhlentleerung behindern. Dann können Mischungen aus krampflösenden und mild abführenden Drogen, zum Beispiel zu gleichen Teilen Faulbaum, Fenchel und Kamillen, angezeigt sein.

Zuweilen ist die Keimbesiedelung des Darms *(Darmflora)* gestört. Solche Ursachen der Verstopfung beeinflußt der Fachmann durch bakterielle Symbioselenkung, das heißt, er führt gesunde Darmkeime zu. Notfalls sind mit ärztlicher Erlaubnis Einläufe oder Darmbäder erforderlich, um in hartnäckigen Fällen zum Erfolg zu kommen.

Bei Stuhlverstopfung auf Reisen, häufig Folge der Kostumstellung und veränderten Lebensweise, werden Leinöl, Rizinusöl, Knoblauch- oder Rhabarbersaft vorübergehend zur Regulierung der Stuhlentleerung empfohlen.

Talgfluß

Die Behandlung der *Seborrhoe* ist sehr problematisch und immer Aufgabe des Fachmanns. Dauernde Heilungen bleiben trotz aller Fortschritte immer noch die Ausnahme.

Als Ursachen der vermehrten Talgabsonderung vermutet man Stoffwechselstörungen, hormonelle Umstellungen in der Pubertät und in den Wechseljahren, Erkrankungen des Gehirns (Parkinsonismus), häufig bleiben die Ursachen aber unerkannt. Begleitet wird der Talgfluß von Ausschlägen, Schuppen und Mitessern, zuweilen entwickelt sich das stark schuppende seborrhoische Ekzem. Nur mit ärztlicher Erlaubnis dürfen entfettende alkoholische Gesichtswässer und Schwefel angewendet werden. Die Ernährung meidet tierische Fette soweit wie möglich. Zum Reinigen der Haut gebraucht man nur neutrale Seifen oder Syndets und Tenside, hartes Wasser soll ebenfalls gemieden werden.

Unter den Heilkräutern haben sich Kamillen- und Zinnkrautzubereitungen zu Waschungen bewährt, auch mit Mandelkleie erzielt man oft befriedigende Behandlungserfolge.

Tubenkatarrh

Siehe Ohrtrompetenkatarrh.

Übelkeit

Vorübergehende Übelkeit kann schon durch Ekel oder schlechte Luft entstehen. Manchmal tritt sie auf Reisen durch die rhythmischen Bewegungen auf. Weitere Ursachen sind verdorbene Speisen, Gleichgewichts- und Kreislaufstörungen oder Nikotin- und Alkoholmißbrauch.

Dauernd bestehende oder häufig wiederkehrende Übelkeit kann Zeichen der Blutarmut, chronischer Infektionskrankheiten, Vergiftungen oder Hirnkrankheiten sein, erfordert also stets ärztliche Untersuchung.

Gewöhnlich genügt frische Luft, ein Magenbitter (Enzian), Melissengeist oder Muskat auf einem rohen Eidotter zur Behandlung.

Übergewicht

Das Körpergewicht soll nach abgeschlossenem Wachstum in einem bestimmten Verhältnis zur Größe, zum Körperbautyp und Geschlecht stehen.

Als Faustregel gilt: Gewicht in kg = Körpergröße über 100 cm. Danach darf ein 180 cm großer Mensch also 80 kg wiegen, ohne daß schon von Übergewicht gesprochen werden könnte. Das Idealgewicht liegt allerdings um 10 bis 15 % unter diesem Wert, also um 72 kg.

Geringeres Körpergewicht bedeutet gewöhnlich auch höhere Lebenserwartung, sofern es nicht zum krankhaften Untergewicht wird.

Übergewicht kann auch einmal Folge von Speicherkrankheiten, Wassersucht oder Geschwülsten sein, in den meisten Fällen ist es aber gleichbedeutend mit *Fettleibigkeit*. Davon zu unterscheiden ist die *Fettsucht,* eine Krankheit, bei der der Abbau von Körperfett gestört ist. Der Fachmann kann sie an der typischen Verteilung der Fetteinlagerungen auf die verschiedenen Körperzonen leicht von der Fettleibigkeit durch falsche Lebensweise und Ernährung unterscheiden.

Der Grundstein für zu reichliche Nahrungszufuhr wird häufig schon im Kleinkindalter gelegt. Immer noch beurteilen viele Mütter die Entwicklung ihres Kindes nach der Gewichtszunahme und mästen es regelrecht. Diese Gewohnheit kann später nur sehr schwer wieder rückgängig gemacht werden. Sobald der Körper sich auf eine gewisse, wenn auch zu reichliche Nahrungszufuhr eingestellt hat, kommt es bei reduzierter Kost zu unangenehmen Nebenwirkungen, wie Müdigkeit, Magenbeschwerden, Schwindel und Zittern.

Fast immer werden auch seelische Ursachen der Fettleibigkeit nachgewiesen, zum Beispiel Sorgen (Kummerspeck), Konflikte, Mißerfolge oder Unzufriedenheit mit sich selbst.

Übergewicht erfordert bei jeder Tätigkeit einen höheren Energieaufwand, der durch vermehrte Kalorienzufuhr gedeckt wird. Das wiederum fördert das Übergewicht. Herz und Kreislauf werden stark belastet, die Muskeln durch Fetteinlagerung geschwächt, die Knochen überbeansprucht, an inneren Organen, insbesondere in der Leber, lagert sich Fett ab. Oft ist der Blutdruck erhöht, das Risiko der Arterisklerose steigt, Zuckerkrankheit tritt bei Übergewichtigen ungleich häufiger als beim Normalgewichtigen auf. Die verschiedenen organischen Veränderungen verkürzen die Lebenserwartung ganz erheblich.

Behandlung des Übergewichts muß immer unter Anleitung des Fachmanns erfolgen, denn falsche Fastenkuren führen schlimmstenfalls sogar zum Tode. Appetitzügler und andere Arzneimittel wird der Arzt nur ausnahmsweise verordnen, da unangenehme Nebenwirkungen und Komplikationen drohen.

Das Hauptgewicht liegt auf einer Reform der Eßgewohnheiten. Ein 11-Punkte-Programm ist der beste Weg, um Übergewicht auf ungefährliche Weise zu reduzieren. Deshalb soll es hier kurz besprochen werden.

1.

Ermittlung des Idealgewichts nach der Broca-Formel: Größe in cm minus 100 = Normgewicht in Kilo. Überschreitungen um mehr als 10 % bedeuten Übergewicht. Frauen ziehen vom Normgewicht 15 %, Männer 10 % ab, um ihr Idealgewicht zu ermitteln.

Auf dieser Grundlage legt man fest, welches Gewicht in welchen Etappen erreicht werden soll. Das Ziel muß allerdings realistisch sein, sonst bleiben Enttäuschungen und Aufgabe nicht aus. Mehr als 500 bis maximal 1 000 g Gewicht darf der Gesunde wöchentlich gewöhnlich nicht verlieren (Arzt fragen).

2.

Das Gewicht wird regelmäßig, am besten täglich morgens vor dem Frühstück, gemessen und in einer Tabelle festgehalten.

3.

Wer abnehmen will, muß weniger Kalorien (Joule) zuführen, als sein Organismus verbraucht, dabei aber immer noch leistungsfähig bleiben. Der durchschnittliche Kalorienbedarf liegt für Männer zwischen 2 200 und 2 600 Kalorien, für Frauen bei 1 800–2 200 Kalorien täglich. Wie stark diese Kalorienzufuhr beschränkt werden darf, bestimmt immer der Arzt. Meist genügt eine Reduzierung auf etwa 1 500 Kalorien am Tage.

4.

Kontrolliertes Essen ist unbedingt erforderlich, damit diese Kaloriengrenze nicht überschritten wird. Deshalb ist es notwendig, anhand von Tabellen aus dem Fachhandel den Kalorien- oder Joulewert der Nahrungsmittel wenigstens annähernd zu bestimmen. Dabei dürfen auch die Getränke nicht vergessen werden.

5.

Modernes Kochen bedeutet vor allem fettarme Zubereitung. Dazu werden Bratfolien, Grills, Schnellkochtöpfe oder Spezialtöpfe und -pfannen, wie der Römertopf, empfohlen. Fette Soßen zu Fleisch und Gemüse sind zu meiden, Rohkost gibt man den Vorzug. Als Grundregel gilt: mehr grillen, dünsten und kochen, weniger backen und braten.

6.

Die Entscheidung für kalorienärmere Nahrungsmittel ist Grundvoraussetzung für die Gewichtsabnahme. Das gilt schon beim Einkaufen, aber auch im Restaurant oder bei Veranstaltungen und in geselliger Runde. Dabei muß auch an die Getränke mit ihren »leeren« Kalorien gedacht werden.

7.

Übergewichtige lassen sich leichter als Normalgewichtige zum Essen verführen, wie Studien in Amerika zweifelsfrei ergaben. Deshalb meidet man alle Reize, die zum Essen oder Trinken animieren können.
Eingekauft wird nie mit leerem Magen, der Einkaufszettel wird genau eingehalten, auch wenn noch so viele günstige Angebote zum zusätzlichen Kauf verlocken. Am besten ist es, wenn der Übergewichtige nicht selbst zum Einkaufen geht.

8.

Die Kost enthält reichlich Eiweiß, Vitamine, Mineralstoffe, Spurenelemente und Schlacken. Auf Fett muß nicht verzichtet werden, denn dick machen in erster Linie die Kohlenhydrate.
Abmagerungsdiät besteht vor allem aus magerem Fleisch und Rohkost, Gewürze und Kochsalz werden soweit wie möglich gemieden.
Verboten sind Hülsenfrüchte, Rüben und Bananen.
Einen genauen Diätplan wird der behandelnde Arzt verordnen, der zusätzlich noch Saft- oder Teefasttage, Apfel-Reis-Diät und ähnliche Kuren empfehlen kann.

9.

Die Nahrung wird auf 5–7 kleine Mahlzeiten aufgeteilt. Man ißt langsam und mit Genuß ohne Ablenkung durch Lektüre oder Streitgespräche. Wer bewußt ißt, hat mehr davon und fühlt sich schneller satt, als wenn das Essen hastig hinuntergeschlungen wird.

10.

Reste sind gefährliche Dickmacher, Man nimmt deshalb besser nur kleine Portionen und füllt einmal nach. Der Teller muß nicht, wie viele Menschen in der Kindheit lernten, unbedingt leer gegessen werden. Sobald man sich gesättigt fühlt, legt man das Besteck zur Seite.

11.

Schließlich kann man den Kalorienverbrauch noch durch Bewegung erhöhen. Empfohlen werden täglich 10 Minuten Training, wobei der Puls 180 Schläge in der Minute minus Lebensalter erreichen soll (Arzt fragen). Zwar darf man davon keine rasche Gewichtsabnahme erwarten, im Laufe der Zeit macht sich aber auch der Sport positiv bemerkbar.

Diese Entfettungskur kann durch manche Heilpflanzen unterstützt werden. Neben der schon genannten Apfel-Reis-Diät, die vom Arzt verordnet werden muß, sind Tees mit Blasentang, Brunnenkresse, Erdrauch, Faulbaum und Fenchel zu empfehlen.

Umlauf

Gerötete und angeschwollene Haut am Nagelfalz kennzeichnet die Fingerentzündung. Verursacht wird sie durch kleine Wunden, die bei ungepflegter und trockener Haut entstehen oder durch falsche Nagelpflege auftreten und infiziert werden. Stärkere Schwellung mit schmerzhaftem Klopfen deutet auf die *Nagelbetteiterung,* den eigentlichen Umlauf, hin.

Da diese Eiterung in die Tiefe fortschreiten und Sehnen-, Knochen-, Lymphgefäß- und Lymphknotenentzündungen, manchmal auch Blutvergiftung hervorrufen kann, ist ärztliche Überwachung in jedem Fall notwendig.

Rechtzeitige Behandlung der Fingerentzündung mit Bockshornkleeauflagen und Bädern in Kamillen- und Osterluzeitee verhindert meist den Übergang der Fingerentzündung in die Nagelbetteiterung. Der Arzt kann zusätzlich Pinselungen mit Jodtinktur und andere Arzneimittel verordnen.

Nagelbetteiterungen machen meist eine kleine Operation erforderlich, sobald sich die entzündete Stelle gelb verfärbt. Bis dahin behandelt man mit ärztlicher Erlaubnis durch heiße Bockshornkleeauflagen und Kamillen-, Osterluzei- und Sonnenhutzubereitungen.

Diese Heilpflanzen sind auch zur Nachbehandlung nach operativer Eröffnung angezeigt. Ichthyol und andere Arzneimittel kann der Arzt zusätzlich anwenden.

Untergewicht

Siehe Abmagerung.

Unterschenkelgeschwür

Die Haut über den Krampfadern wird nur noch mangelhaft mit Blut versorgt. Dadurch kommt es zu der bekannten blauvioletten Verfärbung, später zum juckenden Stauungsekzem. Unbehandelt bricht die unterernährte Haut schließlich auf. Dieses Geschwür, volkstümlich auch als »Offenes Bein« bekannt, kann bis auf den Knochen durchfressen. Dabei entstehen so gefährliche Komplikationen wie Wundrose und Blutvergiftung.
Das sehr hartnäckige Geschwür muß in jedem Fall vom Fachmann behandelt werden. Im Frühstadium helfen Auflagen mit Bockshornklee, Osterluzei und Zinnkraut sowie Beinwellsalben oft sehr gut (Arzt fragen).
Fortgeschrittene Fälee erfordern häufig operative Behandlung, ehe es zu lebensgefährlichen Folgekrankheiten kommt.

Venenentzündung

Entzündungen der Blutadern durch Bakterien, die häufig aus chronischen Herden an Zähnen und Mandeln stammen, betreffen Gefäße mit verlangsamtem Blutstrom, insbesondere Krampfadern. Auch nach Operationen und im Verlauf von Krankheiten, die zu strenger und längerer Bettruhe zwingen, treten Venenentzündungen als Komplikationen oft auf.
Aus diesem Grund wird heute die Bettruhe auch nach schweren Operationen sobald wie möglich beendet, denn Bewegung ist das beste Vorbeugungsmittel.
Wenn eine Venenentzündung erst einmal vorliegt, muß allerdings strenge Bettruhe eingehalten werden. Die Beine sind hochzulagern, ärztliche Behandlung ist so rasch wie möglich notwendig.
Symptome der Entzündung sind stechende Schmerzen und gerötete, strangförmig verdickte Blutgefäße. Als Komplikationen drohen Thrombosen und lebensgefährliche Embolien.
Die ärztliche Behandlung mit gerinnungs- und entzündungshemmenden Salben und Antibiotika kann durch verschiedene Maßnahmen der Naturheilkunde unterstützt werden. Beinwell-, Bockshornklee- und Huflattichauflagen sind angezeigt. Sie müssen laufend erneuert werden. Auch Blutegel oder Blutegelsalben lindern den Krankheitsverlauf. Der Arzt erzielt manchmal mit Mistelinjektionen überraschend gute Erfolge.

Verbrennung

Nach der Schwere unterscheidet man folgende Grade einer Verbrennung:
1. Grad mit schmerzhafter Hautrötung;
2. Grad mit Bildung von Brandblasen;
3. Grad mit abgestorbenem, verkohltem Gewebe.

Großflächige und schwerere Verbrennungen darf nur der Arzt behandeln. In solchen Fällen sind zur Soforthilfe nur sterile Verbände oder Tücher zur Abdeckung des Defekts erlaubt.
Leichtere kleine Verbrennungen behandelt man gewöhnlich selbst. Zunächst hält man die Brandwunde so lange unter das fließende Wasser, bis der Schmerz nachläßt, dann deckt man sie steril ab.
Von den Heilkräutern sind vor allem Johanniskrautöl, Möhren und Zwiebelscheiben, aber auch Hauswurz, Holunder, Klette und Pappel angezeigt. Alle anderen alten Hausmittel sind verboten, da sie sich eher als schädlich erwiesen.
Brandblasen dürfen niemals aufgestochen werden!

Verdauungsschwäche

Störungen der Verdauung machen sich mit Völlegefühl, Aufstoßen, Brechreiz, Durchfall oder Verstopfung, Übelkeit, allgemeiner Schwäche und Abgeschlagenheit bemerkbar. Die Symptome können akut oder schleichend auftreten, bald wieder verschwinden oder chronisch werden.
Häufige Ursachen solcher Störungen sind Erkrankungen der Verdauungsorgane, insbesondere ungenügende Funktion der Leber und mangelhafte Produktion von Verdauungssäften. Akut treten die Störungen bei Diätfehlern, zu stark gewürzter Kost, nach Alkoholmißbrauch und aus psychischen Gründen auf.

Anhaltende Verdauungsbeschwerden müssen vom Fachmann untersucht werden, weil sie sonst das Allgemeinbefinden stark in Mitleidenschaft ziehen und manchmal Symptom ernsterer innerer Krankheiten sind.
Zur Selbsthilfe in anderen Fällen haben sich zahlreiche Heilpflanzen ausgezeichnet bewährt. Dazu gehören vor allem Alant, Angelika, Anis, Basilikum, Beifuß, Benediktenkraut, Bitterklee, Dost, Enzian, Fenchel, Knoblauch, Koriander, Kümmel, Lauch, Lein, Liebstöckel, Majoran, Meerrettich, Nelke, Muskat, Paprika, Pfefferminze, Piment, Rhabarber, Rosmarin, Schafgarbe, Sellerie, Tausendgüldenkraut, Thymian, Wacholder, Wermut und Zwiebeln.
Darüber hinaus können Augentrost, Bibernell, Bockshornklee, Brunnenkresse, Eisenkraut, Ginseng, Gundermann, Holunder, Isländisch Moos, Königskerze, Kreuzblume, Meisterwurz, Petersilie, Preiselbeere, Quendel, Rainfarn, Raute, Salbei, Schnittlauch und Wegwarte empfohlen werden. Ärztlicher Verordnung bleiben Ginster, Lorbeer und Senf vorbehalten.
Zusätzlich wird der Therapeut eine reizlose, vollwertige, rohkostreiche Diät vorschreiben, gelegentlich mit Fastenschalttagen.

Verrenkung

Wenn die Kapsel eines Gelenks überdehnt wird oder einreißt und die Gelenkenden sich gegeneinander verschieben, dann spricht man von einer Verrenkung. Sie entsteht

manchmal schon durch eine ungeschickte Bewegung, am Kiefergelenk durch zu starkes Gähnen oder Lachen, häufiger aber nach einem Sturz.
Typisch ist die abnorme Stellung des Gelenks, Bewegungsversuche schmerzen und sind behindert, unter der Haut kann ein Bluterguß entstehen.
Das Gelenk wird sofort ruhiggestellt, die weitere Behandlung ist Aufgabe des Arztes. Verboten ist die Selbsteinrenkung, weil sie, unsachgemäß durchgeführt, das Gelenk dauernd schädigen kann. Nach der Einrenkung durch den Fachmann behandelt man das geschiente Gelenk durch Arnika, Raute, Veilchen und Kartoffelbreisäcke.

Verschleimung der Atemwege

Der Schleim in den Atemwegen wird in Drüsen und Zellen der Schleimhäute gebildet und dient vor allem als Schutzschicht. Bei entzündlichen Erkrankungen vermehrt er sich als Zeichen der Körperabwehr.
Gewöhnlich werden übermäßige Schleimansammlungen durch Husten beseitigt, damit sie die Atemwege nicht behindern. Diese natürliche Reaktion des Körpers, als Zweckhusten bezeichnet, darf durch hustendämpfende Arzneimittel nicht zu stark abgeschwächt werden.
Zur Vorbeugung und Behandlung einer Verschleimung der Atemwege sind auswurffördernde und schleimlösende Heilpflanzen notwendig. Sie regen zum Teil die Lungendurchblutung und das Atemzentrum an, damit der überreichlich vorhandene Schleim ausgehustet wird, zum Teil stimulieren sie die Schleimdrüsen, damit sich der zähe Schleim verflüssigt und leichter abgehustet werden kann.
Sehr gut geeignet sind Anis, Eibisch, Eisenkraut, Fenchel, Huflattich, Königskerze, Malve, Schlüsselblume, Seifenkraut, Spitzwegerich, Stiefmütterchen, Thymian, Veilchen und Zwiebeln.
Ferner werden Alant, Andorn, Angelika, Bibernell, Bohnenkraut, Brennesseln, Brombeerblätter, Gänseblümchen, Kreuzblume, Labkraut, Liebstöckel, Majoran Quecke, Rettich, Roßkastanie, Schwertlilie, Tanne, Taubnessel, Tausendgüldenkraut, Ysop und Zinnkraut empfohlen.
Bei stärker beeinträchtigtem Allgemeinbefinden und Fieber soll immer der Fachmann konsultiert werden.

Verstauchung

Schmerzhafte Anschwellung eines Gelenks mit verminderter Beweglichkeit und Bluterguß nach zu starker Beugung, Dehnung oder Streckung weist auf eine Verstauchung hin. Dabei können die starken Bänder des Gelenks reißen.
Zur Behandlung empfehlen sich kühle Umschläge mit Arnika, Johanniskraut, Lavendel, Raute, Rosmarin, Veilchen. Das Gelenk muß ruhiggestellt werden, damit keine bleibenden Schäden entstehen.
Lassen die Schmerzen nicht bald deutlich nach, konsultiert man den Arzt, damit kein Knochenbruch übersehen wird.

Warzen

Wenn die Kräuterhexen im Mittelalter Warzen besprachen, dann bedienten sie sich einer Heilmethode, die auch heute wieder in vielen Bereichen hochaktuell ist: der Suggestion. Ihre Erfolge bewiesen ebenso wie die Heilung von Warzen durch autogenes Training in unseren Tagen, daß seelische Ursachen an der Entstehung dieser Hauterscheinungen beteiligt sein können. Die Zusammenhänge können wir allerdings noch nicht erklären.

Meist stellt man als auslösende Ursache eine Virusinfektion fest. Manchmal treten Warzen auch als Alterserscheinung oder durch zu reichliche Produktion von Hauttalg (Talgfluß) auf.

Die Hautwucherungen sind immer gutartig. Sie erreichen Linsen- bis Münzgröße, ihre Oberfläche kann glatt oder höckerig sein.

An Hautschwielen der Fußsohlen entstehen oft die sehr hartnäckigen *Dornwarzen*, die beim Gehen schmerzen können. An Händen und Füßen treten auch bevorzugt die stacheligen, gefurchten, harten *Stachelwarzen* auf, die gelegentlich mit einer Hautkrebsform verwechselt werden.

Flache Warzen sind bei Kindern nicht selten und verschwinden meist mit der Pubertät von selbst wieder. Alterswarzen im Gesicht, an Brust und Rücken sind meist graugelb bis bräunlich.

Die Behandlung ist oft sehr langwierig und sollte immer vom Arzt überwacht werden. Unter den Heilpflanzen haben sich Eisenkraut, Hauswurz, Löwenzahnmilch, Ringelblume, Schöllkraut (Arzt fragen) und der Sonnentau gut bewährt. Manchmal genügt es, wenn man am Morgen Speichel auf die Warzen tupft.

In hartnäckigen Fällen werden die Warzen mit Salizylsäurepflastern aufgeweicht und dann ausgeschnitten, mit dem Höllensteinstift verätzt oder durch Bestrahlungen behandelt. Auch mit autogenem Training oder Hypnose kann man in manchen Fällen gute Erfolge erzielen, die allerdings noch nicht wissenschaftlich zu erklären sind.

Wassersucht

Der Wasserhaushalt im menschlichen Körper wird durch das Hormon Aldosteron geregelt, das von der Nebenierenrinde produziert wird. Zu langsamer Abbau dieses Hormons in der Leber führt ebenso wie Überproduktion zu einer Störung des Elektrolytstoffwechsels. Dabei wird Natrium im Körper zurückgehalten, das Wasser in den Geweben bindet.

Lokale Wasseransammlungen entstehen durch Lymphstauungen, Thrombosen, Quetschungen oder Entzündungen. Ödeme der tieferen Körperabschnitte (Beine, Knöchel) deuten auf ein Versagen des Kreislaufs hin, in unseren Breiten selten geworden ist das Hungerödem. Nierenschäden machen sich zunächst mit Schwellungen der Augenlider oder des ganzen Gesichts vor allem am Morgen bemerkbar. Lebererkrankungen führen zur Bauchwassersucht, Herzversagen kann mit Wasserbrechen durch Magenödeme einhergehen. Schließlich kennen wir noch Wasseransammlungen in Gelenken, Hirn, Herzbeutel und in der Haut. Für die Hautwassersucht typisch ist die geschwollene Haut, in der noch stundenlang Dellen zurückbleiben, wenn man mit dem Finger drückt.

Nur der Arzt kann feststellen, wodurch die krankhafte Ansammlung von Flüssigkeit entstand. Nach dem Grundleiden richtet sich dann die Therapie.

Die Basisbehandlung besteht in salzfreier, flüssigkeitsarmer Kost. Entwässernde Reis-, Kartoffel- oder Durstkuren bleiben ärztlicher Verordnung und Überwachung vorbehalten, um Komplikationen vorzubeugen. Auch Heilpflanzen sollen nur nach Rücksprache mit dem Arzt angewendet werden.

Zur Behandlung der Herzwassersucht empfehlen sich Adonisröschen, Fingerhut, Ginster und Maiglöckchen.

Zur Allgemeinbehandlung sind Alant, Artischocken, Birke, Bohnen, Bruchkraut, Brunnenkresse, Eisenkraut, Gurken, Hauhechel, Heidelbeerblätter, Holunder, Kalmus, Kerbel, Kümmel, Kürbis, Labkraut, Liebstöckel, Löwenzahn, Schlüsselblume, Seifenkraut, Wacholder (Vorsicht: Nierenreizung!), Wiesengeißbart und Zinnkraut angezeigt.

Gut bewährt haben sich auch Brennesseln, Goldrute, Petersilie, Rosmarin, Sellerie, Spargel und Zwiebeln. Akelei und Butterblume darf nur der Fachmann verordnen.

Zusätzlich können Arzneimittel, welche die Aldosteronwirkung hemmen, schweißtreibende Bäder, Wickel, Sauna und Lindenblütentee angeraten werden, wenn der Therapeut keine Einwände hat.

Wechseljahre

Die Wechseljahre der Frau beginnen in unseren Breiten durchschnittlich zwischen dem 46. und 50. Lebensjahr, in südlichen Ländern können sie zum Teil erheblich früher einsetzen. Das Klimakterium wird gekennzeichnet durch die Rückbildung der inneren Geschlechtsorgane, nachlassende Tätigkeit der Keimdrüsen, Ausbleiben der Menstruation und beendete Gebärfähigkeit.

Beim Mann kann man eigentlich nicht von Wechseljahren sprechen. Die Tätigkeit seiner Keimdrüsen läßt nur allmählich und viel später nach. Es gibt zuverlässige Berichte über Greise, die noch jenseits des 7. Lebensjahrzehnts Vaterfreuden entgegensahen.

Die einschneidenden Veränderungen während der Wechseljahre werden von vielfältigen organischen und seelischen Störungen begleitet. Dabei spielt fast immer die Frage eine Rolle, ob die Frau sich gefühlsmäßig mit dem neuen Lebensabschnitt abgefunden hat, ob sie ihn akzeptiert oder als Zeichen des beginnenden Alters fürchtet.

Langjährige Beobachtungen beweisen, daß die Frauen, die sich rechtzeitig auf den neuen Abschnitt ihres Lebens umstellten und ihn bejahen, unter geringeren Beschwerden zu leiden haben als diejenigen, die das Klimakterium unbewußt ablehnen.

Depressionen, Angstzustände, Gereiztheit,

Blutwallungen, Schwindelanfälle, Bluthochdruck, Herz- und Verdauungsbeschwerden, Fettansatz oder Abmagerung sind die häufigsten Begleiterscheinungen im Klimakterium. Ärztliche Betreuung ist immer angezeigt.

Die Krebsvorsorgeuntersuchungen müssen regelmäßig durchgeführt werden, unregelmäßige Blutungen können ein Warnzeichen für eine beginnende ernste Krankheit sein und erfordern umgehend fachärztliche Untersuchung. Bei schweren nervös-psychischen Störungen kann die Umstellung mit psychotherapeutischer Hilfe erleichtert werden. Dabei kommt dem autogenen Training eine große Bedeutung zu. Der Arzt kann anfangs noch Hormone verordnen, um die Symptome abzuschwächen, Bluthochdruck muß energisch behandelt werden.

Die Ernährung soll reizarm sein und reichlich Rohkost und Getreidezubereitungen enthalten. Unter den Heilkräutern sind Borretsch, Eisenkraut, Frauenmantel, Hopfen, Johanniskraut, Rosmarin, Salbei, Schafgarbe, Weißdorn und als Hauptmittel Baldrian zu nennen. Unterstützend wirken Bäder mit Zinnkrautzusätzen. Waschungen und Güsse nach Anleitung durch den Fachmann.

Wetterfühligkeit

Für unsere Vorfahren, die ohne feste Behausungen ständig im Freien lebten, war die Wetterfühligkeit ebenso lebenswichtig wie für die Tiere. Indem sie Wetterveränderungen im voraus spürten, hatten ihre Abwehrsysteme Gelegenheit, sich rechtzeitig auf die neuen Verhältnisse einzustellen. Heute ist dieser biologische Mechanismus, eine Fähigkeit des vegetativen Nervensystems, zwecklos geworden und bei den meisten Menschen verkümmert. Nur besonders labile, übernervöse, schwächliche oder in anderer Weise gesundheitlich beeinträchtigte Menschen reagieren noch in krankhafter Weise wetterfühlig.

Veränderungen des Luftdrucks, der Luftfeuchtigkeit und der elektrischen Spannung in der Atmosphäre sind einige der Faktoren, die bei ihnen Abgespanntheit, Schlafstörungen, übermäßiges Schwitzen, Kopfschmerzen, Herzanfälle, rheumatische und gichtige Beschwerden, Angstzustände und Beklemmung auslösen.

Die Behandlung der Wetterfühligkeit ist problematisch. In erster Linie gilt es, das Grundleiden auszuheilen und das vegetative Nervensystem zu stärken. Dazu sind abhärtende Maßnahmen, wie Kneippkuren, Luftbäder, viel Bewegung im Freien bei jedem Wetter, und Entspannungsübungen, wie autogenes Training, erforderlich.

Die erhöhte Empfindlichkeit und Reizbarkeit des vegetativen Nervensystems wird durch beruhigende Kräutertees mit Baldrian, Hopfen und Melisse herabgesetzt. Im Einzelfall kann auch eine Umstimmungsbehandlung zum Beispiel durch homöopathische Mistelzubereitungen (Injektion) nützlich sein.

Wirbelsäulenentzündung

Siehe Knochenerkrankungen.

Wunde

Als Wunde bezeichnet man jede gewaltsame Durchtrennung der Haut, wie sie durch Schnitt, Stich, Hieb, Quetschung und andere äußere Ursachen zustandekommt. Durch Zerreißung der Blutgefäße kommt es zur Blutung.
Blutungen stillt man durch eine sterile Kompresse, die unter leichtem Zug mit einer Binde befestigt wird. Wenn diese Kompresse durchblutet, legt man unter verstärktem Zug eine zweite an. Dabei muß beachtet werden, daß keine Blutgefäße abgedrückt werden.
Die meisten Blutungen kommen so zuverlässig zum Stehen. Genügt diese Behandlung bei größeren arteriellen Blutungen nicht, muß das verletzte Gefäß vor der Wunde abgedrückt werden. In Ausnahmefällen kann der Griff in die offene Wunde notwendig werden, um ein Gefäß abzudrücken und den Verletzten so vor dem Verbluten zu bewahren. Abbindungen vor der Wunde als letztes Mittel dürfen nur so lange angelegt bleiben, bis der Arzt die Verletzung fachmännisch behandelt, möglichst nicht länger als 2 Stunden.
Alle diese Maßnahmen, die jeder von uns beherrschen sollte, lernt man in Erste-Hilfe-Kursen, wie sie zum Beispiel vom Roten Kreuz durchgeführt werden. Die dabei erworbenen Kenntnisse sollen von Zeit zu Zeit aufgefrischt werden.

Die Haut ist immer mit Bakterien besiedelt, deshalb kann keine Wunde keimfrei bleiben. Das bedeutet, daß man auch die kleinste Verletzung vorbeugend desinfiziert. Reizlose Desinfektionsmittel, wie Sagrotan, sind dabei dem Jod, das nicht jeder verträgt, vorzuziehen.
Größere Wunden muß der Arzt binnen 8 Stunden ausschneiden, vernähen oder verklammern, damit sie ohne gefährliche Komplikationen ausheilen. Kleinere Gelegenheitswunden wird man gewöhnlich selbst behandeln. Geeignet sind fertige Kräuterzubereitungen mit Arnika, Bibernell, Hopfen, Johanniskraut, Kamille, Malve, Odermennig, Osterluzei, Thymian, Tormentill und Zinnkraut. Die Abwehr gegen Krankheitserreger regt man durch Sonnenhutsalben an.
Außerdem werden Frauenmantel, Ginseng, Goldrute, Gundermann, Honigklee, Linde, Lungenkraut, Möhren, Petersilie, Quecke, Raute, Ringelblume, Spitzwegerich und Tausendgüldenkraut teils äußerlich, zum Teil auch innerlich zur Wundheilung empfohlen.

Wundrose

Die Wundrose entwickelt sich aus Infektionen kleinster Risse und Wunden der Haut durch Streptokokken (Bakterienart). Bevorzugt tritt die Krankheit im Gesicht auf. Die Haut ist leicht geschwollen und hochrot gefärbt, der Herd breitet sich mit zackigen Rändern rasch weiter aus. Später entstehen die mit wäßrigem Sekret gefüllten Blasen.

Der Arzt kann die Krankheit durch Antibiotika heute rasch in den Griff bekommen. Dennoch wird er keine Einwände erheben, wenn man die Heilung durch heiße Heublumenauflagen und Zinnkrauttee fördert. Selbstbehandlung ist untersagt.
Unbehandelt dringt die Wundrose in die Tiefe vor. Dadurch kommt es zur Blutvergiftung mit Entzündungen am Gehirn und seinen Häuten oder zum Verlust eines ganzen Glieds. Schüttelfrost und heftiges Fieber können von Anfang an auftreten oder den Übergang in eine Blutvergiftung kennzeichnen.
Vorbeugend soll jede Wunde, auch die kleinste, desinfiziert werden. Welches Desinfektionsmittel man dazu wählt, bespricht man am besten mit dem Arzt.

Wurmleiden

Wurmleiden sind meist ernste Erkrankungen, in manchen Fällen können sie lebensbedrohlich sein. Deshalb darf die Wurmkur nur unter ärztlicher Aufsicht durchgeführt werden.
In unseren Breiten werden am häufigsten Bandwürmer, Madenwürmer, Spulwürmer, Hakenwürmer und die gefährlichen Trichinen nachgewiesen. Die Parasiten leben zum Teil im Darm, befallen aber auch Muskeln, Nervenbahnen, Lunge, Leber und andere innere Organe.
Verdacht auf Wurmleiden besteht bei unerklärlicher Nervosität mit Blutarmut, im Stuhl kann man häufig Wurmeier und abgestoßene Glieder der Tiere nachweisen.

Die meisten Wurmmittel sind sehr giftig und müssen deshalb genau nach ärztlicher Anweisung eingenommen werden, sonst können lebensgefährliche Nebenwirkungen entstehen. Abführmittel sorgen meist dafür, daß das Gift mit den Würmern rasch ausgeschieden wird.
Wenn der Arzt nichts dagegen hat, kann man zunächst versuchen, die Würmer durch ungiftige Heilkräuter auszutreiben. In vielen Fällen haben sich Kürbis- und Möhrenkuren gut bewährt. Die Dosierung soll mit dem Fachmann abgesprochen werden.
Weitere Heilpflanzen gegen Wurmleiden sind Alant, Fenchel, Heidelbeere, Nelke, Pfefferminze, Quendel, Rainfarn, Rittersporn und Walnuß. Der Wurmfarn dagegen gehört schon wieder zu den Wurmmitteln, die ärztlicher Verordnung vorbehalten bleiben. Die genannten Kräuter sind besonders gut gegen Bandwürmer geeignet.

Zahnfleischblutung

Zahnfleischblutungen können akut auftreten und bald wieder verschwinden, wenn die Ursache behoben ist (Verletzung durch Zahnstocher, Knochensplitter und ähnliches); chronisches Zahnfleischbluten dagegen ist immer behandlungsbedürftig.
Ursachen häufiger Blutungen sind vor allem Zahnstein, Zahnfleischschwund, dauernde Reizung (Rauchen), Verbrennungen durch zu heiße Speisen und Getränke oder Verätzungen. Als innere Gründe kommen Stoffwechselstörungen, Vitaminmangel (Skor-

but), Blutkrankheiten, andere innere Leiden, gelegentlich auch hormonelle Störungen während der Schwangerschaft in Betracht.

Jede chronische Zahnfleischblutung soll vom Zahnarzt untersucht werden. Wenn er keine Diagnose stellen kann, ist eine gründliche Untersuchung durch den Allgemeinmediziner notwendig.

Zur lokalen Behandlung akuter und chronischer Blutungen eignen sich alle gerbsäurehaltigen, zusammenziehenden Drogen. Zu nennen sind Brombeerblätter, Kalmus, Salbei, Sanddorn und die klassischen Blutstillmittel Eiche und Tormentill. Die zusätzliche ärztliche Therapie richtet sich nach dem Grundleiden.

Zahnfleischentzündung

Entzündungen des Zahnfleischs entstehen zuweilen aus den gleichen Gründen wie Zahnfleischblutungen. Innere Ursachen können Vitamin-C-Mangel (Skorbut), Stoffwechselkrankheiten, Blutveränderungen, hormonelle Störungen in Pubertät, Wechseljahren und Schwangerschaft oder manche Nervenkrankheiten sein. Lokal führen Zahnstein, schlecht sitzende Zahnprothesen und -füllungen, Zahnfleischschwund, Verbrennungen und Verätzungen zur Entzündung. Schließlich sind noch Vergiftungen durch Blei, Quecksilber oder Wismut (Berufskrankheiten), allergische Reaktionen und Infektionskrankheiten zu nennen. Symptomatisch ist die gerötete, schmerzhafte Schwellung des Zahnfleischs. Sie kann allmählich auch auf die Mundschleimhaut übergreifen.

Zahnfleischentzündungen erfordern immer eine gründliche Untersuchung. Selbsthilfe ist nur zu Anfang erlaubt, bis der Arzt konsultiert werden kann. Die Therapie beseitigt das ursächliche Leiden und lindert zugleich die lokalen Symptome. Je nach Ursachen ist das Aufgabe des praktischen Arztes oder des Zahnarztes.

Geeignete Heilpflanzen gegen Zahnfleischentzündung sind in erster Linie wieder Eichenrinde und Tormentillwurzel, zusätzlich werden Berberitze, Himbeerblätter, Kalmus, Linde, Sanddorn, Spitzwegerich, Ysop und Zinnkraut empfohlen.

Zahnfleischschwund

Schwund des Zahnbetts kann akut mit entzündlichen Veränderungen als Parodontitis oder chronisch-schleichend ohne Entzündung als Parodontose verlaufen. In beiden Fällen wird der Zahnhalteapparat zerstört, die Zähne lockern sich und fallen schließlich aus.

Akuter galoppierender Zahnfleischschwund beginnt gewöhnlich mit einer Entzündung, die rasch auf die Wurzelhaut übergreift. Dabei entsteht eine Tasche im Zahnfleisch, in der sich Speisereste und Keime sammeln. Die Entzündung schreitet in die Tiefe fort bis zum Kieferknochen.

Ursachen dieser akuten Verlaufsform sind Zahnstein, schlecht sitzende Prothesen, falsche Füllungen und Kronen mit überstehenden Rändern, dauernde Reizung durch Alkohol- und Nikotinmißbrauch, Gebißlücken, aber auch innere Krankheiten, wie Stoffwechselstörungen, Vitaminmangel, Bluterkrankungen und Störungen der Hormonproduktion.

Ärztliche oder zahnärztliche Behandlung ist stets notwendig, sonst gehen die Zähne unweigerlich verloren. Der Therapieerfolg hängt von der rechtzeitigen Behandlung ab.

Vorbeugend vermeide man alle Ursachen soweit wie möglich.

Die schleichende Parodontose dagegen ist ungleich schwerer zu behandeln, da sie meist im Gefolge allgemeiner Alterserscheinungen auftritt. Aber auch hier kann der Fachmann noch manches retten.

Vorbeugend ist in allen Fällen regelmäßige Massage des Zahnfleischs mit ungespritzten Zitronenschalen oder Fencheltee, Mund- und Zahnpflege, jährliche Kontrolluntersuchungen durch den Zahnarzt mit Entfernung des Zahnsteins und Beanspruchung des Gebisses durch grobe Kost mit viel Vollkornbrot und Rohkost angezeigt.

Zahnkaries

Über 90 % der Bevölkerung in Industriezivilisationen leiden unter der Volksseuche Karies. Die Ursachen der Zahnfäule sind vielfältig, der Grundstein wird oft schon im Säuglingsalter gelegt, wenn die Mutter sich und ihr Kind nicht vollwertig ernährt. Dadurch kommt es leicht zu Vitamin- und Mineralstoffmangel, der Zahnschmelz ist dann zu wenig widerstandsfähig.

Weitere Ursachen sind zu weiche Nahrung, lokale Durchblutungsstörungen und unzweckmäßige, bewegungsarme Lebensweise oder falsche Atmung. Diese Faktoren wirken zusammen und schaffen die Grundlagen für die zerstörerische Wirkung von Gärsäuren und Bakterien.

Die Säuren entstehen durch Zersetzung von Kohlenhydraten, die ohne Reinigung der Zähne nach jeder Mahlzeit zurückbleiben. Gemeinsam mit den immer im Mund vorhandenen Bakterien greifen sie zunächst den harten Zahnschmelz an, allmählich greifen sie dann auf das weniger widerstandsfähige Zahnbein über, schließlich erreichen sie das Zahnmark, die Zahnwurzel und sogar den Kieferknochen.

Karies heilt nie von selbst aus, sondern schreitet ohne Behandlung unaufhaltsam fort. Die einmal zerstörte Substanz muß entfernt und durch Füllungen ersetzt werden. Bei Zahnmarkentzündungen ist eine Wurzelbehandlung, manchmal aber auch die Entfernung des kranken Zahns notwendig, ehe er zum chronischen Krankheitsherd wird und Schäden an Herz, Nieren und Gelenken hervorruft.

Die Vorbeugung beginnt mit dem Stillen des Säuglings solange wie möglich. Dabei muß die stillende Mutter auf vollwertige Ernährung achten. Ab dem 3. Lebensjahr müssen die Zähne regelmäßig richtig gepflegt werden, denn von der Gesundheit des Milchgebisses hängt später oft die Beschaffenheit der

bleibenden Zähne mit ab. Da die Frühbehandlung am meisten Aussicht auf Erfolg verspricht, muß der Zahnarzt einmal jährlich aufgesucht werden, um den Zustand der Zähne kontrollieren und Zahnstein entfernen zu lassen. Falsche Zahnstellungen sind eine wesentliche Ursache der Zahnfäule und müssen rechtzeitig korrigiert werden.
Zu vermeiden ist der häufige Genuß von Kohlenhydraten, insbesondere von klebrigen Süßigkeiten, die lange an den Zähnen bleiben. Besonders schädlich ist der Genuß von Süßigkeiten zwischen den Mahlzeiten und nach der Zahnpflege am Abend. Auch der Apfel vor dem Schlafengehen muß vor, nicht erst nach der Zahnpflege gegessen werden.
Innerlich und zu Spülungen haben sich vorbeugend und zur Behandlung Eisenkraut, Hafer, Möhren und Zinnkraut gut bewährt.

Zahnschmerz

Treten Zahnschmerzen nur vorübergehend nach Reizen wie Kalt, Warm oder Süß auf, dann liegt ein oberflächlicher Defekt im Zahnschmelz vor. Dieses Warnzeichen ist Anlaß zur baldigen zahnärztlichen Behandlung, denn jetzt kann der Zahn noch einfach saniert werden.
Treten Schmerzen dagegen auch spontan auf, dann ist schon das Zahnmark betroffen. Dauernder Zahnschmerz ist typisch für eine totale Zahnmarkentzündung. Ist der Zahn überdies noch berührungsempfindlich, kann eine Wurzelhautentzündung angenommen werden.
In solchen Fällen besteht die Gefahr, daß Eiter an der Wurzelspitze durch den Kieferknochen durchbricht. Dann entsteht die als »dicke Backe« bekannte Schwellung der Gesichtshälfte. Durch die Druckentlastung lassen die Schmerzen in der Regel nach, der Eiter kann aber unkontrolliert ins Schädelinnere oder in den Brustraum vordringen, eine oft lebensgefährliche, zum Glück aber seltene Komplikation. Deshalb ist sofortige fachmännische Behandlung trotz der trügerischen Schmerzlinderung erforderlich.
Bei weniger dramatischen Zahnschmerzen überbrückt man die Zeit bis zum (baldigen!) Besuch beim Zahnarzt mit Spülungen und Auflagen, zu denen man Bockshornklee, Eichenrinde, Gundermann, Kalmus, Kamille, Majoran, Melisse, Petersilie, Pfefferminze, Piment oder Raute verwendet.
Manchmal entstehen Zahnschmerzen auch ohne Defekt am Zahnschmelz auf rheumatischer Grundlage, häufig nach Zugluft. Dann empfehlen sich Zinnkrautauflagen, innerlich Angelika, Birke, Löwenzahn, Walnuß und Massage des Zahnfleischs mit Pfefferminz-, Majoranöl oder Roßkastanienextrakt.
Eine eindeutige Unterscheidung zwischen Zahndefekten und rheumatischen Ursachen kann meist nur der Fachmann treffen.

Zuckerkrankheit

Die Zuckerkrankheit ist eine erbliche Stoffwechselstörung, die sich durch eine Erhöhung des Blutzuckerspiegels bemerkbar macht. Zucker im Urin dagegen kann, muß aber nicht immer auf *Diabetes* hinweisen.

Es gibt verschiedene Formen des Diabetes, die an dieser Stelle nicht alle besprochen werden können. Der echte Diabetes mellitus entsteht durch eine Störung im Fettstoffwechsel. Dabei werden nicht genügend freie Fettsäuren für den Energiebedarf aus dem Speicherfett des Körpers herausgelöst. Deshalb kann der Zucker im Muskel nicht verbrannt werden. Die Bauchspeicheldrüse reagiert auf die Blutzuckererhöhung zunächst mit einer Überproduktion von Insulin. Allmählich erschöpft das überanstrengte Organ aber, und es kommt zum plötzlichen rapiden Anstieg des Blutzuckers.

Die Ursachen der Krankheit sind noch nicht alle bekannt. Außer der erblichen Veranlagung spielt auch die Durchblutung sowie die Lebensweise und Ernährung der Patienten eine wichtige Rolle. Übergewichtige leiden ungleich häufiger als Normalgewichtige unter der Zuckerkrankheit.

Die deutschen Apotheken veranstalten jedes Jahr im Herbst eine Aktion zur Früherkennung der Zuckerkrankheit. Dazu werden Teststreifen ausgegeben, mit denen auch der Laie einfach ermitteln kann, ob der Harn krankhafte Zuckerwerte aufweist. An dieser Aktion sollte sich jeder beteiligen, denn je früher die Behandlung einsetzt, desto höher ist die verbleibende Lebenserwartung. Harnzucker kann, muß aber nicht immer ein Warnzeichen des Diabetes sein. Wenn der Teststreifen sich entsprechend verfärbt, wird der Arzt aufgesucht, der eine genaue Untersuchung vor allem der Blutzuckerwerte vornehmen wird.

Andere Warnzeichen sind Neigung zu Hautleiden (Furunkel, Hautpilze), Juckreiz, Brennen und Jucken beim Wasserlassen, starker Durst, verstärkte Harnausscheidung, erhöhte Anfälligkeit für Infektionskrankheiten, die ungewöhnlich schwer verlaufen, manchmal auch schon frühzeitiger Azetongeruch (fruchtartig) des Urins und der Atemluft.

Die Behandlung ist immer Aufgabe des Arztes, jede eigenmächtige Abänderung seiner Diätanweisungen und Angaben zur Arzneimitteleinnahme kann ernste Komplikationen nach sich ziehen.

Der Diät kommt große Bedeutung zu. In vielen Fällen kann das Leiden lange Zeit allein durch Diät in Schach gehalten werden. Reichlich Bewegung, Normalisierung des Übergewichts und vernünftige Lebensführung unterstützen die Therapie. Im Einzelfall muß der Fachmann zusätzlich Insulin oder Tabletten verordnen.

Heilpflanzen haben zum Teil ähnliche Wirkungen wie moderne Antidiabetika. Sie können aber nicht so präzis wie Arzneimittel dosiert werden, und gerade auf diese genaue Dosierung kommt es ganz entscheidend an. Deshalb sind sie nur zur zusätzlichen Therapie erlaubt, wenn der Arzt keine Einwände erhebt.

Wichtig sind die Kräuter deshalb, weil der Organismus sich im Lauf der Zeit gegen das Insulin wehrt oder nicht mehr darauf reagiert. Je länger der Kranke ohne oder mit geringen Dosen Insulin auskommt, desto ge-

ringer ist die Gefahr, daß ein solcher insulinresistenter Diabetes entsteht. Vor Selbstbehandlung mit Kräutern ohne Wissen des Arztes muß aber nochmals nachdrücklich gewarnt werden!
Geeignet sind Bohnen, Brombeer- und Heidelbeerblätter, Frauenmantel, Ginseng, Hafer, Knoblauch, Tausendgüldenkraut und Zwiebeln.

Zungenentzündung

Die Entzündung der Zunge bedarf immer der ärztlichen Diagnose, denn dahinter können sich ernste innere Krankheiten verbergen. Der Fachmann behandelt das Grundleiden, zur unterstützenden Therapie spült man mehrmals täglich den Mund mit Kamillen- und Salbeitee.
Die Krankheit macht sich mit Rötung, Schwellung und Brennen an der Zunge bemerkbar. Zuweilen treten auch Geschwüre an der Zunge auf, die den Verdacht auf die Geschlechtskrankheit Syphilis nahelegen. Andere Grundleiden sind Magen-Darm-Katarrhe, Mundschleimhautentzündungen, Infektionskrankheiten, wie Scharlach und Typhus, oder die gefährliche Perniciosa, eine Form der Blutarmut durch Störung der Vitamin-B-12-Aufnahme (heftiges Brennen, fleckige Rötung).

Zwölffingerdarmgeschwür

Das Geschwür am Zwölffingerdarm entsteht in der Regel aus den gleichen Gründen wie das Magengeschwür. Auch die Symptome sind ähnlich, nämlich bohrende Schmerzen vor allem nachts bei leerem Magen und 2–4 Stunden nach dem Essen. Ein Glas Milch oder etwas Nahrung bringen sie gewöhnlich rasch zum Verschwinden, nach einiger Zeit kehren sie aber unweigerlich wieder. Häufig strahlen die Schmerzen in den Rücken aus.
Zwölffingerdarmgeschwüre sitzen fast immer am Anfang des Zwölffingerdarms gleich am Anschluß an den Magenausgang.
Die Behandlung bestimmt der Arzt. Im Prinzip gleicht sie der des Magengeschwürs und muß in vielen Fällen ebenfalls durch psychotherapeutische Maßnahmen unterstützt werden, sonst kommt es zu häufigen Rückfällen.

Register

A

Abies alba   225
Abmagerung   257
Abscessus   257
Abszeß   257
Abwehrschwäche   258
Achillea millefolium   205
Ackerhirse   221
Ackermohn   164
Ackerraute   82
Ackerschachtelhalm   234
Ackerschelle   174
Ackerwinde   17
Aconitum napellus   77
Acorus calamus   125
Adipositas   286, 360
Adlerblume   193
Adonisröschen   18
Adonis vernalis   18
Aegopodium podagraria   94
Aesculus hippocastanum   196
Afterentzündung   259
Afterjucken   259
Agrimonia eupatoria   173
Akelei   19
Akne   259
Akne juvenalis/vulgaris   259
Alant   19
Alchemilla vulgaris   91
Allerheiligenkraut   99
Allium cepa   255
Allium porrum   144
Allium sativum   134

Allium schoenoprasum   208
Alterserscheinungen   261
Althaea officinalis   73
Alopezie   297
Amenorrhoe   334
Amnesie   290
Anagallis arvensis   93
Anämie   273
Anbau im Garten   9
Anchusa officinalis   172
Andorn   20
Anemone   21
Anemone hepatica   146
Anemone nemorasa   21
Anemone pratensis   174
Anemone pulsatilla   174
Anemone vernalis   174
Anethum graveolens   66
Angelika   22
Angina   333
Angina pectoris   262
Angstzustände   263
Anis   23
Anorexie   263
Antennaria dioica   130
Anthricus vulgaris   131
Apfel   24
Apium graveolens   214
Appetitlosigkeit   263
Aquilegia vulgaris   19
Archangelica officinalis   22
Arctium lappa   133
Arctostaphylos uva ursi   34
Aristolochia clematitis   175

Armoracia rusticana   159
Arnika   26
Arnica montana   26
Aronstab   27
Artemisia abrotanum   68
Artemisia absinthium   247
Artemisia vulgaris   37
Arterienverkalkung   264
Arthritis   292
Arthritis urica   293
Arteriosklerose   264
Artischocke   28
Artischocke, wilde   158
Arum maculatum   27
Asarum europaeum   58
Asthma bronchiale   278
Asperula odorata   236
Aspidium filix mas   252
Atropa belladonna   231
Aufstoßen   265
Augenbindehautentzündung   266
Augendienst   29
Augenkraut   29
Augentrost   29
Augen, überanstrengte   266
Ausfluß aus der Scheide   267
Ausschlag   267
Avena sativa   104

B

Badezusätze   12
Baldrian   31
Bandwurmtod   252
Bärendill   33
Bärentraube   34
Bärlapp   35
Bartflechte   268
Bärwurz   33
Basedowsche Krankheit   269
Basilikum   36
Bauchwehkraut   205
Bechterewsche Krankheit   269
Beifuß   37
Beinbruchwurzel   38
Beinheil   38
Beinwell   38
Bellis perennis   92
Benediktenkraut   40
Benediktenwurzel   41
Berberis vulgaris   42
Berberitze   42
Bergfieberwurzel   79
Bergwohlverleih   26
Besenheide   108
Beta vulgaris   44
Bete, rote   44
Bettnässen   269
Betonie   45
Betula   49
Beutelschneiderkraut   112
Bibernelle   46
Bilsenkraut   48
Bindegewebsentzündung   270
Bindehautentzündung   271
Birke   49
Bitteramselkraut   138
Bitterdistel   40
Bitterklee   50
Bitterkresse   150
Bittersüß   51
Bitterwurz   79
Blähungen   271

Blasenkatarrh 272
Blasentang 52
Blaubeere 108
Bleichsucht 273
Blumenkohl 136
Blutarmut 273
Blutbrechen 274
Bluterguß 274
Blutharnen 274
Bluthochdruck 275
Bluthusten 276
Blutmohn 164
Blutreinigung 276
Blutunterdruck 277
Blutweiderich 53
Blutwurz 233
Bockshornklee 54
Bohne 55
Bohnenkraut 40
Borago officinalis 57
Borretsch 57
Brassica nigra 215
Brassica oleracea 136
Brechwurz 58
Breitwegerich 219
Breiumschlag 12
Brennessel 58
Brombeere 60
Bronchialasthma 278
Bronchialkatarrh 279
Bronchialschleimhautentzündung 278
Bronchitis 278, 279
Brotsamen 23
Bruchkraut 61
Brunnenkresse 62
Bryonia alba/dioica 253
Buschwindröschen 21

Butterblume 63
Butterkraut 87
Bursitis 353

C

Calendula officinalis 191
Calluna vulgaris 108
Capsella bursa pastoris 112
Capsicum anuum 178
Carduus 40
Carlina acaulis 158
Carum carvi 140
Caryophyllus aromaticus 170
Cassia acutifolia/angustifolia 216
Castanea vesca 69
Cellulite 346
Centaurium umbellatum 227
Cetraria islandica 119
Cephalgie 316
Cheilitis 324
Chelidonium majus 209
Chlorose 273
Cholelithiasis 290
Cholezystitis 289
Christdorn 64
Chrysanthemum vulgare 187
Cichorium intybus 241
Clavus 310
Cnicus benedictus 40
Cochlearia armoracia 159
Cochlearia officinalis 150
Coffea arabica 123
Colchicum autumnale 109
Colitis 282

Conium maculatum 206
Conjuntivitis 266
Convallaria majalis 154
Convolvulus arvensis/sepium 17
Coriandrum sativum 138
Crataegus oxyacantha 246
Crocus sativus 197
Crusta lactea 336
Cucumis sativus 103
Cucurbita pepo 141
Cynanchum vincetoxicum 211
Cynara scolymus 28
Cytusus laburnum 100

D

Daphne mezereum 212
Darmblutung 280
Darmkatarrh 280
Datura stramonium 220
Daucus carota 166
Delphinium consolida 193
Depressive Verstimmung 281
Deutscher Ingwer 125
Deutscher Pfeffer 36
Diabetes 374
Diarrhoe 282
Dickdarmentzündung 282
Digitalis 90
Dill 66
Distorsion 366
Donnerblume 26
Dost 67
Drachenwurz 169
Drosera rotundifolia 218
Druidenkraut 78

Dryoteris filix mas 252
Durchfall 282
Dysmenorrhoe 334

E

Eberesche 68
Eberraute 68
Eberwurz 158
Echinacea 217
Edelkastanie 69
Efeu 70
Ehrenpreis 71
Eibe 72
Eibisch 73
Eiche 75
Einbeere 76
Eisenhut 77
Eisenkraut 78
Ekzem 283
Emesis 284
Engelblume 26
Engelwurz 22
Enteritis 280
Enuresis 269
Enzian 79
Epheliden 357
Epistaxis 340
Equisetum arvense 234
Erbrechen 284
Erdbeere 81
Erdgalle 227
Erdrauch 82
Erfrierung, örtliche 284
Erika 108
Erkältung 285

Erregtheit   285
Erschöpfung   286
Erythraea centaurium   227
Esche   83
Eselshuf   118
Espe   176
Essigdorn   42
Eucalyptus globulus   84
Eukalyptus   84
Eupatorium cannabinum   239
Euphrasia officinalis   29

F

Fackelblume   137
Faulbaum   84
Febris   286
Feldampfer   202
Feldmohn   164
Feldthymian   186
Fenchel   86
Fenchel, runder   23
Fettkraut   87
Fettsucht   286
Feuermohn   164
Fichte   88
Fieber   286
Fieberbaum   84
Fieberklee   50
Filipendula ulmaria   249
Fingerhut   90
Fistel   287
Fistula   287
Flattermohn   164
Flatulenz   271

Flechte (Hautleiden)   287
Fluor vaginalis   267
Foeniculum vulgare   86
Foetor ex ore   338
Föhre   132
Forle   132
Fragaria vesca   81
Frauenmantel   91
Fraxinus excelsior   83
Frostbeulen   288
Fucus vesiculosus   52
Fumaria officinalis   82
Fünffingerkraut   93
Furunkel   288

G

Galeopsis segetum   113
Galium verum   142
Gallenblasenleiden   289
Gallensteine   290
Gallkraut   50, 99
Gänseblümchen   92
Gänsefingerkraut   93
Gastralgie   332
Gastritis   331
Gauchheil   93
Gedächtnisschwäche   290
Gefleckter Schierling   206
Gelbe Rübe   166
Gelbsucht   291
Gelenkentzündung   292
Gemeiner Wacholder   235
Genista   98
Gentiana lutea   79

Geranium robertianum 223
Geschwür 292
Geum urbanum 41
Gicht 293
Gichtkraut 94, 99
Giersch 94
Giftlattich 95
Gingivitis 372
Ginseng 96
Ginster 98
Glechoma hederacea 102
Glossitis 376
Glycyrrhiza glabra 143
Gnadenkraut 99
Goldblume 191
Golddistel 158
Goldleberkraut 146
Goldregen 100
Goldrute 102
Gratiola officinalis 99
Grauer Star 294
Greiskraut 139
Griechisches Heu 54
Grind 295
Grippe 295
Großer Wiesenknopf 250
Gundermann 102
Gurke 103
Gurkenkraut 57
Gürtelrose 296

H

Haarausfall 297

Haarpflege 298
Hafer 104
Hafergiftblume 193
Hagedorn 246
Hahnenfuß 63
Halsentzündung 299
Hämatemesis 274
Hämatom 274
Hämaturie 274
Hämoptoe 276
Hämorrhoiden 298
Harnkraut 61
Hauhechel 105
Hauslauch 106
Hauswurz 58, 106
Hautabschürfung 299
Hautleiden 299
Hautpflege 301
Hautrötung 302
Hautschrunden 303
Hauttuberkulose 303
Hautwolf 304
Heckenrose 106
Hedera helix 70
Heidelbeere 108
Heidekraut 108
Heilsanikel 201
Heilwurzel 73
Heilziest 45
Heiserkeit 304
Helenenkraut 19
Helleborus niger 170
Hemeralopie 339
Hemikranie 335
Hepatitis 322
Herbstzeitlose 109
Herniaria glabra 61

Herpes zoster   296
Herzbeschwerden, nervöse   305
Herzensfreude   236
Herzentzündungen   306
Herzgespann   110
Herzleberkraut   146
Herzrhythmusstörungen   308
Herzschwäche   308
Heuschnupfen   309
Hexenbesen   162
Hexenkraut   120, 252
Hexenschuß   309
Himbeere   111
Himmelsschlüssel   208
Hippophaë rhammoides   201
Hirnkraut   36
Hirtentäschelkraut   112
Hohlzahn   113
Holunder   114
Honigklee   116
Hopfen   117
Huflattich   118
Hühnerauge   310
Hühnerdarm   221
Humulus lupulus   117
Hundegras   185
Hundsrose   106
Husten   310
Hydrops   367
Hyoscyamus niger   48
Hypazidität   330
Hyperazidität   333
Hyperhidrose   356
Hypericum perforatum   120
Hypertension   275
Hypertonie   275
Hypotension   277

Hypotonie   277
Hyssopus officinalis   253

I

Ilex Aquifolium   64
Imperatoria ostrithium   160
Influenza epidemica   295
Ikterus   291
Insektenstiche   311
Intertrigo ani   259
Inula helenium   19
Iris germanica   211
Ischalgie   311
Ischias   311
Isländisch Moos   119

J

Jasmin   120
Jasminum officinale   120
Johanniskraut   120
Juckreiz   311
Judenkirsche   122
Juglans regia   237
Juniperus communis   235

K

Kachexie   257
Kaffeebaum   123
Kaiserwurz   160

Kalmus   125
Kamille   126
Kannekraut   234
Karbunkel   312
Karotte   166
Kartoffel   128
Karzinom   319
Käselabkraut   142
Käsepappel   157
Katzenkraut   31
Katzenpfötchen   130
Kehlkopfentzündung   312
Kerbel   131
Keuchhusten   312
Kiefer   132
Klatschmohn   164
Klatschrose   164
Kleebaum   100
Klette   133
Kleiner Wiesenknopf   250
Klimakterium   368
Knoblauch   134
Knochenerkrankungen   313
Knollennase   315
Kohl   136
Kohlrabi   136
Kolik   315
Komedonen   336
Königskerze   137
Kontusion   348
Konzentrationsschwäche   315
Kopfschmerz   316
Korbweide   242
Koriander   138
Kornrose   164
Krampfadern   317
Krämpfe   318

Krätze   319
Krebs   319
Kren   159
Kreuzblume   138
Kreuzdorn   139
Kreuzkraut   139
Kreuzschmerz   321
Kriechender Weizen   185
Kropf   321
Küchenschelle   174
Kuhhornklee   54
Kuhschelle   174
Kümmel   140
Kümmel, süßer   23
Kürbis   141
Kunigundenkraut   239

L

Labkraut   142
Lactuca virosa   95
Lagerdauer   8
Lagerung   8
Lakritzenwurzel   143
Lamium album   226
Laryngitis   312
Lauch   144
Laurus nobilis   151
Lavandula officinalis   144
Lavendel   144
Leberblümchen   146
Leberentzündung   322
Leberklette   173
Leberkraut   236, 239
Leberschrumpfung   323

Leberschwäche   323
Leberschwellung   324
Leberstockkraut   148
Ledrum palustre   196
Lein   147
Leonurus cardiaca   110
Levisticum officinale   148
Lichen   287
Liebfrauenbettstroh   120
Liebfrauenschuh   116, 142
Liebstöckel   148
Linde   149
Linum catharticum   248
Linum usitatissimum   147
Lippenentzündung   324
Lithospermum officinale   221
Löffelkraut   150
Lorbeer   151
Löwenzahn   152
Lumbago   309
Lungenentzündung   325
Lungenkraut   154
Lungenmoos   119
Lungentuberkulose   326
Luxation   365
Lycopodium clavatum   35
Lycopus europaeus   251
Lythrum salicaria   53

M

Machandel   235
Mädesüß   249
Magenblutung   328
Magendistel   40

Magengeschwür   329
Magenklee   50
Magenkraut   227
Magensäuremangel   330
Magenschleimhautentzündung   331
Magenschmerzen   332
Magenübersäuerung   333
Magenverstimmung   333
Magenwurz   125
Maiglöckchen   154
Maililie   154
Maizunge   172
Majoran   155
Majoran, wilder   67
Majorana hortensis   155
Malignom   319
Malva   157
Malve   157
Mandelentzündung   333
Marienbettstroh   142
Mariendistel   158
Marienkerze   137
Marienmantel   91
Mariennessel   20
Marrubium vulgare   20
Märzblümchen   146
Matricaria chamonilla   126
Mäusedarm   93, 221
Mäuseholz   31
Meerrettich   159
Mehlbeere   246
Meisterwurz   160
Melilotus officinalis   116
Melissa officinalis   161
Melisse   161
Menorrhagie   334
Menstruationsstörungen   334

Mentha piperita   181
Menyanthes trifoliata   50
Meteorismus   271
Meteorotropismus   369
Meum athamanticum   33
Migräne   335
Milchkraut   91
Milchschorf   336
Milde Nessel   226
Mistel   162
Mittelohrentzündung   336
Mitesser   336
Mohn   164
Möhre   166
Mönchskraut   112
Mostrich   215
Mundgeruch   338
Mundschleimhautentzündung   339
Muskat   167
Myristica fragrans   167

N

Nachtblindheit   339
Nachtschweiß   340
Nasenbluten   340
Nasennebenhöhlenentzündung   340
Nasturtium officinale   62
Natternknöterich   169
Natternwurz   169
Nausea   360
Nelke   170
Nelkenpfeffer   182
Nelkenwurz   41
Neoplasma   319

Nephritis   343
Nephrolithiasis   344
Nerium oleander   173
Nervenentzündung   341
Nervenschmerzen   341
Nervosität   342
Nesselsucht   343
Neunstöckel   148
Neuralgie   341
Neuritis   341
Nicotiana   224
Nierenentzündung   343
Nierensteine   344
Nieswurz   99, 170
Noduli   298

O

Obstipation   358
Ochsenzunge   172
Ocinum basilicum   36
Odermennig   173
Ohrtrompetenkatarrh   345
Oleander   173
Oligomenorrhoe   334
Oneanthe aquatica   239
Ononis spinosa   105
Orangenhaut   346
Origanum majorana   155
Origanum vulgare   67
Osterblume   174
Osterluzei   175
Ostitis   313
Otitis media   336
Otternkraut   252
Oxalis acetosella   203

P

Panaritium 363
Panax ginseng 96
Papaver rhoeas 164
Pappel 176
Paprika 178
Paris quadrifolia 76
Parodontitis 372
Parodontose 372
Passiflora caerulea 178
Passionsblume 178
Pelargonie 223
Periostitis 313
Perniciosa 273
Pernionen 288
Pertussis 312
Petersilie 180
Petroselinum hortense/sativum 180
Peucedanum ostruthium 160
Pfefferkraut 36, 40
Pfefferminze 181
Pfeffer, roter 178
Pfeffer, spanischer 178
Pfefferwurz 46
Pferdeknoblauch 169
Pferdesaat 239
Pharyngitis 348
Phaseolus vulgaris 55
Phlebitis 364
Phlegmone 270
Phobie 263
Physalis alkekengi 122
Picea excelsa 88
Piment 182
Pimenta officinalis 182
Pimpinella anisum 23

Pimpinella, große 46
Pimpinella magna 46
Pinguicula vulgaris 87
Pinus 132
Plantaga lanceolata 219
Pleuritis 351
Pneumonie 325
Polygala amara 138
Polygonatum officinale 200
Polygonum aviculare 240
Polygonum bistorta 169
Porree 144
Potenzstörungen 347
Poterium sanguisorba 250
Populus 176
Potentilla anserina 93
Potentilla erecta/tormentilla 233
Preiselbeere 184
Primula officinalis 208
Prostatavergrößerung 347
Prunus spinosa 207
Pruritus 311
Pruritus ani 259
Psoriasis 354
Pulmonaria officinalis 154
Pyrus malus 24

Q

Quecke 185
Quendel 186
Quercus 75
Quetschung 348

R

Rachenkatarrh 348
Rachitis 349
Rainfarn 187
Ranunculus 63
Raphanus sativus niger 189
Rapskohl 136
Raucitas 304
Raute 188
Rettich 189
Rhabarber 191
Rhabarber, wilder 106
Rhamnus cathartica 139
Rhamnus frangula 84
Rheumatismus 349
Rheum palmatum 191
Rhinitis 353
Ricinus communis 193
Ringelblume 191
Rippenfellentzündung 351
Rittersporn 193
Rizinus 193
Rosa canina 106
Rosenkohl 136
Rosenlorbeer 173
Rosmarin 194
Rosmarin, wilder 196
Rosmarinus officinalis 194
Roßfenchel 239
Roßhuf 118
Roßkastanie 196
Roßkümmel 239
Roßpappel 157
Rote Hundsbeere 51
Rote Rübe 44
Rottanne 88

Rübenkohl 136
Rubus fruticosus 60
Rubus idaeus 111
Ructus 265
Ruhrkraut 130
Ruhrwurz 233
Rumex acetosa 202
Ruprechtskraut 223
Ruta graveolens 188

S

Säckelkraut 112
Safran 197
Salbei 198
Salix alba 242
Salomonsiegel 200
Salvia officinalis 198
Sambucus 114
Sammeln von Kräutern 8
Sanddorn 201
Sanguisorba officinalis 250
Sanicula europaea 201
Sanikel 201
Saponaria officinalis 213
Sarkom 319
Satureja hortensis 40
Saudistel 95
Sauerampfer 302
Sauerdorn 42
Sauergras 202
Sauerklee 203
Saulattich 95
Saxifraga 46
Scabies 319
Schafgarbe 205

Scharbockskraut 150
Scheuerkraut 234
Schierling 206
Schlafkraut 48
Schlafstörungen 352
Schlangenkraut 169
Schlehdorn 207
Schleimbeutelentzündung 353
Schleimwurzel 73
Schluckauf 353
Schlüsselblume 208
Schmerzwurz 87
Schnittlauch 208
Schnupfen 353
Schöllkraut 209
Schuppenflechte 354
Schwäche 355
Schwalbenwurz 211
Schwarzbeere 108
Schwarzdorn 207
Schwarze Nieswurz 170
Schwertlilie 211
Schwindelbeere 231
Schwitzen, übermäßiges 556
Seborrhoe 359
Seedorn 201
Sehnenscheidenentzündung 356
Seidelbast 212
Seifenkraut 213
Sellerie 214
Sempervivum tectorum 106
Senecia vulgaris 139
Senf 215
Sennestrauch 216
Silberdistel 158
Silbertanne 225
Silberweide 242

Sinapis alba 215
Singultus 353
Sinusitis 340
Skorbutkraut 150
Sodbrennen 357
Solanum dulcamara 51
Solanum tuberosum 128
Solidago virga aurea 102
Sommersprossen 357
Sonnenbrand 357
Sonnenhut 217
Sonnenlöffel 218
Sonnentau 218
Sonnwendkraut 37, 120
Sorbus aucuparia 68
Spasmen 318
Sperlingskraut 93
Spikanard 144
Spitzwegerich 219
Springwurz 200
Stachys officinalis 45
Stechapfel 220
Stechdorn 207
Stechpalme 64
Steinbrechbibernelle 46
Steinhirse 221
Steinsamen 221
Stellaria media 221
Sternleberkraut 146
Sternmiere 221
Stiefmütterchen 222
Stinkfarn 187
Stoffwechselstörungen 358
Stomatitis 339
Storchschnabel 223
Struma 321
Stuhlverstopfung 358

Sturmhut 77
Succisa pratensis 229
Superazidität 333
Suppenbasil 36
Sykose 268
Symphytum officinalis 38

T

Tabak 224
Talgfluß 359
Tanacetum vulgare 187
Tanne 225
Täschelkraut 112
Taraxacum officinale 152
Taubnessel 226
Tausendgüldenkraut 227
Tausendlochkraut 120
Tausendschönchen 92
Taxus baccata 72
Teeblatt 45
Tendovaginitis 356
Teufelsabbiß 229
Teufelsauge 18
Teufelsbeere 231
Teufelsfluch 120
Teufelskirsche 231
Teufelsklaue 58, 252
Teufelswurzel, gute 229
Thrombophlebitis 364
Thymian 229
Thymian, wilder 186
Thymus serpyllum 186
Thymus vulgaris 229
Tilia 149
Tollkirsche 231

Tollkraut 220
Tonsillitis 333
Tollkraut 48
Tormentill 233
Totenblume 191
Totenkraut 188
Trigonella foenumgraecum 54
Triticum repens 185
Tussilago farfara 118
Tussis 310

U

Übelkeit 360
Übergewicht 360
Ulcus 292
Ulcus cruris 364
Ulcus duodeni 376
Ulcus ventriculli 329
Ulmenspiere 249
Umlauf 363
Unsegenkraut 102
Unterschenkelgeschwür 364
Urtica dioica 58
Urticaria 343
Urtica urens 58

V

Vaccinium myrtillus 108
Vaccinium vitis idaea 184
Valeriana officinalis 31
Varizen 317

Veilchen   234
Venenentzündung   364
Veratrum album   170
Verbascum thapsiforme   137
Verbena officinalis   78
Verbrennung   364
Verdauungsschwäche   365
Veronica officinalis   71
Verrenkung   365
Verschleimung der Atemwege   366
Verstauchung   366
Viehgift   109
Viola odorata   234
Viola tricolor   222
Viscum album   162
Vitis vinifera   244
Vogelbeerbaum   68
Vogelknöterich   240
Vogelmiere   221
Vomitus   284
Vorwitzkraut   146

W

Wacholder   235
Walddistel   64
Walderdbeere   81
Waldklette   201
Waldmeister   236
Waldsanikel   201
Wallwurz   38
Walnuß   237
Wanzendill   138
Warzen   367
Waschkraut   213

Wasserdost   239
Wasserfenchel   239
Wasserhanf   239
Wasserschierling   206
Wassersucht   367
Wechseljahre   368
Wegtritt   240
Wegwarte   241
Weide   242
Weinkraut   188
Weinrebe   244
Weißdorn   246
Weißer Germer   170
Weißtanne   225
Wermut   247
Wermut, wilder   37
Wetterdistel   158
Wetterfühligkeit   369
Wickelzusätze   11
Wiesenampfer   202
Wiesenflachs   248
Wiesengeißbart   249
Wiesenknoblauch   169
Wiesenknopf   250
Wirsingkohl   136
Wolfsbeere   76
Wolfsblume   26
Wolfskraut   251
Wolfstrapp   251
Wollblume   137
Wunde   370
Wundkraut   102
Wundrose   370
Wundsanikel   201
Wurmfarn   187, 252
Wurmleiden   371
Wurstkraut   40

391

Y

Ysop   253

Z

Zahme Nessel   226
Zahnfleischblutung   371
Zahnfleischentzündung   372
Zahnfleischschwund   372
Zahnkaries   373
Zahnschmerz   374
Zaunrübe   253
Zaunwinde   17

Zehrwurz   27
Zichorie, wilder   241
Zigeunerkraut   251
Zinnkraut   254
Zipperleinskraut   94
Zirrhose   323
Zitronenkraut   68
Zitronenmelisse   161
Zitterpappel   176
Zöpflibluten   144
Zubereitung   9
Zuckerkrankheit   374
Zungenentzündung   376
Zwergwacholder   235
Zwiebel   255
Zwölffingerdarmgeschwür   376